認知症の緩和ケア
診断時から始まる患者と家族の支援

DEMENTIA
From Advanced Disease To Bereavement
Edited by Victor Pace, Adrian Treloar, Sharon Scott
Series Editor Max Watson

監修 **武田雅俊**（大阪大学精神医学教室 教授）

編集 **小川朝生**（国立がん研究センター東病院精神腫瘍科 科長）
篠崎和弘（和歌山県立医科大学神経精神医学教室 教授）

株式会社 新興医学出版社

Dementia
From advanced disease to bereavement

Edited by
Victor Pace
Consultant in Palliative Medicine
St Cristopher's Hospice, London, UK

Adrian Treloar
Consultant and Senior Lecturer in Old Age Psychiatry
Oxleas NHS Foundation Trust, London, UK

Sharon Scott
Senior Research Nurse,
Marie Curie Palliative Care Research Unit
Department of Mental Health Sciences
University College London, UK

Series Editor
Max Watson
Consultant in Palliative Medicine
Northern Ireland Hospice, Belfast, UK, and
Honorary Consultant, The Princess Alice Hospice
Esher, UK

Copyright ©Oxford University Press 2011

"Dementia From advanced disease to bereavement" was originally published in English in 2011. This translation is published by arrangement with Oxford University Press.
First published 2011, Reprinted 2013.

Japanese translation copyright 2015 by Shinkoh Igaku Shuppansha. All right reserved.

翻訳者一覧

監修 武田 雅俊 (大阪大学大学院医学系研究科　精神医学教室　教授)
編集 小川 朝生 (国立がん研究センター東病院　精神腫瘍科　科長)
　　　　篠崎 和弘 (和歌山県立医科大学　神経精神医学教室　教授)

翻訳 (翻訳順)

　　小川　朝生 (国立がん研究センター東病院　精神腫瘍科　科長)
　　井上真一郎 (岡山大学病院　精神科神経科)
　　土山　璃沙 (岡山大学病院　医療技術部　臨床心理士)
　　鵜飼　　聡 (和歌山県立医科大学　神経精神医学教室　准教授)
　　篠崎　和弘 (和歌山県立医科大学　神経精神医学教室　教授)
　　松本　禎久 (国立がん研究センター東病院　緩和医療科)
　　蓮尾　英明 (国立がん研究センター東病院　緩和医療科)
　　野畑　宏之 (国立がん研究センター東病院　精神腫瘍科)
　　岩田　愛雄 (国立がん研究センター東病院　精神腫瘍科)
　　比嘉　謙介 (国立がん研究センター東病院　精神腫瘍科)
　　上村　恵一 (市立札幌病院　精神医療センター　副医長)
　　浜野　　淳 (筑波大学医学医療系臨床医学域
　　　　　　　　総合診療医学・緩和医療学　講師)
　　髙橋　　晶 (筑波大学医学医療系　災害精神支援学　講師)
　　武井　宣之 (熊本赤十字病院　精神腫瘍科)
　　谷向　　仁 (大阪大学保健センター　精神科　講師)
　　近藤　伸介 (東京大学医学部附属病院　精神神経科　特任講師)
　　上田　淳子 (国立がん研究センター東病院
　　　　　　　　精神腫瘍科　心理療法士)

日本語版刊行にあたって

　わが国は世界最長の平均寿命に到達し、世界一の高齢者比率、世界一の後期高齢者の比率、世界最速の高齢化社会から高齢社会への推移などいずれのパラメーターでみても世界に類をみない超高齢社会を迎えている。認知症患者の比率も当然のことながら世界一であり、認知症にかかわる問題は既に医療の枠を超えた社会的問題となっている。

　認知症の発症は脳の老化と密接に関係しており、人が長生きすればするほど認知症のリスクを背負うことになる。認知症の発症メカニズムの生物学的研究も進展してきたが、未だ十分な治療法や予防法は開発されてはいない。現在、最も必要とされていることは、認知症の介護・看護の知識と技術であろう。

　認知症とは、認知機能障害のために社会で生活を営む機能に障害を呈することである。認知症患者では、まず社会的生活機能が障害され、進行すると入浴・食事・排泄など個人的生活機能も障害されるが、呼吸・血圧・体温などの生物学的生活機能は維持される。社会的生活機能および個人的生活機能の障害が認知症の本質であることを考えると、認知症患者の対応にあたっては、心理・社会的な視点が重要であることが理解できよう。

　ヒトは皆、似たような赤ん坊として生まれるが、年を重ねると共に色々な個人的経験を積み重ねて人生を生きていき高齢者では最も個人差が大きくなる。身体疾患に罹ることも多いし、心理的・性格的にも大きな個人差を呈するようになり、社会的・経済的にも個人差は大きい。認知症患者の症状や性格や生活も、それぞれの患者の経験・生活・社会的要因を反映して極めて多彩である。個々の認知症患者に適切な対応や介護を提供することは意外と難しいということを知っていてほしい。

　わが国の老年精神医学のパイオニアの一人とされている金子仁郎大阪大学精神医学教授 (1915-1997) は、昭和30年代に認知症を軽症・中等症・重症に三分類することを提唱した。続

く西村健 (1931-2009) 教授は、認知症患者の脳内では蛋白が不溶化していることを見出し、認知症の形態学的研究から生化学的研究への道を開いた。そして、現在に至るまで、認知症の臨床・基礎研究は、教室の重要な研究テーマとなっている。このような教室の流れを引き継いで、「認知症の緩和ケア―診断時から始まる患者と家族の支援」が小川朝生君と篠崎和弘君の尽力により刊行されることになった。

本書は、2011 年に英国で出版された Dementia—from advanced disease to bereavement—の翻訳である。高度認知症患者をも含めて、診断時から終末期までの認知症患者に対する対処・看護・介護にかかわる知識と技術がまとめられている。緩和ケアにおいて多くの精神科医が活躍しているが、高度認知症患者に対するケアに対しても緩和ケアで得られた経験と知識は活用できるものであろう。

現代社会は認知症患者にとって生活しにくいという事実を指摘しておきたい。現代社会での生活には、複雑さとスピードが要求されるようになり、いつの間にか人類本来の自然な生活から乖離し始めているように思われる。自然な人の生物学的欲求に基づくゆとりや揺らぎを限りなく少なくしようとしているかのように見える。人は本来の自然な活動を失い、社会的生存の枠組みに組み入れられて、その枠からはみ出すものは社会的に抹殺される仕組みになりつつある。事実、認知症患者は生物学的な生存はできるが、この複雑な社会では社会の機能を果たすことができていない。現在の社会は、認知症患者の生命維持は許容するけれども、社会的生命を確保するための努力が足りていないように思われる。

2015 年　新春

武田雅俊

CONTENTS

CHAPTER 1　序 ……………………………………… 13
　　はじめに………………………………………………… 14
　　定　義…………………………………………………… 14
　　疫　学…………………………………………………… 15

CHAPTER 2　認知症とそのマネジメント ………… 25
　　はじめに………………………………………………… 26
　　認知症とは？…………………………………………… 27
　　認知症の症状…………………………………………… 28
　　認知症のタイプ………………………………………… 36
　　認知症でないものとは？……………………………… 48
　　医学モデルを超えて…………………………………… 54
　　専門家…………………………………………………… 56

CHAPTER 3　若年発症の認知症 …………………… 61
　　はじめに………………………………………………… 62
　　疫学およびマネジメントに関わる事項……………… 62
　　若年と高齢の認知症患者の相違点…………………… 62
　　診断に関する事項……………………………………… 64
　　YOD の主な病型 ……………………………………… 65
　　YOD のマネジメント ………………………………… 75
　　緩和ケアとエンド・オブ・ライフケア……………… 77

CHAPTER 4　高度認知症 …………………………… 79
　　認知症の進行…………………………………………… 80
　　高度認知症……………………………………………… 81
　　高度認知症での認知機能の変化……………………… 81
　　認知症の行動・心理症状（BPSD）…………………… 85
　　身体的変化……………………………………………… 86
　　ステージ分類…………………………………………… 87

CONTENTS

　　緩和ケアの必要性の判断……………………………… 90

CHAPTER 5　緩和ケアの概要 ……………………………… 97
　　基　礎……………………………………………………… 98
　　誰が緩和ケアを提供するのか？………………………101
　　専門的緩和ケアを紹介する理由とは？………………102
　　どこで緩和ケアを提供するのか？……………………103
　　認知症患者の緩和ケアとは何か………………………109

CHAPTER 6　認知症の苦痛 …………………………………111
　　認知症の重度の苦痛（肉体的・精神的苦痛）………112
　　苦痛の特定と原因の理解………………………………113
　　快適さとケアの提供……………………………………115

**CHAPTER 7　認知症における身体症状の
　　　　　　　評価に関する原則** ……………………………117
　　症状評価における重要な問題…………………………118
　　一般集団の症状評価……………………………………119
　　高齢者の症状評価………………………………………123
　　学習障害の人の症状評価………………………………124
　　認知症の人の症状評価…………………………………124

**CHAPTER 8　高度認知症における痛みと
　　　　　　　痛みのコントロール** …………………………139
　　はじめに…………………………………………………140
　　生物学的回路……………………………………………141
　　心理状態と痛み…………………………………………149
　　高齢者における痛み……………………………………151
　　認知症における痛み……………………………………152
　　痛みのコントロールの原則……………………………158
　　一般的な鎮痛薬…………………………………………160
　　強オピオイド……………………………………………165

CONTENTS

　　鎮痛補助薬……………………………………………181

CHAPTER 9　その他の身体症状……………………………193
　　はじめに………………………………………………194
　　口腔症状………………………………………………194
　　消化器症状……………………………………………202
　　呼吸器症状……………………………………………227
　　泌尿器症状……………………………………………232
　　神経学的症状…………………………………………236

CHAPTER 10　精神的苦痛と心理・行動の問題……………243
　　精神的，心理的な苦痛の症状………………………244
　　BPSD …………………………………………………247
　　せん妄…………………………………………………251
　　う　つ…………………………………………………256
　　精神病症状……………………………………………265
　　不安と理解力低下……………………………………274
　　不穏と攻撃性…………………………………………278
　　睡眠障害………………………………………………282
　　特異的な症状…………………………………………288
　　痛みと BPSD の鑑別…………………………………292

CHAPTER 11　認知症による機能障害への対応……………295
　　基本事項………………………………………………296
　　機能の維持……………………………………………297
　　認知機能の障害………………………………………300
　　身体機能の障害………………………………………303

CHAPTER 12　認知症終末期における合併症………………317
　　はじめに………………………………………………318
　　毎日，患者の身体を最高の状態に保つために………318
　　身体合併症の急性発症………………………………321

CONTENTS

　慢性疾患の管理で考えるべきこと……………………330

CHAPTER 13　適切な治療を決断するために……………335
　治療の決断をする際に重要なこと………………336
　倫理的思考法………………………………………342
　特定の臨床状況……………………………………351

CHAPTER 14　終末期……………………………………361
　はじめに……………………………………………362
　死期の判別…………………………………………365
　最期の数日の患者管理……………………………371
　臨死期患者に対するリバプール・ケア・パスウエイ…381
　死後の対応…………………………………………383
　シリンジポンプの管理……………………………384

CHAPTER 15　死　別……………………………………389
　はじめに……………………………………………390
　悲嘆と死別の理論…………………………………391
　認知症の人における死別…………………………397
　認知症の人の介護者における死別………………401
　死別サポートの提供………………………………403

CHAPTER 16　コミュニケーション……………………407
　はじめに……………………………………………408
　コミュニケーションの質に認知症が与える影響………408
　バッドニュースを伝える…………………………411
　家族とのコミュニケーション……………………415
　コミュニケーション技術…………………………420
　脆弱な高齢者とのコミュニケーションと保護……424
　秘密情報をより広く共有すること………………427

CONTENTS

CHAPTER 17　認知症のパーソン・センタード・ケア……429
　はじめに……………………………………………………430
　弁証法的過程としての認知症……………………………431

CHAPTER 18　選択，意思決定能力，ケアおよび法律……437
　認知症患者の自己決定……………………………………438
　イギリスでの法的枠組み…………………………………443
　拘　束………………………………………………………459

CHAPTER 19　スピリチュアルケア……………………463
　はじめに……………………………………………………464
　スピリチュアルな存在を表現する方法…………………465
　宗教とスピリチュアリティ………………………………467
　認知症患者のためのスピリチュアルケア………………468
　スピリチュアルケアを提供するためのツール…………469

CHAPTER 20　適切なケアの提供………………………481
　高度認知症の人のケアの場………………………………482
　在宅でのケア………………………………………………483
　ケアホームでのケア………………………………………498
　病院でのケア………………………………………………503
　ホスピスでのケア…………………………………………506
　地域における総合診療医の役割…………………………507

CHAPTER 21　家族介護者の視点………………………517
　はじめに―認知症の夫を看取るまで―…………………518
　身体介護……………………………………………………519
　身体介護を超えて―自己モデルについて―……………529
　死に逝くとき………………………………………………530
　Malcom の病を巡る身近な人たちの反応………………532
　喪失と悲嘆…………………………………………………534

CONTENTS

CHAPTER 22　介護者の支援 ··············537
　介護者とは？ ··············538
　介護者の負担 ··············542
　介護者のアセスメント ··············544
　介護者支援 ··············546

CHAPTER 23　その他の治療 ··············549
　補完医療 ··············550
　音楽療法 ··············556

CHAPTER 24　経済的問題 ··············563
　ヘルスケアとソーシャルケア ··············564
　その他の給付金 ··············568

巻末付録 ··············575
　1　略語など ··············576
　2　薬剤相互作用 ··············584
　3　重要な神経化学的症候群 ··············588
　4　皮膚分節 ··············590
　5　オピオイド換算表 ··············592

索 引 ··············596

CHAPTER 1
序

はじめに……14

定 義……14

疫 学……15

訳：小川朝生

CHAPTER 1　序

はじめに

　認知症（Dementia）は，すでに身近な存在ではあるが，今後さらに身近となっていく．先進国では，人口の高齢化に伴い，認知症の罹患者が20年ごとに倍になっている．開発途上国は，平均寿命が急速に先進国に追いつきつつあることから，先進国以上に状況は悪い．これらの状況は，経済的・社会的に重要な課題であるが，認知症の人とその介護者にとっても非常に大きな意味合いを持っている．

　認知症の病状や疫学を知ることは，プライマリ・ケアに携わる医療者にとって，必要不可欠である．認知症を患って亡くなる人は数多くいるが，認知症は死につながる終末期の疾患であるといまだにみなされていない．多くは，主たる身体疾患の合併症として認知症を患って亡くなるとみなされている．高度の認知症患者の多くは，フレイル（脆弱）であり，重篤な疾患はなくても，多くの疾患を合併し，それらが合わさって，多くの障害を生じさせている．診断や病院を基本としたケアモデルでは，フレイルの状態にある人は，見落とされ，探索の下にうずもれ，結果として患者も介助者もあれこれと苦しむことになる．

定　義（CHAPTER 2）

　認知症は，一般的に記憶が障害された病態と考えられているが，実際は，多様な知的機能の低下を併せ持った病態である．最新のDSM-IV-TR（訳注：2013年に改訂されDSM-5が上梓された）では，記憶障害の存在が必須であり，記憶障害が存在しない場合には認知症とは診断しないと定めている（訳注：DSM-5では必須ではない）．しかし，記憶の障害だけの病態は，健忘症候群であり，通常それは慢性のアルコール摂取が原因で生じる．記憶の障害は，1つあるいはいくつかの認知症の症状とあわせて生じていなければならず，それらの症状には，失語や失行，失認 実行機能の低下（概要をとらえ，計画を立て，取

り組み，進め，モニターをし，複雑な行動を終える能力）がある．加えてその症状はその人の社会的関係や行動能力を妨げるほど重篤でなければならず，以前の機能レベルからは明らかに低下していなければならない．最後に機能低下は進行性でなければならない．

そのような条件を網羅すると，これらの条件はあらゆる生活の観点に影響し，全人的でかつ多角的な観点からマネジメントすることが求められる．それが本書で示したい全体像である．

疫 学

人口統計

- 全世界で認知症に罹患をした者は 2010 年におよそ 3,500 万人と見積もられ，20 年ごとに約 2 倍に増加すると予測される（寿命が延長し，関連するいくつかの諸条件が変化する．例：血管性認知症）．
- そのうち 61％が発展途上国に居住し，2040 年には 71％に上昇する．
- 中国とインドでは，2040 年までに罹患率は 300％に増加するだろう．
- 世界の認知症患者にかかる経費の概算（2003 年には 1560 億ドルと見積もられている）のうち，92％は先進国で使われている．発展途上国では，急激に拡大している問題に振り分けられる医療資源は貧弱である．
- イギリスでは毎年 163,000 人の新規の認知症患者が発生している．現在，イギリスでは 75 万人（人口の 1.2％）が認知症を患い，2050 年までには 180 万人に増加する．米国では 400〜500 万人が認知症に罹患していると考えられている．
- 欧州の現状が一致しないことは，適用する診断基準の違いで説明されている．
- アフリカで明らかに罹患率が低いことは，実際に低いというよりも，推計するうえでの問題のほうが大きいのかもしれない．

CHAPTER 1 序

表 1.1 イギリスで施設入所している認知症患者の割合

年齢（歳）	施設入所の中の割合（%）
65～74	26.6
75～84	27.8
85～89	40.9
90+	60.8

Source：Knapp M Prince M（2007）Dementia UK；the full report. Alzheimer's Society, London.

認知症の罹患率

認知症の罹患率は加齢とともに上昇する（**表 1.1**）．

若年発症の認知症（YOD）

YOD は 65 歳未満で発症する認知症である（CHAPTER 3）．例：前頭側頭型認知症，クロイツフェルト・ヤコブ病（CJD），ヒト免疫不全ウィルス（HIV）．YOD は，年齢が 5 歳上がるとともに倍増する．

- YOD はイギリスのすべての認知症のうち 2.2%を占める．これは，低く見積もられているかもしれない．
- YOD は黒人やスペイン人などのマイノリティなグループでは 6.1%に上る．これらの集団で罹患率が高まるのは，イギリスの黒人，少数民族で若い人が多いことと関連し，人種間の差による影響ではない．

疾患に伴う負担

- 認知症は，認知症患者とその家族に大きな負担をもたらす．
- 世界保健機構（WHO）は，2003 年の world health report で，60 歳以上で障害を持ちながらの生活をしている人のうち認知症は 11.2%を占めると見積もっている．これは，脳卒中（9.5%）や筋骨格疾患（8.9%），心血管系疾患（5.0%），悪性腫瘍（2.4%）よりも多い．脊髄損傷や終末期のがんに罹患した後に認知症になると，最

- も高い障害の負担をもたらす.
- 認知症は進行性の障害であるために負担が増し，複雑な課題やセルフケアができなくなり，あわせて社会的に不適切な行動を引き起こす．最終的に，障害は強まり，失禁や失語，動けなくなり，介助なしに座ることすら困難になるかもしれない．
- とくに，中等度に進行した認知症では，多くの精神行動上の変化を引き起こす．そのなかには，抑うつや徘徊，喚声がある（CHAPTER 10）．これらは介護者にとってケアをする上で最も難しい点につながる（CHAPTER 21, 22）．
- 認知症の多くは容赦なく進行するが緩徐である．アルツハイマー病（AD）の平均的な生命予後は4〜6年である．しかし，その2倍以上長く生存する場合もある．
- 中等度や高度の認知症患者の介護者はあらゆる面で患者が依存せざるを得ないこと，疾患が長期間にわたること，精神行動症状に多くの負担を感じる（CHAPTER 21, 22）．介護者はしばしば患者よりも高齢で，自分自身の身体・精神状態もよくない．
- 現在，イギリスの認知症患者の3分の1以上が施設介護を受けている．数は不明であるが，ケアホームの入所者の多くは認知症と診断告知されていない．

認知症の経済的負担

イギリスでは，65歳以上認知症患者のケアにかかる費用は，毎年170〜230億ポンドと見積もられている．

- 費用の55%が認知症介護に伴い介護者が仕事を辞めたり，時間を短縮した結果失った収入である．
- このうちの40%は，社会的ケアにかかる経費である．
- 5%は医療費である．
- 0.13%は生産性の喪失である[1].

---

1 Luengo-Fernandez R, Leal J, Gray A (2010) *Dementia 2010: the economic burden of dementia and associated research funding in the United Kingdom.* Health Economics Research Centre, University of Oxford, for the Alzheimer's Research Trust, Cambridge.

CHAPTER 1 序

表 1.2 イギリスにおける認知症患者のケアにかかる費用

軽度の認知症で地域に居住	16,689 £
中等度の認知症で地域に居住	25,877 £
高度の認知症で地域に居住	37,473 £
高度の認知症でケアホームで生活	31,296 £

Source：Knapp M Prince M（2007）Dementia UK; the full report. Alzheimer's Society, London.

イギリスにおいて，認知症ケアにかかわる総コストは，National Health Service（NHS）の予算の 5 倍である．在宅またはケアホームでの療養場所の患者一人当たりの費用を**表 1.2** に示す．次の 30 年で，5,000 億ポンド以上のコストに上ると予想され，医療経済に決定的な影響を及ぼす．介護者の報酬を除いても 2031 年までに GDP の 1％は認知症にもっていかれる．他の先進国においても認知症ケアの見通しは，おおよそ同じ条件が語られている．

事例

George は，73 歳の男性で会社の取締役を最後に引退した．忘れっぽくなったことに次第に気づかれるようになった．最初，車を運転中に道に迷い，事故を起こした．彼は相手のドライバーと，やっかいで普段の彼からは考えられないような口論をした．彼は自分自身で身の回りのことをうまくできなくなっていることが周りからも見てわかるようになった．自宅では妻にあたることが増えていた．彼には認知症の診断がなされた．2 年後，身のまわりのあらゆるケアを妻から受けることを必要とするようになり，自分自身で入浴をしたり，着替えたり，留守番をすることができなくなった．妻は彼のために辛抱強くケアをしたが，疲弊していた．日に 3 度，介護士（carer）が入浴や着替え，食事を介助した．George は一時的にレスパイトをとった（訳者注：介護をする家族の負担を軽減するために，一

時的に施設が預かること）．それらがあって，George は自宅で過ごし続けることができ，子どもや孫との家族生活に加わることができた．

認知症の進行

- 認知症の進行は，CHAPTER 2, 4 で詳しく扱う．
- AD 患者は通常，罹病期間の最後の 3 分の 1 を他者のケアに大きく依存しながら過ごす．これを高度の認知症と定義する．
- 認知症の人は多くの認知機能やその他の機能を失い，最終的には身体的にも機能が廃絶する一方，疾患の後期になっても人格的な面の多くは保たれている．しばしば情緒的な対応であったり，励まされるようなことがあると，親密な関係を示すことができる．認知症を単に機能低下という観点だけでとらえることはできない．認知症ではその認知機能間の関連は簡素化され，即時的になるが，認知症でも人格の中心的なところは保たれる（CHAPTER 4, 16, 17, 19, 21）．

療養場所や亡くなる場所

- 認知症はしばしば施設介護が想定される（**表 1.1**, CHAPTER 20）．
- アメリカでは，ナーシングホームで認知症の 67％の方が亡くなっている．これはがん患者では在宅死が 38％，病院死が 35％を占めることや，全死亡数のうち，病院死が 55％を占めることと比較される．
- 2007～2009 年のイギリスで，AD，認知症，老衰が原因の死亡場所は，ケアホーム（59％），病院（32％）で，自宅はわずか 8％であった．

CHAPTER 1 序

事例（死亡原因）

Mavis は，認知症となりつつも自宅で死去した．彼女は亡くなるまでの期間を通して，あらゆることが用意されたパッケージ化されたケアと，必要となるあらゆる用具や設備を受けながらケアを受けた．同時に，亡くなるまでの間，彼女のニーズにどのように対応するか，また彼女の苦痛を最小限にするためにどのようにするかについて，専門家の助言を受けつつケアが行われた．家族に付き添われながら，彼女は自宅で穏やかに看取られた．

Joy はナーシングホームで死去した．彼女はケアの調整を試みたものの自宅で過ごすことは困難で，それは疾病について先を見越した検討を重ねて得た結論でもあった．彼女が最後の肺炎を起こした時，生活の場であったナーシングホームに留まり，救命センターで亡くなることを避けることができた．彼女の家族や親しいスタッフが，彼女が亡くなるときには見守った．彼女は高度の認知症であった．彼女の死因は肺炎と記載され，認知症には触れられなかった．

- 認知症は死につながるという意味で終末期疾患であり，早期の死亡と関連する．
- イギリスでは，毎年6万件の死亡が認知症と関連していると見積もられているが，ほかの死亡原因にもかなりの割合で関連している．これは死亡件数の約半分に喫煙が関連していることもあるが，より高齢者の群で生じている．2001年から2009年までのイギリスの死亡統計の分析では，AD や認知症，フレイルは全死亡のうち，15%に関連していた．
- イギリスの Medical Research Council（MRS）が行った10年にわたる地域住民を対象としたコホート調査では，65歳以上の3人に1人が死亡するときにはなんらかの認知症を患っていた．
- 認知症は死亡原因としてリストに挙げられていないことがあり，死亡診断書は正確な疫学データを提供することはできない．認知症を持った人の多くは，認知機能の低下を原因としてより，現在治

療中の疾患の結果として死亡したと診断されることが多い.
- 認知症を死亡原因と診断される割合は,男性ではほぼ一定である一方,女性で増加している.
- 認知症の女性は男性に比べて生命予後は長い.
- 血管性認知症(VaD),レビー小体型認知症(DLB),前頭側頭型認知症は,ADに比べて予後は短い.
- ADでは,認知機能の低下が早いほど,予後も短くなる傾向がある.
- ADの死後剖検では,ADや他の認知症を合併した人に気管支肺炎と虚血性心疾患がみられ,死亡の直接原因として最多である.心疾患は,ADではVaDよりもやや頻度は低く,また心不全はVaDの死因として一般的である.
- 肺塞栓は,8人に1件認められ,4～8%に診断されていない悪性腫瘍が認められている.
- VaDの60%が診断から5年以内に死亡し,その原因はしばしばほかの心血管系障害,例えば心筋梗塞や脳梗塞である.
- オランダで行われた約900名の高度認知症の死亡原因の調査では,35%が悪液質/脱水で,20%が心血管系障害で,残りの20%が急性呼吸障害であった.全身状態が非常に悪い終末期の様々な事象よりも,悪液質/脱水がどれくらい寄与しているかははっきりしない.悪液質の患者に脱水の臨床診断を下すのは難しく,判断をした臨床医の意見を通して,この診断が他を抑えてなされたかはわからない.
- 最近の報告では,ADの患者において,現在罹患している疾病による病院死は,男性のほうが女性よりも著しく高く,その理由は広範囲にわたる.すなわち心筋梗塞や心不全,大腿骨骨折,消化管出血などがある.また,男性で肺炎に罹患している頻度が高かった.この調査の中では,男性の認知症患者の受けているケアの質が悪かったせいではないかと考察しているが,その理由は不明である[2].

---

[2] Laditka JN, Laditka SB, Cornman CB (2005) Evaluating hospital care for individuals with Alzheimer's disease using inpatient quality indicators. *Am J Alzheimers Dis Other Demen* **20**, 27-36.

CHAPTER 1 序

認知症の緩和ケア

　認知症患者に対する専門的緩和ケアが展開するまでには非常に時間がかかった．この理由にはいくつかある．

- 専門的緩和ケアが当初悪性腫瘍に集中していた．
- 認知症患者がほかの患者集団にうずもれ，圧倒されてしまうのではないかとの恐れ．
- 認知症は進行が緩徐な経過をたどるという点で他と大きく異なり，従来とは異なるケアのモデルを必要とする．
- そのためいつから緩和ケアが提供されるべきか，その判断が難しい．
- 認知症の晩期に関する情報が不足していることから専門的緩和ケアの役割を明確にすることが難しかった．

　アメリカの高名な Ladislaus Volicer は，認知症患者に関する先駆的な一連の研究を行い，基盤を築いた．ほかに著名な Impetus が，緩和ケア病棟に入院している後天性免疫不全症候群（AIDS）に関連する認知症（ADC）に検討を加えた．しかし，現在でさえも，専門的緩和ケアが認知症ケアに参加しているところは極めて限られている．この数年で緩和ケアがこの領域にどのように貢献できるかを探索するプロジェクトがいくつか進められている．例えば，イギリスでは National Council for Palliative Care や，Alzheimer's Society（英国アルツハイマー協会）などの組織が，先を見越して計画を立てている．

　以下のことが明らかになっている．

- 高度の認知症は，緩和ケアにそのままなじむ特性がいくつかある．
- 終末期の認知症に関連して，最適のサービスを計画し提供するための詳細な情報が強く求められている．
- 高度の認知症患者のケアは，同様にその介助者に対しても焦点があてられなければならない．介助者は，極度の緊張状態におかれている．

- ケアを計画するうえで，異なる環境，すなわち自宅と介護施設，病院をまたいだケアの流れを追いかけなければならない．

事例

　Indiraは，75歳のインド系の女性で，高度の認知症を抱えていた．彼女は話すことは難しく，叫んでいた．彼女は特に移動が難しく，関節炎の既往もあった．一般的な鎮痛薬はほとんど効果がなく，オピオイド系鎮痛薬をかなり必要としていた．家族は，彼女の苦痛をなんとか取り除きたいと望んでいた．

　Davidは64歳の男性で，高度の認知症を抱えていた．彼は認知症の経過の中で，精神症状を呈した時期もあったが，今は大声を上げるだけであった．もはやだれも彼が何を言おうとしているのかは理解できなかった，しかし一方，彼はおじけて，怯えているように見えた．彼はじろじろと見ながら，助けを求めて大声を上げるのだった．担当医と家族は，彼は苦痛を呈していると判断し，その苦痛を取り除くために何種類かの薬を用いた．抗うつ薬と鎮痛薬はほとんど役に立たなかったが，抗精神病薬は助けになり，落ち着きを取り戻した．

　薬は副作用があるものの，適切に使うことにより彼の苦痛を和らげることができたと医療者と家族とも納得した．彼は入院してから数週ののちに亡くなったが，家族は，彼が最期の日々を穏やかに過ごせたことを喜んだ．

さらに学ぶ方へ

Blight A (ed) (2007) *Progress with dementia – moving forward: addressing palliative care for people with dementia*, pp. 1–24. National Council for Palliative Care, London.

Knapp M, Prince M (2007) *Dementia UK: a report into the prevalence and cost of dementia prepared by the Personal Social Services Research Unit (PSSRU) at the London School of Economics and the Institute of Psychiatry at King's College, for the Alzheimer's Society: the full report*. Alzheimer's Society, London.

CHAPTER 2
認知症とそのマネジメント

はじめに……26

認知症とは？……27

認知症の症状……28

認知症のタイプ……36

認知症でないものとは？……48

医学モデルを超えて……54

専門家……56

訳：井上真一郎，土山璃沙

CHAPTER 2　認知症とそのマネジメント

はじめに

　高齢者は往々にして能力低下が指摘され，いわゆる"物忘れ"は老化に伴う一般的な特徴であると考えられてきた．1960年代から70年代にかけて，認知機能低下の程度は，脳の病理的障害とアセチルコリン（ACh）の減少との関連が明確になった．アルツハイマー病（AD）は認知症の最も一般的な原因であることが判明し，多くの非専門家にとって，この用語は認知症と同義のものとなっている．元来ADはYOD（若年性認知症）の根拠となるものであったが，今ではどの年齢段階においても，主たる病理学的特徴が老人斑と神経原線維変化である認知症はADと関連付けられている（CHAPTER 2）．

　世界的に想定される患者数は1945年に150人であったものが，2010年に3,560万人へと増加しており，毎年460万人が新たに診断されている[1]．この原因として，老年人口の増加，診断技術の発展，はたまたリスク因子の発生頻度に変化が起きた可能性が示唆される．

　我々の認知症への問題意識や国民意識の変化に影響を与えた他の要因として，以下が挙げられる．

- 自覚症状や，スクリーニング検査の周知に伴い，よりよい認識が得られている．
- 認知症に対する偏見が薄れたことにより，自分自身や家族が認知症であることを認めやすくなった．
- 病理的な経過や様々なタイプの認知症に対してよりよい理解が得られている．
- 対症療法的薬剤の発展により，認知症に対する治療やサービスを探し求める人が増えた．
- 認知症の人やその支援者が声をあげ行動を起こしている．
- 高齢化に伴い，より卓越した健康福祉計画の増進が図られている．

1　Wimo A, Prince M (2010) *World Alzheimer report 2010: the global economic impact of dementia*, p. 53. Alzheimer's Disease International, Northbrook, IL.

ここでは様々な認知症の全体像を俯瞰し，詳細は後述する．

認知症とは？

認知症は進行性で，一般的に不可逆性のものであり，次のような特徴がある．

- 記憶障害と，1つ以上の包括的な認知機能（例えば理解力，学習能力，言語，行動など）の障害がみられ，また以下に関連が認められる．
  - 全般的な機能低下．
  - 人格変化（例えば社会性の低下，情動の脱抑制，意欲低下など）．
  - 意識の混濁はない．

（訳者注：上記特徴はDSM-IV-TRに基づく記載である．DSM-5になり記憶障害も他の認知機能と同格に扱うよう，変更になった．）

認知症の不可逆性に関する基準は明確ではない．認知症の要因の中には治療可能なものもあり（例：ビタミンB_{12}欠乏など），認知機能障害は部分的に，もしくは全体的に可逆な場合もある．

認知症治療の発展により，ゆくゆくはより多くの人々の認知症の進行を緩和したり，食い止めたり，症状を元に戻すことも可能となるかもしれない．本書では不可逆性の認知症に焦点をあてる．

認知症発症のリスク因子

加齢は最も重要な単一のリスク因子である（表2.1）．YODは，極めてまれである（ CHAPTER 3）．これらの症例においては遺伝要因が関係しているが，全てに影響しているわけではなく，しばしば環境要因が複雑に関係している．とはいえ，認知症の遺伝子研究は現在も進行中である．認知症のリスクは以下に関連している．

CHAPTER 2 認知症とそのマネジメント

- 加齢（65歳以上は5年ごとにリスクが2倍になる）.
- ダウン症（40歳以上の患者はハイリスク）（CHAPTER 3）.
- アポリポ蛋白E4（Apoε4）遺伝子を2つもっている.
- 生涯を通してのアルコール多飲.
- 頭部外傷（意識消失を引き起こす外傷）.
- 教育水準の低さ（教育水準が低ければ，病理変化もより顕著に表れる可能性がある）.
- 血管障害リスク因子と心疾患（例：高血圧，肥満，高コレステロール，糖尿病）.
- 手術（特に心臓手術と骨折に関連するもの）.

表2.1 認知症発症率の年齢階層表

年齢範囲	発症率（%）
65～69	1.4
70～74	2.8
75～79	5.6
80～84	10.5
85～89	20.8
90～95	38.6

認知症の症状

AD（アルツハイマー病）は認知症の最も一般的な原因であるが，ここに挙げる主要な症状がこの疾患に主として当てはまるものである．他の認知症ではみられない症状であっても，ADではみられる場合がある．より詳細な検討は，CHAPTER 4, 10 参照．認知症の症状として広く4つのカテゴリーが存在する．

- 認知症状
- 行動・心理症状
- 機能障害
- 人格変化

認知症の症状

認知症状

いつ, どのように認知症状が出現するかということを理解するには以下の2つの側面を検討することが鍵になる.

- ● 認知機能

  情報を入手し, 想起し, 処理して利用する個々の能力である. これは脳疾患, 教育歴, 人格的要因, そして獲得したコーピングスキルに影響を受ける. また, 認知機能はソーシャル・ネットワークにも影響を受ける. 配偶者や子どもは, 患者が失った多くのことに対して過度に保護的になることがある. それによって患者は明白に, または無意識に影響を受け, 失われた記憶を補うために他者の認知的な力に依存する場合がある.

- ● 認知的課題難度 (cognitive challenge)

  認知機能に関してどのくらい苦悩を抱いているかということを図る手がかりとなる. よく使う認知的課題 (例：よく知っている人の名前や言葉, 物の名前や活動) は難しくない. 馴染みのない課題 (例：新しい機械の操作) や複雑なもの (例：年末調整), 最近の出来事に関することなどは非常に困難である.

認知的課題難度が認知機能を上回ったとき, 認知症の症状が浮き彫りになる. 例えば, 馴染みのある環境において習慣となっていることを続ける場合には, 長期にわたって認知機能低下をごまかすことができるかもしれない. しかし, 馴染みのない環境で新たな習慣を身につける場合には, 認知機能の低下が明らかになってしまう. 認知症の初期では最も手のかかる課題が, 些細な困難や失敗を引き起こす. 進行すると, ほとんど毎日の課題が困難となる.

認知症における主要な認知症状

- ● 短期記憶低下：新しい情報は忘れやすい.
- ● 学習の遅延：新しい情報を獲得するのに時間がかかる.

- 何度も同じ話をしたり，同じ質問をしたりする．
- 作話：つじつまを合わせるために，よくあるもっともらしい記憶を作り上げる．
- 物の置き間違え：時にとてもおかしな場所に置く．これが物盗られ妄想につながることもある．
- 近時記憶喪失：昔の記憶ほどしっかりと残っている．

時間と場所の見当識

- 約束を覚えておくことが困難

    最初のうちはメモ書きや日記帳を使うかもしれないが，そのうち他者に覚えておいてもらうことに依存するようになる．約束そのものを否定する場合もある．
- 時間の見当識障害

    よくみられる認知機能低下の初期症状の1つである．患者は今日が何月何日かを忘れてしまう．進行すると，1日の内の時間の感覚も失ってしまう．もちろん施設介護などで日付などを確認する手立てがほとんどない場合には，認知症でない人でも見当識障害をきたす場合がある．
- 昼夜の見当識障害

    夜に目が覚めて昼間だと思い始める（これは昼夜逆転によるところもある．CHAPTER 2, 10）．
- 場所の見当識障害

    中等度認知症の患者はしばしば自分がいる場所がわからなくなり，馴染みのない場所では迷子になる．進行すると，自宅のように馴染みの場所でさえ迷うことがある．高度認知症であっても，昔から住んでいる自宅では住所を覚えていることもある．しかしながら，時に自分が住んでいるのは以前の住所であると勘違いする場合もある．
- 人の見当識障害

    認知症は他者への認識に影響を及ぼす．最初はただ顔見知りの人だけであるが，次第に配偶者や親類のような，より親しい人へと

及ぶ（CHAPTER 2, 10, 11）．

言語障害

言語障害は初期の AD で起こってくるが，たいてい記憶障害の陰に隠れている．他のタイプの認知症，例えば前頭側頭型認知症ではより顕著であり，早期に発症する．主な特徴は喚語困難と，発語失行（運動性失語と感覚性失語）である．喚語困難は以下のことで明らかになる．

- 言葉の領域の狭まり/簡素な言葉

  語彙が微妙に減ったり，簡素な言葉を使ったり（例えばテリアではなく犬と言う），あるいは古い言葉を使ったりする（例えばラジオではなく無線と言う）傾向がある．

- 話に詰まる/不完全な文章

  言葉を忘れるために，文章が分断される場合や，不完全になる場合がある．

- 迂遠

  主旨をうまくまとめられないために，それを補おうと主旨の周辺情報を話すことがある．

- 間違った言葉/名前

  間違った単語，物や人の名前を使うことがある（例えば bread と言おうとして bird という）．持続する場合は，これを錯語という．患者の中には自分が間違った言葉を使っていることに気づいており，苛立ちを覚えている者もいるかもしれないが，そうでない者もいる．進行すると，言葉が作り出されることもある（新造語）．

- 運動性失語と感覚性失語

  純粋な運動性失語の場合，文法は崩れ，聞いた感じではでたらめであるが，個別にみると正しい言葉で文章が構成される．純粋な感覚性失語では，文法的には正しい文章を話すが，言われたことが理解できないため，答えは会話に関連のない的外れなものとなる．

失行

失行は意図した運動が遂行できないことである．経験のある動作ほど機能は維持される．認知症では以下をよく目にする．

- ●機械操作困難

  はじめは新しいものや慣れない家庭用品の扱いが困難になるが，徐々に慣れ親しんだものも困難になる．

- ●着衣失行

  その他の ADL の問題と並行して，例えばシャツのボタンかけが難しかったり，ズボンを履く前に下着をつけることができなかったりするなど，着衣に困難がみられる．

- ●失認

  物や人，知覚を認識できない障害であるが，これは感覚障害（例えば視力障害）や注意障害（例えばせん妄による混乱），意識レベルの低下によって起こるものではなく，中枢神経系の障害によって引き起こされるものである．知覚された対象の意味や重要性を理解する能力が障害される．失認は視覚，聴覚，触覚などで起こり得る．

- ●対象失認

  以前から馴染みがあるにもかかわらず知覚された対象を認識できない．このような失認は特定の感覚野に限定されることがある．視覚失認では，視覚的に認識されなくても触覚では素早く認識される場合がある．二次元描画を認識することは特に難しいかもしれない．

- ●人に対する失認

  例えば顔が認識できないために親族とわからない（相貌失認；名前を憶えていないのではない）．しかしながら，他の条件，例えば声によって識別することは可能である．まれに，関連する障害がカプグラ症候群の要因となる場合がある．カプグラ症候群では，認知の手がかりとなる親和性の感覚（馴染みの感覚）が失われるために，馴染みのある人が，全く同じ外見をした他人と誤って認識される．

認知症に伴う行動・心理症状（BPSD）

　これらの症状は病理学的変化の進行により引き起こされるものではあるが，認知症患者の人格や，患者に対する他者の反応から引き起こされることもある．いくつかの症状が起こる可能性がある．

妄想とその他の特異な観念

　妄想とは了解不可能な奇妙な信念である．妄想は明らかな原因がなく現れる場合（一次妄想）と，例えば健忘症状など特定できる原因から引き起こされる場合とがある（二次妄想）．

- よくある妄想
  - 物盗られ妄想：物が盗まれてしまったという妄想（実際は物の置き場を誤っている場合もある）．
  - 幻の同居人：侵入者が家の中で生活しているという考え．
  - 誤認：人や鏡に映った自分の姿，写真やテレビの映像に対する誤認．

幻覚（hallucinations）と錯覚（illusions）

　幻覚は認知症では一般的で，感覚刺激がなく意識がはっきりしている中で，どのような感覚器でも起こり得る（幻視もしくは幻聴が最も一般的）．認知症の人は通例，声が聴こえたり，不審者を見たりするようである．

　繰り返し出現する幻視は，レビー小体型認知症（DLB）の可能性を示唆する．幻覚はDLBの初期に出現するが，ADがより進行した場合でもみられる．

　錯覚は感覚知覚が歪められた状態である（例えば床のひびが蛇に見えるなど）．錯覚は感覚情報が限られている場合（例えば薄暗がりや耳が聞こえない状態）や，寝起きもしくは寝入りばな，またはせん妄が出現している場合などに，より一般的にみられる．認知症患者の経験する妄想的な信念を客観的に現実と区別することは困難かもしれない．

CHAPTER 2 認知症とそのマネジメント

気持ちのつらさ

多様な原因で気持ちがつらくなるため（CHAPTER 6），かかわる人々が原因を突き止める努力をすることが必要である．気持ちのつらさは気分障害や不安障害，行動障害によって明らかとなる場合がある．

気分障害

いくつかの気分障害が出現する可能性がある．

- うつ病（CHAPTER 10）

  一般的で，特に血管性認知症（VaD）ではよくみられる．初期ではうつ病と早期認知症を区別することは大変困難である．進行するとうつ病を見わけるのはさらに難しくなるが，スクリーニング検査が役に立つ場合がある．うつ病と認知症の患者はどちらも悲しそうに見え，気分が落ち込んでいると言い，涙もろく，そして気晴らしをすることが難しくなっている．食欲減退や体重減少，活動性低下と意欲低下，感情の平板化や社会的引きこもりが出現する場合もある．涙もろさは感情の易変性（時に脳卒中後に出現する）に起因することがあり，持続する抑うつ気分に付随するものではない可能性もある．うつ病患者の中には，時に笑うことができる者もいるが，いずれにせよ抗うつ薬が有効である．

- 多幸症

  あまり一般的ではない．これは前頭葉の障害に起因するところがあるが，ADによる脳萎縮，VaDにおける局在性障害，前頭側頭型認知症のどれでも起こり得る．患者の快活さは状況にふさわしくないかもしれない．

- 不安（CHAPTER 10）

  不安は一般的で，しばしば対処不能な事態に対する恐怖が引き金となる．初期では，初めての場所で迷うことが不安を引き起こす場合がある．進行すると，身内の目の届かない場所にいることでさえパニックを引き起こす．うつ病が併発している場合にはさらに不安が増強される．

認知症の症状

行動変容 (📖 CHAPTER 10)

- **不穏**

  不適切な発声（例えば叫んだり，同じ言葉やフレーズを繰り返したりする），歩き回る，徘徊する，物を探し回る，服の着脱を繰り返す，物をいじくる，そわそわするなどの行為で明らかとなる．

- **感情鈍麻**

  周りで起こる出来事に無関心であったり，人とかかわることに興味が薄くなっていたり，あるいはあまり自発的に話をしなくなったりする．日中傾眠はよくみられる．感情鈍麻はうつ病でみられることがある．

- **脱抑制**

  脱抑制症状（例えば他者に対して不適切なことを言う）はよくみられ，認知症の人は衝動的で無謀な決定をすることがある．介護者に対しとてもイライラしやすくなり，攻撃的になることがある．

- **過敏性と攻撃性**

  認知症の人は怒りっぽかったり，イライラしていたり，論争的であったり，言語的にも身体的にも攻撃的であったりすることがある．内的要因でも外的要因でもこのような症状を引き起こす．常に短気な者もいるが，時に苦しんでいたり，落ち着かなかったり，怯えていたり，精神病的であったり，抑うつ的であったりする者もいる．また，ただ単にケアがぞんざいであったための反応かもしれない（例えば横柄に話をされるなど）．

- **睡眠覚醒リズムの障害**

  認知症の人は，例えば日中に寝て，夜間にすっかり目が覚めてしまうといった，睡眠覚醒リズム障害をきたす．結果として外出しようとしたり，日中の家事仕事を真夜中であってもしようとしたりする．

- **食習慣の変化**

  認知症の人はたいてい食欲を失い（うつ病でもみられる），体重減少をきたすことがよくみられる．過食はあまりみられない．食の好みも変化することがある（例えば甘いものを欲する場合には前頭

葉の障害のサインかもしれない). 過食(口の中に食べものを詰め込みすぎる)は重度の前頭葉障害の患者にみられる場合がある.

機能障害

日常生活の機能が障害される. これは最も複雑で, あまり使わない機能から始まる(例えば投資管理や凝った料理を作るなど)が, 徐々に日々の仕事(家計簿の管理や買い物)に広がり, その後基本的な機能にまで及ぶ(例えば着替え, トイレの場所を見つけるなど).

人格変化

親類や配偶者はしばしば人格変化に気づくことが多い. 行動や習慣の変化, 感情の平板化, 認めてもらえない時に苛立ちやすくなることなどは, 家族にとって最も対処し難い症状である.

認知症のタイプ

認知症のタイプを分類する方法は様々あるが, それぞれがいかに有用であるかは「認知症」という用語が使われている状況による.

遺伝子学的に

認知症は明らかな遺伝負因のないものが大半である. まれに, 例えばハンチントン病(常染色体優性遺伝)や, 一部の家系性若年性 AD などのように, 遺伝による(そして遺伝しうる)認知症がある.

ダウン症の人は, 認知症の原因と考えられる蛋白質に関連する遺伝子を余分にもっているため, 中年期に AD を発症することが多い(📖 CHAPTER 3). もっと複雑な原因で引き起こされる認知症がほとんどであり, 遺伝負因の関係性は微々たるものである(最も一般的なのは, Apoε4 遺伝子のコピーを 2 つもっていることである).

一次性認知症と二次性認知症

ある疾患が引き起こす損傷のメカニズムが神経変性（例えばADにみられる）であれば，結果として一次性認知症が引き起こされる．もし認知症がより一般的な疾患の一部であり，その経過において神経変性が引き起こされているのであれば，その症候は二次性認知症となる（例えばビタミン欠乏や脳腫瘍など）．

脳領域による区別

認知症は主要な脳の病理部位によって特徴づけることもできる．

皮質型認知症

大脳皮質に起因する．大脳皮質が，ADや前頭側頭型認知症などよりも初期に，強くダメージを受ける領域がある．ダメージを受けた大脳皮質領域に特異的な症状がみられる．

皮質下型認知症

大脳皮質下の"深層"構造に起因する．この認知症の記憶障害は軽度であるが，代わりに，思考の減退，気分低下，そして行動障害がより顕著に生じる．パーキンソン病に伴う認知症がその一例である．

皮質-皮質下型認知症

例えばDLBのように，皮質型と皮質下型の両方を併せ持つ認知症である．

多病巣性認知症

例えばクロイツフェルト・ヤコブ病（CJD）のように，脳の独立した領域が多発的に影響を受けたものである．その症状はダメージを受けた脳領域に特異的である．

病理による区別

症候の違いによって認知症のタイプを特定することができ，それによって経過，予後，治療について予測することも可能となる．かなり重複するものもある（例えばVaDとAD）．また，タイプによっては重大な臨床症状があり，例えばDLBにおいて

CHAPTER 2 認知症とそのマネジメント

神経遮断薬（抗精神病薬）使用は致死的となる場合がある．

AD（📖 CHAPTER 4, 10, 12）

ADの認知症に占める割合は40～60％である．45歳以前での発症はまれであり，75歳以降での発症がより一般的である．90歳までにADを発症しているもののうち50％は家族歴が指摘されているが，遺伝要因と環境要因が複雑に関連している．ADと血管性の病変が併存している場合には，症状はより早期に現れる．

ADの病理

主要な病理的特徴は，老人斑と神経原線維変化である．

- 老人斑は炎症性の残骸（inflammatory debris）に囲まれた蛋白質（βアミロイド）の異常集積である．
- 神経原線維変化は細胞内微小管の破壊により発生したタウ蛋白より構成されている．

βアミロイドの異常集積は神経細胞死を示唆するものである．細胞死は，記憶に関連する領域（主として海馬）と，記憶につながる神経伝達物質（Achなど）を産生する領域で生じることが多い．脳回の組織減少と，脳溝開大を伴う皮質組織の消失がみられる．海馬以外では，前頭葉，側頭葉，頭頂葉，そしてマイネルト基底核が最も影響を受ける．これらの領域は，記憶や行動，意思決定，認識，言語，そして空間認知に関して重要な役割を担っている．

リスク因子は📖 CHAPTER 2を参照．

ADの臨床症候と経過（📖 CHAPTER 2）

- 典型的には，潜行的に始まり，緩やかに進行していく．親族もその症状が始まった正確な時期を思い出すことが困難なことがしばしばある．
- 認知症の病期の分類（📖 CHAPTER 4）

認知症のタイプ

- 認知症の経過は診断から 2.5～12 年であり，平均 4.5 年である．

AD の診断

- 患者から注意深く病歴を聴取するとともに，信頼できる情報提供者から家族歴についても聴取する必要がある．また，少なくとも簡易記憶検査の実施は必要である．
- 検査（例えば血液生化学検査や頭部 CT 検査）は他の要因を除外するために必要である．
  - CT 検査では全般的な脳萎縮，脳室拡大，そして脳溝開大が認められる．
  - MRI 検査でも同じような所見を認める．海馬の萎縮と内側側頭葉の萎縮を指摘することも可能である．
  - 99mTc-HMPAO を用いた SPECT 検査では全般的な脳血流減少を認め，特に前頭-頭頂葉に顕著である．
  - 脳脊髄液における過剰にリン酸化された τ 蛋白や β アミロイド蛋白の検出や，PET 検査による特殊なマーカーを利用した脳のアミロイドの視覚化など，新たな検査方法が見出されている．

AD の治療

薬物療法と非薬物治療，どちらも治療体系に組み込まれる．認知症患者に対する治療方法は，障害の経過（CHAPTER 17）と同様，症候学や行動にまで多大な影響を与えるということが徐々にわかってきた．リハビリや適切な技術，情報に基づくケア，そして他のいくつかの治療を利用することもまた重要である（CHAPTER 11, 20, 23）．

現在有効な薬物療法（後述）では 2 つの方法で記憶改善を目指している．

- アセチルコリンエステラーゼ阻害薬（AChEls，アリセプト®，ドネペジル）

  記憶に関連する神経伝達物質であるアセチルコリンの減少を抑える．これらの薬剤は約 30～40％のケースで記憶にのみ作用する．また，家族や介護者がしばしば重要視している認知機能でない領

域においても効果がある.

- グルタミン酸遮断薬（メマリー®）

 メマンチンは海馬において，低濃度のグルタミン酸の活動（損傷している細胞や死滅している細胞から放出されることが多い）をブロックするが，同時に，生理学的に高濃度なグルタミン酸の活動を促進する.

 また，その他の認知的，あるいは非認知的な機能にもよい影響を与える.

AD 治療に関しては，アミロイド蛋白の集積抑制，もしくは除去する試みが開発されつつある．対症療法は重要であり，他章にて紹介する．

AD に対する薬剤

- アセチルコリンエステラーゼ阻害薬（AChEIs）〔ドネペジル（アリセプト®），ガランタミン（レミニール®），リバスチグミン（イクセロン®，リバスタッチ®）〕

 アセチルコリンエステラーゼ阻害薬は，初期や中等度の AD において記憶障害の進行を緩めたり，改善させたりすることが報告されている．6ヵ月以上の使用で，患者の3分の1に改善がみられ，3分の1は現状維持，そして残りの3分の1は投薬にかかわらず症状悪化がみられる．英国国立医療技術評価機構（NICE）は，近年これらの薬剤が，行動面においては効果を認めないものの，実行機能や全体的な状態を改善するとしている．ただ，ガランタミンにおいては，行動面に対する評価が分かれている．長期経過における効果を示唆するデータもいくつかあるが，これらはまだ確証を得られていない．また，NICE は AD の服薬患者とその介護者が，これらの薬剤によって，患者が"より楽しく，明るく，よりしっかりして，活動的になり，より穏やかで，攻撃性が弱まり，より独立し，個人的なニーズに気を配る"ようになったと感じているという社会調査に注目している．この調査は当然ながら非盲検法，非無作為抽

出試験であり，初期の認知症に対してこのような薬剤を投与することにおけるNICEの否定的見解に対して実施された．

副作用は主に消化器症状（嘔気，下痢，嘔吐），不眠，頭痛，めまい，そして高血圧である．アセチルコリンエステラーゼ阻害薬はチトクロームP450（CYP450）によって代謝され，また相互作用を起こしやすい（📖付録2）．

● メマンチン（メマリー®）

中等度から高度の認知機能障害に対して推奨される．NICEはメマンチンが6ヵ月目で機能障害の進行を遅らせる（Functional Assessment Staging：FAST検査）という全般的改善を認めている．また，3ヵ月目でいくつかの認知機能の改善を認めたが，6ヵ月間は維持できなかった．しかし，行動障害に対しては効果が得られていない．

主な副作用は，めまい，高血圧，便秘である．理論上，他のN-メチル-D-アスパラ銀酸（NMDA）受容体アンタゴニストとの相互作用の可能性が考えられる（📖CHAPTER 8）．より重要なのは，同じ尿細管分泌メカニズムを辿るその他の薬剤との相互作用の可能性である．例えば，シメチジン（cimetidine），ラニチジン（ranitidine），メトホルミン（metformin），キニジン（quinidine），その他の利尿薬である．

VaD（血管性認知症）

これは2番目に多い認知症で，認知症患者全体の25～40%に及ぶ．VaDはほとんどが多発性脳梗塞である．

VaDの病理

脳細胞が，酸素欠乏（虚血）により死滅する．細胞死はびまん性もしくは局所性であり，進行は急性（例えば梗塞に追随する）であったり，慢性的で緩やかであったりする．最も一般的な原因は多発小血栓もしくは塞栓である．

VaDのリスク因子

心臓血管疾患に関連する．例えば，虚血性心疾患，高コレス

CHAPTER 2　認知症とそのマネジメント

テロール血症，糖尿病，喫煙，末梢血管障害，不整脈，高血圧，そして血液粘度の増悪が挙げられる．

VaD の臨床症候と経過

VaD は AD と比較すると多様である．確定的な特徴もあるが，臨床的には AD と区別するのはかなり難しい．

VaD の可能性のある徴候

- 急性発症と周期的増悪．
- 段階的な悪化（グラフに表すと階段状に，急激な低下の後に臨床的なプラトーが続く）．
- 夜間に混乱が増悪する（"Sundowning" と呼ばれる）．
- 認知機能が保持されていることもある．
- 思考抑制．
- 抑うつ．
- 情動変動（明らかなきっかけがなく，長期にわたる気分変動を伴わない笑いや涙もろさ）．
- 局所神経学的な兆候や症状．
- 心臓血管のリスク因子．
- AD と比べて予後は悪く，その予測はかなり難しい．
- 脳卒中や心臓発作で死亡する場合が多い．

その他の血管性認知症

- ビンスワンガー病（ラクナ梗塞に関連する認知症としても知られており，進行性の皮質下血管性脳障害である）は，皮質下領域における多発性脳梗塞（MRI にて確認される）に起因する．軽度錐体路徴候（反射の左右差）を伴う皮質下脳病変や片側不全麻痺，筋固縮，四肢歩行運動失調や仮性球麻痺など（構語障害，嚥下障害，気分変動）を伴う場合が多い．抑うつやその他の精神医学的症状も認められることがある．最新の画像検査はより多くの症例を拾い上げることができる．
- CADASIL (cerebral autosomal dominant arteriopathy with subcorti-

cal infarcts and leukoencephalopathy）は，初老期の VaD において
まれにみられる家族性の疾患である．

AD との区別

　虚血性病変が緩やかでびまん性であり，症状の始まりも潜行
性のものであった場合には特に難しい．脳の画像検査では広範
囲の虚血性変化が示される．VaD はコリンエステラーゼ阻害薬
に反応を示す場合がある．

　重篤な認知機能障害は，単発の大きな脳卒中に付随して起こ
る場合がある．しかしながら，多くの場合，脳卒中が（たとえ
大きなものでなくても）続き，進行性の認知機能障害を引き起
こす可能性がある．

その他の血管性認知症の診断

　診断は注意深い病歴聴取と，身体診察，そして脳画像（CT ま
たは MRI）により下される．頸動脈エコー検査は，心エコー同
様，場合によっては有用である．VaD に関する明確な診断基準
はないが，これは病理が多様であり，サブタイプも明確に定義
づけられていないためである．

その他の血管性認知症の治療

- 治療は実際には二次予防であり，脳卒中の再発を予防し，その影響
  を最小限に食い止めることである．
- 循環器系の改善：不整脈の治療をし，アスピリンやその他の抗血小
  板薬を投与する．
- 高血圧や高コレステロール血症を治療し，糖尿病のコントロール
  を最適化する．
- 全般的な健康状態を維持する：脱水を防ぎ，バランスの取れた食事
  をし，継続的に運動をする．

混合型認知症

　多くの認知症は，VaD と AD の混合型認知症と考えられる．

CHAPTER 2 認知症とそのマネジメント

DLB（レビー小体型認知症）

DLBは全認知症患者の10～20％にみられるもので、パーキンソン病（PD）とADどちらの特徴も有している。DLBの患者は抗精神病薬の使用により病態を悪くする、もしくは死亡する危険性がある。

DLBの病理

- DLBは、α-シヌクレインの集合体の蓄積が認められるシヌクレイノパチーの1つである。これらの病気には、パーキンソン病（PD）、多系統萎縮症（MSA）、そして純粋自律神経不全症が含まれる。
- 鍵となる病理的特徴は、皮質のレビー小体である。レビー小体は、脳幹の細胞核や黒質、大脳辺縁系や大脳皮質領域に、α-シヌクレインとユビキチン（細胞ストレス蛋白質）を含有する。
- 黒質では、PDと同様に、細胞の脱落とドパミンの減少が認められる。ADと似たような数の老人斑が認められるが、神経原線維変化はほとんどみられない。
- 血管病変は30％にみられる。
- 脳萎縮は側頭葉、頭頂葉、そして帯状回で特に顕著に現れる。

DLBのリスク因子

リスク因子は特に知られていない。発症年齢は、50歳頃と早い。

DLBの臨床症候と経過

- 記憶：多くの患者は初めに短期記憶低下を訴えるが、初期は軽度である（ただし、うつ病や意識変動により悪化する場合がある）。うつ病は記憶障害や動作緩慢（動きが遅い）、精神緩慢を重症化させる可能性がある。
- 精神緩慢（思考の遅さ）はDLBでよくみられる症状である。よく考えれば正しい答えにたどり着けるが、時間がかかる。
- 喚語困難と視空間認知の問題は早期に起こる。
- 思考の柔軟性を欠いたり、決断力や判断力を欠いたりするなど、実

行機能障害は AD よりも DLB に多く，早期にみられる．これはトレイルメイキングテスト（trail-making test）のような，神経心理学的検査によって容易に調べられる．
- 意識変動：目まぐるしく変動する．数分間に相次いでみられる不注意や反応性の鈍さは，一過性脳虚血発作（TIAs）と酷似する．これはアセチルコリンの産生が突然失われるために起こると考えられる．
- 幻視はよくみられるが，典型的なのは複雑で詳細なものである（例えば動物や人など）．患者はしばしばそれが現実でないと理解しているが，その内容がつらいこともある．DLB のケアにおいて，幻視を完全に否定することはあってはならない．AD や VaD でも，一部に幻視は起こり得る．また，PD 患者に投与されるレボドパのような，ドパミン作動薬によって幻視が引き起こされる場合もある．これらは，せん妄による幻視や錯覚と区別される必要がある（例えば脳虚血発作によるもの）．
- パーキンソン症状は，認知症の初期症状が現れた後に起こる場合と，先行して生じる場合がある．DLB の患者は，前傾姿勢やすり足歩行，歩行時の腕の振りの減少，動作緩慢（動きが遅い），そして精神緩慢（思考の遅さ）などが認められる場合がある．振戦は PD と比較するとまれである．
- 自律神経系の機能障害や認知機能障害に伴い，転倒も増える．
- 突発的な筋けいれん（ミオクローヌス）は一般的で，軽度ながら広範囲にわたる．CJD によるミオクローヌスと間違われる場合がある（CHAPTER 3）．
- 神経遮断薬に対する過敏性：ドパミン遮断系の抗精神病薬は，重篤なパーキンソン症状を引き起こす．例えば，認知機能低下や死期が早まる場合がある．DLB に対する抗精神病薬投与後の死亡率を鑑み，NICE は DLB の重篤な行動障害や精神症状に対してはメマンチンを推奨している．
- 病状は慢性進行性で，かつ急速である．

CHAPTER 2 認知症とそのマネジメント

DLB の診断

診断基準では，以下の 2 つ以上の項目が必要となる．

- 意識変動
- 繰り返し出現する幻視
- 誘因のないパーキンソン症状（薬剤性のものではない）
  診断を支持する特徴として，転倒，抗精神病薬への過敏性，そして幻視以外の幻覚が含まれる．DLB は，AD，VaD，PD，精神病性うつ病，進行性核上性麻痺（PSP）や多系統萎縮症（MSA）のようなまれな神経疾患などとの鑑別が必要である．
- CT と MRI 画像検査において，内側側頭葉のびまん性脳萎縮が示され，脳室周囲の白質病変（高信号）もみられる．
- 99mTc-HMPAO（グルコースに結合）を利用した SPECT 検査では，全般性の血流低下が認められ，特に後頭葉で顕著である．
- より有効なのは，FPCT [2β-carbomethoxy-3β-(4-chlorophenyl)-8-(-3-fluoropropyl) ノルトロパン；ドパミンに結合] を利用した SPECT 検査である．被殻と尾状核における血流減少が認められる（PD と同様）．

DLB の治療

- アセチルコリンエステラーゼ阻害薬（例えばイクセロン®，リバスタッチ®）はかなり多くの DLB 症例に対して効果的であると実証されており，アセチルコリンとドパミン間のバランスを改善し，不注意や不穏，幻覚症状を減少させる．
（編者注：わが国ではアリセプト® が DLB の保険適用をもつ．）
- 神経遮断薬を避ける必要があるため，抗うつ薬とベンゾジアゼピン系薬剤がより有用である．後者はミオクローヌスに効果がある（📖 CHAPTER 9）．
- 慎重に使用すれば，抗パーキンソン病薬（例えばカルビドパ）はしばしばパーキンソン症状に有効であり，アセチルコリンエステラーゼ阻害薬との併用であれば高用量でも使用可能である．

- ドパミン遮断薬は幻覚を悪化させる可能性が高いため避けるべきである．

前頭側頭型認知症（ピック病）

高齢者にかなり多くみられるが，若年発症の認知症にも多くみられる認知症の1つである（CHAPTER 3）．

HIV 関連認知症

若年発症の認知症で最も多くみられる（CHAPTER 3）．

伝達性海綿状脳症（プリオン病）と CJD

若年者の認知症として論議されている（CHAPTER 3）．

PSP（進行性核上性麻痺）

PSP は PD と関連があるが，初期症状が非特異的であり，進行過程も個人差が大きいため，他の神経変性疾患との鑑別が非常に困難である．

- 初期症状は，疲労感や頭痛，めまい，歩行困難や姿勢保持困難（後方に倒れるなど），抑うつ，軽度人格変化，記憶障害，そして仮性球麻痺（嚥下障害，構音障害，発声障害，感情易変性）などである．
- 進行後の症状は多彩である．
  - 注視麻痺：随意的に下方視ができないが，頭が傾けられると眼球も下方に動く．これは必ず出現するというわけではない．
  - 眼球症状：開閉眼が困難であったり，視野がぼやけたり，瞬きがゆっくりであったり（ドライアイにつながる），視野狭窄や光刺激に対する過敏さがみられる．
  - 嚥下困難がみられ，誤嚥性肺炎のリスクにつながる．
  - 運動障害：筋ジストニア（仮面様顔貌も含む），書字困難，パーキンソン病性運動障害（動作緩慢）が含まれる．
  - 記憶障害：記憶力低下は軽度だが，認知の遅さ（精神緩慢）や，行動を開始したり，順序良く物事を並べたり，計画を立てたりすることの困難さによって，記憶力低下が増悪することがある．
  - レボドパに対する反応性が悪い．

- 患者は病状が進むと移動困難となり，発症から6年以内に，多くの場合感染症によって死亡する．

大脳皮質基底核変性症（CBD）

PSP と似ているが，発症率は極めて低く，認知機能症状が優位である．四肢の筋固縮は対称的であることは少なく，四肢の動きをコントロールすることは大変難しいため，患者の中には制御不能であると感じる者もいる（いわゆる"エイリアン・ハンド"）．

ハンチントン病

CHAPTER 3 にて考察する．

認知症でないものとは？

認知症は他の疾患と混同される可能性がある．しかしながら，中には認知症と併存する可能性があるものもある．

せん妄（CHAPTER 10）

- せん妄は，脳がうまく機能するための許容量を上回るストレスに対する脳の反応である．
- 認知症患者や重篤な身体疾患をもつ患者に多くみられる．
- せん妄により，疾患罹患率や死亡率が上昇する．
- せん妄は一般的に急性発症（数時間から数日）であり，日内変動もみられる．長期間持続することはあまりない．

臨床症候
- 認知機能低下（記憶障害，失見当識）
- 意識障害（周囲の環境を認識する能力の低下）
- 注意集中力低下（周囲の環境に注意を向けたり，混乱を避けたりする能力の低下）
- 知覚障害：断片的で変動性の以下の症状が現れる．
  - 錯覚

- 幻覚
- 幻像（記憶や夢を現実と区別することができない）
- 思考障害（会話の中で明らかとなる思考の混乱）
- 行動異常（過活動型または低活動型とその混合型がある）
- 睡眠覚醒リズムの障害（日中傾眠，夜間不穏）

　時間の失見当識，意識変動，そして思考と会話の混乱は鍵となる症候である．せん妄と認知症は切り離して考えることのできないものである．そのため，認知症の患者に対して，取り除くことのできるせん妄の要因を常に探索するということが重要である．

せん妄のタイプ

　過活動型せん妄は，不穏，過覚醒，苛立ちやすさ，注意散漫，迂遠でまとまりのない会話などの特徴をもつ．低活動型せん妄の患者は対称的に，傾眠で，反応が乏しく，発語量が少なく会話もゆっくりである．低活動型せん妄の患者は状態が悪いにもかかわらず，診断が遅れたり，見落とされたり，あるいはしばしばうつ病と間違えられる．

せん妄の原因

　脳は多数の身体的ストレッサーに影響されやすい．これらが脳のコーピングの許容量を越えた場合に，せん妄が引き起こされる．脳に外傷や障害を受けた既往がある場合は，より影響を受けやすい．一般的なストレッサーとして以下が挙げられる．

- 感染：軽症の感染（例えば蜂窩織炎）でも，影響を受けやすい人であれば，せん妄を発症しかねない．最も一般的な原因は，尿路感染や呼吸系の感染，そして血液感染（敗血症）である．
- 薬剤の副作用：最も一般的な薬剤は，抗コリン作用のある薬剤（抗パーキンソン病薬，アトロピン），抗精神病薬，ベンゾジアゼピン系薬剤（例えば temazepam），オピオイド鎮痛薬である．
- 手術：術後の回復期自体が，麻酔と同様にせん妄を起こしやすい．
- 脳卒中や頭部外傷．

CHAPTER 2　認知症とそのマネジメント

- 低酸素：心不全または呼吸不全，もしくは貧血に伴う低酸素症．
- 臓器不全：腎臓，肝臓，肺，心臓など．
- 代謝障害：電解質異常（例えばナトリウム，カリウム，カルシウム），低栄養，脱水，低血糖もしくは高血糖．
- 内分泌障害：甲状腺疾患，副甲状腺疾患，糖代謝異常．

　一連の症候は患者の周辺環境を整えることで緩和できる場合がある．以下について考慮することが有効である．

- 暗い照明
- 馴染みのない環境
- 感覚障害
- 痛み，不快感，動けない状態
- 疲労感

　脳はある程度以上のストレスに曝されると，健康な脳でさえせん妄状態を呈するということは頭に置いておく必要がある．逆に言えば，重篤なダメージを受けた脳は小さなストレスであってもせん妄を発症する恐れがあるということである．せん妄から回復した患者は，せん妄発症時のできごとについて断片的に覚えている．

せん妄の予後

　せん妄からの回復は一般的に考えられるよりも時間がかかり，数ヵ月を要する場合もある．せん妄が長引く患者の場合，予後はあまり良くない[2]．

うつ病（CHAPTER 10）

　いわゆる一般的に臨床で扱われるうつ病とは，重篤で長く続く抑うつ気分とそれに関連する行動や認知機能の症候を意味す

---

[2] Adamis D, Treloar A, Martin F, Macdonald A (2006) Recovery and outcome of delirium in elderly medical inpatients. Arch Gerontol Geriatr **43**, 289–98.

る．うつ病は認知症と緩和ケアを考える際，重要である．理由を以下に挙げる．

- うつ病は，認知症の経過のどの時期においても大変多く認められる（つまりうつ病と認知症は併存しうる．特に VaD との併存はよくみられる）．
- うつ病は認知症によく似ており，それゆえ誤診されやすい．
- うつ病は認知症関連の病気や，がんのように重篤な身体疾患の初期症状である可能性がある．
- うつ病は治療可能であると同時に，つらいものでもある．
- うつ病は認知症においてよくみられる．

表 2.2 はうつ病と認知症の比較である．疑わしい場合は必ず基礎疾患を確認し，抑うつ気分といったうつ病の治療をすることで，隠れている認知症を明らかにすることにもつながる．

血管性うつ病

脳血管障害はうつ病と関連している．血管障害はうつ病の発症もしくは重症化の一因となっていると考えられている．"血管性うつ病"は，皮質下虚血性病変の広がりと 50 歳以上の初発うつ病との間に関連性があると指摘されている．関連性の原因は未だ証明されていない．多くの遅発性うつ病は認知症へと推移していく．

健忘症候群

特定の医学的状態や薬剤によって引き起こされる非進行性の記憶障害に関連する症候群がいくつかある．記憶障害は永続的で重篤な場合があるため，緩和ケアの観点からみると，これらは認知症として取り扱うことがある．以下と関連がある．

アルコール関連認知症（CHAPTER 10）

アルコールは神経毒性があり，常習的で多量の飲酒は直接に記憶障害を引き起こし，また低栄養や頭部外傷のような他の要因によっても記憶障害を引き起こす．記憶力や集中力，実行機

CHAPTER 2 認知症とそのマネジメント

表 2.2 うつ病と認知症の主な違い

認知症を伴わないうつ病	うつ病により悪化した認知症
気分低下が記憶障害に先行する	記憶障害が気分低下に先行する
発病の時期は正確に認識されやすい	潜行性のものであり,振り返ってみなければ発病の時期を特定するのは難しい
病期は短い(月単位)	病期は長い(年単位)
朝に気分低下が悪化する場合がある	1日中気分低下がみられる
アンヘドニア(失感情)	感情の平板化(感受性の鈍さ)がアンヘドニアと混同される場合がある
検査質問に対して答えようと努力せず,大抵「わかりません」と答える	質問には頑張って答えるが,回答を間違えたり思い出せなかったりした場合には,作話をしたりひどく動揺したりする
自責的傾向	他罰的傾向
見当識は正常	失見当識
早朝覚醒	夜間に混乱が増悪する
うつ病の既往があり,長期に渡る	うつ病の既往なし,または,最近のうつ病の既往がある
記憶障害は新しいものから遠い過去のものまで及び,混乱した記憶を選択的に保持している可能性がある	時間的勾配(最近の記憶が一番にひどく失われる)があり,記憶に対して感情的フィルターがない
重症化すると,無価値感からくる妄想や幻覚がみられ,自己評価が低下する	幻覚はよりいっそう奇異であるが,自己評価が低下することはあまりない

能を含む全般的な認知機能障害に関連する明らかな症候はない.コルサコフ症候群は脳の特定領域における損傷が原因であり,逆行性健忘(特定の時点に至るまでの記憶喪失)と前向性健忘(新しい記憶を保持しておくことができない)が固定化する.アルコール摂取が止まれば,進行が抑えられ,何年か後には回復がみられる可能性がある.

脳血管性障害

脳梗塞や脳出血は病変の大きさと位置によって重大で広範な認知機能障害を引き起こす可能性がある．

頭部外傷

認知機能障害は，直接的な外傷性損傷や低酸素，毒素による脳損傷によって引き起こされる場合がある．障害の程度や種類は，損傷や傷害の部位，影響を受けた脳組織の容積による．

事例

Patsy（74歳，女性，AD）は飲食を拒否し，急速な体重減少を認めたため，認知症ケアホームから紹介された患者であった．ケアホームでは彼女は数週間にわたってベッド上に拘束されていた．1日中傾眠であったため，総合診療医は最近になって定期的に投与していたジアゼパムを中止した．嚥下障害は認められなかった．

検査に際してPatsyはひどく怯えて不安を訴え，ほとんど質問に答えることができなかった．彼女は喉に何かが貼りついているように感じて痛いと言ったが，短期記憶障害に伴い，どのくらいの期間その症状があるのか，またそれが嚥下に伴い起こるものかどうかということも覚えていられなかった．義理の娘は，Patsyがしばしば腹部痛を訴えていたことを報告した．担当看護師は痛みや不快感には全く気付いておらず，そもそも確認していなかった．口腔感染や潰瘍，歯科疾患や嚥下障害は認められなかった．

看護師がさらに情報収集を行い，親族からPatsyが長年にわたり不安の問題を抱えており，規則的にジアゼパムを数年間服用していたことが明らかにされた．彼女はしばしば不安を訴え，涙ぐんだ．恐怖心が強くなりすぎて自分の部屋で眠ることができなくなり，しばしば夜通し起きていて，それを埋め合わせるために日中不規則に睡眠をとっていた．感情の平板化や視線が合わないなどを伴う気分低下が出現した．

緩和ケア専門看護師は，Patsyは精神科の再診が必要である

CHAPTER 2 認知症とそのマネジメント

と提案した．その間疼痛に対してパラセタモール，口腔カンジダ症に対してフルコナゾールが投与開始された．また，診断未確定の便秘症に対して下剤も開始された．

翌日精神科より，妄想症と，ジアゼパム離脱に伴う焦燥型うつ病という診断がなされた．1日1回と必要時にジアゼパムの服用が抗うつ薬とともに再開された．気分，不安，食欲，睡眠，そして活動性が約4週間ののちに改善された．体重が増加し，自室で眠ることができるようになった．明らかに，Patsyの身体状況の悪化は当初考えられていたような認知症の進行によるものではなく，隠れたメンタルヘルスの問題によるものであった．

医学モデルを超えて

疾患の"医学モデル"は，疾患とその治療を理解する上で重要である．身体的変化の一連の特徴は同時に発生し，症状，徴候，経過により構成されていると考えられている．このパターンに気づくことで，疾患の治療が可能となる．しかしながら，精神疾患や慢性疾患，認知症のような，複雑な病態では同じモデルを適用するには限界がある．認知症の本質全てを脳疾患としてしまうのは単純すぎる．認知症患者に対する社会のマネジメントは明らかに医学モデルによるところが大きく，個人に与える疾患の影響は大変大きい（CHAPTER 17）．中には医学モデルと全く分けて認知症を説明する者もいる．介護者の大きな課題については CHAPTER 21, 22 に記述する．

ケアプロセスの鍵

認知症は複雑で変化しやすく，その影響は深く広範にわたる．患者と家族のQOL改善にケアの焦点が当てられるべきであり，疾患そのものの治療によってだけでなく，患者とその家族が尊厳や選択，そして自身の生命をコントロールしている感覚を可能な限り保持できるような支援が必要である．

認知症の治療

- 診断は可能な限り早期に行い，患者と家族と共有し，将来の計画を考慮するべきである．
- アセスメントは包括的，全人的に実施し，病気の経過を通して継続すべきである．
- 治療は多様的（つまり薬物治療に限らない）であるべきで，目標は，
  - 進行を遅らせる（例：投薬や，精神的・社会的活動による）．
  - 機能を最大限に引き出す（例：長所を生かした作業）（CHAPTER 17）．
  - 障害の最小限化（例：公的扶助や福祉サービスの提供）（CHAPTER 11）．
  - 陽性症状の治療（例：抑うつや幻覚）（CHAPTER 10）．

患者と家族のマネジメント

下記に挙げるサービスを患者・家族に提供することが全人的医療の鍵となる．

- 認知症，サービス，給付金などすべての側面に関連のある，適切でタイムリーな情報提供（CHAPTER 16, 24）．
- 現行および将来の治療についての選択肢（例えば特定の投薬治療や，心肺蘇生の希望の有無）（CHAPTER 18）．
- 疾患とその因果関係に関する情緒的なトラウマを患者と家族が扱えるようにカウンセリングすること（CHAPTER 16）．
- 家族が介護から離れる時間（レスパイト）（CHAPTER 22）．
- 日々の出来事に対する実践的なアドバイス（例えば給付金）（CHAPTER 24）．
- より大きな支援ネットワークへのつながり（例えば地域のデイサービスやグループ）．
- その他のサービスや公的機関への必要に応じた働きかけ．
- 患者や家族の訴えが聞き入れられない場合のアドボカシー．

CHAPTER 2 認知症とそのマネジメント

- 自立を援助するような物理的環境の設備（CHAPTER 11）．

専門家

　認知症のケアには多くの訓練を積んだ専門家がかかわっている．そのほとんどが多職種チームで活動している．そのようなチームの構成は多岐にわたり，特に国によって異なる．チーム内の専門家同士で連携をとることが，良いケアを提供する最適な方法である．

老年精神科医

　高齢者のメンタルヘルスを専門に訓練を積んだ医師で，以下に示す領域に対して特定の専門技術を有している．

- 精神医学的な評価，診断，薬物治療，精神心理学的治療．
- 認知症やうつ病に伴う行動障害や精神医学的症状．
- リスクマネジメント，メンタルヘルスに関する法律，意思決定能力に対する評価．
- 老年精神医学チームの臨床的指導．

老年医学専門医

　高齢者の内科的治療を専門に訓練を積んだ医師で，以下に示す領域に対して特定の専門技術を有している．

- 身体的なアセスメント，診断，治療，特に神経疾患．
- せん妄と認知症の治療．
- 進行期，もしくは終末期の身体疾患の治療．
- 例えばオーストラリアやニュージーランドなど，国によっては合併症を伴わない認知症はまず初めに老年病専門医が治療にあたる．

神経内科医

　神経疾患の評価と治療を専門に訓練を積んだ医師で，以下に

示す領域に対して特定の専門技術を有している．

- 若年性認知症に関する評価と診断．
- 神経疾患の評価と治療．
    ドイツなど，国によっては認知症患者の診断と治療は神経内科医が指揮をとっている．

地区看護師/長期雇用の介護職

　地区看護師や長期雇用の介護職は認知症患者のケアの継続において中心的な役割を担っており，特に身体的なニーズの評価や，身体的，そして実際的な困難さに対する解決策の評価に長けている．多くの看護師・介護職は精神的な症状の支援を行うが，彼らもまた他者のサポートを必要としている場合がある．

精神看護専門看護師

　精神看護専門看護師は認知症ケアにおいて欠かせない専門家である．認知症治療に特化した看護師もおり，薬物療法の指示ができる者もいる．彼らは医学的対応，しばしば精神心理学的支援に関して訓練と経験を積んでいるが，主として健康状態とQOLを最善の状態に改善もしくは維持を図る．以下に示す領域に対して特定の専門技術を有している．
（訳者注：わが国では同様の役割を認知症看護認定看護師や老年看護専門看護師も関係している．）

- 認知症の評価と診断．
- 患者と介護者の観察とフォローアップ．
- 認知症患者に対する身体的ケアや支援．
- 認知行動療法のような精神心理学的支援．
- アドボカシー，アウトリーチ，リエゾン．

CHAPTER 2 認知症とそのマネジメント

心理職

心理士は認知や行動を含む人間の精神を研究するよう訓練された臨床家である．医学的に訓練されてはいないが，認知症ケアに関する以下の領域についてかなりの専門技術を有している．

- 認知症のスクリーニングやアセスメント，診断を補助する認知機能検査（この分野を専門としている場合は神経心理学者とよばれる）．
- 認知症患者の機能を最大限に高め，障害を最小限に抑えるための助言．
- 認知症における行動評価と行動障害に対するマネジメント．
- 患者と介護者をサポートする心理療法．

作業療法士

日常生活や仕事，余暇における患者の能力を最大限に高めるよう訓練された臨床家である．以下を通して自立や適応感覚がもたらされる．

- 技能や自信の回復，維持，促進．
- 意味のある，創造的な活動を実行する機会．
- 環境の改善やツールの供給，障害に対する補償の援助．
- 以下の領域について専門技術を有し，助言を与えてくれる．
  - 保持されている技術や能力のアセスメント．
  - 機能を最大限に高め，リスクを最小限に抑えるための環境改善．
  - 患者それぞれの個人的ニーズや人格に合わせて意味のある活動を構成し観察する．
  - ケアの適切な場所（在宅/施設/ナーシング・ケアなど）．

作業療法士は，自宅で自力で生活している認知症患者の活動を観察する人を見つけ育てたりネットワークを発展させることに長けている．このような人が患者の身近にいることで，危険な行動を観察し，何かが起こった場合に対処することが可能と

なり，結果として患者が少しでも長く在宅で生活することができるようになる（📖 CHAPTER 11）．

ソーシャルワーカー

障害や経済的な問題について，社会モデルによって訓練を積んだ専門家である．ソーシャルワーカーは医学モデルを超えた認知症ケアの最前線におり，社会モデルの立場から認知症を理解している．認知症チームの中で，ソーシャルワーカーは以下の領域において主要な役割を担っている．

- 公的もしくは非公的なソーシャルサポート・ネットワークの評価と強化．
- 患者と患者家族の経済的な支援や給付金などの権利に関する評価，助言，擁護．
- 患者と患者家族に施設介護や在宅療養に関する選択肢について助言や指導．
- 個人に合った施設介護サービスプログラムの計画や検討．
- 高齢者に関係する虐待が疑われる症例の調査．

言語聴覚士

発話や嚥下に影響を及ぼす障害の評価や治療に関して訓練された臨床家である．進行した認知症の発話や嚥下評価には必要不可欠な存在であり，嚥下障害のリスクを最小限にとどめたり，発話が障害された際にコミュニケーション能力を高めたりする手助けを行う．

理学療法士

機能の強化や回復，維持に特化した臨床家であり，マニピュレーションやモビライゼーション技法，強化運動を通して適応を図る．彼らは進行した認知症において，動けなくなったり，身体のバランスの悪さが生活に影響を及ぼし始めたりした際に役割を担う．

総合診療医や家庭医

認知症ケアをより良くしていくためには重要な役割を担っている．認知症ケアチームのメンバーではないことが多いが，記憶や行動の問題が現れた際，最初に要請を受けるのは総合診療医であろう．総合診療医は記憶に問題のある患者を専門家に診断を仰ぐ前に評価し，医学的に診察を行う．加えてしばしばうつ病に対する治療を開始する．一度診断がなされれば，たとえ施設介護に移行したとしても，総合診療医は患者と家族のサポートを継続するために認知症ケアチームと密接に関係しながら診療を続ける．緩和ケアでは多くの場合，在宅もしくは介護施設で，総合診療医が担当している．

緩和ケア専門医と看護師

少なくとも進行した認知症患者のケアには，緩和ケアに精通した専門医や緩和ケア専門看護師が必要となる．気持ちのつらさが続いていたり，症状のコントロールが困難であったりする場合には特に重要である．おそらく精神的な苦痛よりも，身体的な痛みによる精神的苦痛に対するケアが必要となる．
(訳者注：日本において緩和ケア専門看護師に該当する専門・認定看護師はいない．)

さらに学ぶ方へ

Baldwin C, Capstick A (eds) (2007) *Tom Kitwood on dementia: a reader and critical commentary*, annotated edn. Open University Press, Maidenhead.

UK Department of Health (2009) *Living well with dementia—a national dementia strategy*. Department of Health, London.

Various authors (2008) Clinical aspects of dementia. In Jacoby R, Openheimer C, Dening T, Thomas A (eds) *Oxford textbook of old age psychiatry*, pp. 417–504. Oxford University Press, Oxford.

CHAPTER 3
若年発症の認知症

はじめに……62
疫学およびマネジメントに関わる事項……62
若年と高齢の認知症患者の相違点……62
診断に関する事項……64
YOD の主な病型……65
YOD のマネジメント……75
緩和ケアとエンド・オブ・ライフケア……77

訳：鵜飼　聡

CHAPTER 3　若年発症の認知症

はじめに

　YODとは65歳までに発症する認知症をいう．YODはまれなものではあるが，もたらされる問題は大きい．YOD全体の30％を占めるADには強い常染色体優性遺伝を示す症例が含まれる．若年で発症する認知症の原因は広い領域に及んでおり，その特定が困難なこともある．YODの臨床上の特徴やYODがもたらす影響は，認知症それ自体の点からも，認知症が患者・家族・介護者に与える影響という点からも，高齢の認知症とは異なる場合が多い．40歳代あるいは50歳代でYODを発症すると，家族の生活はもとより，患者本人と配偶者の就業や経済状態に大きな影響を与える．さらに，YODでは多くの場合，身体的に健康なほどより多くの行動上の問題が生じ，その結果介護の負担が増加することになる．イギリスアルツハイマー学会は，イギリスにおける若年の認知症患者数を2002年時点で約18,500人と推定している．

疫学およびマネジメントに関わる事項

　YODの疫学を**表3.1**にまとめた．

若年と高齢の認知症患者の相違点

YODの場合

- 原因が一般的なものではないことが多い．
- 患者は自身でも何かしら自分の調子が悪いことに気付いていたり，活力の低下や苛立ちの増加を感じていることが多い．
- 発症の当初にしばしば誤診され，その中で最も多いのはうつ病である．
- 症状の進行が早い傾向がある．
- 通常，身体的には健康で活動性が高い．

表 3.1 YOD（発症 30〜64 歳）の疫学

	罹患率 （人口 10 万人あたり）	構成比（%）
AD	21.7	30
VaD	10.9	15
FTLD	9.3	13
アルコール関連認知症	8.3	12
DLB	6	8
ハンチントン病	4.7	6
多発性硬化症における認知症	4.1	6
ダウン症候群における認知症	1.6	3
CBD	1.0	2
プリオン病	1.0	
PD における認知症	1.0	
一酸化炭素中毒による認知症	0.5	
その他の原因	4.1	

Reproduced from Sampson EL, Warren JD, Rossor MN (2004) Young Onset Dementia. Postgrad Med J **80**, 125-39, with permission from BMJ Publishing Group Ltd.

- 仕事をもち，家計の中心を担っていることが多い．
- 子どもなどの扶養家族がいる．
- 介護者の年齢は低く，就業していることが多い．
- サービス事業のしくみ・形態（成人・高齢者を対象とした精神保健のサービス事業や神経内科疾患のサービス事業）にうまく適合せず，マネジメント上の大きな問題となる．
- 周囲で生じている事態が尋常ではないので，診断のためには，周囲の人たちからの多角的な情報を整理しなければならない．
- 医療関係者が疾患に対する知識や理解を持ち合わせていないことが多い．
- その結果，適切な情報や支援を得ることが困難となり，診断が遅れたり支援が少なくなることがある．
- 苦労しながら仕事をし，転職と失敗を繰り返し，最後は解雇されてしまうことが多い．
- 転職を繰り返すことで，医療費の支払いが困難となったり，年金の受給権を失う可能性がある．
- 希望につながることであるが，高齢の場合よりも回復・改善できる

可能性が高いので，医師が徹底的に診断・治療を試みようとすることが多い．

YODの患者と家族に対しては，特別な感性と支援が必要である．十代の若者が，自分自身の人生をこれから歩み始めようとするまさにその時に，認知症の親の介護に直面するかもしれないのである．介護者，特に若い介護者は，介護者法（Carers Act）に基づいて介護者自身に対するニーズや支援について個人的に評価を受ける多くの権利を有しているにもかかわらず，多くの専門職はこれらの権利について知識がない（CHAPTER 22, 24）．

診断に関する事項

YODでは，治療できる可能性のある原因の方が多いと考えられる．その原因には下記のものが含まれる．

- 慢性硬膜下血腫
- 腫瘍
- 炎症性疾患
- 感染症
- 正常圧水頭症
- 脳症
- 自己免疫疾患（例えば systemic lupus erythematosus：SLE），HIV

しかし，回復可能な認知症の原因は一部であり，進行性のものが一般的である．家族性のものがいくつかあり，下記のものがある．

- ADの一部
- ハンチントン病
- CJDの一部

- CADASIL

　これらは比較的よく診断されるものではあるが，数としてはきわめて少ない．これらの原因（の研究による知見）は，認知症の病態の解明に特に役立つ可能性がある．

YODの主な病型

AD

- この年齢層で発症する認知症の原因の中では最も多くを占めるが（**表 3.1**），若年発症の患者は AD 患者全体の中では約 5〜10%にすぎない．
- 初期には認知症と認識されにくい．抑うつ気分，取越し苦労，仕事の遂行能力の低下などの症状を呈する．
- 初期には抗うつ薬による治療がよく行われるが，病状の進行が速く，経過が比較的短くなることがある．
- 高齢で発症する AD に比べて，進行するとてんかんが起こりやすい（📖CHAPTER 9）．
- 一部の患者では強い家族歴を持つ．このような患者は AD 患者全体の 2%未満である．遺伝形式は常染色体優性で，強い浸透度を持ち，患者の子が発病するリスクは約 50%である．異常な遺伝子を保持していると将来 AD を発病する．発病に関与する遺伝子変異は以下の染色体上に存在する可能性がある．
- 21 番染色体上の変異は，異常なアミロイド前駆体蛋白質（amyloid precursor protein：APP）の生成に関与する．21 番染色体のトリソミーを持ち，3 本の染色体でアミロイドを生成している可能性のあるダウン症の AD の発症リスクの一部を，この APP 遺伝子の変異によって説明できる可能性がある．
- 14 番染色体上の変異は，異常な蛋白質であるプレセニリン 1 を生成する．プレセニリン 1 は，APP からアミロイド β 蛋白質を切り出す酵素複合体の一部である．生成に関与する遺伝子には多数の異

- 1番染色体上の変異は，異常な蛋白質であるプレセニリン2を生成する．この場合も，生成に関与する遺伝子には多数の異なった変異がある．プレセニリン2もAPPの代謝に関係しており，変異はプラーク（アミロイド斑）の沈着の増加をもたらす．

 これらの3つの異常全てが，40個のアミノ酸からなる正常なアミロイドβ蛋白質を上回って，42個のアミノ酸からなるアミロイドβ蛋白質の異常な過剰生成を引き起こす．これによって，神経障害および，神経原線維変化と老人斑の沈着を引き起こす生化学的なカスケードが生じると考えられている．

 YODの家族は遺伝子検査を提案される可能性がある．APPとプレセニリンの異常については，発症予測を目的とした遺伝子検査が可能であるが，実際に施行する場合には，適切な遺伝カウンセリングが同時に行われなければならない．家族には，知る権利がある一方で，知らないでおくという選択をする権利も等しく尊重されなければならない．

 ADのリスク要因になりうるApoε4遺伝子についても遺伝子検査が可能である．しかし，家族性の常染色体優性のADに比べると，本遺伝子の異常と疾患との関連は非常に弱いものであるので，この検査による発症予測は難しく，検査については非常に多くの倫理面での議論がある．異常な遺伝子を持っていてもADを発症しないかもしれないし，持っていなくても発症するリスクがあるのである．

ダウン症候群におけるAD

- ダウン症候群の高齢者ではADがよくみられ，60歳まで生存すると50％に認められる．ADとダウン症候群の関係は複雑であり，多くの研究が行われている．
- ダウン症候群は，ADの家族歴のある家族でより多くみられ，35歳までにダウン症候群の子を出産した母親が将来ADを発症するリス

クは5倍高い（母親が高齢での出産になるほどその確率が下がる）．
より高齢で生じるADの一部については，トリソミー21にみられるモザイク現象（身体のすべての細胞ではなく一部の細胞でのみ，ダウン症候群の定義に関わる余な21番染色体を持つ現象）によって説明できる可能性があるとも言われている．
- 40歳までには，すべてのダウン症候群の患者においてADと同じ神経病理学的な脳の変化が認められる．40～49歳では，10～25%の患者にADの臨床症状が現れ，60歳以上では75%に達する．ダウン症候群の高齢者によくみられる血管系の疾患もリスク要因となる．
- ADが存在するとダウン症候群の予後が短くなる．
- 認知機能障害の内容によっては元々からの学習障害に紛れてしまうので，認知症が発症後しばらくの間は気づかれないまま進行してしまう可能性がある（**表 3.2**）．見逃しを防ぐために多くの便利なスクリーニングツール，例えば，Denentia Scale for Downs Syndrome and the Dementia Questionaire for Mentally Retarded Personsなどが存在する．
- 認知症のマネジメントは従来からの方法に準拠する．環境の安定は他の認知症の場合よりも一層必要である．環境を変えざるを得ない場合には，急激に少ない回数で環境を変化させずに，できるだけ少しずつ頻回に変化させていくべきである．
- 白内障がダウン症候群の高齢者ではよくみられ，視力障害によって患者の認知機能の問題がより大きくなる可能性があることを忘れないようにすること．意識して白内障の存在を確認し，慎重に治療の適応を考慮すること．視覚以外の他の感覚障害においても同様である．

CHAPTER 3 若年発症の認知症

表 3.2 ダウン症候群における認知症の症状

認知	●最近の出来事を忘れやすい（進行性に長期間にわたって） ●地理学的な見当識障害 ●過去に学習したスキルの喪失 ●困惑
情動（感情）	●気分の低下 ●不眠/過眠 ●集中力の低下 ●攻撃性と易刺激性 ●不安と恐怖 ●興味と活力の喪失
行動	●依存傾向の増加 ●社会的孤立 ●過度な活動または落ち着かなさ ●過度な非協調性 ●人格変化
知覚	●種々の様式の幻覚
神経学的症状	●失語に至る不全失語 ●失認 ●失行 ●歩行障害 ●てんかん発作 ●ミオクローヌス ●尿失禁 ●ジストニア ●可動性の喪失

Reproduced from Stanton L, Coetzee RH (2004) Down's syndrome and dementia. *Adv Psychiatr Treat* **10**, 50–8, with permission.

VaD（脳血管型認知症）

VaD（☐ CHAPTER 2）の頻度は少ない．糖尿病の合併した，あるいはしていない高血圧や高脂血症，さらに SLE や巨細胞性動脈炎のような血管炎が原因となる．血管性の疾患の原因が治療される場合には，VaD が安定化して経過が改善される可能性がある．血管性の疾患の進行防止が重要である．

DLB（☐ CHAPTER 2）

前頭側頭型認知症 frontotemporal dementia（ピック病）

　前頭葉および，または側頭葉に限局した萎縮をもつグループである．以前はピック病として知られていたもので，現在では，前頭側頭変性症（frontotemporal degeneration）の一類型とされている．臨床的には3つの症候群がある．

- 前頭側頭葉変性症（frontotemporal lobar degeneration：FTLD），最も多いタイプ
- 意味性認知症（semantic dementia）
- 進行性非流暢性失語（progressive non-fluent aphasia）

　ここではFTLDに焦点を当てて記載し，その他のものは簡単に述べる．

病理
　FTLDでは，前頭葉と側頭葉前部の両側性の体積の減少がみられる．多くの場合，脳細胞の海綿状変性を呈する．少数例で，腫脹した脳細胞中の封入体であるピック小体を認める．ピック小体には，タウ蛋白（ADにおける神経原線維変化の構成要素の1つ）が含まれている．FTLDはタウオパチー（これにはPSPとCBDも含まれる）の1つである．まれに，FTLDは運動ニューロン疾患の一部として起こることがある．17番染色体上の遺伝子変異がいくつかの家族性の症例の原因となっているが，ほとんどの症例は孤発性である．

リスク要因
　家族歴がある者を除いてリスク要因は知られていない．

臨床的特徴と経過

- 多くの場合有意な記憶の障害を伴わずに発病するが，統合機能は次第に悪化する．症例によっては，記憶は後期までよく保たれ，その結果，早期には診断が見逃される可能性がある．
- 本人自身の混乱や，仕事の混乱は，人格の変化，易刺激性，うつ傾

CHAPTER 3 若年発症の認知症

向の出現とともに，本疾患の診断を考慮する材料となる．
- 患者は，ゆっくりと気づかぬうちに進行する人格と行動の変化を示す．
  - 情動鈍麻：当惑，恐怖，悲しみ，喜びのような情動が減弱する．
  - 脱抑制：どのような外部の事象にも「内部の検閲」なしに反応し，言動がほとんどコントロールされない．患者は容易に注意が転導し，他者に与えた影響について理解していない可能性がある．
  - 病識：障害されるか欠如する．
  - 保続：思考，行動，言語が同じ内容・状態で滞り，患者は他の話題に移行できない．
  - 食行動の変化：甘いものを好み，著しい場合には過食が昂じて口腔内に食べ物を詰め込む状態となり，著しい体重増加をきたす．
  - 実行機能の障害：計画し順序だてて実行すること（例えば，料理を作る，旅行を企画する）が障害される．
- 脳の断層撮影において，しばしば（しかし常にではない）前頭葉の萎縮が認められる．

FTLD のまれな変種

意味性認知症

本症では，言語機能を支える知識の基盤の崩壊をきたす．したがって，文法および，単語と文の構造は障害されないが，単語はより特異性が薄れてあいまいになり，例えば，「（名前の思い出せないものを指して）えーと，その何とかという……」というようになる．見当識，視空間機能と記憶は初期には比較的よく保たれる．MRI スキャンでは左の側頭葉の前部の萎縮が最も著明に認められ，この所見は，より早期に 99mTc-HMPAO を用いた SPECT によって示される同領域の潅流低下に対応している．

進行性非流暢性失語

本症は，選択的な言語の障害で発症し，単語と文法の構造が崩壊し，単語の産生が困難となる（例えば，どもりや，口ごもっ

たしゃべり方）．患者は中期には無言となる．MRIスキャンでは，左のシルビウス裂の拡大が認められ，HMPAOを用いたSPECTではこの領域周辺での低灌流を認める．

治療

- 特異的な治療は存在しない．AChEI（アセチルコリンエステラーゼ阻害薬）はそれほど効果がみられず，焦燥を増加させる可能性がある．SSRI（選択的セロトニン再取り込み阻害薬）は，不安と強迫的行動をいくらか緩和させる可能性がある．高用量が試されてもよい．
- バルプロ酸と非定型抗精神病薬が焦燥と精神病症状に対して必要となる場合がある．もちろん，行動学的なアプローチ（CHAPTER 10）と合わせて行う必要がある．
- 著しい行動と人格の変化がFTLDの初期に生じる場合には，後期に生じるのと比べて，より早期に施設等への入所や入院が必要になる可能性がある．

事例

夫が最初にSallyの人格の変化に最初に気づいたのは彼女が44歳の時であった．Sallyは積極的に仕事に取り組むビジネスウーマンで，夫によれば，陽気で愉快な人物であった．最初，彼女は気分がずいぶん沈み込み，以前よりもしゃべらなくなったようにみえた．夫は，仕事のプレッシャーのためかもしれないと考えてSallyと話し合いをしたが，本人は特に問題はないと考えていた．Sallyの職場のマネージャーも彼女の気分と意欲の変化や，日常的な仕事がこなせなくなっていることに気づいた．マネージャーは心配し，産業医との面接を予約した．最初，彼女はうつ病と診断された．当初は抗うつ薬の効果があったようにみえたが，彼女の行動はさらに変化した．彼女は家族に対して非常に侮辱的な態度をとるようになり，男性の友人に性行為を求めて言い寄るようになった．マネージャーは，彼女のこ

CHAPTER 3　若年発症の認知症

> のような行動や，1日の計画がたてられず，人との約束を破ってすっぽかしていることに気づいた．これらは Sally にはありえないことであったので，マネージャーは再度産業医との面接の予約をした．産業医は，数回の診察と投薬の変更をした後，神経内科医を紹介した．MRI 検査が行われ，FTLD と診断された．

プリオン病と CJD

- プリオンが原因の疾患群である．プリオンは脳に存在する蛋白質であるが，健常な脳における役割は未だ明らかではない．
- 可溶性のプリオン蛋白は，変異してフォールディングされた不溶性の構造になることがあり，さらにそれが原因となって，他のプリオンもフォールディングされた構造に変化する．
- プリオン病では，特徴的な海面細胞の形成を伴う脳の細胞の破壊が起こる．
- プリオンは自然に変異を生じたり，遺伝することがあり（すなわち，孤発性あるいは家族性 CJD），また，感染した神経組織を摂取することによって伝播することがある（クールーや新変異型 CJD）．
- 老年期を専門とする精神科医や緩和ケアの医療関係者が診療する可能性のあるプリオン病は CJD である．致死性家族性不眠症のような，他の病型のものは極めて稀である．
- 多くの病型の CJD が存在する．
  - 遺伝する病型は非常にまれである．
  - 孤発性 CJD は一般的ではなく，イギリスでは年間 50〜60 人の死亡例がある．
  - 変異型 CJD は家畜で起こる牛海綿状脳症（bovine spongiform encephalopathy：BSE）と関連があると考えられている．
  - 医原性 CJD は，医療上や外科的手技によって伝播する．イギリスで最も多いのはヒト成長ホルモン治療によるもので，他には，角膜移植，脳神経外科的手技によるものなどがある．

臨床的特徴

- 急速に進行し（1年以内に死亡，中央値4ヵ月），皮質徴候は出現しないが，失語，視覚障害，行動と睡眠の障害，自律神経系の障害，ミオクローヌス，失調と錐体路徴候が複合的に出現する．
- 脳波検査，MRI検査，脳脊髄液中の14-3-3蛋白の上昇を証明する腰椎穿刺が，臨床診断の補助となる．しかし，この蛋白は急性の脳への侵襲（例えば，ヘルペス脳炎，くも膜下出血）や腫瘍（膠芽腫，傍腫瘍性症候群）においても上昇する可能性がある．
- 生存中あるいは死亡後の脳の生検が唯一の確実な診断方法である．
- 遺伝性の病型との確定のためには（知りたいと思っている家族に対して）遺伝子検査が可能であるが，その場合，同時に熟練した遺伝カウンセリングが必要である．遺伝性の病型は非常に稀であり，予防や治療の手段は存在しない．
- 変異型CJDの生存期間はより長い傾向がある（孤発性CJDが数ヵ月であるのに対してしばしば1年を超える）．
- 変異型CJDは心理行動学的な症状をより伴いやすく，孤発性CJDでは神経学的徴候を呈しやすい傾向がある．
- AChEIの効果は示されておらず，焦燥や錐体外路徴候（強剛，振戦など），小脳徴候（協調運動やバランスの障害）を増加させる可能性がある．

HIV関連認知症

- 通常HIV関連感染症による症状が出現している患者に生じるが，HIV関連認知症がAIDSと診断される最初の疾病であることもある．
- エイズ認知症複合（AIDS dementia complex：ADC）は日和見感染ではなく，HIVそのものにより生じる脳症である．感染した単球とマクロファージが，例えばケモカインを介して，障害性の免疫反応を引き起こす．さらに，HIVの毒性因子が直接的・間接的に神経障害をもたらす．日和見感染，原発性・転移性脳腫瘍，血管性の脊髄症，いくつかの抗レトロウイルス薬の副作用によって，これらの病

- 態がより複雑なものになることがある.
- 軽度の認知および運動障害（minor cognitive motor disorder：MCMD）は，障害がより軽度な病型であり，ADL の障害が比較的軽い．この病型は HAART 療法（highly active antiretroviral therapy）の出現以来，ADC よりも頻度が高くなっている.
- 以下のような症状が起こり得る
  - 精神（精神活動緩慢，アパシー，集中力低下，記憶障害，見当識障害，不安，うつ）
  - 運動（歩行異常，振戦，バランスと精緻な運動制御の喪失，腱反射と筋トーヌスの亢進）
  - てんかん発作
- 皮質徴候（失行，失語，失認）をしばしば欠くが，一方で不全失語を時に生じることがあり，その他の皮質の徴候を終末期に認めることもある.
- 進行は個体差が大きい．終末期には，著しい認知症，失語，無動無言，不全対麻痺，両便失禁を通常呈する.
- 抗レトロウイルス治療によって ADC の発症を防ぐことが可能である．また，症例によっては，ADC の症状を部分的に軽減あるいは完全に消失することができる．脳脊髄液に高い移行性を持つ薬物，例えばラミブジン（エピビル®），ネビラピン（ビラミューン®），インジナビル（クリキシバン®）が推奨される.
- 抗うつ薬や抗精神病薬をうつや精神病症状の治療に用いることが可能であるが，多くの場合鎮静をきたす.
- 神経刺激薬，例えばメチルフェニデートと dextroamphetamine が，注意，集中，精神運動機能の改善を目的に用いられてきた．しかし，現在では，アンフェタミンを濫用している患者では ADC がより速く進行することが知られている.

ハンチントン病

- ハンチンチン（huntingtin）と呼ばれる蛋白質をコードする常染色体優性の遺伝子が原因となる稀な遺伝性の疾患である．生成され

た異常な蛋白は集積し，皮質と基底核の脳細胞を破壊する．
- いずれの年齢においても発病の可能性があるが，繰り返しの遺伝子配列数が多いほど発病年齢が低下する．最も好発する年齢層は35〜44歳である．
- 疾病の経過は平均20年であり，肺炎か心血管系の疾病で死亡することが多い．3つの主要なクラスタの症状を呈する．
  - 運動の症状：舞踏運動（短時間の，反復しない，不規則な筋肉の収縮であり，ある筋肉から次の筋肉へ流れていくように見える）．舞踏運動は，最初はそわそわと落ち着かない様子を示し，時に目的を持った動きのように見間違うことがある．アテトーゼによる，ねじったりくねくねした動きが加わることで，舞踏運動が複雑になることがある．より遅い病期には，パーキンソン様の徴候（動作緩慢，強剛，不安定な姿勢）を生じることがあり，これらの症状は著明な全般性の痙縮へ移行する．
  - 認知機能の症状：前頭・皮質下の症候群が生じる．前頭の障害は，言語流暢性，計画，抽象的思考の障害と社会機能の低下として現れる．皮質下の障害は，精神活動緩慢とアパシーとして現れる．記憶と言語は，最初は軽度に障害される程度である．
  - 精神症状：主たる精神科的な合併症はうつであるが，これに挿間性の躁状態が加わることがある（双極性感情障害に似る）．その他，精神病的になったり，強迫性障害を生じることもある．
- テトラベナジンは運動障害を軽減する可能性があり，身体障害または苦痛な状態となれば治療の適応となる．副作用には傾眠，胃腸障害，うつ，錐体外路系の機能不全，低血圧が含まれる．

YOD のマネジメント

医療面

綿密な認知症の評価が最も重要である．医学的により精緻な検討が行われる点と，回復可能な認知症の原因をみつけうる可能性がわずかに高いという観点から，YOD は神経内科医の診療

を受けることがイギリスでは一般的である．脳画像検査や脳生検が診断のために比較的よく用いられる．場合によっては遺伝学的な助言やカウンセリングが必要となることがある．

綿密な評価と，それに連動した質の高い遺伝カウンセリングによる支援，適切な介入を行うことが最良の結果につながる．マネジメントは，高齢発症の認知症の場合とは本質的な部分で少し異なる．

社会的・法律的問題

- 若年で発病した患者は，仕事をしながら配偶者や子を扶養していることが多く金銭的・法律的問題を抱えているため，慎重な対応が必要となる．
- 認知症の患者に事前指示書の作成の奨励を考慮すべきである．
- さらに，患者は永続的委任状（lasting power of attorney：LPA）の作成を考えたり，あらかじめ自分の希望について声明文を用意することを希望する可能性がある．財産，治療を含めた意志表明を事前に行うことのベネフィットとリスクについての助言の準備をすること．必要ならば法律家に助言を求めること．
- 現在就業している患者は，年金と種々の給付金の受給権が最大となるように最適な退職の時期を考えなければならない．業務の責任の程度を変えることで，より長く就労を維持できる可能性がある．
- 自動車の運転については，疾病の早期に放棄が必要となる可能性があり，注意して取り扱われねばならない．イギリスでは，運転免許庁のガイダンスに，認知症患者の運転能力の評価は困難と記されている．症状や進行の程度が変動しやすいことも記されている．初期の認知症においては，十分な技能が維持されその進行は緩徐であるので，免許は1年ごとの審査を条件に交付しても差支えない．定められた方式による運転の評価が必要な場合もある．短期記憶の低下，見当識障害，注意機能の低下，病識と判断力の欠如は，運転に不適とされるほぼ決定的な条件である．理想的には，運転免許庁への申告は患者自身の責任で行い，その後，運転免許庁は医学

的な報告書を求め，それを基に決定を下す．患者が運転免許庁への申告を拒否する場合には，公共の安全のために，専門家による申告が必要となる可能性がある．
- 介護者の負担は大きく，種々の情報，助言，援助が必要となる（📖CHAPTER 22）．
- 低年齢の子の支援には，特別な取り組み方とスキルが要求される．
- レスパイトケア（休息ケア，患者を預かるなどして介護者を休息させるしくみ）という，主に高齢の患者に対して従来から行われている方法は，若い認知症の患者に対しては多くの場合適切ではない．
- 最終的には，ほとんどの場合，ナーシングホームや老人ホームへの入所が必要となる．その際，多くの患者は家族を自宅に残して入所することを選択するが，それは亡くなるまで続くこともある（📖CHAPTER 20）．

緩和ケアとエンド・オブ・ライフケア

YODに対する緩和ケアとエンド・オブ・ライフケアは，一般的な認知症の場合を反映したものとなる．すなわち，ケアは高齢発症の認知症の場合と明確に異なるものではない．しかし，若年で発症した患者の多くはより身体的に頑強であるので，かなり晩期の認知症のステージまで到達する可能がより大きくなる．したがって，若年発症のADのような認知症では，筋の拘縮や難治性のてんかんを生じる頻度が幾分高くなると考えられる．反対に，感染症の併発，卒中，心疾患によって比較的早期に死亡することは少ない．患者と家族は，必要となれば時期を逃さず適切に緩和ケアや専門家によるサービスを求めなければならない．

さらに学ぶ方へ

Bayer A, Reban J (eds) (2004) Younger people with dementia. *Alzheimer's disease and related conditions, a dementologist's handbook*, pp. 270–5. MEDEA Press, Prague.

CHAPTER 4
高度認知症

認知症の進行……80

高度認知症……81

高度認知症での認知機能の変化……81

認知症の行動・心理症状（BPSD）……85

身体的変化……86

ステージ分類……87

緩和ケアの必要性の判断……90

訳：篠崎和弘

CHAPTER 4 高度認知症

認知症の進行

- 認知症は通常はゆっくりと進行する．階段状の悪化が特徴とされる血管性認知症ですら，少しずつ悪化を繰り返す．緩和ケアが必要な重症レベルへの急展開は例外的である．
- がんや進行性の臓器不全疾患では，緩和ケアレベルに急速に進行する点で，認知症の進行と異なる．がん治療では，強い副作用を伴う根治治療が無効になる時期を迎える．そうなると，機能の維持を期待して対症療法としての緩和ケアが始まる．
- 認知症が進行し身体症状緩和を要する期間は短いかもしれないが，意思決定やその他の療養生活の支援の必要性から緩和ケアが提供される．
- 加えて認知症ではせん妄や身体疾患を合併していることが多い．肺炎や股関節骨折による入院を契機として機能低下が階段状に進行する．大きな疾患による入院を契機として，自宅から施設やナーシング・ホームに生活の場所を変えることも多い．

何をもって高度認知症というのか？

緩和ケアの必要性は進行に伴って増大し，特に高度認知症で大きな部分を占める．高度認知症と判断するステージ分類法を紹介する．

- 高度認知症の定義：高度認知症とはナーシング・ホームと同等の包括的なケア，支援を要する状態になった認知症である．後述のように複数のステージ分類法（CHAPTER 4）があり，その評価点を重症度として公的に使うこともある．
- MMSE で 10 点未満
- CDR でステージ 3（ステージ 2 とする意見もある）
- FAST でステージ 6（高度）〜7（非常に高度）．FAST は GDS のサブスコアである．

高度認知症

- 高度認知症の期間は軽度・中等度の期間の約 2 倍であり,緩和ケアによる受益は大きい.
- 若い患者では進行が速く,かつ加速する.
- BPSD(うつ,焦燥,妄想的行動,徘徊など)は「高度」AD で出現し,「非常に高度」AD まで続く.進行に伴って症状は脳器質的要素が強くなり,失語症が進み,歩行が障害され,椅子から立ち上がるのに介助を要し,ついには自力では首を支えられないようになる.
- 進行するとニーズや希望をしっかり伝えることができなくなる.そのため,身体的症状や介護の評価に大きな影響がでるだけでなく,介護方針の決定に本人が関与できなくなる.
- 進行すると介護者の負担が深刻なレベルに達する.単身生活は難しくなり,常に介護が必要となり,施設に入ることもある.前者では介護者の過大な負担が,後者では施設化や離人症という問題がある.

高度認知症での認知機能の変化

高度 AD では,記銘力障害以外にも様々な認知機能が障害される.

記憶

一般の人は,認知症と聞いて記憶力の喪失を思い浮かべる.記銘,保持,再生が高度に障害される.障害される記憶力がある一方で,末期まで比較的保たれる記憶力があり,そのために生活機能と人格に影響が現れる.記憶をその構成要素に分けてみると有用である.

- 陳述記憶(宣言的記憶ともいう)とは,事実や経験に関連する記憶であり,意識的に思い出すことができる.3 つに分かれる.

CHAPTER 4　高度認知症

①エピソード記憶とは，自身の経験を記憶する能力を指す．例えば，名前，朝食の内容，大好きな叔母から貰ったクリスマス・プレゼント，今日の昼食の時刻などである．AD では早期から障害されるが，進行とともに著明になる．エピソード記憶の集合体である自伝的記憶（若い頃の経験など）は，AD 晩期には失われてしまう．

②作動記憶（即時記憶，近時記憶ともいう）とは，例えば語句をその場で復唱する能力であるが，これは保たれる．digit span つまり記憶できる数字の最大個数は成人では通常 7±2 個である．AD では早期に障害されるが，奇妙なことに晩期に回復することもある．

③意味記憶とは，知識のことで，事実に関して保持された記憶である．第二次世界大戦の開戦日，ねじ回しの使用目的，アルファベット文字などである．意味記憶は AD 早期には比較的よく保たれているが高度 AD では強く障害される．

● 手続き記憶（非陳述記憶）とは，行動の中に現れる記憶で，意識したり言語で陳述できない．AD 晩期まで保たれることが多い．これには 2 種類がある．

①手続記憶とは，マッチ箱の開け方，ドアの鍵の開け方，運転，靴紐の結び方，趣味，条件的反応など，いったん覚えたら意識に上がらない技能や動作の記憶である．

②認知的プライミングとは，過去の経験に由来する手がかり（多くは視覚性）に関連する記憶である．ナーシング・ホームの入居者が建物から抜け出す最短ルートを見つけ出し，何度も行方不明になるのはプライミングがしっかりしているからである．

注意

注意の集中と，注意の切り替えの両方が障害される．反応時間も遅くなることがある．認知症患者は複数のタスクを同時処理ができないため，歩きながらの会話が転倒に，食事中の会話が誤嚥につながりうる．

単純な注意であれば，その持続期間は影響されないことが多

い．高度認知症患者でも単純な認知機能検査は 30 分以内なら可能である．

その他の知覚

- 視空間機能（物体の位置関係を知覚する能力）も AD では明らかに障害されるが，個人差も大きい（CHAPTER 11）．
- 片側空間無視となる一側性注意障害も多い．
- コントラスト感度が低下する．
- 物体の認知，例えば図形認知，空間的判断，知覚の統合（複数のパターンがあるときその相互関連や統合）が強く障害される．そのため慣れた場所でも迷子，徘徊や場所の失見当識が起こる．
- 視空間能力は AD 晩期では重篤となるため，周囲へ強い不安を抱いたり，未知感を強く持つ．

思考力と論理的思考

思考力は早期より低下する．抽象な論理的思考力が失われる．概念が曖昧になるので思考が曖昧になり，伝わりにくいものになる．早期〜中期 AD には思考が鈍ったと話題にすることが多い．最終的には判断力が失われる．

表出機能

会話，身振り，描画，日常品の操作などである．

言語機能が AD 発症の早期から速やかに低下する．語彙が乏しくなり会話の豊かさがなくなり，言葉が続かず流暢性が失われ，ますます会話が少なくなる．自分から話すことが少なくなり受身になる．理解力もかなり早期から失われる．換語障害（品物の名前が出てこない）も出現する．末期には会話にも様々な障害が現れる．

- 理解力が低下する．簡単な指示や論理も理解できなくなる．
- 会話の保続（自分では制御できない反応行動）が多い．「助けて，

CHAPTER 4　高度認知症

助けて，助けて」と状況的に無意味な言葉を繰り返したり，同じ質問を意味なく繰り返すこともある．あるいはウーウーといった呻き声など動作の保続もある．
- 反響言語（他者の発声を反復する），同語反復（自身の会話の繰り返し）も頻度が高い．後者は吃音に似ることもある．
- 換語が障害される．知覚の障害が加わると悪化する．
- 会話の基本的文章構成力（文章や語句の作成能力）は比較的晩期まで保たれる．しかし「あれ」「それ」などが多用されるために意味が通じにくくなる．
- 意味が理解できているかは別にして，単語の復唱，文章の音読はときには末期まで保たれる．読む能力の正確さは低下する．書く能力も会話と並行してあるいは会話より強く低下する．
- やがては，会話が曖昧になり意図が取りづらくなる．
- 高度 AD では失語や緘黙が重度となる．他の器質性失語症の患者と異なり，AD では身振りやイントネーションを併用して意味を伝えようとすることがないのが特徴的である．

失行（目的指向性の行動ができない障害）もよくみられ，高度 AD で重症化する．日常生活の活動能力（着衣，トイレ，摂食）の障害が中等度認知症で多い．簡単な道具も使用目的と使用方法がわからなくなる．最後には，あらゆる意図的な行動が難しくなる．指で何かをいじり続けたり，ちり紙をちぎったり，無意味なまさぐり行動は中等度 AD でみられるが，最晩期 AD が近づくとみられなくなる．

実行機能

- 実行機能とは状況を評価し，計画し，行動する能力である．状況の変化への対応，習慣的行動の抑制，エラーの修正なども含まれる．目的指向性の行動を1人で行うには実行機能は必須である．
- 認知症の早期には実行機能の低下を患者は自覚するが，やがて自覚できなくなる．

- 被転導性の亢進のために簡単な課題もできなくなる.
- 保続のために意図的行動が邪魔される.
- 実行機能は高度 AD で強く障害されるので，目的志向性行動を1人で開始することも遂行することもできない.
- 環境の変化に対する対応力が最後には失われる.

情動的行動

- 情動的行動は末期まで保たれることが多い.
- AD 患者は介護者に依存性が高く，部屋に1人残されると不安になる. 逆に，疾患が進行するとアパシーや孤立状態となる.
- 施設入居者でも同様で，過度の信頼や妄想が，初対面のスタッフに起こることもあり，一旦そうなると修正が難しい.
- 最終的には情動的反応が鈍くなる. 笑いが消え，感動が稀となる. しかし，常同行動や環境のこだわりが続くこともある.

実践的能力と技能

上記のような様々な衰弱の結果，広範な領域の実践的能力が障害されることになる. 高度認知症では道具使用のADLが障害され，末期にはもっと基本的ADLが障害される（📖CHAPTER 11）. ALD の例を以下に挙げる.

- 料理，洗濯，買い物などの段取り
- セルフケア，洗濯物の管理，着衣
- 排泄や摂食の能力など
- 移動能力など

認知症の行動・心理症状（BPSD）

BPSD とは認知症の人にみられる知覚，思考内容，気分，行動の障害で，よくあるものを以下に挙げる.

CHAPTER 4 高度認知症

- 焦燥
- アパシー
- 妄想
- 脱抑制
- 多幸症/爽快気分
- 過敏性/機嫌の不安定さ
- 睡眠障害
- 不安
- 文化的に不適切な行動
- うつ状態/不機嫌症
- 食行動の障害
- 幻覚
- 叫び声を上げ続ける
- 徘徊

うつ症状は早期から頻度の高い症状であるが,行動の障害や精神病症状は少し遅れて出現することが多い.

終末期までこれらの障害は続くので,継続的なかかわりが必要となる.BPSDについては,CHAPTER 10に記載した.

身体的変化

重症認知症では多数の身体的変化が起こる.

体重減少

女性では体重減少が認知症の発症に10年以上も先行することがある.体重減少が発症の指標とされる日がくるかもしれない.体重減少はADの特徴で,経過を通してみられる.食事と摂食については,CHAPTER 9, 13に記載した.

転倒と平衡機能障害

転倒は認知症患者で多い.スウェーデンの一般住民を対象にした研究によると,認知症患者の10%が,調査直前の1週間に1回以上転倒していた.その理由は様々である.運動と運動反応の遅さ,視空間認知の障害,被転導性障害,錐体外路症状も原因となる.あるいは副作用としての起立性低血圧や反応時間の遅延なども関係する.

てんかん

高度認知症では，大発作や部分発作も比較的多く，抗けいれん薬治療が必要となることもある（CHAPTER 9）．

ステージ分類

認知症が高度に達したか否かを見分ける鑑別は，現行の介護の質を向上し，今後の介護プランを関係者で検討するのに役立つ．

MMSE（フォルシュタイン制作）のような数値化できる検査スケールが広く使われている．MMSEでは10点未満が高度とされる．しかしMMSEは社会的経済的背景，知的レベル，視覚・聴力機能など患者属性だけでなく文化的要因からも影響される．MMSEは軽度から中等度にかけての時期の進行を敏感に捉えることができるが，高度な末期の評価には不向きである．

そこで，検査スケールより観察評価スケールが有用である．ほとんどの観察評価スケールでは観察者からの情報を用いる．病期分類が役立つのは，以下のようなときである．

- 個々の患者が必要としているケアを決めるとき
- 高度認知症の患者集団としてのニーズを明らかにするとき
- 研究や臨床の場面で，ある特定の介入が有効となる患者グループを同定するとき
- 概略的な視点で個々の患者の進行を評価するとき

しかし，観察評価スケールを使ったステージ分類は類型化であり，個々の患者について介護ニーズや能力を評価した情報を重視すべきことは言うまでもない．

- 包括的病期分類（global staging system：GDS）は認知，行動と機能の3つの要素から評価する．ここではCDR，GDS，FASTの3つの包括的評価法を紹介する．

CHAPTER 4 高度認知症

- いずれも AD 用に開発されたが，タウ蛋白関連認知症［進行性核上性麻痺 PSP，皮質基底核変性症 CBD，前頭側頭型認知症（ピック病），ダウン症候群の認知症］だけでなく，その他の認知症にも利用できると考えてよい.
- 他にも分類法はあるが，認知症の重症度や ADL 障害の詳しい評価法が不明であったり，一般的ではなかったりするので，省略する.

CDR[1]

- CDR では患者を 6 領域（表 4.1）について，正常，疑い，軽度，中度，重度の 5 段階で評価する.
- CDR 点数の変化は緩徐なので，年単位での進行を捉えるのには不向きである.
- CDR では第 2 病期を中等度認知症としているが，他者の介護が必要な段階であり一般には「やや高度」とされることもある.
- CDR はもともと軽度認知症患者の前方視的な研究のために開発されており，末期患者の変化の評価には適さない.

The GDS

- GDS は本来，AD 用に開発された.
- 正常から最重度の 7 段階に分類する.
- 第 6 病期はやや高度で，第 7 病期は高度である（表 4.2）. GDS もまた病期の変化は実に緩やかで，とりわけ早期の段階でその傾向が強い.

---

1 Hughes CP et al. (1982) A new clinical scale for the staging of dementia. *Br J Psychiat* **140**, 566–72.

表4.1 臨床認知症評価法日本版（CDR-J）[1]

得点	なし 0	疑わしい 0.5	軽度 1	中等度 2	重度 3
記憶	記憶障害なし，あるいは，軽度の断続的な物忘れ．	軽度の物忘れが常に存在．出来事を部分的に思い出す．"良性"健忘．	中等度の記憶障害．障害は最近の出来事についてより著しい．障害は日々の活動を妨げる．	重度の記憶障害．十分に学習したことのみ保持．新しいことは急速に記憶から消失．	重度の記憶障害．断片的なことのみ記憶に残存．
見当識	十分に見当識がある．	時間的前後関係に軽度の困難があることを除き，十分に見当識がある．	時間的前後関係に中等度の困難がある．検査の場所についての見当識は正常．他の場所についての地理的見当識障害があるかもしれない．	時間的前後関係に重度の困難がある．たいていの場合，時間的見当識は障害され，地理的見当識もしばしば障害される．	自分についての見当識のみが保たれている．
判断力と問題解決能力	日常の問題を解決し，仕事上および金銭上の問題を上手に処理できる．過去の実績と比較して，遜色のないすぐれた判断力．	問題解決，類似点および相違点に軽度の障害がある．	問題解決，類似点および相違点に中等度の困難がある．たいていの場合，社会的判断力は保持されている．	問題解決，類似点および相違点に重度の障害．たいていの場合，社会的判断力は障害されている．	判断あるいは，問題解決ができない．
地域社会の活動	仕事，買い物，ボランティア，社会集団において，通常のレベルでは自立して機能する．	左記の活動に軽度の障害がある．	左記の活動のいくつかに，まだたずさわっているかもしれないが，自立して機能できない．通り一遍の検査だと正常そうに見える．	家庭外において，自立して機能するようには見えない．家庭外の会合に連れて行ってもらえるくらい健康そうに見える．	家庭外において，自立して機能するようには見えない．家庭外の会合に連れて行ってもらうには，具合が悪すぎるように見える．
家庭および趣味	家庭生活，趣味および知的興味の十分な保持．	家庭生活，趣味および知的興味は軽度に障害されている．	家庭における機能は軽度だが明確に障害されている．より困難な家事はやめている．より複雑な趣味や興味の喪失．	単純な家事のみの維持．非常に限られた興味が不十分に保持されている．	家庭において，重要な機能が果たせない．
身の回りの世話	自分の面倒は自分で十分みることができる．		促すことが必要．	着衣，衛生，身の回りの品の保管などに手伝いが必要．	身の回りの世話において，多くの助けが必要．頻繁に失禁がある．

以前のレベルからの低下の原因は認知機能であって，そのほかの機能障害によるものではないこと．

CHAPTER 4　高度認知症

表 4.2　GDS（The Global Deterioration Scale）のステージ 6（高度），7（非常に高度）

ステージ 6：認知障害は重症（高度認知症）
- 全面的な世話をしてくれる配偶者の名前を思い出せないことがある．
- 最近の出来事や古い思い出の大部分を思い出せない．
- 経歴の記憶は部分的には保たれるが不完全である．
- 年，季節などの日常的なことに関心を払わない．
- 1 から 10 の逆唱，時には順唱も困難なことがある．
- 日常生活動作には介助を必要とする．
- 失禁が出現する．
- 外出にも介助を必要とするが，時折なじみのある場所には行くことができる．
- 生活リズムのみだれることが多い．
- 自分の名前は思い出せる．
- 周囲の親しい者とそうでない者の区別はできる．
- さまざまな性格や感情の変化が起こる．
  - ⓐ妄想的な行動があると，配偶者をうそつきだと責めたり，想像上の人物や鏡に映った自分に話しかけたりする．
  - ⓑ強迫症状があると，掃除などの単純な行動を繰り返し続けたりする．
  - ⓒ不安症状，焦燥があると，前にはなかった暴力的な行為がありうる．
  - ⓓ考え無精があると，思考を維持できないため行為の段取りができず行動力が低下する．

ステージ 7：認知障害は最重度（非常に高度な認知症）
- すべての言語能力が，この段階では失われる．
- この段階の初期では単語や語句が話されるが，会話は迂遠となる．
- 後期には発語は完全に失われ，うめき声のみとなる．
- 尿失禁のためトイレ介助および食事介護が必要となる．
- 基礎的な精神運動性技術（歩行など）はこの段階の進行と共に失われる．
- 脳は身体をコントロールできないようにみえる．
- 全身の固縮や異常な神経学的反射がしばしば出現する．

下記より改編．Reisberg, B et al（1982）The global deterioration scale for assessment of primary degenerative dementia. Am J Psychiat, 139：1136-1139. Copyright © 1983 Barry Rosenberg M. D. Used with pemission.

FAST

- FAST（表4.3）はGDSのサブシステムで機能評価に特化したものである.
- 高度認知症では機能が急速に失われるので，複数のサブステージに分類できるFASTは研究に適している.
- FAST分類がADの病理学的変化（たとえば海馬体積）と密に対応しているのは，興味深い.
- 第6は「やや高度」，7病期は「高度」のステージである（両方で計11サブステージに細分化される）.

緩和ケアの必要性の判断

　認知症では"治療期"と"緩和期"の区別が，がんのようには明確でない．感染やビタミン欠乏症などの一部例外を別にして，認知症の進行を停止させたり，治癒させることはできない．その意味で，認知症の現行の治療はすべて緩和であり，たかだか進行を遅らすだけで，しかも目の覚めるような効果は期待できない．したがって，認知症患者対応は初期の段階から専門的トレーニングを受けたスタッフによる緩和的アプローチを含むことになる（📖CHAPTER 5）．緩和ケアで検討する課題を挙げてみる．

- 重篤あるいは慢性の身体症状がないか？
- 課題が複合しており未解決か？
- 精神的に明らかな理由もなく，患者は慢性に抑うつ的か？
- 認知症の悪化に伴って家族のニーズも複雑化していないか？
- 予後予測を難しくする合併症はないか？

認知症の診断と予後予測の評価

　高度認知症患者でも，家族や介護者に囲まれて，幸せに，穏やかに，そして楽しそうに暮らしている方もいる．ケアカン

CHAPTER 4　高度認知症

表 4.3　AD の FAST ステージングと機能低下の推定進行スピード
　　　（高度認知症のステージ 6, 7 のみ表記）

ステージ	臨床特徴	臨床診断	AD の FAST ステージの推定期間（月）	平均的 MMSE 得点
6a	着衣に介助を要する	やや高度の AD	5	9
6b	入浴に介助を要する		5	8
6c	トイレの水を流す操作ができなくなる		5	5
6d	尿失禁		4	3
6e	弁失禁		10	1
7a	最大限約 6 語の限定された言語機能の低下	高度の AD	12	0
7b	理解しうる語彙は打たヒトルの単語となる		12	0
7c	歩行能力の喪失		12	0
7d	着座能力の喪失		12	0
7e	笑う能力の喪失		18	0
7f	昏迷および昏睡		12 あるいはそれ以上	0

出典は下記文献の表 2, p.88. Reisberg Barry et al. Clinical features of severe dementia：staging In：Burns A, Winblad B（2005）Severe dementia. Wiley, Chichster. Copyright © 1984 by Barry Reisberg, M. D. Reproduced with permission.

ファレンスは介護の質を向上させるだけでなく，次々に現れる課題を解決する機会として家族にも評価される．

　質の高い介護を受けている場合，高度認知症患者の多くは何年も状態が安定し，予想以上の長命を保つことになる．しかし，緩和ケアを取り入れる時期を見過ごさないようにすべきである．著者の 1 人が主治医としてかかわったある患者が亡くなったのは，無言症になって 8 年目，無動症になってナーシング・ホームから在宅での完全介護に移って 7 年目であった．

　認知症の緩和ケアの対象者の選別基準が，一般医療者向けと

想定外の質問

"想定外の質問"は切れ味がよく直感的で表面的妥当性がある．とはいうものの認知症の進行は緩やかで安定しているので，余命1年と診断するのは臨床家にとって難しく，とりわけ末期認知症や臨死患者ケアの経験が少ない臨床家には尚更である．

想定外の質問

> "この患者の余命が6～12ヵ月だとしたら，あなたには想定外だと驚くか？"

ゴールド・スタンダード・フレームワーク（GSF）を用いた予後指標手引き

GSF（http://www.goldstandardsframework.nhs.uk/）のプライマリ・ヘルス・ケア領域への普及をイギリス保健省が支援している．GSFには認知症患者用緩和ケア基準が多数用意されている．患者が緩和ケアを選択する手引きもあるが，最新の手引き（2008年9月版）では疾患関連基準となっている．この基準は高度認知症での有用性の検証作業が進行中である．

GSFを用いた緩和ケアの指標

- 予後指標（終末期患者向けの合併症用指標あるいは全般的指標）
  - 身体機能の全般的低下
  - 遂行機能の低下/ECOG/Karnofskyスコア（KPS）＜50%
  - ADLのほとんどの領域で介護が必要
- 認知症に特有な指標
- 歩行困難で介助が必要　かつ

CHAPTER 4　高度認知症

- 尿・便の失禁があり　かつ
- 内容のある言語的コミュニケーションの持続が困難　かつ
- 着衣困難で介助が必要　かつ
- Barthel　スコア<3
- ADL遂行能力の低下
- 加えて，下記のいずれか：10%以上の体重減少が過去6ヵ月以内にあり，かつ認知症以外に原因がない；腎盂腎炎あるいは尿路感染（UTI）；血清アルブミン<25 g/L；高度な高血圧症（重症度Ⅲ，Ⅳ）；繰り返される発熱；経口摂取量の低下/体重減少；誤嚥性肺炎
- 患者選択による緩和ケア

必要性に基づく基準

英国緩和ケア全国協議会では予後の検討に関しては，必要性に基づく基準がより単純であると推奨している．

- 必要性に基づく基準によるさらに進んだ緩和的アプローチ[2]
  ①認知症がやや高度ないし高度であるか？
  ②治療で簡単には反応しない高度の苦悩（メンタルあるいは身体的）があるか？
  - 治療で簡単に反応しない高度の身体的脆弱性があるか？
  - 優先的に緩和医療の対象となる合併疾患（がんなど）があるか？

基準①，②の両方があれば必要性を完全に満たすので，苦痛の原因解明と，改善策の検討を集中して検討することになる．

緩和ケアを必要としている現在の状況

- がんなど特定の合併身体疾患は緩和ケアの優先的な対象になる．
- 認知症があると副作用への理解が悪いので，身体合併症の治療選択肢が制限される．例えば，がんの化学療法ではいろいろな副作用を我慢してもらうことになるが，認知症の人では難しい．

---

[2] Gibson L, Hughes J, Jordan A, Matthews D, Regnard C, Sutton L, Treloar A (2009) *The power of partnership. Palliative care in dementia.* National Council for Palliative Care, London.

- 根治的治療から緩和的処置に移行することになるが，認知症を理由にした治療制限は治療放棄であり，してはならない．身体面，感情面そして社会的状況を勘案して費用対効果を評価して，個別の患者ごとに緩和ケアが決定されることになる（📖CHAPTER 13）．

人生の残り少ない日々

📖CHAPTER 14 を参照．

検討や再評価の権利

予後，終末期に発生する可能性のある課題，苦悩や苦痛の対策の選択肢について，希望すれば，関係者と検討する権利を患者はもつ（📖CHAPTER 16・18）．

まとめ

緩和ケアの必要性は，予後の見通しと，現在の臨床状態，そして患者のニーズを総合して決定される．緩和ケア開始が決まると，十分に質の高い全人的な再評価を行い，認知症サービス，一般身体科的サービス，緩和ケアサービスが組み合わされて提供されることになる．この一連の過程のためには，パートナーシップ，相互理解そして啓発活動が必要である．

CHAPTER 5
緩和ケアの概要

基　礎……98
誰が緩和ケアを提供するのか？……101
専門的緩和ケアを紹介する理由とは？……102
どこで緩和ケアを提供するのか？……103
認知症患者の緩和ケアとは何か……109

訳：小川朝生

CHAPTER 5 緩和ケアの概要

基　礎

定義

　WHO では緩和ケアを「緩和ケアとは，生命を脅かす疾患による問題に直面している患者とその家族に対して，痛みやその他の身体的問題，心理社会的問題，スピリチュアルな問題を早期に発見し，的確なアセスメントと対処（治療・処置）を行うことによって，苦しみを予防し，和らげることで，クオリティー・オブ・ライフ（QOL：生活の質）を改善するアプローチである」と定義している．

緩和ケアとは

- 痛みやその他のつらい症状の軽減をもたらす．
- 命を称え，死を自然なプロセスとしてとらえる．
- 死を早める，または遅らせることを目的としない．
- 患者のケアの心理的側面と精神的側面を統合する．
- 死を迎えるまで，患者の生活ができる限り活動的であるように支援するシステムを提供する．
- 闘病中および死別した患者の家族の対応を支援するシステムを提供する．
- 必要であれば死別のカウンセリングも含め，患者とその家族のニーズに対応するためにチームでのアプローチを採用する．
- 生活の質を向上させ，病気の経過にもよい影響を与える．
- 病気が初期の段階であっても，化学療法や放射線療法など延命を目的とした治療や，つらい合併症に対する理解と治療の向上に必要な検査など，その他の治療と併用して適用可能である．

これまでの簡単な経緯

　近代ホスピス運動の創始者である Cicely Saunders（シシリー・ソンダース）は，最初はハクニーにあるセント・ジョセフ・ホスピス（St Joseph's Hospice）で，後に自らが 1967 年

に設立したロンドンのシデナムにあるセント・クリストファー・ホスピス（St Christopher's Hospice）で，自身の考えを発展させた．彼女は痛みや症状のコントロールに大きく貢献する専門家，終末期の心理的影響や適応を理解する専門家，死と向き合う家族を支援するソーシャルワークの専門家，そして死別の研究を行う専門家の集団を招きいれた．セント・クリストファー・ホスピスの病棟建設から2年後，世界で初めて専門家による緩和ケアの在宅ケアチームを立ち上げた．Saundersの理念は，1971年にロンドンのセント・トーマス病院で実現した，イギリス初となる病院での緩和ケアチーム設立に根本的な影響を与えた．それ以降，緩和ケアは世界中に広まった．現在は100ヵ国以上に，8,000を超える緩和ケア病棟が存在する．これは，問題の大きさと比較すると大海の一滴にすぎないが，40年間の増加率としては驚異的なものである．イギリスやスペインのカタロニア地方など緩和ケア病棟がその地域全域をカバーしている国や地域もあるが，それ以外の多くの地域では利用可能な地域はまばらで，かつ，その場限りのものとなっている．緩和医療は多くの国々で，専門家の研修プログラムや認定制度を伴う専門分野として認知され始めている（イギリスおよび世界での緩和ケアに関する詳細は，http://www.helpthehospices.org.uk/hospiceinformation/を参照のこと）．

緩和ケアの基本

Cicely Saundersは，数々の基本原則に基づいて活動を行った．

- 患者は1人の人間であり，肉体面，心理面，社会面，そして精神面が相互に作用している．これらは切り離されたものではなく，むしろ非常に複雑な唯一の現実を便宜的に表現する言葉である．患者の評価と対応は常にこの基本原則に従ったものでなければならない．したがって，ケアはこの複雑な現実に対応できる様々な専門家が一緒になった多専門的チームによって行われる必要がある．ケアにあたるチーム内での開かれたコミュニケーションが不可欠で

ある.

　それぞれの専門家は，各自の専門分野の完全性を保つ一方で，患者に対し1人の人間としてかかわる必要がある．そのため，異なる専門技術間の境界は曖昧なものとなる．例えば，医療の専門家はすべて，患者を身体的な病気を抱える身体としてだけとらえるのではなく，患者の心理社会的かつ精神的な苦痛を認識し，対応できなければならない．

- ケアを行う単位は，個人よりもむしろ家族である．彼らは皆，狭義かつ病理学的には患者の病気に，より深い意味ではその患者をとりまく家族もみな病気に苦しんでいる．これは一人ひとりに異なる影響を与えるが，「家族」（ある特定の患者に対して定義されるものであるが）も家族独自の病気を抱えている．患者を中心とするケア（パーソン・センタード・ケア）の本質は人間関係である．これは，患者が亡くなってもケアは終わらないことを暗に意味するものでもある．つまり，死別に対するケアも常に緩和ケアに不可欠な要素であると考えられてきたのである．
- 命にかかわる病気の症状とそれを受け入れる過程は，効果的な対応方法を提案するために，他の病気と同じく科学的に分析することができる．

　緩和ケアを，1つは患者の内面，もう1つは人間関係を構成するもの，という2つの生態学の相互作用であるとするこの見方は，例えば「全人的苦痛」の概念の中で表現されている．痛みが単に身体的なものではなく，精神的な苦痛と同時に実存的またはスピリチュアルな苦痛も含む．

　Cicely Saundersは，疾患末期の痛みは身体的，心理社会的，およびスピリチュアル要因の相互作用の産物であり，これらすべての要因に理解を示し関心を向けなければ，この痛みに適切に対処することはできないと主張した．興味深いことに，機能イメージングによって，感情や精神状態が痛みに影響を及ぼすメカニズムが明らかになり始めている．

　おそらく他の疾患での末期症状よりも，認知症は精神的な障

害と身体的障害が結びついている．認知症は，痛みは身体的であることが多いが，苦痛は精神的なものであることが非常に多い状態である．介護者の負担，効果，および意味付けの問題は，Cicely Saundersの全人的苦痛の概念を強く裏付けるものである．

誰が緩和ケアを提供するのか？

ケアの種類に応じて，以下のように有用な区別がされている．

- 基本的な緩和ケア：緩和ケアのアプローチは，患者の世話をする者であれば誰にとっても役立つものである．基本的な緩和ケアの技術は容易に学ぶことができ，終末期の患者への対応だけでなく，慢性疾患の患者に対しても有効で，かつ急性疾患の場合もその多くに適用可能である．症状のコントロール，患者やその家族に対しそれぞれ1人の人間として接する意識，患者の自主性に対する敬意，そしてオープンかつ慎重なコミュニケーションの方針に重きを置くことが，このアプローチの特徴である．
- 支持療法：初期段階での積極的な治療が有効になりうるがんなどの場合，治療に専念する中で患者の健康状態が無視される可能性がある．潜在的に人生を変える病気や治療に直面した患者は，困難な症状に加え，身体的，心理的，社会的といった側面にいかに適応していくかという問題と正面から向き合うといった結果，「最善な支持療法」はすでに述べたものと同様の原則を示すに至った．すなわち情報とリハビリテーションの努力が鍵となる．
- 専門的緩和ケア：これは，専門的な研修を受けたメンバーを中心とする多職種チームによって行われる．専門家により構成された緩和ケアチームは，より複雑な問題を抱えた患者に直接ケアを提供し，他のサービスに対して助言や教育を行う．

CHAPTER 5　緩和ケアの概要

多職種チーム

　専門的緩和ケアは，多職種チームによって提供される．チームの厳密な構成は対象となる患者によって異なるが，一般的に中心となるメンバーは以下の通りである．

- 専門医
- 在宅ケアの専門看護師
- 病棟看護師
- ソーシャルワーカーおよび/または心理療法士
- 牧師/スピリチュアルケア
- その他の療法士（作業療法士，芸術・音楽療法士，補完療法士など）

　また，精神科医，言語療法士，栄養士などがチームに加わることも多い．より多くの専門的な対応を行うチームには，必要に応じて他の関連する職種が加わる．

専門的緩和ケアを紹介する理由とは？

　患者は通常，複数ある理由のうちの1つから専門的緩和ケアに紹介される．

- 症状のコントロール
- レスパイト入院を含む患者の心理社会的支援
- レスパイト入院を含む家族の心理社会的支援
- 終末期医療
- リハビリテーション
- 特に困難な状況下でのスタッフへの支援

　大半のサービスにおいて，患者は死を迎えるまでの数ヵ月間，専門的な在宅緩和ケアを受ける．イギリスでは緩和ケア病棟の平均在院日数は13日前後で，患者は緊急の対応が必要な問題に対する治療を受けた後に退院し，それぞれの暮らしてい

た地域，または通常は専門的な在宅緩和ケアのある療養施設へと戻る．

適切なケアの概念

緩和ケア独自の特徴の1つは，包括的に評価をしてケアの方針が確実に患者の利益となるよう決めることに注意を払う点である．すべての治療は，それが適切かどうかという点から評価される．適切なケアかどうかは以下の判断材料によって評価される．

- 過度の負担になっていないか
- 提案する治療に見込まれる有益性/無益性
- 治療の効果と予測される副作用とのバランス

治療の結果は，特定の選択肢を選ぶ以前から，社会的かつ心理的意味合いと併せて検討しなければならない．個人の診察の経験や知識から生まれる高い判断力が，質の高い緩和ケア実施の基本となる．これについては，CHAPTER 13 でさらに詳しく取りあげる．

どこで緩和ケアを提供するのか？

終末期の人には，彼らの生活する場でケアが継続される必要がある．一般的な介護者によってケアが提供されることが多いが，専門的な緩和ケアが必要となることも多い．専門家による包括的な緩和ケアサービスは，在宅，病院，介護施設または老人ホーム，および緩和ケア病棟またはホスピスで提供される．以下に，一般的な状況（すなわち，認知症に関連のない状況）において，一般の介護者による緩和ケアと専門的緩和ケアの実施について述べる．なぜならこのような背景を知ることは，認知症の人へのサービスの提供を理解するために有用だからである（認知症に特化したケアの提供に関する問題の議論は，

CHAPTER 5 緩和ケアの概要

📖 CHAPTER 20 を参照のこと).

在宅で

- 調査では一貫して,大半の人が施設よりも自宅で介護を受け,自宅で死にたいと答えていることが確認されている.
- 総合診療医(GP)および地区看護師(DN)が,その地域での終末期ケアの大半を行う.イギリスでは 1,700 名の患者を抱える総合診療医は,年間約 17 名の終末期患者を診るとされる.英国自治体監査委員会の研究[1]では,緩和ケアと終末期ケアが地区看護師の勤務時間の 40%を占めていることが明らかになった.
- イギリスでは,診療時間外は代診の総合診療医によってケアが提供される.時間外対応を行う代診では,患者に関する情報が不足したり,または患者が専門的緩和ケアも受けていることを知らなかったりする.さらに他にも訪問看護を必要とする場合にはそのプレッシャーから,在宅で適切に看護を受けられる人に対して緊急入院を勧めてしまうなどの可能性がある.時間外対応と専門的な在宅緩和ケアチームとの間で情報共有を拡大し,24 時間体制で専門家のアドバイスを容易に受けられるようにすることでこの状況は改善される可能性がある.
- 多くの在宅患者が専門的な在宅緩和ケアチームのサービスを受けている.このようなチームのケアを受ける期間は平均数ヵ月である.状態が安定すればケアの対象から外れるが,ケアの必要性が変化した時のみ再度紹介を受ける人もいる.
- 時々デイケア施設を利用する患者もいる.専門的緩和ケアのデイケアは,単に社会的なものから医療目的の高いものまで幅広い.デイケアは,ともすれば自宅に引きこもってしまう人や孤立してしまっている人が外出して同じ境遇の人々と出会い,交流し,新しい活動を楽しみ,自分自身の新たな面を発見する機会を与えてくれる.これは死に直面する人々の萎える感情に対抗し,これから先の人生がまだあるのだという希望を伝えるもので,死をカウンセリングや面談で扱うよりもずっと効果的である.

- 在宅看取りの決定要因は国によって異なる．
- 最近の体系的な調査から，がん患者の在宅看取りには以下の要因が大きく関連していることがわかった．
  - 身体機能の低下
  - 在宅死の希望を伝えた
  - 特に集中的なケアの場合，在宅でのケアを受けることができる
  - 家族と同居
  - 家族の幅広い支援
- イギリスではここ10年間がん患者数の在宅看取りは減少している．
- 認知症患者の在宅看取りの決定要因に関しては，経験的データがほとんどない．
- しかし，認知症によって亡くなるまで在宅での生活を続けるための支援者は実際におり，それによって素晴らしい結果をもたらす可能性があることが明らかになっている（CHAPTER 20）．

　専門的な在宅緩和ケアチームは専門医と専門看護師，さらにソーシャルワーカーの支援によって構成されている．在宅緩和ケアチームは患者を訪問し，症状のコントロールに関するアドバイスをしたり，患者やその家族に対する精神的支援を行ったりする．24時間体制での訪問または電話での支援を提供するサービスも多い．これは終末期ケアに関する国家戦略（National End of Life Care Strategy）が奨励するものである．

病院で

- イギリスでは，1985年から1994年まで病院での死亡者数が減少した後，再び増加傾向にある．2006年にはイギリス国内における病院での死亡者（急性疾患による死亡を含む）が全体の58％となった．カナダでは正反対の傾向にあり，20世紀を通して増加していた病院死の数が，20世紀最後の5年間で逆転した．アメリカでも病院死は減少している．
- 終末期患者にとって，病院がケアを受ける理想的な場所であると

CHAPTER 5　緩和ケアの概要

いえないことが多い．慌ただしく人間的な温かみのない場所となりがちな病院で，終末期患者のケアに必要な細かい気配り，時間，スペースが確保できることは稀である．

- イギリスの監査局（National Audit Office：NAO）は，イングランド北部にあるシェフィールドで，どこで看取りを行ったかを調査した．その調査によれば，病院で死亡した住民の多くは，その終末期には在宅または介護施設で介護を受けることもできたことを示していた．介護施設入居者のうち病院で死亡した住民はその40%にのぼり，そのうちの50%弱は最期まで療養施設で対応できた可能性があった．
- 緩和ケア専用のベッドがある病院は数少ない．
- 大半のケアは病院の専門的緩和ケアチーム（SPCT）によって行われる．チームはコンサルテーション医，専門看護師，そして近年増加している専門のソーシャルワーカーで構成されることが多い．なかには心理職など他のメンバーを抱えるチームもある．SPCTは通常，相談および教育トレーニングの役割を担っている．
- 1995年のがん治療に関するカルマン・ハイン報告書以降，イングランドとウェールズの病院は，コンサルテーション主導のSPCTがあるところでのみ，がんの治療が認められている．SPCTメンバーが成果を上げたため，有用性に対する評価が高まり，他の病院業務との統合を進めるという結果を生み出してきた．
- SPCTは入院や在宅ケア施設よりも，対応する患者の幅が広い．また，治療の中止または保留に関する問題や特に複雑な症状のコントロールが必要な状況など，特定の状況におけるアドバイスを求められることも多い．これは集中治療施設など，緩和ケア以外の状況にも波及している．
- 認知症患者には特有の問題が存在する（CHAPTER 20）．病院の緩和ケアチームには，認知症患者と擁護する介護者を老年精神医学と結び付ける役割がある．

ホスピスで

- がん患者が，在宅での看取りを希望する割合は死期が近づくにつれて 90%から 50%へと減少する．希望を変えた人の大半は，ホスピスでの死を望んでいる．
- イギリス国内のホスピス施設の数は他の国々よりも多いが，それでもまだわずかである．2008 年にイギリス国内には 223 の入院施設があり，ベッド数は 3,226 床であった．ベッド全体の 5 分の 4 は，主に，政府から費用の一部に対して資金提供を受ける第三セクターのホスピスが提供している一方で，残る 5 分の 1 は NHS ホスピスのベッドである．
- 第三セクターのホスピスは，平均して資金全体の 38%を NHS から受けている．なかには資金の 100%を NHS から受けているホスピスもあれば，一切の資金を受け取っていないホスピスもある．その不足分は独自の資金集めによって補う必要がある．
- 専門家による緩和ケア病棟またはホスピスでの死亡の割合は比較的少ない（5%）．イングランドでは，がんによる死亡者の 17%はホスピスで最期を迎えている．がん以外での入院患者は，未だにホスピス入院患者数全体のごくわずかな割合（2005 年から 2006 年までの間で，個々の施設では 25%を占めるところもあるが，イギリス国内全体では 6%）に留まっている．したがって，がん以外の患者が死を迎える場所への影響は全体として非常に小さい．
- ホスピスは比較的短期間に滞在する施設であり，イギリスでの平均滞在期間は約 2 週間である．これには入院後 1 日か 2 日以内に死亡する患者と，複雑なニーズを理由に長期間滞在する患者の両方を含む．
- 患者は症状コントロール，心理社会的なニーズ，または終末期医療のための入院が可能である．施設によってはレスパイトやリハビリテーション目的での入院も受け入れている．
- イギリスでは，ホスピスの入院患者の約 50%が入院したまま死を迎えている．残る 50%の患者は自宅または養護施設で生活するために退院する．

CHAPTER 5　緩和ケアの概要

- イギリスにおいて，国内のホスピスで死亡する患者のうち，認知症を患う人数は非常に少ないが，それでもその数字はアメリカなどの国々よりも多い．しかしながら，緩和ケア病棟の患者のうち3分の1程度は，おそらく何らかの認知機能障害を抱えているのではないかと想定される．

介護施設で

- イギリスにおける全死亡数の16%は介護施設での死亡である．イギリスのNAOがシェフィールドにおける死亡調査を実施したところ，がんによる死亡が7%，予期せぬ死亡と持病による死亡がわずかであるのに加えて，29%の患者が老衰を理由に介護施設で死亡していた．
- 介護施設の入居者は，自分が希望するサービスを受けることは難しいという認識が高まっている．施設内でのケア自体は優れていたとしても，在宅看護を受ける人のニーズに対応した施設外のリソースはほとんどない．
- 1997年に公開された10ヵ国の比較では，アイスランドとデンマークで高齢者の介護施設への入居率が高い（>10%）一方で，その他の先進国のほとんどでは5〜8%前後である．したがって，在宅で生活する高齢者の割合は，先進国では未だに驚くほど高いのである．しかしながら，衰弱や孤立化が進むにつれて，施設に入居する高齢者の割合が増加する．
- イギリスでは，療養施設の入居者数は年々著しく減少している．2004年以降，その数は14%減少した（NHS情報センターによる）．一般の入居者数の減少は，同様に減少している精神保健養護施設の入居者数と比べるとさらに急速なものとなった．
- イギリスを含む様々な国での数多くの調査から，介護施設に入居した人の50〜70%は入居後2年以内で死亡することが示唆されている．死亡率が最も高いのは入居後6ヵ月以内で，その後はその割合がゆっくりと横ばいになる．
- イギリスでは，療養施設入居者の75%近くが認知症を患っており，

診断未確定な場合も多い．認知症患者の多くは最終的に療養施設へ入り，その割合は年齢が上がるにつれて増加する（CHAPTER 1，20）．

傾向

Gomes & Higginson[2]が 2008 年に公開した研究では，もしも現在の傾向が続けば，2030 年までに在宅での死亡は 42％減少する可能性があることを示した．減少した分は施設での死亡が占めることになるだろう．ここ数年の介護施設の減少を鑑みると，この数字（今後 20 年間で，わずか 10 人に 1 人が自宅で死亡するという示唆）から特に懸念されるのが，在宅看取りの代わりに大部分を救急病院が受け入れざるを得なくなることである．今後起こりうる悲劇的結末を食い止めるためには，提供するケアと経済の両面において，新たなケアモデルの早急な実践が必要であることは明らかである．

参考文献

1 Audit Commission (1999) *First assessment: a review of district nursing services in England and Wales.* Audit Commission, London.
2 Gomes B, Higginson IJ (2008) Where people die (1974–2030): past trends, future projections and implications for care. *Palliat Med* **22**, 33–41.
3 Ruth K, Pring A, Verne J (2010) Variations in place of death in England: Inequalities or appropriate consequences of age, gender and cause of death? National End of Life Care Intelligence Network, Bristol, 82.

認知症患者の緩和ケアとは何か

認知症の人は，進行した認知症が原因で，または認知症を患ったまま死亡する．症状にあわせた細やかな管理や死を意識したケア，そして患者と家族に対する包括的なケアを提供する緩和ケアアプローチは，認知症を患う人々とその家族に大きな恩恵を与えるものであろう．このアプローチを認知症病棟や介護施設，さらにプライマリ・ケアチームに教育し，実践することが極めて重要である．

認知症および認知機能障害を患う人々が専門的緩和ケアを受ける理由は2つある．大半は現在，合併症のために他科とあわせて受診をしている．例えば，がんや心臓疾患を患い，かつ認知症も発症している場合である．主たる疾患が認知症末期の患者を受け入れる施設も増加している．前述した専門的緩和ケアのあり方は，多くの急性症状を伴う比較的疾患の経過の短いがんや内臓疾患などと併せて認知症も患っている人々に対して，うまく機能するべきである．しかしながら認知症末期はたいていの場合，経過は長期にわたる．症状が急激に変化することは稀であり，そのため専門的緩和ケアの中でも，他のケアに比べて社会的な問題が大部分を占めることも多い．したがって，認知症患者のケアを持続するためには，少ない投薬であっても医療面での優れたセーフティーネットを伴う，ケアの異なるモデルが必要とされる．このモデルでは，ゆっくりと進行する病気に対応することに重点を置き，かつ，例えば地域の高齢者向け精神保健チームのような既存のサービスを通じて，ともに活動できるものでなければならない．これにより，緩和ケアチームが協力者のスキルを高め，さらに持続的な方法でより多くの患者に対応することができるようになる．また，協働作業によって専門的緩和ケアにも新たな知識や専門技術がもたらされ，それが今度は認知症を合併した身体疾患患者のケアにも役立つ．誰もが協働作業から何かを得ることができるが，その鍵を握るのは効果的なコミュニケーションである．

さらに学ぶ方へ

Department of Health (2008) *End of life care strategy – promoting high quality care for all adults at the end of life.* Department of Health, London.

Gibson L, Hughes J, Jordan A, Matthews D, Regnard C, Sutton L, Treloar A (2009) *The power of partnership. Palliative care in dementia.* National Council for Palliative Care, London.

CHAPTER 6
認知症の苦痛

認知症の重度の苦痛(肉体的・精神的苦痛) ……112

苦痛の特定と原因の理解……113

快適さとケアの提供……115

訳:小川朝生

CHAPTER 6 認知症の苦痛

認知症の重度の苦痛（肉体的・精神的苦痛）

　認知症を患う人がすべて苦痛を経験するわけではない．幸福で穏やかな人もいれば，心配事や責任などから「解放」されることで心の穏やかさが増す人すらいる．しかし，認知症は患者と家族の両方にとって，非常に苦しいものにもなり得る．苦痛は以下の原因により引き起こされる．

- 肉体的な苦痛
- 抑うつ
- 精神病症状
- 恐怖と不安（何が起きているのかよく理解できないなど）
- 不眠
- 飢えと食生活
- 退屈，孤立
- スピリチュアリティまたは実存的な変化
- 劣悪な環境または不適切な環境的介入

　これらの原因には，それぞれに適した治療や対応方法が存在する（📖 CHAPTER 8，9，10，19）．
　認知症の末期にある患者は，自分の苦痛の原因を言葉で表現できなくなる．その上，その人が精神病症状を患っているかどうか見極めることはさらに困難なものとなる．病気の初期に（精神病的な）錯覚や幻覚があったとしても，その状態が現在も続いていると言いきるのは不可能であろう．しかし苦痛は実際続いているかもしれず，さらにその苦痛は本書に記載されているのと同様の治療法で改善される可能性がある．そのような治療に加えて，実存的な苦痛に対する評価と治療が必要となる．

精神的かつ実存的苦痛

- 精神的苦痛は，動揺，苦悩または認知症に伴う精神症状・行動異常

(Behavioral Psychological Symptom of Dementia：BPSD）として現れることが多い．まさにその時，認知症の人の行動の問題や挑発的行動の原因を，治療と予防の可能性という観点から理解し診察することが必要である．
- 実存的苦痛は認知症において，以前から重要視されている．実存的苦痛には適切な診察，理解，および話し合いが必要である．苦痛や死という現実が重要であり，そこで発生するニーズや苦しみに応じた，評価と対応が必要である．
- その根源がなんであれ，あらゆる種類の苦痛にも，対応と治療が必要である．

苦痛の特定と原因の理解

　終末期の認知症において，肉体的，精神的，または実存的苦痛の症状や兆候を見極めるのが困難な場合がある．認知症でコミュニケーションのとれない人の苦痛を評価するために考案された尺度は，肉体的，精神的苦痛のいずれにとっても有益であろう．総合診療医および精神科医が，認知症の人の苦痛を特定することに極めて熟達していることは多いが，認知症の精神的苦痛の種類によっては，専門的な管理を行うための幅広い選択肢に応じた老年精神医学の専門知識が必要となる．

　場合によっては，しばらくの間，我慢できるものであれば，苦痛に対する積極的な治療を行わずに経過をみることも重要である．認知症における苦痛は変化することが多い．1日のうちの一部で，徘徊や挑発的行動を見守ることにより，その日の大半を，投薬をせずに質を高く過ごせる場合もある．我々と同じように，認知症を患う人々にも不幸な気持ちになる時があり，そうなることを許容する必要がある．

　とはいえ，苦痛が深刻な場合，医師は以下のような処置をとらねばならない．

- 根本的な原因を分析し，それに対処する．

CHAPTER 6 認知症の苦痛

> - 原因が不可逆的である場合には，苦痛そのものを軽減する必要がある．
> - 治療による負担が，治療の効果を上回らないように注意する．
> - 病気の尺度だけでなく，認知症の人をひとりの人間としてとらえ，その患者全体への影響を考慮してバランスのよい治療を行う（📖CHAPTER 13）．

　これは，シシリー・ソンダースが提唱した「全人的苦痛」の説明と共通するものである（📖CHAPTER 5）．

抗精神病薬の利点と欠点のバランス

　BPSDにおける抗精神病薬のリスクと効果のバランスの例と，アメリカの1987年包括財政調整法（Omnibus Budget Reconciliation Act：OBRA）の影響については後ほど取り上げる（📖CHAPTER 10）．抗精神病薬の使用を中止した結果，慢性の苦痛がぶり返した患者や，幻覚，恐怖，挑発的な行動が再発した患者もいる．一方で，これまでよりもっと有害な薬に切り替えざるを得なくなった患者もいる．行動評価や抗うつ薬，または鎮痛薬を利用すべきところで，抗精神病薬が乱用されているのは間違いない．しかし，認知症は人によって深刻な苦痛を伴う場合もあり，BPSDに対する抗精神病薬の使用が正当化されるケースもある．抗精神病薬を用いることによる死亡率の増加および副作用の出現については，それが認知症の人の深刻な苦痛をコントロールする唯一の効果的な方法である場合には，認められなければならない．

さらに学ぶ方へ

Treloar A et al. (2010) Ethical dilemmas: should antipsychotics ever be prescribed for people with dementia? *Br J Psychiat* **197**, 88–90.

快適さとケアの提供

　特定の治療以上に，快適さと良質なケアを提供することで，苦痛は最も大きく緩和される．寒い中，貧しい身なりをし，糞尿でかぶれた尻で座っていることは大きな苦痛の原因となる．住み慣れた場所を離れ（それが自宅である場合を含め），孤立している状況で，ほとんど新たな変化がなく，社会的な交流も皆無であることが，苦痛の大きな原因となっている（📖 CHAPTER 17, 20）．

認知症とうまく付き合うことで苦痛を軽減できる

　認知症とうまく付き合うことにより，苦痛も効果的に軽減することができる．認知症治療の現場で働いていると，終末期でほとんど会話もできない寝たきりの患者が，それでも介護者に何かを与えてくれるという例を見かけることがよくある．つい最近のことであるが，我々のひとりが寝たきりで死期が迫った患者に出会った．患者は自分の娘と長年にわたり対立していた．娘が世話をしようとしても，患者はそれを拒否し，娘を罵るのだった．しかし亡くなる前日，娘を見上げて愛していると伝えたのである．他にも，おばあちゃん，おじいちゃんであり続け，最期まで周囲の人々から大切にされて楽しく過ごす患者もいる．緩和ケアは，死期が近づく患者が死を迎えるまで健やかな生活を送れるようにするものであり，それは認知症の場合も全く同じである．

事例（苦痛の見逃し）

　Bob は高度の認知症を患っており，昼夜を問わず職員を呼び出していた．彼はやってきた看護師を手で押しのけ，涙ぐむことも多く，また食事もきちんと摂れていない．介護者が Bob のケアをしようとすると，彼は介護者に対してひどく怒るようになった．睡眠も十分に取れておらず，夜間に徘徊することも多かった．彼はすでに抗精神病薬が投薬されていたが，効果はほ

とんど出ていなかった．問診から，過去にうつ病の既往があることがわかった．

Bobは抗うつ薬による治療を受けたところ，症状は改善した．彼の家族からは，以前よりも笑顔が増えて意思の疎通がとりやすくなっていると報告を受けている．

事例（抗精神病薬の適応）

Bertは高度の認知症を患っており，昼夜を問わず職員を呼び出していた．彼はやってきた看護師を押しのけ，排泄や身の回りの世話をする時に最も暴力的になった．彼は恐怖を感じているようで，実際には存在しない物や人が見えるようでもあった．彼は自分が毒殺されると信じているようであった．低用量の抗精神病薬を試したところ効果がみられたが，往診した総合診療医が抗精神病薬の使用に対する懸念を示し，投薬を中止した．Bertの苦痛は再発し，彼の娘を交えて薬のリスクに関する話し合いと説明を行った後，娘が抗精神病薬の再開を求めた．

CHAPTER 7
認知症における身体症状の評価に関する原則

症状評価における重要な問題……118

一般集団の症状評価……119

高齢者の症状評価……123

学習障害の人の症状評価……124

認知症の人の症状評価……124

訳：小川朝生

CHAPTER 7 認知症における身体症状の評価に関する原則

症状評価における重要な問題

あらゆるヘルスケアがそうであるように,詳細にわたる優れた評価が緩和ケアの鍵となる.緩和ケアの場合,これにはいくつかの重要な点への配慮が望まれる.

- 症状はそれ自体が問題であり,単に根底にある診断結果の手掛かりではない.
- 症状コントロールのポイントは,それぞれの症状について,重症度,出現パターン,症状による影響を徹底的に評価することにある.
- 症状が機能と日常生活へ与える影響を慎重に検討しなければならない.
- 衰弱している患者には診断や検査を慎重に行うこと.検査を行うかどうかは予測される負担と利益について把握した後に判断する.
- 既往歴に加えて詳細な診察を十分行うことで,考えうる症状の原因と,その管理について通常は判断できる.
- BPSD（CHAPTER 10）への対応を検討する時には,その根底にある原因を必ず理解しなければならない.
- 衰弱した患者の場合,症状が多元的であることが非常に多い.治療にそのことを反映する必要がある.
- 会話の能力が限られている,または会話ができない患者の場合には特に,症状を注意深く観察し,幅広い因果関係を理解した上で解釈を行う必要がある.
- 終末期患者の場合,多臓器疾患や他の複数の疾患を抱えていることが多い.医師はこれらの異なる病気すべてにわたり,治療介入を行った効果について考慮しなければならない.したがって,評価する際にも併存する多疾病を含まなければならない.評価の間,副作用にその患者がどの程度耐えられるかについて考えなければならない.
- 症状の原因が不明なままである場合,経験に基いた治療を行わなければならない.しかしながら,このようなケースにおいても,大抵は治療を続けるための合理的な方法がある.

- 症状管理に対する目標を定めずにとりあえず行う方法は,特に衰弱した患者においては有害無益であることが多い.

認知症患者における症状評価の限界を十分に理解するためには,まず一般集団の症状評価に関する原則を理解し,それが高齢者の症状評価とどう違うのか,さらに学習障害を持つ人々ではどう違うのかを理解することが必要である.

一般集団の症状評価

定義上,症状は個人が主観的に経験するものであることから,症状評価における最も適した基準は,患者自身による症状評価である.主観性は問題にならない.というのも,症状評価が主観的以外の何物でもないからだ.どの症状についても,以下について正確に説明することが重要である.

- どの程度深刻であるか(平均ではどの程度か,最もひどい時にはどの程度か).
- どれ位の頻度でおきるのか.
- 症状はどのくらい続くのか.突然,強烈な症状に見舞われるのか,それとも徐々に悪化するのか.その症状は突然消えるのか,徐々に軽くなるのか.
- 症状が起こる際のパターンはあるか.例えば1日のうちでいつ頃,どのような姿勢でなど.
- 初めてその症状が現れてから,今までに変化したことはあるか.例えば以前よりもひどく,または軽くなった,頻度が上がった,または減ったなど.
- 症状の質はどのようなものか.例えば,痛みならば,焼けるような痛み,刺すような痛み,あるいは鈍い痛みなど.
- その症状を引き起こす,または和らげる要因はあるか.
- その症状と関連して,他にも関連する症状や兆候が現れるか.例えば,吐き気に関連しためまいや動悸など.

CHAPTER 7 認知症における身体症状の評価に関する原則

- その症状は日常の機能にどのような影響を与えているか．その症状のせいで眠れない，買い物に行けない，階段を昇れないといったことがあるか．症状が現れると危険を感じるような行動動作はあるか．家庭内の人間関係に影響を及ぼしているか．症状のせいで依存することが増えた，怒りっぽくなった，または落ち込むことが増えたか．機能への影響は最も重要なことであるが，十分に詳細まで説明されることは稀である．
- 患者にとってその症状はどのような意味をもつものか．例えば，がん患者にとって，痛みは腫瘍の進行を表すものであり，そもそもその痛みが腫瘍によるものでなかったとしても，腫瘍の問題が解決しない限り，症状のコントロールは極めて困難なものになり得る．
- 症状や痛みに対して文化に共通したとらえ方や考え方がある．例えば，痛みを天命とみなし受け入れることもあるだろう．その場合，善意の医師と患者または家族との間に緊張を生むことにもなりかねない．同様に，完璧主義者の中には自分自身の限界の可能性に耐えられない者もいて，それが症状に対する解釈や反応に影響することもある．文化によっては言葉で表現できない症状もあると考えられる．例えば，西洋ではうつ病または精神病症状として解釈される症状に対して，違った説明をつける文化もあるかもしれない．このようなニュアンスを理解せずに症状のコントロールに取り組もうとしても，失敗する可能性が高い．

臨床的症状評価の定められた方法はほとんどない．症状は体系的でありながら個人に合わせた柔軟な方法で調べなければならないとされる．詳細な既往歴がわかれば，症状の診断や候補の絞り込みが可能となることも多い．

たとえ症状評価に関して，大半を完全にまとめるための知識がなくても，十分に既往歴を聞くことは重要である．それによって多職種のカンファレンスもより充実したものとなり，その患者にとって症状が及ぼす影響についてみなの理解を深め，有益な薬理学的，身体的（杖を使用する，ゆっくり段階的に立ち上がって歩く），あるいは行動的介入を提案できるようになる．

一般的な重症度評価尺度，形式的な尺度

　定まった評価方法を用いることは症状を調べる上で不可欠なものであり，臨床業務において大いに役立つ（**表7.1**）．十分に有効性が確認されたツールを用いて評価することにより，一貫性のある結果と，さらに別の人間によって実施された場合にも同様の結果を得ることができる．またこれらのツールは，問診における重要な内容のほとんどを網羅している．

　しかしながら，一定の評価尺度を用いることにも限界がある．中には患者が直面している問題を含まない場合がある．スクリーニングの問診票で，特定の症状に関する質問が欠如していることで，事情を知らない者が，その症状が実際よりも珍しいものなのだと思ってしまうかもしれない．評価を受ける患者が，質問や問診票の記述を間違って理解することも考えられる．ただし，問診票を行う前に認知機能検査を行うことで，このような誤解が発生する頻度を減らすこともできる．時には，患者が評価尺度へ適切に記入しているように見えても，それが質問を誤ってとらえている可能性もある．特に認知症の患者が症状評価ツールの記入を行う際には，そのような落とし穴を避けるために，トレーニングを受けた専門家の支援が必要である．認知症の患者の場合には他の医療分野よりも医療者が評価尺度を記入することも多い．

CHAPTER 7 認知症における身体症状の評価に関する原則

表7.1 痛みによく用いられる評価尺度

Visual Analog Scale ├─────────────────────┤ 痛みはない　　　　　　　これ以上考え (または息切　　　　　　られない，最 れや吐き気)　　　　　　悪の痛み 両端に言葉での記述があるだけの長さ10センチの直線	「あなたの感じる痛みが，直線上のどのあたりになるかを示す×印をつけてください」
分類尺度 　痛みはない 　軽い痛み 　中程度の痛み 　辛い痛み 　耐え難い痛み	「あなたの痛みはどの程度ですか？」異なる複数の記述があり，フォーマットは様々
NRS 無痛　　　中程度の　　　これ以上考えられ 　　　　　痛み　　　　ない，最悪の痛み ├─┼─┼─┼─┼─┼─┼─┼─┤ 0　1　2　3　4　5　6　7　8	VASと同様だが，記入を促すために，数値や言葉による記述を用いている
Graphical methods 痛みに対するWong-Bakerのフェイススケール[1] Wong-Baker FACES™痛みの評価尺 　0　　2　　4　　6　　8　　10 痛み　少しだけ　痛い　だいぶ　かなり　最高に なし　痛い　　　　　痛い　　痛い　　痛い © 1983 Wong-Baker FACES™ Foundation. 許可を得て使用.	もともと小児用に考案されたもの．患者は痛みの強度を最もよく反映している顔を選ぶ．6，7，さらには11の顔があるものなど，バリエーションが多い．
複雑な質問表 　McGill疼痛質問表 　簡易疼痛調査票	時間はかかるが，症状の様々な側面（たとえば，McGill疼痛質問表では痛みの感覚的，感情的，評価的側面）を調べることができる．また，様々な質問を通じて，回答を照合し確認することができる．

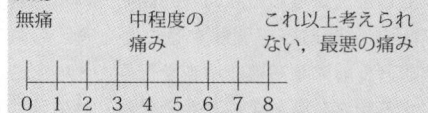

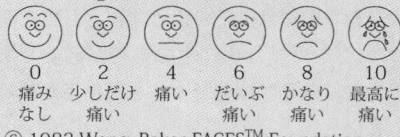

[1] Pautex S, Herrmann F, Le Lous P, Fabjan M, Michel JP, Gold G (2005) Feasibility and reliability of four pain self-assessment scales and correlation with an observational rating scale in hospitalized elderly demented patients. *J Gerontol A Biol Sci Med Sci* **60**, 524–9.

高齢者の症状評価

認知症の人の大半は高齢である．この年齢層では，さらに注意すべき点がある．

- 文化によって異なる場合もあるが，高齢者は若年者よりも我慢強く，不快感や痛み，その他の煩わしい症状を伝えないことが多い．
- 特に施設では，高齢者は症状について苦情を言えば，面倒な患者であるというレッテルを貼られるのではないかという心配をしている可能性もある．さらに，自分が介護スタッフに余計な負担をかけているのではないかと不安に感じることもあるかもしれない．同様に，自宅においても家族を心配させたくないとの考えから，症状を実際より控え目に言ったり，回数を少なく報告したり，あまり表に出さないようにする患者もいる．
- （介護施設のスタッフを含む）専門家は，高齢者の症状を評価することにあまり注意を払わない可能性もある．若年者の症状は通常，何かしら根底にある急性の病因がある場合のみ生じるものである．高齢者の場合，症状は慢性的なものが多く，加齢変化による避けられないものとみなされてしまうこともある．これが高齢者の症状に対する虚無的な態度につながり，それによって詳細な評価と積極的な管理の必要性を理解せず省略してしまう可能性もある．
- 高齢者は不快な経験や症状を説明する際に，遠回しな表現を使う場合がある．例えば，違和感がある，煩わしいなどと言ったり，痛みのことを不快感だと言い張ったり，気持ちが悪いと表現することすらあるだろう．それらの本当の意味を理解していなければ，高齢者の発言を無視してしまう，あるいは痛みの深刻さを過小評価してしまうことにもなりかねない．慢性的な痛みのある高齢の患者は，急性の痛みがある患者よりも痛みの伝え方は様々である．
- 高齢者は評価ツールを効果的に活用できないこともある．認知機能の保たれている高齢者の30％もの人が，VASはわかりにくく，間違って記入してしまうかもしれないと感じている（表7.1を参照）．

CHAPTER 7 認知症における身体症状の評価に関する原則

学習障害の人の症状評価

- 学習障害の人は，会話やそれ以外の手段でのコミュニケーションに障害を抱えていることが多い．抽象的な概念を形成する能力も低下している場合がある．これらはいずれも，不快な感情や主観的な症状を説明する能力にも関係している可能性がある．学習障害の人は，特定の問題や質問票を理解できない，または誤って理解し，見当違いの回答をしてしまうこともある．
- 痛みに対する反応は，健常者と類似しているように思われるが，自閉症では反応が大きくなる傾向がある．
- 不快さによる不安定な行動が，学習障害が原因として起きる問題行動と操作的にあてはめてとらえられてしまう危険性がある．したがって，痛みの兆候といった，その行動の本当の意味が失われてしまう．これは，すべての問題について，詳しく診察する努力を行わずに，問題はすべて基礎疾患に起因するものであるとする「診断的隠ぺい」と呼ばれるものである．1995年，この現象のメタ分析では，わずかなものから中程度までの診断的隠ぺいの影響が見られた．
- 学習障害の人のケアにかかわる専門家の調査では，症状を正確に特定することは学習障害をもつ人々にとって最も重要な事項の1つであることが，繰り返し明らかになっている．

認知症の人の症状評価

　認知症は，学習障害と共通する問題が多い中で，いくつかの重要な違いがある．認知症の場合は定義上，認知機能障害は進行性であり，正常に機能していた後に機能低下が現れる．その一方で学習障害は通常，その状態が数年，場合によっては生涯にわたって一定に続くものである．どちらの場合も，そこに神経または感覚機能障害が加わると，問題はさらに複雑になる（📖 CHAPTER 4，9，11）．

- 軽度から中程度の認知症の人は，認知症でない人と同じように痛みの評価尺度を理解できる可能性が高い．認知症患者を対象に，4つの自己評価尺度を比較した研究では，160名の参加者のうち，使用した尺度のどれ1つも理解できなかったのはわずか12%であった（Pautexら）[1]．軽度の認知症患者の97%，中程度の認知症患者の90%がそれぞれ，少なくとも1つの尺度は理解できた．したがって，痛みの評価を行う際には，その人に一番合ったやり方が定まるまで様々な方法を試みなければならない場合もあるが，疼痛評価は知的機能障害を持たない人とさほど変わらずにできる．他の身体症状の評価に関連する文献の中にはデータが示されていないが，疼痛と同様に判断できる可能性が高い．
- 進行した認知症の場合，状況はいくらか変わってくる．この場合であっても，患者の40%が，少なくとも1つの自己評価尺度を正確に使用することができた（Pautexら）[2]．その後の研究では61%の被験者に評価内容を理解してもらうことができた．この時，認知症患者にとって詳細な評価や質問票の量が多かったりすることは耐えられない可能性があることを念頭に置いておくことが重要である．認知症患者の発言が，痛みを感じていることの明確な兆候である場合も多い．例えば患者が，腕が重く感じる，または足が燃えていると訴えるかもしれない．さらに，末期の認知症の場合，コミュニケーションに関する問題は深刻になってくる．言葉での表現は徐々になくなり，症状評価を行うには親族または専門の介護人による観察が鍵となるのである．

観察による症状評価のアプローチ

　認知症の症状は，身体的な痛みと精神的な痛みの両方から引き起こされるもので，苦痛の兆候には複数の原因がある．決して苦痛の原因が1つだと思いこんではならない．

　高度認知症患者は，会話でのコミュニケーションができなくなっている．それでも行動を通して多くを伝えることはできるが，言葉によるコミュニケーションのような正確さや細やかさは失われる．そうしているうちに，神経学的変化によって身ぶ

CHAPTER 7 認知症における身体症状の評価に関する原則

りによる苦痛の表現の幅も狭まってしまう可能性もある．それでも，深い昏睡状態にあり何も感じることのできない患者でない限り，患者の苦痛に気づくことはできる．

症状によっては，その程度と頻度を評価および測定を持続的に容易に評価し続けられるものもある．例えば呼吸困難については，以下のような状況で観察し程度を判断できる．

- 休息時
- 労作時
  どの程度の労作か．例えば，明らかに息切れするようになるには，どのくらいの距離を歩かなければならないか．
- 呼吸が元に戻るまでにかかる時間の長さ

これには呼吸困難の極めて重要な情動的な側面成分が欠けているが，苦痛の有無から関係した情報をはなれて，発話能力なしでこれ以上調査するのは困難である．さらに概念形成にも障害のある場合はなおさらである．同様に，嘔吐の発現回数を数える，吐物の量を測定する，そして何を嘔吐したかを観察することもできる．便秘は排便回数と便の硬さから判断することができる．

認知症における緩和ケアのパイオニアである Volicer は，自身が開発した認知症終末期の症状管理 (Symptom Management at End of Life in Dementia：SM-EOLD) 尺度で，症状の重さよりも頻度についての記録を行った．おそらく，言葉によるコミュニケーションなしで症状の重さを判断するのは極めて難しいからであろう．このような尺度は，患者グループに対する長期的な，または一人の患者に対する長期的なケアの有効性を評価する上で，確かに有用である．その場その場の急性症状を評価する上での有用性は，明らかに限られている．

日常生活への支障に基づいて症状の重症度を測定する試みは，極めて困難になってくる．多くの症状のうちのどれが，どのような影響を及ぼしているのかをどうやって判断するのか．

言葉で表現できない患者の行動や気分への症状の影響を，衰弱や抑うつ症状，またはその他の原因とどうやって区別するのか．さらに，ほとんど寝たきりでコミュニケーションのとれない認知症末期患者において，その行動への影響をどのように定量化するのかは非常に難しい．

既に述べた通り，より客観的な症状の評価に伴うこのような問題は，管理上の問題である．スタッフのシフト交代時の引き継ぎで申し送られない可能性が高く，そのような症状を忠実に記録するためのしっかりとしたシステムとトレーニングがなければ患者の状態を誤って判断してしまうこともありうる．

記憶機能が失われると，元に戻らないのは，吐き気や痛みなどの主観的な症状を正確に説明する能力である．症状の情動的な側面と，その患者にとっての意味づけも同様に，失われると元には戻らない．これをある程度回避する方法もあるが，その方法は臨床管理や臨床研究とは異なることが多い．しかしながら，これらの補完的アプローチは，それぞれの状況から知り得たことにより相互に影響しあうべきものである．

観察による症状評価の臨床的アプローチ

言葉でのコミュニケーションがとれない患者は自分の既往歴を伝えることはできないが，既往歴は家族，介護者，または患者を知る専門家から聞き出すことができる．その際の注意点は以下の通りである．

- 客観的に観察可能な症状（呼吸困難や嘔吐など）については，その頻度，時間のパターン，重症度，誘発する要因または軽減させる要因について，できる限り明確な説明を得ること．詳細さのレベルによって，以下の2つの目的を果たす．
  - 診断は詳細の中にある
    通常は十分な既往歴を尋ねることによって，考えられる原因の1つ，あるいは2つか3つを指摘でき，そこから治療に移ることができる．

CHAPTER 7 認知症における身体症状の評価に関する原則

- ●より詳細な説明を引き出すことが,症状の信憑性を判断する上で助けになる.
- ●不快感と関連する行動や表現機能の変化はすべて記録しておく(**表7.2**).不快感は疼痛に関連することが多いが,それ以外の苦痛が原因の場合もある.すべての疼痛が同じ行動を引き起こすわけではない.怪我や痛みから身を守るための行動(かばう,触る,さする)もあると仮定した最近の研究もある.そのような行動は一貫して,身体的疼痛と関連している.その他の疼痛に関連する行動(特にしかめっ面やうめき声などの顔の表情)によって,痛みの存在が第三者に伝わる.このタイプの疼痛に関連する行動は第三者に伝わりやすいようである.臨床的な痛みを評価する上ではどちらもちろん重要であるが,それぞれが状況の異なる部分を補完している.
- ●患者が健康だった頃と比べ,行動がどのように変化したのかを観察する.患者は引きこもるようになり,人と一緒にいることを避けるようになるかもしれない.あるいは,明確な理由もなく異常な動揺や攻撃性さえも見せることがある.
- ●患者が回避している状況や,または異常な行動やこれまでにない行動を引き出す状況について,特によく観察する.
- ●できるだけ多くの人から聞いた話を照合し,誰が患者のことを一番よく知っており,患者の世話を最もよくしているかという点に注目する.
- ●観察したことをすべて,患者の既往歴および既知の疾患に当てはめる.
- ●既往歴に由来する疑いをくまなく照合して選択肢を狭めながら,症状を示唆する兆候を詳細まで見逃さずに観察する.

認知症の人の症状評価

表 7.2 重度の認知機能障害であっても不快さを示唆する行動

動揺，落ち着きのなさ	同じことを繰り返し言う
同じ動きを繰り返す	認知機能の低下
筋肉の緊張	機能低下
体を身構える	引きこもり
呼び出し回数の増加	睡眠パターンの変化
涙を流す，または泣き叫ぶ	パニック

正式な症状評価

体系的で有効な評価ツールを用いて，症状評価を行わなければならない状況は多くある．評価ツールを用いる場合には研究であったり，時として問題または障害を正確に診断したり定量化するためであったりするが，臨床的状況において必要となることが一番多い．研究の場では，正式な評価は明確性を守り，結果を曖昧にしかねない交絡因子を排除する．一方，臨床の場では，状況を明確にする証拠をできるだけ多く収集することが求められるため，正式な評価は常にできるだけ多くの証拠を収集することと対になっていなければならない．それが治療介入や結果を左右する影響力を持つこともある．

痛みの評価

- 大半の認知症患者に対して，認知症でない患者に使用可能な痛みの評価ツールの大半を使用することができるが，しばしばその患者に最も適したツールを見つけ出すのに苦労することが問題となる（📖CHAPTER 7）．
- 長い間，自記式評価の使用は痛みの評価におけるゴールド・スタンダードと考えられてきた．しかしながら，最近になってこれが数多くの論文で疑問視されるようになった．認知症の人は痛みを口に出さないだけで痛みを感じたときの行動や生理学的な反応から痛みが存在する可能性があるという研究結果がある[1]．機能的 MRI（fMRI）研究からも，認知症の人では疼痛感覚は増すが言語による

CHAPTER 7 認知症における身体症状の評価に関する原則

疼痛の表現は低下する可能性のあることが示唆されている．これは疼痛の自己評価の重要性を下げるということではなく，自己評価は他の行動的な証拠とあわせて評価する必要があることを指摘しているのである．これは，痛みに関する文献の中ではエビデンスレベルの高いものとして登場している．

言葉によるコミュニケーションがとれない患者の場合，周囲の人々の観察をもとに診断が下されなければならないことが多く，専門家の評価ツールが必要になる．このことが以下のような多くの問題につながることは避けられない．

- すでに指摘した通り，観察が少ないと誤った判断を招きかねない．痛みを伴う患者をわずかな時間だけ観察した場合，その患者はほとんどずっと痛みに苦しんでいるという仮定ができあがり，その結果を受けた処方は危険なものとなり得る．同様に，観察をしたときにはごく稀に痛みが出るだけの患者であれば，本当は痛みのある場合でも，それ以外の時間は痛みを感じていないものと仮定できる．系統だてて観察し，どの評価が最も患者の状態に即しているか（誰がその患者のことを一番知っているか）の判断もあわせて行っていかなければならない．
- 観察を行う人間には，観察の信頼性を上げるトレーニングが必要となる．
- 施設にいる患者と，誰よりも長い時間を過ごすのはヘルスケア・アシスタント（HCA）であることが多い．そのため，他のスタッフよりも患者のことをよくわかっている．したがって，痛みの尺度の中にはHCAが記入するように作られたものもある．しかしながら，HCAがコミュニケーションのとれない患者の痛みを評価するという複雑な業務を行えるのか，その能力を疑問視する者もいる．この主張を支持する，あるいは否定する経験的証拠はいずれもないが，

---

1 Kunz M, Mylius V, Scharmann S, Schepelman K, Lautenbacher S (2009) Influence of dementia on multiple components of pain. *Eur J Pain* **13**, 317–25.

そのような証拠が明らかになるまでは,トレーニングや他のスタッフとの判断と照合を組み合わせることが望ましいであろう.それでも臨床医の多くは HCA およびトレーニングを受けていない他のスタッフの観察を重要視している.というのも HCA や他のスタッフからは,臨床医だけでは判断できない状況を明確にする証拠を提供してもらえることが多いからである.この証拠もこれまでと同様に精査および評価されなければならない.

- 観察によって苦痛は明らかになるが,その苦痛の原因が痛みなのか空腹なのか不満なのか,あるいは他にも数多くある潜在的原因によるものなのかが明らかになるとは限らない(CHAPTER 6).
- 全体像を効果的に構築するために,痛みは安静時と活動時(患者が通常,実生活の中で苦痛にさらされるのは明らかに活動時の痛みである)の両方において確認するべきである.
- 患者の状態を判断するために疼痛の評価ツールを選択する際には,考慮する要素がいくつかある.
  - その方法は適切に検証されたものであるか.評価すると考えられている事項が測定されていること,一貫性のある測定ができること,使用する人が変わっても同じような結論に達すること,同様の現象を有効に測定する他の方法と相関すること,そして目の前の状況に適用可能であることを示すテストは行われているか.認知症に関する疼痛のツールは,非常に限られた設定での検証しか行われていないものが多く,使用時にはそれらツールの限界を知っておかなければならない.他の設定においてそれらのツールが有用である場合もあるが,それはこの限度を理解した上でのみのことである.
  - そのツールは適用する認知症の人の理解の範囲内で実際に使用でき,さらに適切かつ一貫して使用される可能性の高いものか.大まかな測定であっても,まったく測定しないよりはよい.したがって,時間のかかる複雑な疼痛のツールはおそらく,病院や養護施設ではすぐに使用されなくなるであろう.スタッフが実際に継続して使用できる,実用的で分量が少なく精度の低い方法のほうがよい場合もある.その一方で,簡略化されたツールは,

CHAPTER 7 認知症における身体症状の評価に関する原則

ニュアンスをきめ細かく測定するツールであれば疼痛をひろえるであろう,まれな種類の疼痛を見落とす可能性もある.測定の対象に合わせた最良のツールを選択する必要がある.
- ツールによっては,特定の規範や行動に対する共有の文化的理解への依存度が高いものもある.都市によっては養護施設や病院のスタッフが非常に多文化的であるところもある.国外から来て間もないスタッフは高い割合で言語に対する理解が限られており,さらにそのようなスタッフは異なる規範のある多様な文化的背景で看護の研修を受けている.短期労働者や派遣からのスタッフの割合が大きくなると,彼らには特定のツールに関する共有の理解を教えることができないので,状況はさらに難しくなる.この場合も,ツールの選択を誤ることと言語や記述の誤った解釈が起こりかねないため,複雑で微妙なニュアンスのあるものより文化的な違いに左右されにくい簡略化されたツールを使用する方がよいかもしれない.比較的文化的な違いに左右されないツールの例としては,行動の単純な客観的観察が大半を占める認知症末期の痛み評価(Pain Assessment in Advanced Dementia:PAINAD)が挙げられる.最近の研究では,感度は高いが偽陽性率も高いこと(観察に基づく尺度としては想定内)と,床効果,すなわち低レベルの痛みを検知するのには向かないことがわかった.

疼痛の評価ツール

- 最近になって,高度認知症に使用する痛みのツールの体系的な調査[2]によって,認知症患者に対して,現在使用されているツールの中で高いレベルの検証を達成できるものは 1 つもないと結論づけられた.その調査では,現時点で 2 つのツールが最も有効であると示した.

---

[2] Zwakhalen SM *et al.* (2006) Pain in elderly people with severe dementia: a systematic review of behavioural pain assessment tools. *BMC Geriatr* **6**, 3.

- 1つ目は，Doloplus-2（オンライン版は http://www.doloplus.com で閲覧可能）である．これは他のどのツールよりも幅広く，かつ総合的なテストが行われてきている．フランス語で開発された Doloplus-2 は他の言語（ノルウェー語，中国語）でも検証されており，現在英語版の検証が行われている最中である．Doloplus-2 では，痛みを引き起こすと思われる 10 の状況下での反応（睡眠，言葉の反応，行動の問題）を評価する．これは瞬間的な痛みよりも持続する痛みを測定する評価ツールである．認知症における身体的な苦痛の要因を忘れがちな人の役に立ち，身体的な痛みが原因の苦痛に焦点を当てる側面もある．トレーニングを受けていないと使いづらいと感じるスタッフもいるため，研究者の中には Doloplus-2 の運用にはトレーニングが必要であることを強調する者もいる．
- 2つ目は，コミュニケーション能力が限られている高齢者の痛み評価チェックリスト（Pain Assessment Checklist for Seniors with Limited Ability to Communicate：PACSLAC）である（こちらの痛み尺度は，http://www.rgpc.ca/best/PAIN520Best%20Prctices%20%20ML%20Vanderhorst%20（June%2007）/PACSLAC.pdf からオンラインで閲覧が可能）．認知症患者の痛みに特化した項目を含む数少ないツールの1つであり，主に行動の微妙な変化に着目している尺度としては唯一のものである．PACSLAC は4つの分野にわたり60 の質問が設けられている長いものであるが，チェックボックスタイプの質問であるため短時間で記入できる．簡易版も作成されている．
- 体系的な調査で同じく高い評価を受けている他の尺度には，PAINAD とフランスの ECPA がある．
- その他のツールの中には最近作られたばかりで，現時点で幅広く検証されていない．
- 人によって苦痛の表現が異なる場合がある．これはコミュニケーション能力に重度の障害を持つ患者の苦痛を評価するツールの1つを開発している際にわかったことである．そのツールとは障害者の苦痛評価ツール（the Disability Distress Assessment Tool：DisDAT；それ以前の不快感の尺度〔Discomfort Scale-Dementia of

Alzheimer's Type：DS-DAT〕と混同しないこと）で，イギリスのニューキャッスルで，元々は学習障害者用に開発されたものである．このツールは満足している時と苦痛を感じている時の患者の表情，声によるサイン，習慣，癖，姿勢に関する介護者の詳細な観察に頼るものである．直感的に気になったことを具体化するため，スタッフが観察の記録を行うことができ，その患者のことをよく知らない人にも反応のパターンを伝えられるので，引き継いだ者も患者の反応を意味深く観察することができる．さらに，チームを立ち上げて，後の比較のために新規患者の基本的な行動や表情を記録することもできる．他にも，使用しているうちに疼痛の出現に対する理解を深められるという大きな強みがある．つまり，疼痛を評価できるだけではなく，同時にスタッフの勤務態度や観察への自信を向上させるものなのである．疼痛の評価ツールにとって，患者を人間味のない観察対象にしてしまうのは簡単なことであるが，DisDATを適切に使用すればそれとは逆の効果を得ることもでき，介護者にもっと患者を人間として意識させることもできる．文書でも指摘している（http://www.disdat.co.uk/を参照）とおり，豊富な情報はチームと家族が一体となって機能することから生まれるものである．**図7.1**では，DisDATツールの最初のページを紹介している．

- 研究目的では，アルツハイマー病（AD）患者に対して専門的なトレーニングを受けた評価者が行う，詳細なコーディングによる表情の分析が十分に検証されている．痛みの表情は，異なるレベルの認知能力を通して一貫していることを示す十分な証拠があり，痛みを評価するための極めて信頼性の高いツールである．

認知症の人の症状評価

vk5	障害苦痛評価ツール	Dis DAT

患者名：	生年月日：	性別：
病棟：	NHS 番号：	

記入者氏名：　　　　記入日：

記入を手伝った者がいる場合は，その名前：

DisDAT とは

　認知能力の障害や肉体的な疾患により，コミュニケーション能力が大きく制限された患者の苦痛のサインを特定しやすくするために作成されたものです.

　患者の通常時の満足なサインを説明するようにデザインされているため，苦痛のサインがより明確に識別できます.

　採点ツールではありません. 長い年月にわたりスタッフが無意識にどのようなことを行っているのかを文書化するものです. したがって，微妙な変化を比較する際の記録を提供してくれます. その情報はクライアントや患者と一緒に，どのような環境へも引き継ぐことが可能です.

　最初の一歩として. 苦痛が特定できたところで，常に専門医による臨床的判断が必要となります.

　あなたと，あなたのクライアントや患者に役立つデザイン. すでに身につけている観察スキルに対する自信を高め，それがクライアントや患者のケア向上に役立ちます.

DisDAT の使用方法は裏面をご確認ください.

サインと行動の概要

満足している時の表情	苦痛を感じている時の表情
顔　　　　　　　　目	顔　　　　　　　　目
舌／顎　　　　　　肌	舌／顎　　　　　　肌

満足している時の声によるサイン	苦痛を感じている時の声によるサイン
声	声
発話	発話

満足している時の習慣や癖	苦痛を感じている時の習慣や癖
習慣　　　　　　　癖	習慣　　　　　　　癖
快適な距離	快適な距離

満足している時の姿勢と観察	苦痛を感じている時の姿勢と観察
姿勢	姿勢
観察	観察

わかっている苦痛の引き金（通常，苦痛を引き起こす，または悪化させる状況での行動はこちらに記入）

図 7.1　DisDAT の最初のページ

DisDAT©2006 Northumberland Type & Wear NHG Trust and St. Oswalds Hospice. 許可を受けて掲載.

精神的な痛みまたは苦痛の症状評価

これについては 📖CHAPTER 10 で取り挙げる.

痛みを伴わない身体的な症状の評価

認知症患者の痛みの評価には問題がある一方で,その他の身体的症状に関する正式な評価はまだ開発されていない.これについて,ある程度の限られた検証がされている尺度が2つだけある.

- SM-EOLD 尺度は,終末期の症状を評価するために Volicer が開発したツールである.この尺度は症状の重度または主観的な影響よりも頻度(特に高度な訓練を受けたスタッフなしで,根拠のある推測を除き末期の認知症患者で確定するのは不可能であることが多い)に着目している.これは疼痛,呼吸困難,皮膚症状,落ち着き,抑うつ,恐怖,不安,動揺,そしてケアへの抵抗を評価する.
- 緩和ケアの成果尺度(Palliative Care Outcome Scale;POS)は,オランダの認知症および非認知症の末期患者をサンプルとして検証したものである.著者は GDS グループ 5 および 6 の POS に対していくらかの有効性があると感じている(📖CHAPTER 4)が,GDS7 の患者に対する有効性については疑問が残る.これは不思議なことではない.症状の主観的な影響について訊ねる質問の中には,この状況において表面的妥当性に欠けると思われるものもある.症状を本人がどうとらえているかは,高度の機能障害を持つ患者においては想像することしかできない.患者が高度の身体的な機能障害を抱えている場合には,ある程度,他の観察や評価から推定しなければ原因を同定するのが難しいのと同様に,日常生活への影響を定量化することは困難である.

したがって,このような痛み以外の症状を測定する有効なツールの開発と検証が急がれる.それと同時に,かなり高度の認知症患者の場合でも確かに,はっきりと観察できる症状については,前述の通り,限られた方法では評価することが可能である.

その一方で,悪心のような主観的な症状の評価,または患者

の「客観的」症状の影響の評価は現時点で開発されていない．

観察の限界

観察には，さらに強調しておかねばならない主要な制限がいくつかある．

- 観察は明確さに欠けるツールであり，詳細な質問が必要となる繊細な点を明らかにすることはできない．
- 悪心など外見には現れない症状の中には，推測によって想像することしかできないものもある（例えば，患者が新たに嫌いになった食べ物ができたかなど）．可能な限り，症状の出ている患者に直接質問することが非常に有用であるが，別の人間の観察など他の情報源との照合を行うことが常に重要である．
- （認知症末期の）患者自身で容易に表現できないその他多くの症状については，信頼性に大きく欠ける評価となる．
- 代理人による報告については，非常に注意深い解釈を必要とする．研究の中には（すべてではないが），患者自身（と専門家）の報告に比べ，親族の報告は概して患者の身体状況を過小評価し，かつ患者の症状を過大評価すると示唆するものもある．
- 表情と行動の観察は，時間で切り取った一部分にすぎない．
- 特に施設内の患者の多くは，1日のうちの非常にわずかな時間しか観察されていない．患者が観察されていない時間にたまたま見られた一時的な問題から，それを一般化するのは安直である．観察によって生じる治療介入が大きければ大きいほど，一貫したパターンを確認できる複数のポイントがあることが望ましい．
- 観察における最大の限界は，おそらく多くのサインが組み合わさっていることであろう．疼痛，精神病症状，抑うつ，飢え，イライラ，欲求不満，または他の感情の組み合わせを象徴する苦痛が，まったく同様の行動として現れる場合もある．
- とりわけBPSDの存在が，観察による症状の評価システムの使用を複雑に，かつ無効にする場合もある．BPSDと疼痛またはその他の症状との関係は，未だにほとんど調査されていない．しかし，BPSD

CHAPTER 7 認知症における身体症状の評価に関する原則

の多くで,複数原因の組み合わせに伴う苦痛の表現がほとんどないことが明確に議論されている.精神的な症状については,この後さらに詳しく取り挙げる(CHAPTER 10).

いくつかの暫定的な結論は以下の通りとなる.

- 軽度から中程度の認知症における症状の自己評価は信頼できるものであるが,様々なツールの中からその患者に一番合うものを見つけなければならない場合がある.
- 高度の認知症であっても,患者の約半数は自己評価が可能であることが多い.したがって,周囲の人間による観察を主な証拠として使用する前に,まず自己評価に取り組んでみるべきである.
- 家族やスタッフの観察を用いた裏付け作業は非常に有用である.これは自己評価に対する確証を得る,または疑問を投げかけるのに役立つ.これはまた,利用可能な証拠が1つしかない場合,第三者の観察を用いることで医師のスキルを高めることにも役立つ.さらに,医師が介護者の態度に関する貴重な洞察力を得ることにもなる.
- 人によって症状の現れ方が異なる場合がある.したがって,それぞれ個別に扱う.
- 他の観察者,時間の経過,および診察での要素からの情報と,既知の医療的およびその他の問題,さらに治療に対する反応を照合する必要がある.
- 症状は,その症状があるからというだけではなく,その原因を理解しなければならない.
- 治療は原因に対する理解から導き出されることが多い.

文献

1 Pautex S, Herrmann F, Le Lous P, Fabjan M, Michel JP, Gold G (2005) Feasibility and reliability of four pain self-assessment scales and correlation with an observational rating scale in hospitalized elderly demented patients. *J Gerontol A Biol Sci Med Sci* **60**, 524–9.
2 Pautex S, Michon A, Guedira M, Emond H, Le Lous P, Samaras D et al. (2006) Pain in severe dementia: self-assessment or observational scales? *J Am Geriatr Soc* **54**, 1040–5.

CHAPTER 8
高度認知症における痛みと痛みのコントロール

はじめに……140

生物学的回路……141

心理状態と痛み……149

高齢者における痛み……151

認知症における痛み……152

痛みのコントロールの原則……158

一般的な鎮痛薬……160

強オピオイド……165

鎮痛補助薬……181

訳：松本禎久

CHAPTER 8 高度認知症における痛みと痛みのコントロール

はじめに

　我々は皆，強い痛みに恐怖心をもっており，恐怖心はパニックや苦痛の原始的な反応を引き起こしうる．我々は，言語（他者に話す，うめく），表情，行動によって痛みを表出する．高度認知症の患者は，同様に痛みに苦しむが，体験を概念化する能力や自分自身で対応する能力，他者が痛みを他者に伝えて支援を求める能力は著しく制限される．ここでは，痛みについてわかっていること，認知症における痛みについてわかっていること，そして認知症が痛みの評価とマネジメントにいかに影響を与えるかということに関して概説する．

痛みとは？

　IASP（国際疼痛学会）は痛みを以下のように定義している．「実際に何らかの組織損傷が起こった時，あるいは組織損傷が起こりそうな時，あるいはそのような損傷の際に表現されるような，不快な感覚体験および情動体験」．

　痛みについて把握する上で，最も重要な概念は，痛みは主観的であるということである．痛みを感じている者のみが，痛みがどのようなものであるか，強さ，場所，痛みのもつ性質についてわかる．痛みを客観的に評価することは，定義から矛盾しており，痛みの評価は主観に依存しなければならない．しかし，高度認知症のように，痛みがある患者が限られた表現しかできない場合には，痛みの評価は非常に難しくなる．

　IASPの定義におけるもう1つの重要なポイントは，痛みの感覚生理学的な事象は，随伴する情動的な体験とは切り離すことができないことである．痛みの体験は3つの構成要素の相互作用から生じると現在考えられている（図8.1）．認知症はそれぞれの構成要素に影響を及ぼしうる．

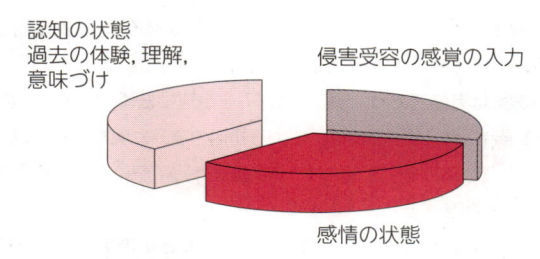

図 8.1 痛みの体験のコンポーネント

生物学的回路

我々が痛みを感じるには，脳が，痛いという特定の刺激を感知しなければならない．痛みの神経回路は複雑である．以下が必要となる．

- 痛みを検出する受容体．
- 痛みの感覚を中枢神経系へ伝達する経路．
- 痛みに関する入力のすべてを統合して応答する中枢神経系．
- 応答を発現するために身体の関連する部分に戻る経路．

痛みの受容体（侵害受容器）

- 痛み刺激は，ほとんどの器官に存在し，組織における多様な変化により刺激をうける，侵害受容器によって感知される．
  - 機械的（刺激）．例：強い圧迫
  - 温度（刺激）．著しく高いまたは低い温度
  - 化学的（刺激）．例：低酸素症による組織のアシドーシス，炎症性メディエーター（ブラジキニン，神経成長因子，インターロイキン，サブスタンス P など）
- 受容体は，この反応を電気的刺激に変更・変換し，電気的刺激は伝達神経の軸索を伝導し，脊髄の後根神経節（DRG）に存在する細胞体まで達する（頭部においては，三叉神経にとっての三叉神経核）．

CHAPTER 8　高度認知症における痛みと痛みのコントロール

- 痛みの受容体には，基本となる2つの種類がある（Aδ線維とC線維）．
- Aδ線維は有髄であり，そのため痛みを迅速に伝達し，痛み刺激（多くの場合は熱と機械的刺激）による初期の痛みに関与する．鋭く，刺すような痛みを引き起こす．Aδ線維は，下記に示すように痛覚過敏にも関与する．
- 一方，C線維は無髄であり，痛みをゆっくりと伝達する．C線維は，機械的刺激，熱刺激，化学的刺激のいずれにも反応し（ポリモーダル），ゆっくりとした焼けるような痛みを引き起こす．
- 痛みの閾値とは，人が痛いと表現する痛みの最小の体験である（IASPの定義）．これは，侵害受容性および弁別についての痛みの構成要素に依存する．言い換えると，我々が痛みを感じ始める強さは，痛みの伝達回路により決定される．

痛みの原因の解明

　体性組織（皮膚・関節・筋肉）と臓性組織（内臓器官）からの侵害受容には重大な違いがあり，痛みの発生機序，感じ方，治療法に影響する．この違いを認識していないと，無効な治療や時に鎮痛薬の毒性の原因となる可能性がある．

表在体性痛

- 皮膚から生じる．
- 鋭い，ときに焼けるような痛みという特徴がある．
- 損傷のある部位に限局し，境界の明瞭な領域に生じる．
- 痛み刺激の後すぐに生じ，持続時間は短いことが多い．
- オピオイド，非ステロイド性抗炎症薬（NSAIDs），体性神経ブロックに反応する．

深部体性痛

- 関節，筋肉，腱，骨から生じる．
- 痛みは，引き金となる刺激よりもかなり広い範囲に拡がる．
- 痛む部位は，痛み刺激によって影響を受けるデルマトーム内にあることが多いが（📖付録4），時に元々の痛みの部位から離れることがある．例えば，股関節痛は膝に関連痛を引き起こし，横隔膜の痛みは肩先に関連痛を引き起こす．
- 深部体性痛はしばしば悪心や不快感と関連し，重度の時には，自律神経症状と関連する（頻脈，蒼白，発汗，血圧変化など）．
- その上を覆う骨格筋の攣縮を引き起こすことがあり，それ自体が痛みを引き起こす可能性がある．
- 痛み刺激の後に痛みが発現するまでに時間がかかり，ゆっくりと消失する．
- オピオイド，NSAIDs，体性神経ブロックに反応する．
- 骨格筋の攣縮には，バクロフェン，ジアゼパム，チザニジンやその他の筋弛緩薬による別の治療が必要かもしれない．

内臓痛

- 内臓器官から生じる．
- 2つの異なる状態を呈する．
  - 痛みは，純粋に内臓によるものである場合，局在は不明瞭であり，「奥深い内側に」感じ，体の正中線を超えて広い範囲に及ぶ（心筋梗塞による胸部の正中の痛み）．
  - 炎症を起こした臓器がより表在性である場合，炎症が進んだ結果，体壁の構造に影響を及ぼし，痛みは深部体性痛の多くの特性を示すようになる．痛みは，同じデルマトーム内の広い範囲に感じ，しばしば痛みの原因部位から離れた部位に及び，その上を覆っている骨格筋の攣縮を伴う．例えば，急性虫垂炎では，炎症を起こした虫垂がはじめに正中臍周囲の（内臓の）痛みを引き起こすが，壁側腹膜（腹壁―体性）に影響が及ぶと，痛みは右の腸

骨窩に移動し，局所の圧痛と骨格筋の攣縮が生じる．
- 内臓痛は，とても不快で，悪心を感じやすく，自律神経症状と関連しやすい．
- 実質臓器（心臓，膵臓）からの内臓痛は，しばしばオピオイドやNSAIDsに反応する．
- 実質臓器が急速に膨張し，被膜が伸展することにより生じる内臓痛は，局在が明確であり，鋭い．肝臓の膨張による痛みは，NSAIDsおよびコルチコステロイドに反応する可能性がある．
- 管腔臓器は，疝痛という特有のパターンの内臓痛を引き起こす．
- 疝痛は，短期間に憎悪・軽減する周期的なパターンで断続的に生じる．これは管腔臓器の伸展に起因する．
- 管腔臓器は，収縮して，蠕動を助けるために，輪状の平滑筋をその壁に有する．平滑筋は，伸展すると収縮する．
- 管腔臓器は，痛みを引き起こすことなく，切ったり，押しつぶしたり，焼いたりすることもできるが，伸展した時には，おそらくは伸展の原因となるものを送り出すために平滑筋が収縮する結果として，痛みが生じる．疝痛は，例えば，尿路結石，胃腸炎，腸閉塞などで生じる．
- 疝痛のマネジメントでは平滑筋の特性を考慮する（**表 8.1**）
- 疝痛は，抗コリン薬のような鎮痙剤に反応するが，オピオイドへの反応は劣る．
- 重度の疝痛に伴って生じる嘔吐は，疝痛をコントロールすると制吐剤を使用しなくとも通常は消失する．
- 内臓痛に対する神経ブロックは，局所の自律神経叢をブロックする必要がある．あるいは，内臓を支配する自律神経は高位の脊髄より起始するため，高位での硬膜外ブロックや脊髄くも膜下ブロックが必要なケースもある．

痛みの伝達経路

伝達速度の早い経路があり，脳が痛みの局在を判別し，痛みの性質を特徴づける．これは痛みを区別する役割を果たす．痛みの線維は，二次ニューロンとシナプスを形成する脊髄のDRG

表 8.1　骨格筋と平滑筋から生じる痛みの重要な違い

特性	骨格筋	平滑筋
制御	随意	不随意
性質	随意で収縮する	伸展すると収縮する
神経支配	体性神経，感覚神経（痛みを含む），運動神経	自律神経：交感神経，副交感神経，感覚（痛みを含む）と活動のため
痛み	深部体性痛	疝痛
鎮痛薬	筋弛緩薬（バクロフェン，ジアゼパムなど）	抗コリン薬（ブチルスコポラミン臭化物など）
難治性の痛みに対する神経ブロック	体性神経ブロック（硬膜外/脊髄くも膜下など）末梢神経ブロック（腕神経ブロックなど）	自律神経ブロック（上下腹神経叢ブロック，高位の硬膜外など）

に入る．これらは，温度覚，触覚，内臓感覚とともに，脊髄の反対側に移り，脊髄視床路を通って上行し，視床に直接達し，その後大脳皮質に達する．

別の遅く原始的な経路は，痛みの情動的・感情的な感覚を補助する．旧脊髄視床路と脊髄網様体視床路は，脳幹部とコネクションを作った後に，視床までしか達しない．

脳は，大脳皮質・視床・脳幹に発して脊髄 DRG の膠様質においてシナプスを形成する下行性抑制系（セロトニン作動性とノルアドレナリン作動性）を介して，痛みの伝達の強さを抑制したり，調整したりもする．

中枢神経系の統合的な役割

中枢神経系は痛みの局在を判別し，その特徴を分析し，他の感覚の入力と統合し（例えば，視覚と音による危険への合図），過去の体験と関連づけ，適切な経路を通して情動的および行動的な反応をする．

CHAPTER 8 高度認知症における痛みと痛みのコントロール

表 8.2 急性痛と慢性痛

急性痛	慢性痛
・明らかな原因がある ・経時変化が明らかである ・保護機能—適応できる ・通常の鎮痛薬に反応する ・明らかな原因と経時変化に左右される情動的な状態への影響	・原因となる損傷は思い出せないか不明であることが多い ・経時変化が明らかでない，持続する ・保護機能が働かない—不適応である ・鎮痛薬への反応は予測し難い ・はっきりとわからない原因と経時変化に左右される情動的な状態への影響

急性痛と慢性痛：臨床的な違い（表 8.2）

急性痛は，慢性痛とは多くの点で異なる．慢性痛は情動的な影響が急性痛とまったく異なり，長期にわたる身体障害や雇用・社会的役割に関する継続した問題の原因にもなる．しかし，生理学的な違いも存在し，急性痛の鎮痛方法と同じ方法では慢性痛は解決しない．

- 組織の障害は局所の炎症を引き起こす．炎症が次々に近くの侵害受容器を増やすために痛みに敏感となり，痛覚過敏（痛み刺激が通常よりも強い痛みを引き起こす）やアロディニア（痛み以外の刺激によって引き起こされる痛み，例えば炎症のある関節では軽く触れただけで非常に痛く感じる）を引き起こす．末梢性感作は，痛みの受容体が痛み刺激および痛み以外の刺激に過敏となる機序である．
- 持続する痛み刺激もまた，脊髄，脳幹，視床皮質系を興奮しやすくし，反応を増強する（中枢性感作）．これは中枢神経系（CNS）の神経伝達物質において連続して変化が生じることにより起こる．中枢神経系は，可塑性をもち，内部で起こっている伝達に反応して変化する．
- 化学的な環境の変化により，神経細胞はふるまいを変え，中枢神経系の別の領域に新しい結合を生じる．この変化により，たとえ原因

となる障害が治ったとしても痛みが続く．薬物療法への反応も，急性期における反応とは異なる．

侵害受容性疼痛，心因性疼痛，神経障害性疼痛

我々が体験する痛みのほとんどは侵害受容性である．すなわち，刺激が痛みの受容体に作用して生じる．しかしながら，痛み刺激によらない痛みもある．

- 心因性疼痛は，組織損傷というよりも，情動的・心理的なプロセスによって主に引き起こされる痛みである．純粋な心因性疼痛は稀であるが，感情は痛みの感じ方および表出に非常に大きな影響を与える（📖CHAPTER 8）
- 神経障害性疼痛は，痛み刺激というよりも，神経系の障害によって生じる痛みである．障害は，圧迫によるもの（例：坐骨神経痛を引き起こす脊椎の椎間板脱出），浸潤によるもの（例：腕神経叢に浸潤するパンコースト腫瘍），内因性のプロセスによる神経そのものの損傷によるもの（例：糖尿病性神経障害性疼痛）がある．

侵害受容性疼痛と神経障害性疼痛の区別は，次のようにたとえるとわかりやすいだろう．侵害受容性疼痛は，正しく機能している車の警報機のようである．刺激（車の中での動き）がセンサーにより検知され，特徴的な音を出すことのできる発音装置に伝えられる．侵害受容性疼痛において，痛み刺激は，痛みの受容体を刺激し，神経興奮が中枢神経系まで伝達される．神経障害性疼痛は，システムの回路が短絡したために，誘因なく，昼夜を問わず，勝手に作動する故障した車の警報機と同様である．神経が損傷した結果，痛みの感覚を引き起こす神経の内部で異常な活動が生じ，誘因なく，もしくは，ごくわずかな原因によっても痛みが勝手に襲ってくる．

CHAPTER 8 高度認知症における痛みと痛みのコントロール

事例

　Gladysはナーシング・ホームの入所者であった．最近彼女の胸の片側に皮疹があることに看護師は気付いていたが，数日後には消退し始めたため，特に何とも思わなかった．しかし，数週のうちに，眠れなくなり，ベッドに入っても落ち着かず，柄にもなく彼女は一人でいることを好むようになった．ほとんど消退している皮疹の部分に衣服やシーツが触れると，彼女は悲鳴を上げ，攻撃的になった．彼女は帯状疱疹後神経痛となっていた．これは神経障害性疼痛の1種で，高齢者の75%で帯状疱疹の後に引き続いて生じる．ガバペンチンが開始され，痛みと行動の変化は次第に改善した．

神経障害性疼痛の理解

- 神経障害性疼痛は，末梢神経や神経根の支配領域に生じる．中枢性神経障害性疼痛の場合，神経障害性疼痛は中枢構造に生じる．例えば，脳卒中後痛は，脱力と同様に，半身に影響を及ぼし得る．
- しかしながら，基本的には，神経障害性疼痛は，神経の損傷に関連しているという事実から認識される．これは通常，皮膚の感覚の欠損や，診察では麻痺と気付かれない主観的なものである不快な感覚変化（異常感覚）である．稀に，損傷はとても微細なものであることがある．例えば，三叉神経痛における顔面の皮膚温の違い（血管運動の変化に起因する）である．
- 中枢性神経障害性疼痛を表す言葉は，焼けるような，撃たれたような，針で刺されたような，氷のように冷たい，バンドで締めたような，などと表現される．これらは中枢性障害性疼痛であることを示唆するが，診断には直結しない．
- 神経の損傷によって筋力の変化がしばしばみられ，解剖学の知識があれば痛みと脱力の間の関係は明らかになる．
- 神経障害性疼痛はしばしば不規則に生じ，症状は自発的に起きる（痛み刺激がなく起こる）．異常痛症（痛み刺激を異常に痛いと感じる）と同様，痛覚過敏やアロディニアも起こる．この特徴は，例え

ば膿瘍や外傷による痛みのような、炎症性疼痛でも共通である。
- 痛みが神経障害性かどうかをチェックするスクリーニングの手法は存在する。例えば、the Leeds Assessment for Neuropathic Symptoms and Signs（LANSS）と PainDETECT がある。

心理状態と痛み

　痛みの概念が大きく変化した点は、痛みの感じ方が感情や理解によって非常に強い影響を受けるという知見である（**表8.3**）。現代の痛みの研究は、第二次世界大戦時の兵士が、ひどい外傷であるにもかかわらず、安全な場所にたどり着くまでは痛みを感じないケースがあることを、Beecher が報告したことから始まる。恐れと不安が、侵害受容の入力より優先される。心理的な要因は明らかに痛みの感覚を変える。情動的な要素が身体的感覚の入力より完全に優先されることが、数多くの臨床的・機能放射線医学的な研究で確かめられている。極端な場合には、身体的な障害がなくとも、心理的なイベントのみを原因として、痛みにより人は無力となりうる。

- 抑うつがある患者では、痛みはより多くみられ、また痛みのある患者ではうつ病に罹患しやすい。
- 抑うつのあるがん患者は、痛みを表現する情動的な言葉をより頻回に使用する。
- メカニズムは明らかではないものの、痛み・抑うつ・不安は、神経生理学や神経化学的に神経機構を共有している。
- 痛みをコントロールできないことは希死念慮の強い予測因子となる。
- 痛みと抑うつが同時に存在する時には、双方を積極的に治療しなければならず、片方だけでは対処は難しい。
- 疼痛耐性、すなわち、人が耐えられる最大レベルの痛み（IASPの定義）、は痛みの情動的および動機づけの要素を反映する。

CHAPTER 8　高度認知症における痛みとコントロール

表8.3　痛みの感じ方に影響を及ぼす因子

痛みを強くする要因	痛みを軽減する要因
不快	他の症状の緩和
不眠	睡眠
倦怠感	共感
不安	理解
恐れ	人との交流
怒り	想像的な活動
悲しみ	くつろぎ
抑うつ	不安の軽減
退屈	気分の高揚
孤独感	鎮痛薬
社会的地位の断念	抗不安薬，抗うつ薬

Twycross R, Wilock A（1997）「symptom management in advanced cancer, 2nd. Radcliffe, Abingdon」より許可を得て転載

痛みに関して考えること

別の重要な痛みの構成要素は，個々の痛みの認識である．これは，いくつかの興味深い要素から構成される．

- 過去の痛みの記憶．
- 痛みの原因と経時変化の理解．
- 痛みの影響と意味づけ．
- 痛みの治療と対処可能性についての考え．
- 人生における様々な体験の中にうまく意味づけられること．

誤った認識をもつ患者が痛みの治療から遠ざかり，結果として痛みの軽減が図れなくなる．例えば，治療へ積極的に参加しないこと，薬剤投与の問題，痛みを長引かせ悪化させる活動などである．しかし，痛みを認識することは，痛みに関する不安を生じさせ，不安は抑うつと同様に痛みの感覚を強くすると考えられる．認知行動療法のような技法によって認識を扱うことや，シンプルに正しい情報を伝えることは，痛みのコント

ロールへの重要なステップであろう．

事例

> Maisie は，中等度の進行した認知症をもつ 85 歳の女性で，卵巣癌に罹患した．腫瘍により腹水と部分的な腸閉塞をきたし，腹部が膨満し，痛みがあった．疝痛がある時にはいつも，とても怖がり，不安な様子になった．彼女と話すと，お腹が膨らみ続けて破裂するのではないかと恐れていることがわかった．彼女を繰り返し安心させる必要があったが，ただ実際には，モルヒネとオクトレオチドを含むシリンジポンプにより腸閉塞の症状がコントロールされた時や超音波下に腹水を一部排水した時には，いくらか平穏となっていた．

さらに学ぶ方へ

Bennett MI, Attal N, Backonja MM, Baron R, Bouhassira D, Freynhagen R et al. (2007) Using screening tools to identify neuropathic pain. *Pain* **127**, 199–203.

Laird BJ et al. (2009) Are cancer pain and depression interdependent? A systematic review. *Psychooncology* **18**, 459–64.

Ochsner KN et al. (2006) Neural correlates of individual differences in pain-related fear and anxiety. *Pain* **120**, 69–77.

高齢者における痛み

- 痛みは高齢者によくみられる．イギリスの調査では，75 歳よりも高齢である，女性の 3 分の 1，男性の 5 分の 1 が，最近の 1 ヵ月のうち最低 1 週間は 3 ヵ所以上の身体部位に痛みを感じていた．慢性痛は，高齢者の 50～80％に影響を与えると言われている．
- 年齢に伴って増加しない痛みもある．職業に関連した痛みも関連しない痛み（例えば心臓由来でない胸痛，腹痛，口腔顔面痛）も，ともに高齢者では少なくなる．しかし，骨関節炎のような変性疾患に起因する痛みは，加齢に伴って増加する．
- 高齢者は痛みをあまり訴えない．高齢者において痛みの閾値が高

CHAPTER 8 高度認知症における痛みと痛みのコントロール

いことは明らかになっている.つまり,高齢者が痛みを感じ始めるまでには,より痛みが強いか時間が必要である.
- ひとたび閾値を超えると,高齢者は,非高齢者に比べて,強い痛みに耐えられない.
- しかしながら,高齢者は平然とした様子であり,あまり訴えることをしない.
- 合併症をもつ脆弱な男性は,より痛みに煩わされる.
- 痛みのために,引きこもりとなったり,サービスを利用しなくなったりする.

認知症における痛み

痛みの体験への認知症の影響

認知症患者にも痛みはよくみられるが,しばしば見逃される.コミュニケーションが困難であることや進行期認知症患者においては痛みを概念として把握することが困難であることが一因である.認知症は,個人の痛みの体験に大きな影響を及ぼし,痛みの評価とマネジメントをともに難しくする.これは,痛みの体験の3つの構成要素のすべてが変わることで生じる.

- 侵害受容
- 認知
- 情動的要素

侵害受容への影響

- 認知症によって神経系に損傷が生じて,痛みの伝達経路に直接影響を及ぼす可能性がある.このために,痛みの感覚が,弱まったり,強まったり,変化したりする可能性がある.
- アルツハイマー病(AD)は,体性感覚皮質や視床核にはほとんど影響を及ぼさず,そのため,痛みの感覚にもほとんど影響しない.
- 脳血管性認知症(VaD)では,脳の梗塞部位に依存して痛みの感覚

に影響する．例えば体性感覚皮質の梗塞など，部位によっては，痛みの感度を減少させる可能性がある．一方で，別の部位の梗塞では，痛みを悪化させたり，引き起こしたりすることがある．視床梗塞は，求心路遮断痛を引き起こす可能性がある．この痛みは痛覚を伝導する脊髄視床路へ入力する感覚が喪失することから生じる神経障害性疼痛であり，とても強い痛みとなり，治療に難渋する．

痛みの認知への影響

- AD においては，扁桃体，前帯状皮質，二次体性感覚皮質などの，痛みを認知する構成要素の鍵となる構造の高度の萎縮を認める．島（insula）を損傷すると，過去の強い痛みの記憶に影響する．
- VaD においては，損傷部位は広範囲に及び，痛みについての認知や記憶への影響は様々であり，予測できることが少ないだろう．
- 前頭側頭型認知症において，痛みの体験を認知し評価する構成要素は，重度に，かつ進行性に障害される．例えば，熱湯により損傷を受けるということを予期できずに，重度のやけどを負ったりする．

痛みへの情動反応への影響

- AD は，前頭前皮質および大脳辺縁系に損傷を与え，痛みに対する情動反応を変化させる．
- 実際の影響は，痛みに無関心になることから脱抑制になるまで，様々である．
- VaD では，影響は梗塞部位に依存する．前頭前野の梗塞は，痛みに対する情動反応と動機づけに影響する．

痛みの表現への認知症の影響

- 軽度から中等度の認知症患者，および高度の認知症患者は，痛みを適切に表現することができる．

CHAPTER 8 高度認知症における痛みと痛みのコントロール

- 認知症の進行に伴って,痛みの言語化は少なくなる.
- 痛みによる行動変化は,変わらないので信頼できる.
- 不快さを表情で表すことは,健康人と比べて認知症患者では増える.認知症において,表情を詳細にコード化することは正確で妥当性があり,有用な研究ツールである.臨床的には,実践的ではないが,表情に基づいた評価法が開発されることで,言葉が話せない患者での新しい痛みの評価法となりうる.

認知症における痛みの疫学
認知症における痛みの有症率

- 認知症における痛みの有症率の推定値は,28〜83%と様々である.
- このばらつきは,対象となる群が異なる調査であることや評価法が異なることによる方法論的な違いによって説明される.
- PACSLACは,言語的なコミュニケーションができない認知症患者における,最も妥当性のある,観察に基づく痛みの評価ツールの1つである.PACSLAC(CHAPTER 7)を用いた最近の調査では,47%に痛みを認めた.しかしながら,全体的に痛みの強さは,軽度であった.
- 認知症の重症度によって痛みの有症率が異なるかどうかは,文献によって一致していない.Parmaleeによる重要な報告を含めたいくつかの研究では,認知症が高度になるにしたがって,痛みが少なくなることが示唆されている.一方,別の研究では,異なる結果がでており,そこでは,痛みの有症率は認知症の重症度によって変化しなかった.
- 似たような相違は,痛みについての実証研究でも生じている.認知症患者において,対照群と比べて,疼痛耐性が高くなっていること,変わらないこと,低くなっていることを示す研究がそれぞれある.ADにおいては疼痛耐性が増しており,疾患の進行にともなって疼痛耐性が増していくという見解が優勢である.この見解を支持する代表的な研究は,痛みの閾値は認知症の存在によって影響は受けないが,認知症の進行にともなって疼痛耐性が増すことを

- 示した Benedetti によるものである．Benedetti と Scherder らによる別の研究では，疼痛耐性の違いは，痛みの感覚/識別のメカニズム（生物学的回路）に起因するのではなく，前述した認知面および情動面の変化に起因することが示唆されている．
- VaD においては，比較研究がほとんどないが，Scherder による研究では，VaD の患者は痛みに耐えられなくなることが示唆されている．
- 実際に，白質病巣を引き起こす病態［より頻度の高い血管性認知症のサブタイプ，および AD，前頭側頭型認知症，パーキンソン病（PD）］においては，さらに中枢性神経障害性疼痛が生じうる．
- AD が高度になるにつれて疼痛耐性が増すという有力な見解は Kunz らによる最近の研究により，意義を唱えられている．Kunz らによる電気的な痛み刺激に対する，主観的な評価尺度，表情，自律神経性の変化，運動反射反応を組み合わせた結果を示した研究では，進行した認知症において，痛みに対する言語的表現や自律神経性の変化は減少している一方で，有害性の刺激に対する表情は有意に増加していることが示された．認知症の患者においては，疼痛耐性が増すというよりもむしろ減弱しており，そのために認知症患者はたとえ表現することが少なくとも，より強く痛みを受けていることを Kunz らは示唆した．また，認知症患者の痛みの評価は，主観的な評価だけでは痛みを過少に申告しやすいため，様々な方法を組み合わせるべきであると Kunz らは提案している．
- あきらかに，認知症患者がその他の人と比べて，痛みが強い傾向にあるのか少ない傾向にあるのかというような基本的なことでさえも，まだはっきりしていない．

認知症における痛みの一般的な原因

認知症患者は高齢であり，変性が原因である痛みを患う傾向がある．進行期認知症における一般的な痛みの原因は下記が挙げられる．

CHAPTER 8　高度認知症における痛みと痛みのコントロール

- 関節炎（骨関節炎，頻度は低いがリウマチ性関節炎，乾癬性関節炎）
- 腰痛（原因を問わない）
- 褥瘡
- 関節拘縮
- 便秘
- 筋攣縮
- 局所の関節の問題（例：腱炎）

例えば，関節に問題がある際の動作や体重負荷と関連する痛みや，着替える時に生じる褥瘡の痛みのような，随伴痛（CHAPTER 8）の頻度が高い．

認知症の痛みは一般的にどの程度マネジメントされているか？

認知症患者における痛みは，重症であったり，複雑であったりする．しかしながら，下記の3つの理由により，うまく管理されていないことも多い．

- 痛みの存在を認識することができないこと，特に言語的なコミュニケーションができない患者の場合．
- 認知症患者が鎮痛薬に過敏であることを恐れること．
- 認知症患者の専門的ケアを行うための精神医学の研修を受けると，認知症患者が興奮状態にある場合，原因を痛みによるものだと考えて，鎮痛薬か身体的マネジメントの変更が必要であるかという適切な評価もないまま，向精神薬で治療する傾向となる可能性がある．

認知症患者の痛みは，見逃されたり，不適切な治療をされていたりするケースの多いことが，多くの文献により示されている．代表的な論文では，MorrisonとSiuが，股関節骨折をした97名のうち59名の認知機能に問題がない患者と，38名の進行期認知症患者で1日の鎮痛薬量を比較している．進行期認知

症の患者は，認知機能に問題がない患者の3分の1のオピオイド量の投薬を受けていた．しかし，認知機能に問題がない患者においては，より多くのオピオイド量が投与されていたにもかかわらず，術後には40％もの患者がまだ強い痛みを訴えていた．別の研究では，認知機能に問題がない患者の15％強と，認知症患者の24％が，術後鎮痛にオピオイドを引き続き必要とした．この状況は，救急部門における超過密状態といったような偶発的な要因により悪化しうる．そういった状況では，股関節骨折をした高齢者に対し，適切に記録された痛みを評価し，鎮痛を行うことが少なくなる．同程度の痛みをもつ認知機能に問題がない患者と比較して，認知症患者ではNSAIDs，オピオイド，アセトアミノフェンの投薬量が少ないことも示されている．より高齢であったり，進行期認知症であったり（MMSEスコア<10），ADLがより障害されている場合には，認知症患者の鎮痛はいっそう不適切になりやすい．ADと骨関節炎を患った患者の半分以下で鎮痛薬が投与されていたが，骨関節炎を有する認知症患者は，他のADと比べて，ベンゾジアゼピンの投薬を受けやすかった．これはおそらく，行動障害のために誤って解釈され，誤った治療が行われたためである．

認知症における痛みのコントロールは，他の疾患における痛みのコントロールの原則と同じである．しかし，多くの要点を理解する必要がある．

- Benedettiは，AD患者の一群に前頭前野の障害がみられることで，鎮痛薬によるプラセボ反応がなくなることを示した．プラセボ反応がなくなり鎮痛が減弱することで，痛みをよくコントロールするためには鎮痛薬の量を増やすことが必要となることは驚くべき影響であった．この知見は，AD患者の特定の一群のみに当てはまることであり，痛みを和らげるために鎮痛薬のタイトレーションを行うことで，実際に問題となることを防ぐ．
- 老年精神科病棟の患者が身体科病棟の患者に比べて，痛みの存在や重症度を調整した後でも，鎮痛薬の量が少ないことを示したオ

CHAPTER 8 高度認知症における痛みと痛みのコントロール

- ランダの研究によって，老年精神科病棟において認知症患者の痛みの治療が不十分であることが明らかになっている．このことは，認知症患者のケアには更なる診療科を横断した専門知識が必要であることを示している．
- この分野を牽引する研究者である Scherder らによる，認知症における痛みについての最近のレビューでは，実験的な疼痛耐性は，「コントロールの喪失や，機能および気分に及ぼす影響によって特徴づけられる慢性痛による苦痛を示してはいない」ことを指摘している．

さらに学ぶ方へ

Benedetti F et al. (1999) Pain threshold and tolerance in Alzheimer's disease. *Pain* **80**, 377–82.
Benedetti F et al. (2006) Loss of expectation-related mechanisms in Alzheimer's disease makes analgesic therapies less effective. *Pain* **121**, 133–44.
Farrell MJ, Katz B, Helme RD (1996) The impact of dementia on the pain experience. *Pain* **67**, 7–15.
Gibson SJ, Weiner DK (2005) *Pain in older persons*. Progress in pain research and management, vol. 35. IASP Press, Seattle, WA.
Kunz M et al. (2007) The facial expression of pain in patients with dementia. *Pain* **133**, 221–8.
Kunz M et al. (2009) Influence of dementia on multiple components of pain. *Eur J Pain* **13**, 317–25.
Morrison RS, Siu A (2000) A comparison of pain and its treatment in advanced dementia and cognitively intact patients with hip fracture. *J Pain Symptom Manage* **19**, 240–8.
Parmelee PA, Smith B, Katz IR (1993) Pain complaints and cognitive status among elderly institution residents. *J Am Geriatr Soc* **41**, 517–22.
Scherder EJ et al. (2003) Pain assessment in patients with possible vascular dementia. *Psychiatry* **66**, 133–45.
Scherder E et al. (2009) Pain in dementia. *Pain* **145**, 276–8.

痛みのコントロールの原則

- 日常の生活に支障が出る場合には，痛みはコントロールする必要がある．
- 痛みが時々であれば，必要な時に鎮痛薬を用いてコントロールできる．頻回な痛みや持続的な痛みには，定時の（by the clock）予防的な鎮痛薬を必要とする．
- 可能であれば，鎮痛薬は経口的に投与されるべきである．このことにより，痛みがある患者や介護者が，経口的な投与であれば医療者

痛みのコントロールの原則

がいなくても鎮痛薬を使用でき，自分たちで対処することができる．
- 鎮痛法はWHO除痛ラダーにより手引されている（図8.2）．
  - 第1段階：軽度の痛みには定時のアセトアミノフェンまたはアスピリンを投与する．
  - 第2段階：第一段階の薬剤を定時に十分量使用しても痛みのコントロールができない場合，弱オピオイド（ジヒドロコデイン，co-codamol※など）へ変更または追加を行う．
  （※訳者注：日本未発売，アセトアミノフェンとコデインの合剤）
  - 第3段階：弱オピオイドを定時に十分量使用しても痛みのコントロールができない場合，強オピオイド（モルヒネ，オキシコドンなど）へ変更を行う．

WHO除痛ラダーの使用に際して

- 各段階において，鎮痛薬は十分な量を定期的に投与する．
- 痛みがコントロールできない場合には，同じ段階の別の鎮痛薬を使うのではなく，次の段階の鎮痛薬へ変更する．
- 必要であればどの段階でもNSAIDsと鎮痛補助薬を追加する．
- 薬剤の使用と並行して（時には薬剤の使用の代わりに），非薬物的な痛みのコントロールの方法も念頭におく．

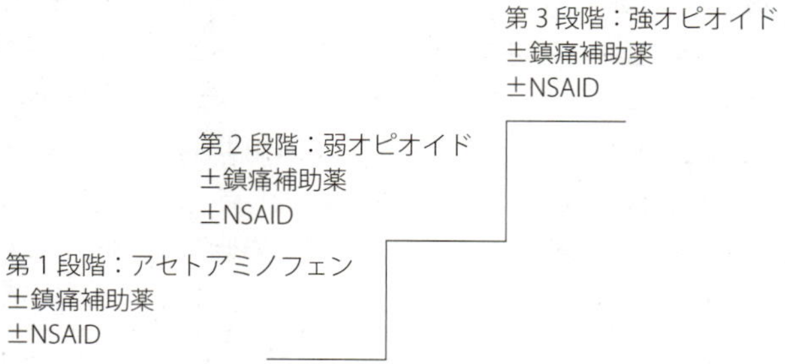

第3段階：強オピオイド
±鎮痛補助薬
±NSAID

第2段階：弱オピオイド
±鎮痛補助薬
±NSAID

第1段階：アセトアミノフェン
±鎮痛補助薬
±NSAID

図8.2　WHO除痛ラダー

CHAPTER 8 高度認知症における痛みと痛みのコントロール

一般的な鎮痛薬

薬物相互作用と代謝（📖付録2）

多くの薬物相互作用は肝代謝のシトクロム系と関係する．いくつかの注意事項を知ることで，混乱は少なくなるだろう．

- 薬物は活性をもつ可能性がある．すなわち，それ自体が鎮痛作用をもっていたり，娘分子に代謝されて活性化したりする．同様に，代謝産物は，鎮痛活性をもっていたり，不活性であったりする．
- 酵素誘導物質によって，薬物は肝臓においてより早く分解される．そのため，酵素誘導物質は，代謝産物の活性がない活性薬物をより早く不活化するが，親物質の代謝を増やす結果，活性代謝産物をもつ薬物の作用を強める可能性がある．
- 肝酵素阻害薬は，代謝の速度を落とすため，活性薬物の作用を延長し増強するが，活性代謝産物の効果は減弱する．

アセトアミノフェン

- 一般的に使用され，市販されている解熱鎮痛薬である．
- 抗炎症作用および抗血小板作用はない．
- 投与量は最大1回1g，1日4回までであるが，近年アメリカの食品医薬品局（FDA）はより少ない投与量を検討している．
- 作用の機序は十分には明らかになっていないが，中枢性であり複雑であると考えられている．シクロオキシゲナーゼのペルオキシダーゼ部位に作用する可能性があるが，セロトニン作動性の下行経路を抑制し，L-アルギニン・一酸化窒素経路も抑制すると考えられ，代謝産物がカンナビノイド受容体に作用する可能性もある．
- 消化管出血と関連する可能性がある（ただし疑わしい）．
- 定期服用でワーファリン内服中の患者の国際標準比（INR）が上昇する可能性がある．

一般的な鎮痛薬

弱オピオイド

コデイン，ジヒドロコデイン，co-codamol，トラマドールのような薬が挙げられる．

コデイン

- 鎮痛効果は主としてモルヒネに変換されることにより生じるが，他の代謝産物も生成される．
- 代謝における遺伝的変異のために，ほとんど鎮痛効果が得られない代謝の遅い人（slow metabolizer）から，コデイン内服により危険なモルヒネの毒性を起こし得る超高速な代謝が行われる人（ultra-rapid metabolizer）まで，効果に幅がある．
- 代謝は CYP2D6 阻害薬によっても阻害され（付録2），鎮痛効果は高度に減弱する．
- コデインは，co-codamol（コデイン＋アセトアミノフェン）のように，多くの配合鎮痛薬を構成する成分となっている．co-codamol には，8/500，15/500，30/500 と 3 つの強さの違いがあり，その違いはコデインの量にある．扱っている co-codamol のコデイン量を把握していることが重要である．
- 効果の変動性や薬物相互作用の可能性が高いことから，コデインよりもむしろ，別の弱オピオイドを選択することもある．

ジヒドロコデイン

- コデインと異なり，プロドラッグではなく，活性をもつ薬物である．そのため，同様の代謝の遺伝的変異やコデインとの薬物相互作用があっても，鎮痛効果は個体差を超えてより一定している．
- ジヒドロコデインは，co-dydramol の構成成分（アセトアミノフェン配合）であり，この薬剤には 10/500，20/500，30/500 の強さがある．処方する投与量を必ず把握する必要があり，不用意で致命的な肝毒性を引き起こす可能性があるため，co-dydramol や co-codamol とアセトアミノフェンを一緒に使用してはならない．

CHAPTER 8 高度認知症における痛みと痛みのコントロール

トラマドール

- オピオイドであるが，ノルアドレナリンとセロトニン再取り込みの弱い阻害薬でもある．
- トラマドールは，μオピオイド受容体への弱い親和性を示すが，活性 M-1 代謝産物がより高い親和性をもち，より強力な鎮痛薬である．
- トラマドールは，CYP2D6 シトクロム系により代謝され，代謝の遺伝的変異や薬物相互作用の影響を受けやすい．このことは，他のオピオイドへ，または他のオピオイドから変更する際には重要である（📖 付録 5）．
- 臨床的な投与量でてんかん発作を起こすまで，てんかん発作の閾値を下げる可能性がある．特に他のオピオイド，抗精神病薬（neuroleptics），モノアミンオキシダーゼ阻害薬（MAOIs），三環系抗うつ薬，SSRIs を併用している場合である．てんかん発作の既往やてんかん発作を起こす他のリスク因子によってもリスクは増加する．
- SSRIs との併用はセロトニン症候群のリスクをもたらす（📖 付録 3）．
- 腎不全においては，最大 1 日量を減らし，投与間隔を延ばす．
- 肝不全や高齢者においても同様に，投与量の調整が推奨されている．

NSAIDs

- NSAIDs は，鎮痛作用，抗炎症作用（これは鎮痛とは別の作用である），解熱作用をもつ．
- NSAIDs は，シクロオキシゲナーゼ（COX）を阻害することにより，炎症部位におけるプロスタグランジン生成を遮断する．NSAIDs は，中枢における役割もあり，個々の NSAIDs は，プロスタグランジンを介さない作用をしばしば有する．
- 異なる NSAIDs への反応および代謝において遺伝的変異性がみられる．
- COX には，COX-1 と COX-2 の 2 つのアイソフォームがある．おお

- まかには，COX-1 は健康体の恒常性を保つ役割をもち，COX-2 は炎症反応において役割をもつ．しかしながら，これは極端に単純化したものであり，2 つのアイソフォームは，組織ごとに異なる度合いで，お互いに関与する．
- NSAIDs は，非選択的 NSAIDs［臨床使用量において COX-1 と COX-2 の双方を阻害する（例，イブプロフェン，ナプロキセン，ジクロフェナク）］と選択的 NSADIs［COX-2 を優先的に阻害するが，臨床的な範囲での使用量が多くなると COX-1 も阻害する（例，エトドラク，メロキシカム）］と COX-2 阻害薬［臨床使用量ではほぼ特異的に COX-2 を阻害する（例，セレコキシブ）］，に分類することができる．
- メタ分析では，関節炎において NSAIDs の方がアセトアミノフェンよりも効果があることは示されていないが，患者が好むのは一貫して NSAIDs である．しかしながら，NSAIDs は下記に示すような多くの重大な副作用をもつ．

NSAIDs の副作用：消化性潰瘍

胃潰瘍の発生は，NSAIDs 使用者において 5〜6 倍増加する．十二指腸潰瘍は 1.1 倍のみ増加する．薬剤を開始後 1 ヵ月のリスクが最も高いが，低用量で長期間続けた場合もリスクは継続する．NSAIDs 使用時の消化性潰瘍のリスク因子を以下に挙げる．

- 60 歳よりも高齢．加齢に伴いリスクが直線的に増加する．
- 潰瘍/消化管出血の既往．
- ステロイド，アスピリン，抗凝固薬，SSRIs との併用．
- 高用量の NSAIDs/NSAIDs の多剤併用．
- 重篤な全身の障害．
- 場合によっては，ヘリコバクター・ピロリ菌感染．

潰瘍のリスクとその重篤な合併症（穿孔，消化管出血，胃流出路閉塞）のリスクは著しく減少させることが可能である．

NSAIDs の副作用：小腸の障害

NSAIDs は，潰瘍，出血，穿孔，閉塞，小腸壁透過性の変化を起こす可能性があり，例えば説明できない貧血のある症例をある程度説明し得る．この問題は消化性潰瘍と同等のものと考えることもある．

- 現在のところ，NSAIDs を控えめに使うことや効果の得られる最小量で使用すること以外に，このリスクを減らす方法は証明されていない．
- NSAIDs は，大腸にも同様の影響を及ぼす．炎症性腸疾患の増悪を惹き起こすこともある（クローン病や潰瘍性大腸炎）．

NSAIDs の副作用：腎不全

慢性的な NSAIDs 使用により，慢性腎不全のリスクは増加する．特に脆弱な患者においては，NSAIDs は急性腎不全も起こし得る．危険性は，出血，心不全，利尿薬の使用，下痢，嘔吐などの，有効循環血液量が少ない状態で極めて高くなる．そのため，NSAIDs はそのような状況では使用を避けるべきである．

NSAIDs の副作用：血栓症

非選択的 NSAIDs，COX-2 阻害薬は，（心筋梗塞，脳梗塞ともに）血栓のリスクを増す．アメリカ心臓協会（AHA）は，既知の心疾患がある，また心疾患のリスクが高い患者においては，NSAIDs に優先して別の鎮痛薬を使用することを勧告している．これに関連して，最新の報告では，COX-2 阻害薬の使用を奨めている．実際に，非選択的 NSAIDs と比べて，セレコキシブがより安全であることが最近のエビデンスで示唆されている．

NSAIDs の使用に際して

①主な消化管のリスク因子がある場合には（☐ CHAPTER 8），消化管の合併症を起こすことが最も少ない NSAIDs であるナブメトン，セレコキシブ，イブプロフェンを使用する．

②プロトンポンプ阻害薬（PPI）（例：ランソプラゾール1日30 mg），またはミソプロストール1回400 μgを1日2回，またはこれらの薬剤で副作用が強いときは倍量のH2阻害薬（例：ファモチジン）を追加する．

③良好な鎮痛が得られる最小投与量を維持し，NSAIDsはできるだけ短期間の使用とする．

④重篤な心血管系のリスク因子がある場合には，ナプロキセンまたはセレコキシブを選択する．イブプロフェンやジクロフェナクは避ける．

⑤NSAIDsは，COX-2阻害薬のもつ消化管の安全性における利点がなくなり，低用量アスピリンによる消化管出血のリスクを増加する．NSAIDsとアスピリンを併用することで，血栓症に対するアスピリンの予防的効果もなくなる．アスピリンとNSAIDsは併用してはいけない．

さらに学ぶ方へ

Pace V (2008) Clinical pharmacology and therapeutics: nonopioids. In: *Cancer pain* (ed. N Sykes, MI Bennett, C-S Yuan), pp. 123–50. Hodder Arnold, London.

強オピオイド

強オピオイドは，天井効果（celling effect）がないという点でユニークである．投与量を増やすと常に鎮痛作用は増強する．しかしながら，特定の状況における特定の患者では，安全に忍容できる最大投与量があり，状況の変化に伴って変わる．

モルヒネ

薬理学

- モルヒネは，最もよく使用されている強オピオイドであり，μ受容体アゴニストである．
- 主に肝臓におけるグルクロン酸抱合で代謝される．

- 主要な代謝産物であるモルヒネ-3-グルクルニド（M3G）は，オピオイド受容体における活性がない．
- モルヒネ-6-グルクルニド（M6G）は活性代謝産物であり，モルヒネよりも鎮痛薬として強力である．他にいくつかの代謝産物が生成されるが，おそらくあまり重要ではない．
- モルヒネの代謝産物は他の組織，特に中枢神経系にも存在する．
- モルヒネの生体内利用率は，15〜64%と大きな違いがあり，平均は約35%である．このことは，別のオピオイドとの変更に関して重要な意味合いがあり，モルヒネ等力価換算表を用いると，ある患者では過量となり，ある患者では量が少ないという結果となりうる（📖付録5）．

注意点
- モルヒネの使用は腎障害時には避けるべきである．
- ほとんどの状況で適切に使用すれば非常に安全な薬剤であるが，腎不全においては，代謝産物が蓄積し，モルヒネの毒性が急速に生じ，致命的となったり，患者にとって非常に不快になったりする．
- 現在では多くの安全な選択肢があるため，このような状況でモルヒネを使用することは正当化されない．
- モルヒネは，肝不全が重度となって最終的にグルクロン酸抱合が影響を受けるまでは，驚くほどに忍容性がある．

特に臓器不全やモルヒネ不耐性の状況において，モルヒネ以外のオピオイドを用いるケースが増加している．オピオイドのうちのいくつかは，扱いが複雑で，例えば腎不全において薬剤に関連した問題がしばしば顕著となるように，モルヒネからの切り替えを行う時の状況によって，問題が生じることもある．専門家でない者がよく知らないオピオイドを使用している患者を診る必要が生じた時のために，詳しい説明を以下に記載する．疑問がある場合，またはよく知らないオピオイドを使用する場合は，緩和ケアまたは痛みの専門家のアドバイスを求めるべきである．

モルヒネの使用に際して

①速放性（immediate release：IR）のモルヒネを開始するのが通常最も容易である．

②大まかな経験的な目安
- 1gのアセトアミノフェンの4時間毎の投与は，2.5 mgのモルヒネの4時間毎の経口投与よりも鎮痛が得られない．
- 60 mgのジヒドロコデインまたはコデインの4時間毎の投与は，5 mgのモルヒネの4時間毎の経口投与と同等である．

したがって，他の薬剤での鎮痛が適切でないために経口モルヒネを開始する時には，既に投与している薬剤の投与量を，上記を利用してモルヒネ等力価換算量に変更し，痛みの強さに応じて30～100％の増量を行い，新しい投与量を算出する．

例えば，アセトアミノフェン1gを1日4回投与し痛みがコントロールできていない患者では，ジヒドロコデイン30～60 mgを4時間毎に投与か，モルヒネ2.5～5 mgを4時間毎に投与へ変更できる．

③痛みのコントロールができていない場合の投与量の増量は，以下のように行う．
- 2.5 mg→5 mg→10 mg→15 mg→20 mg→30 mg→40 mg→60 mg→90 mg．
- その後は，30～50％ずつ増量するのがよい．

④必要なモルヒネ量が決まった場合には，アドヒアランスをより良くするために，1日に必要なモルヒネ量を合計し，2で割った量を徐放性（modified release：MR）のモルヒネで12時間毎に投与する方法が簡便である．

例えば，速放性（IR）のモルヒネ10 mgを4時間毎に内服している患者は，10×6＝60 mgを1日に使用しており，徐放性（MR）のモルヒネ30 mgを1日2回内服に変更できる．

CHAPTER 8 高度認知症における痛みと痛みのコントロール

⑤大まかな経験的な目安としては,突出痛に対する投与量は,患者が内服している4時間あたりの量の50〜100%(訳者注:1日の総投与量の12分の1〜6分の1)と概ね等しくする.

例えば,10 mg を4時間毎に(または徐放性のモルヒネ 30 mg を1日2回)内服している患者は,突出痛に対して,速放性のモルヒネ5〜10 mg を必要時に使用するべきだが,一方 100 mg を4時間毎に(または徐放性のモルヒネ 300 mg を1日2回)内服している患者は,突出痛に対して,速放性のモルヒネ 50〜100 mg を必要時に使用するべきである.

しかしながら,突出痛は幅広く変わりうるため,これは経験的な目安である.

⑥開始1週間は,常にモルヒネと制吐薬を併用する.ハロペリドール 0.5〜1.5 mg を夜間に投与する方法がよいが,ハロペリドール不耐性の患者では cyclizine 50 mg を1日3回投与を選択する.制吐薬は,ほとんど1週間以内に中止できる〔訳者注:わが国では経験的にプロクラルペラジン(ノバミン®)が用いられることが多い〕.

⑦オピオイドにより便秘が生じるため,緩下薬も同時に開始し,反応をみながら投与量を調整する.緩下薬は,大腸刺激薬と便軟化薬を組み合わせる.例えば,センナまたはビサコジル(刺激薬)に流動パラフィンを加えたものと,水酸化マグネシウム経口乳剤(magnesium hydroxide oral emulsion BP)(例:Milpar®),またはラクツロースまたはマクロゴール(軟化剤/浸透圧性下剤)である(表9.7).

⑧患者と家族に前もって開始初期に眠気が生じうるが,1週間以内に改善する可能性が非常に高いことについて,説明する.

⑨オピオイドの毒性の徴候を認識できるようになる.

⑩疑問がある場合は,緩和ケアの同僚に相談する.

Diamorphine

- Diamorphine は，体内ですぐに分解されてモルヒネとなる．
- この薬剤の利点は，溶解度がとても高いことである．このことによって高用量をごく少量の溶液で，迅速な注射として，またはシリンジポンプを用いて，投与することが可能である．

オキシコドン

薬理学
- オキシコドンは，μ-および κ-オピオイド受容体アゴニストである．この臨床的な意味合いは明らかではない．
- 少なくとも2つの活性代謝産物をもつが，どの程度鎮痛に貢献しているかは明らかではない．そのうちの1つであるオキシモルフォンは，シトクロムを基本とした代謝により生成される．CYP2D6 の ultrametabolizer においては，少量のオキシコドンでもオピオイドの毒性が生じるかもしれない．

臨床的使用
- モルヒネの代わりに，不耐性の患者にしばしば使用される．
- モルヒネ経口からオキシコドン経口に変換するためには，モルヒネ投与量の半量をオキシコドンとして投与する．例えば，モルヒネ 10 mg 経口＝オキシコドン 5 mg 経口である（訳者注：わが国では，モルヒネ 10 mg 経口＝オキシコドン 7.5 mg のように 3 分の 2 での換算が一般的である）．
- モルヒネ皮下投与からオキシコドン皮下投与へ変換するためには，モルヒネ投与量を 2 で割る．例えば，モルヒネ 10 mg 皮下投与＝オキシコドン 5 mg 皮下投与である．

注意点
- 肝不全：モルヒネよりも毒性が生じやすい
- 中等度から重度の腎不全：モルヒネよりはやや安全である．腎不全が非常に重篤である場合には避ける．
- 高齢者：生体内利用率が 15％増える．しかし，痛みに合わせて投

> 与量をタイトレーションする場合，問題とならない．

フェンタニル

イギリスにおいて，フェンタニルは，主に麻酔で使用される注射薬として，また，がん疼痛や慢性痛のコントロールに使用する経皮吸収型のパッチ（貼付剤）として，使用されている．

薬理学
- フェンタニルは，μ-受容体に高い親和性をもつ合成オピオイドである．
- 初回通過代謝が高いため，経口での使用には適さない．
- 脂溶性が高いため経皮的または経粘膜的経路が可能である．
- 分布容積が大きい．
- 排出半減期は，単回注射の際の約 15 分間から，定常状態時の 7～12 時間まで，長くなる．
- 主として肝臓で代謝される．CYP3A4 阻害薬によりフェンタニルの血中濃度は上昇する（付録 2）．
- モルヒネからの換算比は，70：1 から 150：1 まで，個体によって様々である．他のオピオイドからの変換においても変動性は同じである．このことは，別のオピオイドからフェンタニルパッチへ変更する際に意味合いをもつ．
- 高齢者でパッチを止める際には，かなりの時間を要する．それは，パッチ除去後のフェンタニルの排出半減期が，若年者での 20 時間から，高齢者では 43 時間まで延長するためである．

臨床的使用
- フェンタニルは，モルヒネよりも便秘が少ない．しかし，通常は緩下剤が必要である．
- 様々な経路から投与が可能である．
  - 経皮吸収型フェンタニル（フェンタニルパッチ）．
  - 経口腔粘膜吸収型フェンタニル：多くの専売薬が，バッカルまたは舌下の経粘膜的経路により，突出痛の治療に使用できるが不適切な使用による死亡例も報告されており，これまでに強オピ

オイドを使用したことのある患者においてのみ使用する．がん疼痛での使用に認可されており，緩和ケアまたは痛みの専門家の指導の元で使用すべきである．
- フェンタニルは，髄腔内投与や持続皮下投与，持続静脈内投与でも使用される．この状況の使用は，本書の範囲外である．

経皮吸収型フェンタニル（フェンタニルパッチ）の使用に際して

フェンタニルの高い脂溶性，力価，小さい分子サイズは，経皮吸収（transdermal：TD）での使用に理想的である．

皮膚および皮下組織に蓄積され，そこから全身に拡がる．経皮吸収型フェンタニルが定常状態に達するのは17〜48時間後である．

リザーバーパッチにおいては膜によって薬剤をパッチに留めており，マトリックスパッチにおいては徐放性の粘着性のマトリックスに含有されている．特性が異なるため，すべての患者において，同じ種類のものを一貫して使う．

使用法

① 毛のない皮膚に貼付する．毛は剃らずに切り取る．石鹸，油，クリームは避ける（これらは皮膚の浸透性を変える）．少なくとも30秒以上は所定の位置でしっかりと押さえる．

② 別のオピオイドから変更する時は，フェンタニルパッチの効果が出るまでの期間を通常使っている鎮痛薬で補う．
- 例えば，速放性の経口モルヒネをパッチ貼付後0，4，8，12時間後に内服し，その後は必要に応じて使用する．
- 例えば，パッチを貼付すると同時に12時間毎の徐放性（MR）のモルヒネを内服し，いつものように突出痛に対して速放性のモルヒネを使用する．
- 例えば，パッチ貼付後12時間，シリンジポンプを用いて鎮痛薬を持続投与する．

③ 貼付開始後最初の48時間は，血清濃度が徐々に増加してくるので，頓用薬は自由に使用する．

CHAPTER 8 高度認知症における痛みと痛みのコントロール

④最初の 48 時間以降も 1 日に 2 回以上の頓用薬を必要とする場合，パッチの量を 1 段階増量する．

用量換算比が多様であるために　フェンタニルに切り替える際に離脱症状がみられることがある．症状は，あくび，発汗，流涙，鼻漏，不安，落ち着きのなさ，不眠，瞳孔散大，立毛（cold turkey），悪寒，頻脈，高血圧，悪心・嘔吐，疝痛，下痢，筋痛，そして痛みである．この場合，モルヒネなどの速放性のオピオイドの頓用量を投与し，症状が落ち着くまで数日間カバーする．

パッチは 72 時間毎に交換する必要があり，元の貼付部位に再度戻る前に，4 つの異なる体の部位をローテーションさせる．48 時間毎に交換が必要な患者も時折いる．

発熱や皮膚の加温により，吸収が増加し，毒性が生じ得る．悪液質においては，経皮吸収型フェンタニルの吸収は減少する．

オピオイド初回投与の患者では，必要な投与量も不明であり，効果が減少するのに時間を要するため，経皮吸収型フェンタニルは使用に熟練した者により開始されなければならない．重篤なフェンタニルの毒性に至る可能性があり，不適切な使用による多くの事象が報告されてきた．アメリカでは FDA がオピオイド初回投与の患者におけるフェンタニルの使用に対して警告している．

同様に，フェンタニルパッチは鎮痛薬の急速なタイトレーションには使用するべきではなく，オピオイドの必要量が安定したところで使用するべきである．

Source: Twycross R, Wilcock A, Charlesworth S, Dickman A (2009) *Palliative care formulary*, 3rd edn. Radcliffe Publishing, Oxford.

Hydromorphone

- Hydromorphone は，μ-アゴニストであり，経口，経直腸，皮下，

筋肉内，静脈内，髄腔内への投与ができる．全ての経路から良好に吸収される．
- 非常に溶解度が高いため，高用量のオピオイドを使用している患者には魅力的である．
- 初回通過代謝を受け，hydromorphone-3-glucuronide（HM3G）になるが，これは腎不全で蓄積し，稀な神経毒性の一因となる可能性がある．
- 製薬会社は，モルヒネとの換算比は経口，皮下，筋肉内すべてで，7.5：1，すなわちモルヒネ 7.5 mg＝hydromorphone 1 mg としている．モルヒネから Hydromorphone に変更する際には，モルヒネ 5 mg＝Hydromorphone1mg とするものもあるが，Hydromorphone からモルヒネに変更する際には，1：4 という比が使用されるべきである．
- 肝不全および重篤な腎不全では，神経興奮のリスクがあり，注意して使用しなければならない．

メサドン

- メサドンは，μおよびδ-アゴニストであり，多くのオピオイドとは異なり，アルカロイドではない．
- ケタミンと同様，NMDA 拮抗作用を持ち，理論的には特に神経障害性疼痛に有効であるが，このことを調べた臨床研究はない．
- 脂溶性が高く，そのため速やかに吸収される．
- 経口の生体内利用率は，41〜97％（通常は 80％）と一様ではない．この変動性は，他のオピオイドからの変更を難しくしている原因の1つである．
- 速やかに分布するが，排泄は緩徐である（30〜60 時間）．
- 半減期は高齢者で著明に延長し，130 時間以上の報告もある．
- 分布容積が大きい．
- メサドンは活性代謝産物をもたない．
- 酵素誘導物質および酵素阻害物質と幅広く相互作用する（付録2）．

CHAPTER 8　高度認知症における痛みと痛みのコントロール

- メサドンの半減期は，尿 pH が増加すると，著しく延長する．
- QT 間隔の延長をもたらし，心室細動や心停止に至る可能性がある不整脈である torsades de pointes を突然引き起こす．他の QT 間隔を延長する薬剤（付録 2）との併用は推奨されない．
- 上記のように，メサドンは扱いが難しい薬剤であり，緩和ケアまたは痛みの専門家に任せるべきである．

ブプレノルフィン

- ブプレノルフィンは，部分 μ-アゴニストであり，κ および δ-アンタゴニストである．
- したがって，ブプレノルフィンには，呼吸抑制に天井効果があり，高用量でも呼吸抑制を悪化させない．精神異常症状（幻覚，混乱，鎮静）は他のオピオイドよりも少ないと言われている．
- ブプレノルフィンは初回通過代謝を受けやすく，血液脳関門（BBB）を通過しにくい代謝産物へと変換されるため，ほとんど鎮痛効果がない．そのため，経口オピオイドとしては適切でない．
- 代謝は肝臓で行われ，部分的に CYP3A4 に依存する．
- 注射での投与も可能であるが，緩和ケアにおいては，舌下投与や特に経皮吸収（TD）で使用されることが多い．
- 舌下投与のブプレノルフィンは，すぐに吸収されるが，90 分後に血漿最高濃度に達し，作用持続時間は 6～8 時間である．
- 異なる経皮吸収型製剤があり，どの製品を扱っているのかに注意を払うことは重要である．4 日までの貼付とする製品は，製薬会社は貼り替える日を覚えやすいように，1 週間の中で日を決めて週に 2 回の交換を推奨している．別のオピオイドから移行する場合には，初回貼付後 12 時間は患者がこれまで使用していた短時間作用型鎮痛薬を使用し補うことも製薬会社は提案している．別の低濃度の製剤では，7 日毎の貼付となる．製薬会社は，初回貼付時は速放性製剤を必要に応じて使用して，痛みを防ぐことを推奨している．
- どちらの種類のパッチにおいても，パッチを中止した後，少なくと

も 24 時間までは定時のオピオイドは開始するべきではない．
- パッチの投与量は，血中濃度が上がってくるまで少なくとも 3 日間は増量してはならない．
- パッチは 1 週間以内に同じ部位へ貼付することは避けるべきである．
- ブプレノルフィンは，腎不全においても安全であるが，重度の肝不全においては注意深く投与量を減量して使用しなければならない．
- 突出痛に対するオピオイドアゴニストの併用やオピオイドアゴニストからブプレノルフィンへの変更によって鎮痛効果が減弱することが以前は懸念されていた．この事象は，ブプレノルフィンが非常に高用量である場合のみに生じる．

オピオイドの毒性の理解とマネジメント

オピオイドの適切な投与量は，毒性がなく，痛みを緩和する投与量である．容認できない副作用がなく痛みのコントロールができるように鎮痛薬や投与法を選択することが大切である．

安全に車を停止できない限り車を運転することは認められないことと同様に，オピオイドの毒性について理解できない場合，オピオイドを安全に使用することはできない．

オピオイドの毒性の徴候

- 鎮静
- 悪心・嘔吐
- 呼吸抑制
- 発汗
- 神経興奮作用：ミオクローヌス，アロディニア，痛覚過敏，てんかん発作
- 瘙痒
- 幻覚
- せん妄

鎮静

- 認知機能に問題がない患者の場合，オピオイドによる鎮静は，継続して使用することで 1 週間後には消失することが多い．認知機能に

CHAPTER 8　高度認知症における痛みと痛みのコントロール

障害がある患者の場合，使用に関するデータはない．
- 痛みがオピオイド反応性であり，適切な投与量が使用されている場合に，オピオイドによる鎮静が持続することは稀である．鎮静の程度はオピオイド投与量に依存しない．軽度の痛みではごく少量のオピオイドで強く鎮静されることがあり，重度の痛みでは 1,000 倍の投与量でも全く鎮静されないことがある．
- 神経心理学的検査を用いた多くの研究により，長期のオピオイド使用はがん患者および非がん患者のパフォーマンスを最終的には損なわないことが明らかになっている．痛みが取り除かれることにより，注意力やパフォーマンスが実際に改善する患者もいる．しかしながら，これらの研究のほとんどは全身状態の比較的良い患者を対象としており，認知機能障害がある患者に対する研究はない．
- オピオイド使用中の患者に鎮静が出現した場合，別の原因を除外する（例：感染，高カルシウム血症，低ナトリウム血症，不眠）．オピオイドが開始されたばかりの場合は，鎮静が重度でなければ，数日はそのまま継続する．

悪心・嘔吐

- オピオイド使用の最初の 1 週間に多くみられ，その後は落ち着く．
- コントロールするために，ハロペリドールや cyclizine を 1 週間追加する．
- 悪心・嘔吐が続くときは，制吐薬の継続的な使用やオピオイドの変更が必要となるかもしれない．

呼吸抑制

- オピオイドの静脈内投与を行う術後痛といった急性痛においてはよくみられるが，慢性的なオピオイド使用で，特に経口の場合には，稀である．
- 正常な成人の呼吸回数は，1 分間に 12～20 回とばらつきがある．

- ナロキソンの投与を考慮すべき症状の1つである．ナロキソンによって，オピオイド使用中の患者に重度の痛みが引き起こされる可能性があり，いずれにしろ数時間後にはほとんどの問題が改善されるため，必要となることは稀である．しかしながら，重度の呼吸抑制は，致命的となりうるため，ナロキソンの使用が正当化される．

神経興奮作用

- ミオクローヌスはオピオイドの毒性の中でよくみられるものであるが，腎不全，肝不全，PD，AD，クロイツフェルト・ヤコブ病（CJD）も原因となりうる．
- できる限り原因を除去する．
- 第一選択の治療は，クロナゼパムである．他の選択肢は，バルプロ酸，フェニトイン，バルビツレートである．
- アロディニアや痛覚過敏も生じる可能性があり，特にオピオイドが高用量の場合にみられる．

オピオピドへの反応性とオピオイドに反応しない痛み

オピオイドの毒性の最も一般的な原因の1つは，痛みがオピオイドに反応しないことを認識できないことである．患者にはまだ痛みがある状態で，患者に毒性が出現するまで，効果がないままに繰り返しオピオイドが増量される．

オピオイドへの反応が乏しい痛みは以下が挙げられる．

- 疝痛：抗コリン薬によりよく反応する．
- テネスムス：ほとんどが無駄となる排便に駆り立てられる衝動を伴う，肛門括約筋の痛みを伴う攣縮である（例：直腸腫瘍，硬い便塊による拡張）．可能であれば直腸を空にする．他の治療法がなければ，腰部交感神経ブロック，適すれば直腸ステント，カルシウムチャネル拮抗薬が治療の選択肢となる．
- 膀胱攣縮：オキシブチニン，トルテロジン，トロスピウムなどの抗

CHAPTER 8　高度認知症における痛みと痛みのコントロール

ムスカリン薬に反応する.
- 褥瘡の痛み：全身投与のオピオイドは, 褥瘡の痛みにおいてわずかしか効果がないことが多い. 除圧が非常に有用である. 重度の痛みには, 局所投与のオピオイド（例：diamorphine）が非常に有効である.

オピオイドによる呼吸抑制を拮抗するためのナロキソン使用に際して

適応
- 呼吸回数が1分間に8回未満, かつ, 意識がない時やチアノーゼがみられるとき.
- パルスオキシメーターよりも臨床徴候の方が, 呼吸抑制をみつけやすい[1].

マネジメント
① ナロキソン400 μgを, 0.9%生理食塩水を用いて10 mLになるように希釈する.
② 呼吸回数が十分となるまで, 2分ごとに0.5 mL（20 μg）を投与する.
③ オピオイドの離脱による痛みのために激しい興奮が生じる可能性があるため, 意識レベルの改善を目指すのではなく, 呼吸機能をみて投与量の調整を行う.
④ ナロキソンは短時間作用型であり, 追加投与が必要となる可能性がある.

随伴痛と突出痛

- 随伴痛は, 痛みが引き起こされることが予期される動きによって誘発される痛みである. 例えば, 炎症を起こした関節のある足で歩くと, 強い痛みが急速に生じるが, できるだけ早く足に荷重をかけ

---

1 American Society of Anesthesiologists Task Force on Neuraxial Opioids (2009) Practice guidelines for the prevention, detection and management of respiratory depression associated with neuraxial opioid administration. *Anesthesiology* **110**, 218-30.

ないようにすると痛みは軽減する．また，褥瘡のドレッシング材を交換することでも随伴痛は起こり得る．

- 多くの随伴痛は，急速に発症し，消失する．このため，安静時の痛みと誘発される痛みとの差が顕著な場合，薬理学的には適切に治療を行うことは不可能である．鎮痛薬は，かなり異なる2通りの投与量を必要とするだろう．持続痛に対する少量の鎮痛薬と短期間の強い痛みに対するより高用量の鎮痛薬である．あまり痛くない時に高用量の鎮痛薬を使用すると，かなり眠くなる可能性がある．
- 随伴痛は，時に予防的な鎮痛薬により治療できる．例えば，痛みを伴う褥瘡のドレッシング材交換の15〜20分前に少量の経口または皮下投与でオピオイドを投与するなどである．
- 例えば，歩行杖，神経ブロックなど，非薬理学的な方法を検討する．
- 随伴痛は突出痛の1種である．突出痛は，「持続痛をコントロールできている定時投与の鎮痛薬を突破して，突然生じる一過性の強い痛み」[2]である．
- 鎮痛薬の切れ目に生じる痛みは，しばしば突出痛と混同される．これは，次の定時投与薬（例えば4時間ごとのモルヒネ）の予定時間の少し前に生じる．これは単純に，次の投薬の効果が出るまで効果が持続するようにベースラインのオピオイド量を30％程度増やすことで治療できる．
- 突出痛は，1回のエピソードが30分未満しか続かず，発現から3〜5分でピークに達することが多い．こういった特徴の痛みに対しておおよそ4時間ごとにモルヒネを投与すると，痛みがおさまった時にようやく効果が現れ始める危険性があり，その必要性がなくなった後にも体に残り，しばらくの間患者は眠気を催す．
- 経口腔粘膜吸収型クエン酸フェンタニルトローチ剤や舌下錠などの，突出痛に特化してデザインされた多くの薬物が開発されてきた．これらの薬剤は15分以内に作用し，2時間後にもまだ効果を有する．この薬物学的なプロファイルは，突出痛の特徴に適してい

---

[2] Bennet D (2005) Consensus panel recommendations for the assessment and management of break-through pain. Part 1 assessment. *Pharmacy Therapeut* **30**, 296–301.

CHAPTER 8 高度認知症における痛みと痛みのコントロール

る．オピオイド初回投与の患者に使用してはならず，使用に際しては専門家の助言を求めることが推奨されている．

症例

　Anneは，ケアホームのスタッフから，引きこもるようになったと報告され，食事を食べなくなり，ドレッシング材を交換する時には叫んだり泣いたりすることがあった．診察によってAnneの足に壊死領域があることがわかり，下部からは膿汁が排出され，足背では腱がつま先まで完全に露出していた．総合診療医は，副作用を恐れて，屯用のアセトアミノフェンしか処方しなかった．Anneは，ドレッシング材の交換前に少量のモルヒネを定期的に投与されるようになった．2日もすると，彼女は，元のコミュニケーションができる，機嫌のよい彼女に戻り，その後は彼女が亡くなるまで何週間もそのような状態が続いた．

オピオイドによる持続する鎮静への対処法

　オピオイドを開始して数日以上経過しても鎮静が続いている場合や鎮静が重度である場合には以下を検討する．

- 患者はそれほど多くの鎮痛薬を必要としているか？　もし痛みがなければ，投与量の減量を行う．
- 痛みはオピオイドに反応しているか？　もしそうでない場合，適切な薬剤へ変更する．
- オピオイドの必要量を減らすために，非薬理学的な方法や鎮痛補助薬を用いているか？
- 例えば，尿路感染症，低ナトリウム血症など，眠気の他の原因はないか？
- 副作用の少ない別の強オピオイドへ変更する必要があるかもしれない．これには，ケアと経験が必要であるため，緩和ケアか痛みの専門家に相談することが最良である．
- 時には，鎮静を軽減する薬剤を使用しなければならないかもしれない．この時に使う薬剤は，メチルフェニデート（アンフェタミ

ン），モダフィニル，ドネペジルが挙げられる．RCT によるエビデンスはメチルフェニデートしかないが，他の 2 つの薬剤も，進行期認知症患者において，より安全に使用ができるだろう．

さらに学ぶ方へ

Davis MP, Glare PA, Hardy J, Quigley C (2009) *Opioids in cancer pain*, 2nd edn. Oxford University Press, Oxford.
Flock P (2003) Pilot study to determine the effectiveness of diamorphine gel to control pressure ulcer pain. *J Pain Symptom Manage* **25**, 547–54.
Twycross R, Wilcock A, Charlesworth S, Dickman A (2009) *Palliative care formulary*, 3rd edn Radcliffe Publishing, Oxford.
Zeppetella G (2009) Impact and management of breakthrough pain in cancer. *Curr Opin Support Palliat Care* **3**, 1–6.

鎮痛補助薬

　鎮痛補助薬は，主要な適応は痛みに対するものではないが，特定の状況においては痛みのコントロールに有効な薬剤である．例えば，抗うつ薬，抗てんかん薬，ベンゾジアゼピンが挙げられ，特定の状況における痛みのコントロールに重要な役割を果たす．

治療必要数（NNT）と害必要数（NNH）

　以降の考察では，治療必要数（number needed to treat for pain：NNT＝1 人の患者で 50％以上痛みが軽減するために，特定の薬剤や別の治療法によって，治療を受ける必要のある患者数）と害必要数（number needed to harm for pain：NNH＝1 人の患者を鎮痛薬で治療する時に副作用のために鎮痛薬の服用を中止する患者数）という指標を使用する．

　NNT は 1 に近いほど良い（NNT が 1 ということは薬剤が全ての患者において少なくとも 50％痛みを軽減するということであり，NNT は 1 よりも小さくはならない）．一方で，NNH が高いほど，忍容できる薬剤である．当然 NNT と NNH は臨床的有用性の唯一の指標ではない．例えば，重篤であるものの稀な副作用がある場合，NNH は高いが，薬剤の使用を避けることに

CHAPTER 8 高度認知症における痛みと痛みのコントロール

なる.

神経障害性疼痛

神経障害性疼痛のメカニズムについての考察は, 📖 CHAPTER 8 を参照のこと.

多くの薬剤が, 神経障害性疼痛の治療に使用されている.

この分野の第 1 人者による共同宣言において第一選択の治療は, ノルトリプチレンといった三環系抗うつ薬, venlafaxine といった選択的セロトニン・ノルアドレナリン再取り込み阻害薬 (SNRI), ガバペンチンといったカルシウムチャンネル α2-δ リガンドのいずれかとすべきであると提案されている.

三環系抗うつ薬

1 日 1 回の投与, 費用が安い, 気分や睡眠にも同時に効果があるといった利点を有する.

- この種の痛みに対する薬剤分類の中で, 最も NNT が良い (神経障害性疼痛のタイプにもよるが, 三環系抗うつ薬の NNT はおおむね 2〜3 であり, この難治性疼痛の領域においてはとても良い).
- 最もエビデンスがあるのは, アミトリプチリンであるが, 特に高齢者において多くの危険性がある (表 10.2, 📖 付録 3). ノルトリプチリンとデシプラミンは, 抗コリン作用のプロファイルがそれほど顕著でないため, より安全性が高い.
- 患者が高齢者の場合は, 夜に 10 mg から開始し, 痛みがコントロールできる量までタイトレーションを行う (75 mg 以上となることもある). 個々によって血清中濃度は大きく異なるため, 反応するまでタイトレーションを行う.
- 痛みへの効果は, 抑うつへの効果によるものではない. 鎮痛効果は, しばしば 4〜7 日以内にみられ, これは抗うつ効果よりもかなり早いが, 時に数週間を要することもある.

SNRIs

代表的なものは，venlafaxine である（NNT 5.1, NNH 16.0）．心血管系の疾患がある場合には，注意しなければならない．

SSRIs

代表的なものは，パロキセチンである．最近のエビデンスでは，神経障害性疼痛に対してはNNT 7 と低いことが示されている．

カルシウムチャンネル α2-δ リガンド

代表的なものは，ガバペンチンとプレガバリンである．

- ガバペンチンは，神経障害性疼痛に対する薬剤であると同様に，抗てんかん薬や気分安定薬として時に使用され必要な場合には特に使用を考慮するべきである．
- これらの薬剤の主な利点は，副作用が比較的少ないことである．一般的なものには眠気，めまい，末梢性浮腫がある．緩和ケア，特に認知症にとって重要なものとして，ミオクローヌスが副作用となりうる．
- 様々なタイプの神経障害性疼痛を全て含めたガバペンチンのNNTは，1日 2,400 mg 以上使用時で 3.8 であるが，より低用量を用いた研究を含めると 5.1 である．ガバペンチンは三環系抗うつ薬に比べて忍容性が高い（すべての神経障害性疼痛の病態を合わせた NNH は 26.1）．製薬会社がガバペンチンのエビデンスを選択的に，ひいき目に提示して報告しているのではないかという疑問が生じている．
- プレガバリンの NNT は 3.7, NNH は 7.4 である．

神経障害性疼痛に対するオピオイド

オピオイドにより完全に痛みをコントロールできることは稀だが，以前に考えられていたことと全く異なり，神経障害性疼痛はオピオイドに反応性がある．

- オピオイドは，神経障害性疼痛において，第二選択の薬剤である．オピオイドはすぐに効果が得られる一方，他の薬剤は数日から数週間後に効果が得られる．
- モルヒネとオキシコドンの NNT は，約 2.5 であり，NNH は非常に低い．
- メサドンは NMDA 受容体拮抗薬の特性によって神経障害性疼痛に有効であると理論上考えられる．しかし，この主張を実証する臨床試験はまだ行われていない．

NMDA 受容体拮抗薬

NMDA とグルタミンは，最も一般的な中枢神経系における興奮性神経伝達物質であり，ともに NMDA 受容体に結合する．NMDA 受容体は，中枢性感作において重要な役割を果たす．NMDA 受容体拮抗薬が，中枢性感作の要因を阻害し，難治性疼痛が治療に反応しやすくなる．

- NMDA 受容体拮抗薬の代表的なものとして，ケタミン，デキストロメトロファン，メマンチン，メサドン，phencyclidine，ペチジンが挙げられる．
- 少量の麻酔域下のケタミンは，時折，難治性の神経障害性疼痛とその他の痛みの治療に使用される．オピオイド量を調整しなければ患者にオピオイドの毒性が出てしまうほどのオピオイドを必要とする場合にオピオイドを減らすことができるケースもある．

神経障害性疼痛に対するその他の薬剤

バルプロ酸，カルバマゼピン（虚弱な患者では忍容性に乏しい），フェニトイン（薬剤相互作用の頻度が高いため，また治療域が狭いため，ほとんど使用されない），クロナゼパム（エビデンスに乏しい）などがある．

筋攣縮の痛み

- 骨格筋の攣縮による痛みは，痙縮した筋がとても固くなり生じる（例えば不全片麻痺など）．
- オピオイドへの反応が乏しい痛みの代表例である．
- バクロフェン（5～30 mg を 1 日 3 回），少量のジアゼパム，チザニジン，ダントロレンなどの薬剤が，著効する可能性がある．
- ボツリヌス毒素の注射は，より難治性の症例に使用する．
- 日々，痙縮した筋を，優しく可動域を十分に動かすことによって，不快感が減少する可能性がある．優れた理学療法士は，痛みのコントロールに大いに貢献する．
- 痙性の脚を弛緩した脚に変えてしまうように，たとえ不恰好でも一人で立って歩ける人を，立てなくしたり転倒の危険性を高くしたりする可能性があるため，筋弛緩薬を使い過ぎないことが重要である．

疝痛

- 疝痛は，オピオイドよりも臭化ブチルスコポラミンのような抗コリン薬によく反応する．
- 臭化ブチルスコポラミンは，注射で使用する場合は著効するが，経口の場合，生体内利用率が非常に低い．
- スコポラミン臭化水素酸塩も使用されるが，臭化ブチルとは異なり，血液脳関門（BBB）を通過し，眠気を催したり，てんかん発作を起こしやすくしたりする可能性がある．また，制吐作用も有するため，必要な場合には考慮できる．皮膚パッチ剤として投与が可能である．
- 即効性の効果が望まれる場合，スコポラミン舌下投与（Kwell®，乗り物酔いに使用される）が数分以内に著効する．すべての舌下薬と同じように，投与前には必ず口腔内を湿らせる（一口の水を与える）．
- 理論上はオピオイドは便秘による痛みをコントロールできるが，

CHAPTER 8 高度認知症における痛みと痛みのコントロール

> 根本的な問題をさらに悪化させることになるため,この目的のためには使用するべきではない.

褥瘡の痛み

- 褥瘡の痛みは,非常に強く,例えば進行がんの痛みよりも強いこともしばしばある.
- 深い潰瘍では,痛みを伝達する神経終末がしばしば損傷を受けているため,表面的な潰瘍の方が痛みはより強い傾向にある.
- 全身的なオピオイド投与に対する反応は限られている.
- 褥瘡の痛みを予防したり緩和したりするために行う非薬物的な方法は,単独でも,薬物療法と並行して行うべきである.
- モルヒネや diamorphine の局所投与(Intrasite® gel や熱可塑性ゲルである Lutrol® gel といった基剤の中に混入し塗布する)は,褥瘡潰瘍の痛みの治療に有用である.特に潰瘍の辺縁の炎症を起こした領域に塗布する.

投薬経路

投薬経路は,忍容性,実用性,有用性の点から,非常に重要である.

経口

- 最も容易で便利あるため,最も好ましい経路である.
- 嚥下障害,嘔吐,意識障害がある場合には,代わりの経路が必要となることもある.
- 初回通過代謝により,薬剤によっては,経口の生体内利用率が低下する可能性がある.

経直腸

坐薬は,急速な経粘膜経路により,初回通過代謝を受けない,簡便な方法である.

- 坐薬を逆向きに挿入することで，その場にとどまりやすくなる．粘膜に接触しない糞便中に挿入しないことが重要である．
- 例えばNSAIDsのように，直腸から投与した場合に直腸炎を起こしうる薬剤がある．
- 患者によっては，坐薬は容認できないことがあり，特に，患者が混乱している場合である．

皮下

- 緩和ケアにおいて広く使用されている．簡便で，使用しやすく，確実である．単回の皮下注射は，筋肉注射に比べると痛みがかなり少ない．
- シリンジポンプを用いた皮下注射は，数時間の遅れの後，静脈内注射の血清中濃度と同等となる．静脈内注射は，維持することも難しいため，イギリスの緩和ケアでは，ほとんど行われない．

経皮

- 経皮吸収パッチは，スコポラミンやフェンタニル，ブプレノルフィンといった高い脂溶性をもつ鎮痛薬で使用される．
- パッチには，膜によって所定の位置に薬剤を留めておくリザーバーパッチと，時間をかけて緩徐に薬剤を放出するリザーバーの中に薬剤が埋め込まれているマトリックスパッチがある．2つのタイプは異なる特性をもっており，しっかり注意を払わずに別のタイプのものに変更してはならない．

筋肉内

- 筋肉内投与は，緩和ケアではほとんど使用しない．これは，特に繰り返し注射する場合には不快であり，はるかに忍容性があり危険性の少ない皮下注射を上回る利点がほとんどない．
- 筋肉内投与ができて皮下投与はできない薬剤はとても少ない．

CHAPTER 8 高度認知症における痛みと痛みのコントロール

- 筋肉内投与経路の他の適応は，末梢循環が途絶して皮下注射の吸収が不安定となる，ショック状態の患者である．

静脈内

- 多くの緩和ケアの臨床においては，この投与経路は，例外的な状況においてのみ使用される．管理が難しく，特別なトレーニングが必要であり，良好な静脈アクセスが得られるかに依存し，重篤な感染症になる可能性もある．
- 非常に強い痛みの場合，痛みが再びある程度のコントロールがつくまで，オピオイドは静脈内投与でタイトレーション可能である．この場合，呼吸抑制の危険性が高く，薬の拮抗や救急蘇生の設備があるところで，適する資格をもつスタッフによってのみ試みられるべきである．

非薬物療法

痛みの予防，またはコントロールの非薬物療法は，時に薬物療法よりも効果が高く，しばしば重要な補助となる．しかし，高度認知症の患者の場合，治療が患者を混乱させるものであったり，苦痛を与えるものであったりすることがある（神経ブロックの際になぜ針を刺されているのか理解できないかもしれない）．例えば，安静にしているように要求されたり，短時間でも痛みを伴う治療には協力できないかもしれず，また，継続した教育や技能の習得が必要となる治療は，記憶が著しく障害されている場合には不可能である．

理学療法

- 理学療法は，可動性を改善し，痙縮や硬さを減らし，転倒を減らすことで，痛みのコントロールに貢献する．副子固定，移動補助具の用意，関節疾患に対する超音波などのような技術も有用である．
- しかしながら，進行期認知症の患者は，エクササイズを学ぶことや

実践することができず，理学療法士が何のために何をしているのかも理解ができないかもしれない（📖CHAPTER 11）.

この病期の理学療法は，次第に患者と一緒に行うというよりも患者に対して行うことが増えてくる．そして，患者に対して次第に積極的ではなく消極的になるかもしれない．

経皮的電気神経刺激 TENS

WallとMelzackによる痛みのゲートコントロール理論では，脊髄後角に至る触覚の伝達経路を介した信号伝達が痛覚の伝達経路を介した信号伝達を抑制すると述べられている．TENSは，電気刺激によって，皮膚の少しピリピリした感覚を引き起こすことで，これを実現する．

- 様々な種類のTENS（従来式，鍼治療に似たもの，パルス式）があり，それぞれに特徴がある．別の関連する様式として，経皮的電気神経刺激（PENS：皮下電極を設置）もある．
- TENSは，神経障害性疼痛，筋骨格の痛み，内臓痛に有用である．
- TENSの効果は，しばしば施行後数時間続く．
- TENSは，ペースメーカーのある患者，皮膚の感度が変わっている部分，腫瘍の上，頸部の上，出血している部分には使用するべきではない．

神経ブロック

- 神経ブロックは限局性の痛みに有用である．
- 神経ブロックを受ける患者の多くは，引き続き鎮痛薬を続ける必要があるが，神経ブロックは鎮痛薬が次第に増える必要性と副作用を減らす．
- 神経ブロックには，脊髄（髄腔内または硬膜外注入．注入部位よりも下位の神経支配が複合的である痛みに有用．両足の痛みなど），末梢（1つまたは少数の末梢神経から起こる痛みに有用．肋間な

CHAPTER 8 高度認知症における痛みと痛みのコントロール

  ど），自律神経（内臓痛のような自律神経から起こる痛みに有用．上下腹神経叢ブロックなど）がある．
- 埋め込み型など体内に留置した神経ブロックは，単回ブロックの効果が一時的である際に時折使用される．埋め込み型の場合は正常位置からの移動が起きやすく，単回ブロックの場合は費用が高い．
- 神経ブロックは，数週間毎や数ヵ月毎に繰り返し施行しなければならないかもしれない．痛みが安定している患者では，神経ブロックのさらなる適応とはならない．

鍼治療

- 鍼治療は，頸部や腰背部の痛み，悪心・嘔吐などといった多くの病態の治療に用いられる．
- しかしながら，鎮痛効果は小さいこと，身体的な効果から精神・心理的な効果を取り除くことが現在は不可能であること，効果は短い時間しか続かない傾向があることが，最近のレビューで示されている．

Kyphoplasty と椎体形成術

　痛みを減らすために，また身長を回復するために，骨粗鬆症，悪性腫瘍や良性腫瘍によってつぶれた椎体に，骨セメントを注入する方法であり，その結果，姿勢が良くなり，転倒が減る可能性がある．椎体がつぶれた急性期において有用であるが，時間が経過してしまった場合の適応についてはよくわかっていない．

放射線療法と化学療法

- 例えば，転移性骨腫瘍による痛みなどのがん疼痛において有用である．

- 緩和的な治療は，短い期間で少ない用量であり，副作用が少ないであろう．

さらに学ぶ方へ

Further reading

Dworkin RH, O'Connor AB, Backonja M, Farrar JT, Finnerup NB, Jensen TS et al. (2007) Pharmacologic management of neuropathic pain: evidence-based recommendations. *Pain* **132**, 237–51.

Finnerup NB, Otto M, Jensen TS, Sindrup SH (2007) An evidence-based algorithm for the treatment of neuropathic pain. *Med Gen Med* **9**, 36.

Madsen MV, Gotzsche PC, Hrobjartsson A (2009) Acupuncture treatment for pain: systematic review of randomised clinical trials with acupuncture, placebo acupuncture, and no acupuncture groups. *Br Med J* **338**, a3115.

CHAPTER 9
その他の身体症状

はじめに……194

口腔症状……194

消化器症状……202

呼吸器症状……227

泌尿器症状……232

神経学的症状……236

訳：蓮尾英明

CHAPTER 9 その他の身体症状

はじめに

　病気が進行すると痛み以外の多くの身体症状に苦しむようになる．この章では，一般的な症状，原因，マネジメントを考察して，これらの症状を，可能な限り高度認知症と照らしながらまとめる．

　高度認知症における精神症状以外の症状の研究はほとんどなかった．症状の程度を調べるための適切な妥当性のあるツールはない．どんな症状が出現しやすいのかという研究に基づいた知見もない．イギリスのクロイドンで行われた最近の調査では，130名の高度認知症患者が対象となり，一般的な身体症状として，体重減少，食欲低下，倦怠感，虚弱，眠気があったと報告された．しかし，反復発作やミオクローヌスのような他の症状もまた，時に存在していた．

口腔症状

　口腔内の問題は著しい不快感をもたらし，栄養不良のような他の問題の原因にもなる．しかし，医師が患者の口腔内を診察することは稀であり，看護師はさらに少ない．口腔は，日々の生活を表す情報の宝庫である．定期的な歯科検診で多くの問題を予防できる．

　定期検査にかかる時間はわずかである（ペンライト，手袋，舌圧子を用意する）．

　以下のものを診察する．

- 口唇，口角：しこり，発赤，裂溝．
- 粘膜：湿潤または乾燥？　炎症？　潰瘍：外観と範囲は？
- 口腔内の衛生状態：鵞口瘡？　舌苔？　歯垢？　膿？　血液？
　　口腔ケアができない衰弱または認知症患者では衛生状態が悪いことが多い．
- 歯列：欠損？　折れている？　抜けている？　もろい？　無歯？

口腔症状

　義歯は合ってしているか？　会話や食事中はうまくいっているか？
- 歯肉：明らかに後退していないか？　歯周病を示唆する歯肉尖端の赤いラインはないか？　それにより歯は抜けていないか？
- 唾液腺開口部（耳下腺管開口部は両側の上部第二臼歯，顎下腺管と舌下腺管の開口部は舌下の正中）：膿？
- もし異常があれば，頸部リンパ節を診察する．

口腔乾燥

- 唾液分泌減少＝唾液産生の減少
- 口腔乾燥症＝口腔乾燥感

　この2つは同時に存在していることが多いが，各々別個に起こっている．人は1日平均0.5〜1.5Lの唾液を産生する．唾液は，口腔内を潤滑かつ清潔にして，味わえるように食べものを溶かし，消化を始め，食塊の咀嚼を容易にして，洗い流して細菌物質を薄め，抗菌作用を持ち，熱い食べものを冷ます．唾液の構成成分は，水分を多く含み，量が多く電解質に富む状態から，粘性で量が少なく蛋白質が豊富な状態まで，必要に応じて変化する．唾液の流れや成分の構成は自動制御されている．唾液自身がねばねばして粘性の場合も，口腔内の不快感をもたらす．

口腔乾燥の原因

- 65歳以上の30%は口腔乾燥に悩まされている．
- 脱水（例：飲み忘れ，自分では飲水ができない状態）．
- 特に睡眠時の口呼吸は，口腔乾燥につながる．
- 抗コリン作用の薬剤（三環系抗うつ薬，定型抗精神病薬，抗コリン薬，制吐薬）．
- その他の薬剤（クロニジン，利尿薬，オクトレオチド）．

CHAPTER 9　その他の身体症状

- 頭頸部への放射線治療歴．
- 口腔内の知覚低下（十分な唾液量にも関わらず口腔乾燥感がある）．
- その他の疾患（例：糖尿病，末期腎不全）．
- 高齢者における唾液腺腺房の線維組織への置換（主因ではなく付加的因子であろう）．

口腔乾燥の結果

- 結果的に最もよくみられる症状は嚥下困難である．
- 味覚低下，食への興味低下から栄養不良へとつながる．
- はっきりと話せなくなり，コミュニケーションを図ることが困難になる．
- 口臭により，社会的関係に影響がでることがある．
- 口腔内感染症の増加：口腔内が不衛生で歯垢があると，歯が抜けやすく，食事困難となる．口内痛を引き起こし，歯垢の細菌が深刻な誤嚥性肺炎の原因となることが多い．
- 鵞口瘡がハイリスクで起こる．
- 齲歯．
- 義歯や歯科補綴物がうまく合っていないと，圧迫潰瘍ができやすくなる．

口腔乾燥のマネジメント

- 十分な水分補給をする．定期的に水分を与え，必要ならば少量頻回に与える．
- 可能なら口腔乾燥を副作用にもつ薬剤を中止するか減量する．現実的には，別の薬剤で代用する．
- 非薬物療法：冷たい飲み物，かち割り氷をなめる，パイナップルの厚切りを噛む（新鮮なものが好ましいが缶詰でもよい，パイナップルには口腔内を綺麗にするブロメラインが含まれている），無糖のガム．口唇にワセリンを薄く塗る．
- 唾液代替剤：Saliva Orthana（豚肉ベースのムチンを含むため，イ

スラム教徒やユダヤ人には拒否されることがある）（訳者注：海外で市販されているムチンを基材とした人工唾液），Glandosane spray（メチルセルロースを含む）（訳者注：海外で市販されているスプレータイプの口腔粘膜保湿剤），Biotene Oral Balance gel．（訳者注：日本で市販されているジェルタイプの口腔粘膜保湿剤）頬粘膜や舌下に塗ることにより，長時間口腔内を湿潤に保つことができることが多い．

- ピロカルピン 5 mg 1 日 3 回経口投与，4％点眼薬 2〜3 滴 1 日 3 回口腔内滴下．腹痛，下痢，発汗を起こすことがある．治療抵抗性のケース（例：頭部放射線治療後）では，効果発現に数日から数週間かかる可能性がある．
- ベタネコール：10 mg 1 日 3 回経口投与，反応量まで調整．

流涎

　流涎は，唾液の嚥下困難や頭位不全（口唇が最低位に存在，例：弛緩した頸部），閉口不全のサインとなることが多い．これはパーキンソン症候群を示す可能性があり，抗精神病薬によって引き起こされることがある．唾液の生産過剰（コリンエステラーゼ阻害薬，例えばガランタミン，リチウム，コリン作用薬，例えばベタネコール，ピロカルピン，口腔内腫瘤，例えば舌腫瘍，フィットしていない義歯）もしくはその他の液体（膿）が原因となることもある．

流涎のマネジメント

- 体位：直立の姿勢が最適だが，ドレナージをするために側臥位（回復体位）がよいときもある．
- 吸引：唾液分泌をさらに悪化させる可能性があるため，呼吸を妨げていない限りめったに支持しない．深い吸引は総気道が塞がれた場合のみ指示する．
- パーキンソン症候群が起こっていたら，錐体外路系の副作用がある薬剤を中止する．

CHAPTER 9 その他の身体症状

- 抗コリン作用薬：中枢作用を回避することから，BBB を通過しない薬剤が最もよい（例：glycopyrronium 0.2 mg 皮下即時投与あるいはシリンジポンプ経由で 0.6〜1.2 mg/24 時間）
- ヒヨスチン経皮パッチ剤（通常乗り物酔いに使用される）もまた有効で，減量するためにパッチ剤を切ることができる（例：半面貼付は半分量の投薬になる）．しかし，この製剤は，BBB を通過するため鎮静作用をもたらし，制吐薬のように作用して，けいれん発作を誘発することがある．
- 抗うつ薬やその他の抗コリン作用薬も有効である．錠剤よりも液剤のほうが正確に滴定できる．

口内痛

口内痛の原因

- 折れたり破損している歯：口腔内潰瘍の最も一般的な原因はギザギザの歯である．
- 固い食べものと歯列の悪さ（例：硬いパンは口腔内粘膜をこする）．
- 口内感染症—疱疹性潰瘍は特に激しい痛みをもたらす．
- 栄養不良：鉄，リボフラビン（ビタミン B_2），亜鉛の不足はすべて，赤い舌や口角裂溝（口角炎）の原因となる．
- 口腔内の異物．

口内痛の結果

- 飲食を避けるようになり，結果として栄養不良になる．
- 興奮または回避；食事時間の中断．

口内痛の所見

- ギザギザの歯に隣接もしくはフィットしていない義歯下にできた不規則な輪郭の潰瘍は，外傷の発端になる．
- 孤立した浅い小潰瘍は，辺縁が赤く，ペアもしくは複数個存在する

ことが多いが，これらはアフタ性潰瘍である．1週間もすれば自然治癒することが多い．
- 疱疹性潰瘍の場合，液の充満した小水疱が，口腔内，咽喉，口唇のどこにでも最初から多発する．これらは，破裂，潰瘍化して，のちに痂皮化する．

口内痛のマネジメント

- 損傷があれば口腔内の湿潤を回復させる（CHAPTER 9）．
- 歯科医に以下のことを依頼する．ギザギザの歯（研いでくれる），もろい歯または抜けている歯やフィットしていない義歯（ベッドサイドで裏装でき，ライナーや外科用接着剤も使用できる），歯肉炎や齲歯の治療．
- 潰瘍を対症的に治療する．温めた生理食塩水で口腔内を洗浄すると気持ちがよい．局所ステロイド薬，抗ヒスタミン薬，スクラルファート，その他の被膜剤（carmellose paste-Orabase）で疼痛軽減を図れる．ベンジダミン（Difflam）は局所麻酔薬の性質を持つNSAIDであり，3時間ごとに15 mg使用，もしくは薬剤がしみる場合は必要に応じて1：1で希釈する（アルコールを含んでいるため）．
- 潰瘍の具体的な治療は原因次第である．
  - ヒドロコルチゾンの顆粒剤をなめる，もしくはステロイドにオラベース®を混ぜた軟膏をアフタ性潰瘍に塗布する（訳者注：現在口腔内潰瘍治療剤として広く使われているケナログ®は，オラベース®にステロイドホルモン剤を配合した製品）．
  - 発症して1日以内の疱疹性潰瘍であれば，アシクロビル200 mgを1日4時間毎，1週間投与する．
- 栄養不良の評価と治療：栄養バランスのよい食事，栄養補助食品．
- 歯がない場合は，適宜食事を変更する．
- 急性炎症が治まれば，口腔内の衛生状態を保つために口腔内の定期検診を始める．

開口を拒否し口腔ケアに抵抗する患者に対しては，時間をお

いてから再度試みるべきである[1]．さらに，彼らが口内痛で苦しんでいるかどうか考慮すべきである．顔面と顎関節の上部をマッサージすれば，開口を促すことができる．2本の歯ブラシを用い，1本はゴム引きの柄の部分を患者に噛ませ，もう1本で口腔内を清掃すればスムーズにいく．手袋をはめて，歯と頬の間以外は決して歯と歯の間に指を入れてはいけない．

認知症患者の口腔ケア

定期的な口腔ケアは多くの問題を予防できる．処置が始まることが視覚でわかるように，バスルームで1日2回行う必要がある．歯磨き粉は，まだきちんと吐き出しや嚥下ができる初期の認知症患者にのみ，使用する．さもなければ，歯磨き粉が唾液の流れを刺激し，うっかり歯磨き粉を吸い込んでしまい，人によってはその味が原因となり，以後口腔ケアに抵抗感を覚えてしまう．ラウリル硫酸ナトリウム（一般的に歯磨き粉の中の洗浄成分）は口腔乾燥をもたらしやすい．非常に毛が柔らかく，柄が長く，ゴム引きのグリップで，ヘッドが薄い歯ブラシと水を使用する．口腔ケアを開始する前に患者の顔に触れれば，患者もこれから始まることに対して心の準備ができる．そしてすべての手順同様，これから行うことを患者に説明する．他人の歯を磨くときは，その人の背後に立つとやりやすくなるが，椅子に座っている，もしくはベッドに横になっている人の前方に立っても可能である．「ブラシとモップ」を用いる要領で，歯ブラシで数回こする毎に，壊死組織片（デブリ）と唾液を綿棒で拭き取る．高度認知症患者の場合，助手に患者の手をそっと固定してもらい，同時に患者の気をそらせばとてもやりやすくなる．レモングリセリンスワブは，唾液の流れを刺激して口腔乾燥を引き起こすため，決して使用しない．まだ自分で歯ブラシを動かすことができる患者の場合は，手に手を取って，するべ

---

[1] van der Horst M-L, Scott D, McCoy B (2009) Oral health for frail older adults. Available at: http://www.rgpc.ca/best/BPC%20-%20Oral%20Care/Oral%20Health%20Webinar%20-%20Feb.%202%2709/Oral%20Health%20and%20Dementia%20presentation%20Feb%202%202009.pdf

口腔咽頭鵞口瘡（カンジダ症）

口腔咽頭鵞口瘡は，様々な種類のカンジダによって引き起こされる真菌感染症であり，様々な形態でみられる．

- 偽膜性：汚い白色のフィルムに似たプラーク．
- 点状：辺縁が紅斑様で，容易にこすり落とせる小さい沈着物（前癌病変である白板症とは異なる）．
- 滑らかな赤い舌と口角炎（口角が赤くなっているのは，鉄，リボフラビン：ビタミン B_2，亜鉛の不足が原因である）．
- 鵞口瘡により口内が不快になり，口臭，口腔乾燥，味覚低下が起こる．
- 食道鵞口瘡では嚥下痛が起こる．口腔鵞口瘡があり，同時に嚥下痛がある場合は食道鵞口瘡を疑う．全身状態が不良の患者が激しい嚥下痛を訴えている場合は，ヘルペス感染症が原因となっていることが多い．

カンジダ症の素因

- 口腔乾燥
- ステロイド
- 栄養不良
- 免疫不全（例：AIDS）
- 糖尿病
- 抗生物質
- 義歯

カンジダ症のマネジメント

- 可能なら素因の治療を行う．
- ナイスタチン 2〜5 mL（200,000〜500,000 U）1 日 4 回かナイスタチントローチ錠．高度認知症患者にとって，懸濁液は口腔内でくちゅくちゅ音をたてて液が残り，嚥下するのに数分かかるため実用的ではない．錠剤は，飲み込まず，口腔内で溶けるよう残しておく必要がある．

CHAPTER 9 その他の身体症状

- 代替薬として，（口腔感染症を引き起こすこと鵞があるが）ミコナゾールゲル剤，アムホテリシン錠を用いる．
- 全身投薬：フルコナゾールを毎日 50～200 mg もしくはその他のイミダゾール：これらは全身性の感染症や食道鵞口瘡に有効である．さらに内服薬のほうが使用が簡単な場合が多い．しかし，どのイミダゾールにも治療抵抗性を示すものがあるため，その場合，培養と感受性検査のためにスワブを検査室に送る．イミダゾールはCYP450（🔖付録 2）が原因で薬物の相互作用を容易に起こしやすいことを覚えておく．
- 鵞口瘡消失後も 2 日間は抗真菌薬を継続する．ステロイド薬や抗生物質が素因となり鵞口瘡を発症している場合，これらの使用が中止されるまで抗真菌薬を中止しないほうがよい．

さらに学ぶ方へ

Davies A, Finlay I (2005) *Oral care in advanced disease.* Oxford University Press, Oxford.
Napenas JJ, Brennan MT, Fox PC (2009) Diagnosis and treatment of xerostomia (dry mouth). *Odontology* **97**, 76–83.

消化器症状

体重減少，食欲低下，悪液質

栄養・水分補給における倫理問題の検討に対しては🔖CHAPTER 13 を参照する．

- 体重減少や栄養失調は認知症患者に一般的にみられる．
- 女性は，診断の 10 年前ぐらいに，初期のセルフネグレクトの兆候として体重が減り始める．この病状は，以前に考えられていたより早期に始まる．
- 1 年に 4%以上の体重減少は高齢者にとって疾患率や死亡率の増加につながる．
- 高度 AD の 30～40％は，臨床的に著明な体重減少をきたしている．
- 心臓病，うっ血性心不全，がんの患者よりも体重が減少していると

- しても，認知症の進行度合いは体重減少の程度には影響しなかったという前向きの集団研究がある．しかし，多くの研究は，体重減少は高度認知症が進行する時期を早めると報告している．
- 食事量が減ることは，初期認知症の行動障害としてみられる傾向がある（買い物を忘れる）．中等度になると，失行（家庭用品の使い方がわからなくなる），貯食（咀嚼や嚥下を忘れる），食事を止められない，食事に注意が向かないなどが起こる．高度になると，嚥下の口腔期（嚥下第一期）における問題が起こってくる（ CHAPTER 9）．
- AD は，記憶や摂食行動にかかわっている内側側頭皮質が萎縮している．これは，BMI 低値と関連している．
- 約 400 人の中等度かそれに準じる高度 AD の患者が参加した研究において，体重減少には 2 つのパターンがあることが報告されている．33％の患者は，1 年に体重が 4％を超えて緩徐に減少した．10％の患者は，6 ヵ月で 5 kg を超える著明な体重減少を認め，医学的あるいは社会的な激変と関連していた．著者の仮説によると，ストレス過多の状況が過ぎても，患者には減少した体重を取り戻すため食べる量が一時的に増えることはないが，全体の食事量がもどるために体重減少は進まなくなった．
- 専門家のいる施設で食事をしていれば体重減少を食い止めることができることを示唆する研究があるが，否定的な研究もある．
- 多くの研究が，AD は，安静代謝率（RMR）が低く，悪液質に至りにくいと示唆している．
- 栄養状態の悪い患者は，認知機能が早期に悪化して，BPSD の兆候が現れる．これが，原因（栄養不良状態が BPSD を悪化させる），結果（BPSD によって栄養不良状態になる），随伴現象（いくつかの発症機序において，栄養不良状態と BPSD は共に関与している）であるかどうかは不明である．
- しかし，高齢者の栄養問題で重要とされる年齢や血漿アルブミン値は，認知症においては生存予測にはならない．

CHAPTER 9 その他の身体症状

嚥下障害，誤嚥

この段落は CHAPTER 13 と併せて読むことを勧める.

嚥下困難は多くの高度 AD 患者に影響を与えるが，他の認知症でもみられ，より早期の段階でみられることもある．肺の中に食べものを誤嚥して誤嚥性肺炎に至ることは，高度認知症では一般的にみられることであり，著しい誤嚥になると週単位の予後になる兆候である.

嚥下とそのコントロール

嚥下には，口腔期（嚥下第一期）と咽頭期（嚥下第二期）がある.

- 口腔期
  - 歯で食塊を噛む.
  - 咽頭は自発的に開き，軟口蓋が挙上し，舌後方部は押し下げられる.
  - 舌は硬口蓋に寄せて食塊を押しつぶす.
  - 咽頭へ食塊を押しやる.
  - 軟口蓋は鼻腔へ食塊が入らないよう鼻咽腔を閉鎖する.
- 口腔期に続いて咽頭期になり，咽頭から胃へと食べものを運ぶ.
  - 舌後方部によって食塊を咽頭に押し込む.
  - 喉頭は挙上して，咽頭筋は弛緩する.
  - 喉頭蓋は，誤嚥を防ぐために喉頭を閉鎖する.
  - さらに，声帯が気管保護のために閉鎖する.
  - 蠕動運動によって，食塊は胃へ進む.
  - 軟口蓋が弛緩して，喉頭が再び開く.
  - 下部食道括約筋が開き，食塊が胃へと入る.
- 口腔期に求められるもの
  - よだれがたれないように上手に口を閉じること.
  - 噛むのに適した歯並び.
  - 口を滑らかにして，食べものが粘着しないほどの唾液.
  - 食塊を作って押し出すために滑らかに動く舌.
  - 機能が損なわれていない口蓋.
  - 頬と歯茎の間に食べものが集まらないようにする頬筋機能.

- 口腔内組織の神経支配が損なわれていないこと．舌神経（Ⅴ）は感覚，鼓索神経（Ⅶ）は舌前方3分の2の味覚，舌咽神経（Ⅸ）は舌後方3分の1の味覚，舌下神経（Ⅻ）は舌運動を司どっている．舌の感覚を失うことは，舌の動きが悪いこと以上に誤嚥が起こりやすくなる．
- 咽頭期に求められるもの
  - 滑らかに動く舌後方部．
  - 神経支配が損なわれていないこと．神経学的異常は，最初に液体，次に固形物の嚥下障害を引き起こす．閉塞性病変は，液体より先に固形物の嚥下障害を引き起こす．
  - 閉鎖することで誤嚥を防ぐ喉頭蓋や声帯の神経支配が損なわれていないこと．
  - 脳神経第Ⅴ，Ⅶ，Ⅸ-Ⅻは，嚥下を円滑にするために機能が損なわれていない必要がある．

嚥下を制御する中枢機構

次に，少ないものの現在明らかになっていることを挙げる．脳幹構造が嚥下の大部分を制御しているが，大脳皮質や他の高度神経中枢は調節的に関与していると考えられる．

- 嚥下が始まる前に，頭頂葉の楔前部が活性化する．楔前部は，認識するための記憶として重要な部位であり，例えば食べものを見ると嚥下をする合図が出される．
- 嚥下反射において，一次体性感覚運動皮質（特に顔，舌，咽頭を支配している領域）の両側の活動が目立っている．
- 意識して嚥下をする場合，帯状皮質もまた嚥下を始める意思決定にかかわっていることが明らかになっている．その活性は島や前頭回へと広がり，運動制御とかかわるようになる．前頭弁蓋，側頭皮質，時には小脳，基底核，視床もまたかかわっている．
- 脳幹において，孤束核（脳神経第Ⅶ，Ⅸ，Ⅹから味覚や内臓知覚を入力している），疑核（咽喉頭へ第Ⅹ運動線維，茎突咽頭へ第Ⅸ運動線維を出力している），網様体は，嚥下過程にかかわっている筋

- 群を補助している他の脳神経核とつながっている．上記のように，これらは皮質下行性の影響を受けている．
- 認知症ではこれらの機構の多くが損なわれており，嚥下に影響がでる．

種々の認知症における嚥下

- 最近の fMRI（機能的磁気共鳴画像法）研究で AD 患者の嚥下の変化はこれまで考えられていたよりも初期の段階から生じていることが示された．末期の AD では，嚥下障害が進行する．最近の内視鏡を用いた研究では，中等度〜高度認知症患者の 30％が誤嚥をしていることがわかった．中等度ではないが高度になると，声帯を通って誤嚥をする傾向がみられた（統計学的有意差は認めなかったが，サンプル数が少ないためと考えられた）．AD は，島や前外側と後方の頭頂葉と関係している側頭葉が段階的，対称的，進行性に損なわれるため，嚥下障害が進んでいく．
- 最近の報告では，AD における嚥下困難は，側頭頭頂葉と関連した感覚機能障害から主に起こるとされている．一方，VaD では，運動皮質脊髄路の損傷と関連していることが多い．例えば，AD 患者は液体が飲みこみにくい傾向があるが，VaD では食塊形成が問題になることが多い．
- DLB において，嚥下障害はパーキンソン症候群と関連している．
- 前頭側頭型認知症の患者には，一口の量が多いと，咀嚼中に咽頭に流れてしまうことがある．これは嚥下機能の低下を示唆している．時にみられる強迫的な摂食行動が，誤嚥リスクを高めることもある．
- ハンチントン病や CJD といった他の認知症においても，嚥下障害は一般的な特徴としてみられる．

嚥下障害の他の原因

　高度認知症における摂食困難には，多くの理由が存在する（**表 9.1**）．

表 9.1　高度認知症における摂食困難の原因

- 失行：認識できない，食器を使えない
- 食事のための時間が不十分
- 興奮や徘徊による妨げ
- 摂食拒否
- 食事時間を忘れる
- 注意がそれる
- 興奮による激越
- 摂食習慣の乱れ（患者や介護者の要因）
- 食べものが口の中にとどまる歯の問題：歯がない，義歯が合わない
- 口腔乾燥
- 口の感覚が低下している
- AD における皮質延髄路と脳神経核の損傷
- DLB によるパーキンソン症候群
- 基礎疾患（例：ハンチントン病，PSP）

表 9.2　誤嚥を思わせるベッドサイド兆候

- 覚醒時間の減少
- 注意力散漫
- 分泌物や食べ物のよだれ
- 摂食時の声質の変化
- 嚥下時や嚥下後に咳嗽がでたり唾が飛ぶ
- ごぼごぼといった湿性呼吸
- 口腔内のすきまに食べものが残る
- 嚥下の動き出しが遅れる
- 一口ごとの嚥下回数が多い
- 特定の食べものを避ける
- 食事に時間がかかるようになる

表 9.3　誤嚥のリスクを減らす手法

- 何とか一人で食事ができる状態の人を食事中に置き去りにしない
- 45 度以上起こした姿勢
- 可能なら嚥下中は頭を前傾にする
- 気が散るようなものを少なくする：雑音をなくす，対象を移動する
- 必要量のとろみ剤を使う
- 片側咽頭麻痺の場合，食べものを健側に押し進めるために頭を麻痺側に回す
- 食事が終わった際，患者に咳払いをするように推奨する
- 食塊を飲み込んでから，次の食塊を入れるようにする

CHAPTER 9　その他の身体症状

嚥下障害の自然経過

- ADの場合，嚥下障害は皮質延髄路と脳神経核の損傷の結果として生じる．無症候性基底核梗塞，神経弛緩薬の内服はそのリスクを高めるが，ベンゾジアゼピン系は高めない．
- ADに由来する神経損傷を受けた嚥下障害では，最初に飲水に影響が及ぶ．
- 最初は一口ずつ，少量を飲み込む．
- ストローで飲んだり，とろみをつけたり，アイスクリームのような半固形のものを使うことで，一時的ではあるが嚥下機能を保つことができる．
- 最終的に固形物でも嚥下障害が起こるようになる．すりつぶしたり，裏ごしした柔らかい固形物に切り替えると，飲み込みやすくなったという声をよく聞く．
- 誤嚥の兆候が起こるようになる（**表9.2**）．
- 摂食困難が目立つにつれて介助者の負担も増すようになる．
- 短期間はとろみをつけることや多くの手法（**表9.3**）を用いることで，誤嚥しないようにすることはできる．しかし，最終的には，誤嚥が顕著になり，誤嚥性肺炎を繰り返すことが避けられなくなる．
- 約50％の健常成人は睡眠中に中咽頭の分泌物を少量ではあるが不顕性誤嚥している．肺炎に至らないのは，口腔内の病原菌が十分量おらず，細胞性・体液性免疫が十分に働いており，誤嚥の量が少ないためである．
- 高度認知症において，これらの兆候の多くは変わることがある．口腔衛生が低下すると，口腔内細菌の病毒性が増す．衰弱は免疫応答に影響を与える．誤嚥は，神経損傷や衰弱の影響を受けることで目立つようになる．
- 誤嚥性肺炎のエピソードは，食べものの誤嚥ではなく，胃内容物（胃酸は重篤な肺炎を引き起こす）や細菌量が多い唾液の誤嚥から起こることが多い．
- 誤嚥性肺炎は，右下中肺葉に起こりやすい．立位で誤嚥すると，両下葉に起こりやすい．左側臥位での誤嚥は左下葉の肺炎になりや

消化器症状

すい．仰臥位で誤嚥すると，右上葉に肺炎が起こることが多い．
- 肺炎球菌，インフルエンザ桿菌，グラム陰性桿菌，黄色ブドウ球菌に感受性のある抗菌薬を使用すべきである．

経口摂取のマネジメント（表 9.4）

何とか一人で食事ができる状態では以下の障害が起こりうる．

- AD 患者は，日中のリズムが変わり，朝食を主食として好むようになる．しかし，多くの施設では，朝食のカロリーは 1 日の食事の中で最も抑えられており，食欲が落ちてくる遅い時間になるとカロリーが高い食事がでてくる．
- 皿，ふた，はしなどの道具をうまく使えないと食事が摂れずカロリー不足につながる．これに配慮することは，細かいことではあるが非常に重要である．
- 食べるために必要な道具を上手に使えなくなると，自力で食べ続けるためには指でつまんで食べることが多くなる．
- 摂取量には限界があるが，摂取することに喜びを得られる量において，高エネルギーの食べものは，認知症の人々が多くのカロリーを得ることを可能にするという報告がある．
- すぐに食べものの選択をせまることは，刺激を与え興奮させて，摂食量を落としてしまう．
- 口元に食べものを持っていけなかったり咀嚼できないことは，摂食低下と強い関連がある．スタッフがこのことを認識して食事介助をするべきである．
- 一般の "健康的な食事" を選ぶと，カロリー制限状態となり認知症患者にとって健康的な食事になることは少ない．高脂肪，高血糖の食事が選ばれる（量の割にカロリーが高い）．
- 高度認知症では，患者が咀嚼や嚥下を忘れるにつれて口の中に食べものが残り，口を開けることを嫌がり，食べものが垂れ，嚥下が遅れ，食欲や口渇感がなくなったりする．
- 感染やうつ病のような併発疾患を考慮する必要がある．
- 看護師や HCA（healthcare assistant）への食事介助訓練は彼らの心

> 構えや考え方を向上させるが，摂食量には影響を及ぼさない．

表 9.4　経口摂取をさせるための簡単な秘訣

- すぐに目に入る位置で直角に座る（注意力低下や視覚欠損を心に留めておく）
- 食べる前に，食べものを見させたり匂いをかがせたりする
- 患者の手をスプーンに置いたり，手を口元に持っていくことは有用である
- 口を開くことを嫌がる患者には，スプーンで唇を触ったり，唇に食べものを置いたりしてみる．水分を与えるときも同様である．
- 口の中に食べものが含まれているなら，嚥下するように促す
- 咀嚼しないことが窒息の代表的な原因であるため，咀嚼を思い起こさせる
- 喉をさすることは，嚥下を誘発しやすくする
- 苦痛の兆候があれば患者の顔をみる
- 時間をかける：高度認知症では嚥下に時間がかかる
- 食事のあとに，20分間は姿勢よく座らせる

Reproduced from Wasson K, Tate H, Hayes C (2001) Food refusal and dysphagia in older people with dementia: ethical and practical issues. *Int J Palliat Nursing*, 7(10), 465–71, with permission. © 2010 MA Healthcare Limited. All rights reserved.

経腸栄養のマネジメント

経口摂取が危険になると，経鼻胃管（NGT）や胃瘻（PEG，RIG）から経腸栄養を開始する傾向がある．経皮的，CTガイド下に挿入する胃瘻が簡単に利用できるため，その使用が広まった．

- 数多くの調査では，医療者が，認知症における胃瘻は予後を延長して，QOLを向上させ，誤嚥性肺炎や褥瘡を減らし，栄養機能状態を改善すると考えていること，胃瘻処置における短期死亡率を過小評価していることが示されている．
- イギリスの言語聴覚士の調査でもまた，彼らの多くは，自分たちが同様の状況なら望まないにもかかわらず，高度認知症に対しては胃瘻を勧めている．

- イギリスで，2004年に国家死亡調査委員会（NCEPOD）が胃瘻に関して報告書をまとめた．そこには，胃瘻の12％が認知症であったとされていた．アメリカでは，高度認知症における経腸栄養の使用は一般的であり，入院している認知症患者の50％以上に行われていた．経腸栄養の使用は，世界各国によって大きく異なる．
- しかし，いくつかの理由によって，最近は使用が減少してきている．
- 最近のコクラン・レビューをみても，経腸栄養を行った高度認知症患者が，自然に沿った栄養管理を行った患者と比べて，生命予後が延長することは証明されていない．それゆえ，倫理的な条件をつければ，胃瘻は予後を延長させる治療としてみなすことはできない．
- 胃瘻造設における罹病率と死亡率は高い．多くの報告が，処置から1ヵ月以内に30～50％の死亡率があることを示していた．一般臨床において，そのような高い死亡率がある外科的処置は容認できるとは考えられない．平均生存期間は，60日かそれ以下と報告されている．これに対して，胃瘻で生存期間が延長したという報告も少ないが存在している．しかし，これらは，病気の初期段階で胃瘻が造設されていることが多い．
- 胃瘻造設と同時期に感染や褥瘡を発症した患者は，予後が平均32日だった．
- 古い報告であるが，尿路感染症や誤嚥既往がある75歳以上の一般病院の患者は，胃瘻造設の1ヵ月以内に67％が死亡していた．
- それゆえ，胃瘻が造設されるときは，まずは身体状態が安定するようにすべきである．
- 胃瘻支持者は，胃瘻が生命予後を延長させないとしても，胃瘻がないと患者が空腹感や口渇を感じるのではないかと心配している．最近の報告では，経腸栄養を控える決断をした患者は，不快な表情をほとんどしていなかった．これらは，呼吸困難やミオクローヌスのような併発症状と関連していることが多かった．その症状は，経腸栄養を控える決断をした後に数日かけて改善した．
- 胃瘻を支持しない者は，胃瘻や経管栄養は忍耐の上に行われていることが多く，最小限でも問題を引き起こすと考えている．

CHAPTER 9 その他の身体症状

- 胃瘻によって高度認知症患者の誤嚥性肺炎や褥瘡の有病率が減り，栄養状態が改善するというエビデンスはない．小規模であるが，胃瘻患者とその他の患者との間のアウトカムに違いはないことを示した報告がある．
- 胃瘻造設後，栄養剤が過量または急速に注入されると，患者は数日の下痢，腹部膨満感，嘔吐に苦しむことがある．
- 認知症のために胃瘻を使用しているナーシングホーム居住者の5人に1人が，1年以内にチューブの交換や再固定を必要としたという報告がある．1人あたり平均1回，平均9日の入院があった．3人に1人は，入院をしないで救急部で処置を受けた．
- 小サンプルを対象としたアメリカの研究において，チューブの脱落や機能不全を治すことにかかる費用は，2003年において1,100万ドルであった．
- 経鼻胃管は，胃瘻より誤嚥や脱落が起こる危険性が高い．
- チューブが引き抜かれないように，71%の患者に抑制が用いられているという報告がある（NGT＞PEG）．
- そうは言っても，患者が十分な処置を受けられる包括保険に入ることが大切である．少数ではあるが，経腸栄養が認知症にはよくないというメッセージに心を奪われている患者もいる．この見解以上のエビデンスは乏しい[1]．
- 認知症患者は，病気が進行にするにつれて食事量が少なくなるが，このことに動揺することはない．これを証明する方法はないが，病気の後期では口渇や空腹の感覚を感じにくくなると多くの人々が思っている．

嚥下障害のマネジメント

- 口渇のような一般的な原因に対応する（CHAPTER 9）．
- 誤嚥を少しでも疑う所見があったり，嚥下障害が進行しているなら，言語聴覚士による適切な評価が必要になる．

---

1 Regnard C, Leslie P et al. (2010) Gastrostomies in dementia: bad practice or bad evidence? Age Ageing **39**, 282–4.

- 不足分を満たす食事改善が必要になる.
- 液体はとろみをつける必要があり，多くの安全な嚥下技法を用いる.
- 脳梗塞患者への働きかけとして，脳の適応力を利用することが嚥下のリハビリテーションになることが示されている．反復運動のような技法を使うことで，損傷を受けていない皮質野が，損傷を受けた脳の機能を代償して回復することができる．
- 認知症のような進行する病態でも，そのようなアプローチが功を奏するかどうかは，まだ明らかになっていない．

英国内科医師会による推奨

- 経口摂取は，必要なもので，治療の主目的にならなくてはいけない．栄養豊富な食べもの，特別な食事提供（病院における red tray の使用）は役に立つ．
- 絶食は最後の手段である．
- 認知症では，経管栄養が予後を延長することは稀で，患者を不健全な状態にしてしまうことが多いというエビデンスがある．
- 経口摂取が困難になったとき，理想をいえば，栄養の専門的知識がある医師ではなく，医療従事者による多職種の栄養サポートチームが，患者と家族をよい方向に導くべきである．助言を与えるだけではなく，週末に電話で相談できるとよい．
- そのようなチームは，本質的に多職種協働的であるほうがよく，各自の専門領域にのみ着目する専門家で構成されるべきではない．チームが労力をかける中心には患者がいるべきである．
- チームのメンバーは「われわれは何を成し遂げようとしているのか？」と最初に疑問に思うべきある．
- このことは，経管栄養が必要であるときでさえ，できる限り配慮しておくべきである．終末期に，「不安定な嚥下」と判断したとしても，リスクマネジメント介入は，患者に最適な QOL を提供する．

Source: Royal College of Physicians (2010) *Oral feeding difficulties and dilemmas. A guide to practical care particularly towards the end of life.* Royal College of Physicians, London.

CHAPTER 9 その他の身体症状

嘔気/嘔吐

　嘔気はとても苦痛であるが，高度認知症の場合，診断することは難しく，不可能である．嘔気は，拒食のような行動で表出されることがある．逆に拒食は，嘔気を疑わせるが，患者からのはっきりとした訴えがないためにその存在を確信することはできない．

　嘔気と嘔吐は，生理学的に全く別の現象である．嘔気は，視床下部や下前頭回と関連しており，胃電位リズムの変化だけではなく，抗利尿ホルモン（ADH）分泌に付随して起こる．嘔吐は，蠕動運動の変化，筋群の弛緩と緊張，吐物からの気道保護といった，とても複雑な一連の事象が同時に起こることが必要になる．一連の流れのタイミングがずれると，誤嚥，胃粘膜裂傷（マロリー・ワイス症候群）からの出血，食道穿孔（ボールハーベ症候群：特発性食道破裂）で致命的になる可能性がある．そこで，嘔吐中枢は脳幹に存在して全体の動きを司どっている．様々な催吐作用のある原因が呼吸中枢を刺激して，嘔吐連鎖が始まる．ある領域に作用している重要な神経伝達物質を遮断することは，その領域から起こる嘔吐を抑えることになる．刺激するものとしては，以下のものが含まれている．

- ●化学物質：体内の様々な化学受容器引き金帯（CTZs），特に中脳の第4脳室壁に接する最後野によって感知される．これらは体内の化学変化を感知して，呼吸中枢を刺激して嘔吐を引き起こす．嘔気/嘔吐の化学的刺激は以下のものが含まれている．
  - ●生化学的変化：腎不全，高カルシウム血症，低ナトリウム血症．
  - ●薬物：モルヒネなどの強オピオイド，ドパミン作動薬（例：レボドパ），抗がん薬（例：シスプラチン），エリスロマイシン，アミノフィリン，NSAIDs．
  - ●第1腰椎部位への放射線治療，脳や身体全体への高照射線量を要する放射線治療．
- ●孤束核：孤束核は，消化管，あるいは消化管に発生学的に由来する組織からのインパルスを伝達する．刺激するものには，味覚，咽頭

214

分泌物，消化管（例：胃炎），心臓（例：心筋梗塞）（すなわち，第7脳神経-鼓索神経，第9脳神経，第10脳神経）が含まれている．
- 前庭神経核：第8脳神経．しばしば自律神経症状（浮動感，嘔気，動悸）や小脳症状（眼振）と関連する（例：乗り物酔い）．
- 感情と高次機能（例：恐怖，不安，激しい痛み，視覚入力，嗅覚）．

嘔気/嘔吐の診断

病歴を丁寧に聞くことで，原因が明らかになることが多い．内服している薬物に注意を払い，必要なら血液中濃度（ジゴキシン）を調べる．

嘔吐と吐き戻し(実際には嚥下されていない食べもの/液体．これは，短時間の摂食で起こり，嘔気はなく，胆汁も混ざっておらず，嘔吐にかかる労力を要さないことが多い)を区別しなければならない．吐き戻しは，制吐剤の効果が乏しく，効果を高めようとして内服量を増やすにつれて重篤な副作用のリスクが高まる．

胃排出遅延：胃排出は，幽門部腫瘍，潰瘍瘢痕，神経機能低下（例：糖尿病性ニューロパチー），膵頭部腫瘤（例：腫瘍）によって遅延する．抗コリン薬やオピオイドのような薬物は胃排泄を遅らせることがある．胃は膨張性に長けており，電解質に富む胃酸を分泌する．それゆえに，嘔吐は，少なくとも最初は吐物量が多く，嘔気を伴うことは少なく，4時間以上前の部分消化された食べものが含まれていたり，物理的に幽門部が完全に閉塞したために胆汁が含まれていなかったり（胆管が十二指腸下行脚に開口している場合），重篤なショック状態になりうる脱水，低ナトリウム血症，アルカローシスをもたらしたりする．胃が完全に満たされているなら，運動は嘔吐を引き起こすことに注意しないとならない．これは，前庭器による嘔吐として誤って解釈されていることが多い．対応としては，必要ならば塩類とカリウムを含んだ水分補給，可能ならば原因除去，消化管運動改善薬（例：メトクロプラミド，ドンペリドン，エリスロマイシン）の使用が必要となる（**表 9.5**）．

CHAPTER 9 その他の身体症状

　胃圧迫症候群：腫大した肝臓が胃の上から圧迫して，胃排出遅延と同様の状況を引き起こす．違いとしては，少量の嘔吐を頻回に繰り返すことが挙げられる．

　頭蓋内圧亢進：これは，早朝頭痛，嘔気を伴わない嘔吐，うっ血乳頭を起こすと古典的には言われている．

嘔気/嘔吐のマネジメント

- 可能ならいつでも根本的な原因治療を試みる．
- 嘔吐を誘発するような強い臭いや味を避ける．
- 必要から適切ならば経口または皮下投与水分補給をする，体液喪失が著しいなら静脈投与．
- 脱水の程度を評価するには様々な方法がある：体液喪失の評価（例：嘔吐量），臨床的評価（組織のツルゴール低下，例：胸骨上皮膚の伸縮性低下，くぼんだ目，乾燥粘膜，尿産生の減少，体重減少−1 L＝1 kg），血液検査（特に全血球数，ナトリウム値，尿素値，蛋白値）．
- 皮下点滴は 2 L/日の液体を投与することができる（離れた 2 ヵ所から同時に投与すれば，3 L/日の投与が可能）．静脈点滴は，大量の補液が必要だったり，皮下輸液中に頻回の体液喪失のような問題に直面したり，皮下投与に安全性のない液体（例：40 mmol/L のカリウム）を投与するときのみ用いられるべきである．皮下点滴は簡単に挿入して維持ができ，看護師によって再挿入も可能で，水分過負荷や敗血症のリスクも低い．さらに，カニューレの栓を閉めることで，接続を外したり再接続できたりする．水分補給の倫理に関する検討は，CHAPTER 13 を参照．
- 制吐剤：表 9.5，表 9.6 を参照．

表9.5 制吐剤の選択

原因	制吐剤	注釈
すべての原因：VPGでの神経伝達物質遮断	抗ヒスタミン剤（例：シクリジン25〜50 mg 1日3回，経口または皮下），抗コリン薬（例：臭化水素酸ヒオスシン TDか0.4 mg皮下）.	有用で一般的に用いられる．制吐剤の選択に悩むときにも用いられる．臭化ブチルヒオスシン（ブスコパン）は血液脳関門を通過しないので制吐剤にはならない．
化学物質：CTZ遮断	ハロペリドール0.5〜1.5 mg/日か他のフェノチアジン系．レボメプロマジン6〜12.5 mg経口，3〜6 mg皮下も使われることがある．オンダンセトロン4〜8 mg（上限）1日3回や他のセロトニン3型受容体（5-HT3）拮抗薬．	DLBやPDの患者には，ハロペリドールやレボメプロマジンを避けたほうがよい．高用量のレボメプロマジンは血圧低下を起こすので，特に血管疾患のある高齢者は使用を避けたほうがよい．
孤束核：味覚，咽頭，心臓	臭化水素酸ヒオスシン．	眠気，けいれん閾値低下の原因になる．
胃排出遅延	メトクロプラミド10〜30 mg 1日3回，経口または皮下．ドンペリドン10 mg 4時間毎経口．エリスロマイシン150 mg 1日3回．	特にハロペリドールと併用してメトクロプラミドを使用したとき，パーキンソン症候群に気をつけないといけない．ドンペリドン経口のバイオアベイラビリティは低く，制吐剤としての作用は弱い：経直腸からの効果は高い．エリスロマイシンは，有用な抗生剤であり，制吐剤としての使用は最小限にするべきである．
前庭系	シクリジン（上記参照）．	
感情的原因	ロラゼパム0.5〜1.0 mg舌下を考慮する．	

CHAPTER 9 その他の身体症状

表 9.6　制吐剤の副作用

制吐剤	主な副作用
臭化水素酸ヒオスシン	ムスカリン受容体拮抗薬（抗コリン作用）：口腔内乾燥，霧視，便秘，尿閉，急性閉塞隅角緑内障誘発．鎮静状態．
シクリジン	最初の数日間の眠気．ムスカリン受容体拮抗薬であるが，ヒヨスチンより副作用は目立たない．頭痛，精神運動機能低下，低血圧，不整脈がごく稀にある．
ハロペリドール	DLB において致死的になることがある．錐体外路症状，例えばパーキンソン症候群，ジストニア（ハロペリドールでは特によくみられる），アカシジア，遅発性ジスキネジアが挙げられる．他の抗精神病薬より鎮静作用が少ない．抗ムスカリン作用はほとんどもしくは全くない．緩和医療で使用される他の薬剤との相互作用によって，QT 間隔延長による突然死といった危険性が高まることがある（例：メサドン，エリスロマイシン，三環系抗うつ薬）．悪性症候群（NMS）．
レボメプロマジン	重篤な起立性低血圧，頻脈，抗ムスカリン作用，眠気，NMS．
メトクロプラミド	錐体外路症状(高齢者では稀)，ジストニア，アカシジア，遅発性ジスキネジア，NMS．
ドンペリドン	けいれん，腹痛，下痢．
エリスロマイシン	嘔気，嘔吐，腹痛，抗菌薬関連下痢症．QT 間隔延長．薬物相互作用が生じやすい（📖 付録 2 を参照）．
オンダンセトロン	便秘，頭痛，紅潮，不整脈（稀）．

吃逆

吃逆は，声帯閉鎖を同時期に伴う，横隔膜や他の吸気筋の突然の不随意収縮である．ミオクローヌスの一種である（📖 CHAPTER 9）．

吃逆の原因

一般的に，吃逆は，胃や腸の拡張，他の横隔膜下の問題，中枢の原因によって起こる．吃逆と関連する薬物としては，コル

チコステロイド，ベンゾジアゼピン，メゲストロール，オピオイド，フェノバルビタール，コトリマゾールが挙げられる．しかし，遷延する吃逆は稀で散発性であるがゆえに，原因を薬物のせいにすることは難しい．

吃逆のマネジメント

吃逆のマネジメントは，適切な比較臨床試験を施行することが非常に困難であるために管理方法は確立されていない．いつものように，根本的な原因の改善に取り組む．非薬理学的な介入として，バルサルバ効果，息こらえ，グラニュー糖を飲み込む，頸動脈洞マッサージ，カテーテルで咽頭を刺激することが提案されている．これらの介入は，高度認知症における実用性には乏しいだろう．吃逆を抑えることに役立つ薬物としては下記が挙げられる．

- バクロフェン
- クロルプロマジン
- メトクロプラミド
- ニフェジピン

便秘

便秘は，排便が困難で苦痛を伴う状態を意味しており，排便は稀で硬く少量である．しかし，患者や介護者にとっての便秘という言葉は，排便における過度のいきみ，不十分な排便感，トイレで非常に多くの時間を要することとして使われている．便秘は，痛み，不快感，裂肛，腸閉塞，尿閉，高齢者では不穏の誘因となりうる．便秘が高度になると，宿便性直腸潰瘍，腸穿孔や腹膜炎までも起こりうる．

便秘の原因

便秘の原因として，腸管蠕動不全や骨盤底機能不全が絡んでいる．大腸通過が遅延すると，便から水分が吸収される時間が増えて，便がより小さく硬くなる．これらの変化が原因になっていることが多い．

CHAPTER 9 その他の身体症状

- 年齢：年齢が腸管に変化を起こすと論じられることがある一方，加齢や結合組織の増加によるニューロン数の減少と関連して，便の通過に関与している腸管神経系が変化することもわかっている．直腸感受性，骨盤筋，肛門機能もまた年齢とともに変化する．これは，経腟分娩をした女性には顕著に現れる．
- 低残渣食．
- 活動性の低下．
- 水分摂取が少ない状態/脱水状態．
- 排便時にかける腹圧の低下．
- 時間どおりにトイレに行けないこと．
- プライバシー不足により排便が後回しにされる．
- 排便痛（例：裂肛）．
- 腸閉塞．
- 薬剤：利尿薬，オピオイド，抗ムスカリン薬，セロトニン阻害薬．
- 生化学：高カルシウム血症，低カリウム血症．

便秘のマネジメント

- 排便日誌をつける．日誌をつけないと，高度の便秘になるまで気づかない．
- 可能ならば基礎疾患の治療をする．
- 可能ならば水分含有の多い高残渣食を提供する．
- 時間通りにトイレに行きやすいようにする：便座を上げて（脱ぎやすくなる），移動における問題に取り組み（例：身体障害者用歩行器を使う），便器よりはポータブルトイレを用いて，トイレに着けるように手伝う，プライバシーを確保するようにする．
- 緩下剤を使う（**表9.7**）．オピオイドを使用しているならば，予防的に緩下剤を使う（オピオイドを使用している患者の90％は緩下剤が必要である）．つまり，必要に応じてではなく，定期的に与える必要がある．このことは，患者が便秘にならないよう，高用量の緩下剤が必要にならないよう，続いて下痢にならないよう，再び便秘になるまで緩下剤を用いることを止めないようにする．嚥下に

表 9.7　緩和ケアで一般的に使われる緩下剤

種類	注釈
膨張性下剤 (例：メチルセルロース，イスパキュラ)	便の容量を増やして蠕動運動を刺激する．効果発現には数日かかる．不十分な水分摂取だと，実際に便秘を引き起こして受け入れ難くなることもある．緩和ケアでは稀にしか使われない．
刺激性下剤 (例：センナ，ビサコジル，ダントロン，ピコスルファートナトリウム)	便通過時間を減らして，水分の再吸収を抑える．腸閉塞や高度の便秘では疝痛を引き起こすことがある．ダントロンは，終末期患者にのみ認可されており，成分はコダントラマーかコダントルセートである．ダントロンは，オレンジ色かピンク色に尿を染めて，肛門周囲の表皮剝離を起こすことがある．ダントロンは，皮膚を傷つけないために，失禁状態（便，尿）では使用するべきではない．
浸透圧性下剤 (例：ラクツロース，マグコロール，マグネシウム塩)	便に水分を引き寄せ，腸管を通過しやすくする．ラクツロースは，非常に甘くて鼓腸の原因になりうるために，稀にしか使われない．マクロゴール（を含めた全ての浸透圧性下剤）が効果を発揮するためには，大量の水分摂取（2〜3 L/日）が必要となる．緩和ケアを受けていたり高度認知症のある多くの患者にとって，これは限界を越えた行為であるだろう．マグネシウム塩の単独での使用は，溜まっている便を流すために，著しく便秘している患者にごく稀に使われる．流動パラフィンとの併用は有用で，刺激性下剤と併用することもある．
便軟化剤 (例：ドクセート)	ダントロン（コダントルセート）との併用で使われる．腸閉塞の場合のように，時には単独で使われることもある．おそらく多少の腸管刺激作用も併せもっている．

リスクを伴うとき以外，緩下剤を経口で投与することは経直腸処置より望ましい．他の例外として，対麻痺の患者の場合，少し便秘傾向にして3日ごとに経直腸処置を用いることで便失禁を制御する試みをするときがある

CHAPTER 9 その他の身体症状

便秘患者へのアプローチ

- 緩下剤を定期的に与えて，効果のある用量を決定する．
- マグコロールは賢明な選択であることが多いが，水分摂取をしっかりする必要がある．センナのような刺激性下剤と浸透圧下剤の併用（例：流動パラフィンと塩化マグネシウム）もまた使われる．ラクツロースは，非常に甘く鼓腸を起こすことがあるために一般的ではない．
- 直腸診をする．直腸に硬く詰まっている便があるなら，ラッカセイオイル浣腸（オイルは便に染み込み柔らかくする）を考慮する．しかし，これは夜通しオイルを保持する必要があるため，高度認知症には現実的ではない．リン酸塩浣腸は，翌日には便を柔らかくする．
- 直腸が柔らかい便で満たされているなら，直腸刺激性下剤（例：グリセリン，ビサコジル坐薬）を用いる．
- 直腸に何もないのなら，便を押し進めるよう腸管に働きかけるように，刺激剤下剤と，浸透圧性下剤か便軟化剤を使うべきである．
- 硬い便に対して，用手排便が必要になることがある．これは，痛みがあり苦痛の大きい処置であり，鎮静や鎮痛下に施行されるべきである．この苦痛が起こる理由を理解していないと，より大きな苦痛になりうる．
- 坐薬は，肛門粘膜と接して置かないといけない．間違った方向に入れられると，坐薬は留まってしまうおそれがある．先端が丸いほうから入れたほうがよい．
- 難治性のオピオイド誘発性便秘に対して，メチルナルトレキソン注が有用になることがある．これは，この状況下に限定されて用いられる．
- いったん便秘が改善したら，再燃しないように定期的な経口緩下剤を開始する．

下痢

下痢の定義は，1日に3回以上，形をなさない排便があるこ

とである．患者や介護者も同様で，下痢を，水様便や軟便，1日に何度も排便があることと捉えている．

水分は，腸管を通過する過程で，食べものや液体から再吸収される．水分の90％以上は，主に空腸からであるが，回腸末端や大腸でも再吸収される．回腸末端や大腸は，必要なら水分を再吸収する容積を2倍以上にすることができる．また，水分と電解質は腸に分泌もされ，便の液体量は分泌と再吸収のバランスで決まる．

下痢のタイプには以下のものがある．

- 分泌性下痢：急性分泌性下痢は，多くの腸内感染，ウイルス（例：ロタウイルス），細菌（例：大腸菌），寄生虫（例：ジアルジア）によって起こる．慢性分泌性下痢は，回腸末端切除のために，胆汁酸塩の再吸収ができなくなることによって起こったり，稀ではあるが内分泌腫瘍（例：VIP産生腫瘍），直腸絨毛線腫によって起こることもある．
- 浸透圧性下痢：原因は，水分の再吸収を妨げる腸管内腔の浸透圧性物質が存在するためである．例えば，過剰な浸透圧性下剤の使用，糖不耐症による吸収不良，迷走神経切除術や胃切除術，ダンピング症候群が挙げられる．
- 腸管通過亢進：腸管の通過が早くなると，液体の再吸収が難しくなり下痢が起こる．原因として，短腸症候群，瘻管，甲状腺機能亢進症が挙げられる．
- 大腸性下痢：大量で水様になることが多い．黒ずんだ血が混じることもある（例：赤痢）．

認知症患者の下痢の一般的な原因を，以下に挙げる．

- 薬剤（緩下剤，リバスチグミン，ドネペジル，メマンチン，抗生物質，ジゴキシン，βブロッカー，NSAIDs，抗ムスカリン薬）．
- 宿便：便秘のある段階で突然発症の下痢が起こる．直腸指診によって診断されるが，腹部単純X線で高度の便秘の存在確認が必要にな

CHAPTER 9 その他の身体症状

るときもある．治療は，宿便を取り除くことである．
- 認知症患者の中には偏食がみられることがある．認知症患者は異食の可能性がある．

下痢のマネジメント

- 根本にある原因を治療する．
- 経口，皮下，静脈投与にて水分補給をする．
- 原因不明であれば，便顕微鏡検査，培養，感受性，CD（クロストリジウム・ディフィシル）トキシンを提出する．
- 対症療法：必要時にロペラミド 4 mg，1 日最大 16 mg までを内服する．弱オピオイド（コデイン），強オピオイド（モルヒネ）．

抗菌薬関連下痢症

熱，腹痛，膿や血液が混じった便を伴い急速に悪化することが多い．水様性下痢で重篤な脱水症に至ることがある．菌交代現象による CD 増殖が原因の大部分を占めている．高齢者施設では，施設内に広まることもよくある．石鹸での手洗いは，消毒用アルコールより芽胞を取り除く．この効果は 2 週間得られるが，3 分の 1 の患者に再発がみられる．最近の抗菌薬はこの状況を起こしやすいと言われているが，実際に大部分を占めているのは，クリンダマイシン，アンピシリン，フルオロキノロン（例：シプロフロキサシン），セファロスポリンである．リスクが高いのは，公共施設に入所中の患者，プロトンポンプ阻害薬（PPI）（例：オメプラゾール）を内服している高齢者，消化器の手術を受けた高齢者である．PPI は，再発のリスクも増加させる．診断は，便中の CD トキシンを検出することである．時に偽陰性もある．治療は，患者を隔離して，水分補給，原因の抗菌薬を中止，メトロニダゾールかバンコマイシンの投与を行う．最も重篤な形態として偽膜性腸炎があり，生命に影響を及ぼすことがあるが稀である．細菌学の専門家からの助言を得るべきである．

便失禁

在宅高齢者の2～17％，高齢者施設入居者の65％に至るまで便失禁に悩んでいる．高度認知症では，便失禁は非常にありふれている．便失禁は尿路感染症や褥瘡のリスクを高め，社会的隔離につながることもある．

便意の抑制は以下によって維持されている．

- 内肛門括約筋（IAS）：直腸輪状平滑筋（肛門静止圧の70～80％を占めている．70歳以上になると3分の1まで低下する）．静止時の便意の抑制を維持している．自律神経支配．
- 外肛門括約筋（EAS）：肛門挙筋の伸展．20～30％の静止圧に寄与している．陰部神経．
- EAS，恥骨直腸筋，肛門挙筋は，必要時に随意的に肛門圧をさらに高める．
- 神経分布は，陰部神経（S2-4）を経ており，恥骨直腸筋はS3/4によって直接支配を受けている．
- 骨盤底や肛門輪にある受容体は膨満を感知する．

便失禁のリスク要因

- 認知症
- 産科外傷，経産婦
- 女性
- 寝たきり
- 糖尿病
- 肛門手術
- 脊髄病変（例：馬尾障害）
- 梗塞
- 多発性硬化症や神経損傷を起こす病気
- 直腸/肛門の腫瘍
- 直腸脱
- 宿便

下痢と便秘はともに，便失禁の可能性を高める．便失禁は肛門周囲の感覚低下と関連していることが多く，便と液体の区別がしにくくなり，結果的に漏れてしまう．これは，括約筋圧の低下によることが多い．肛門の過敏あるいは感覚低下はともに，便意を抑制するうえで問題になる．

CHAPTER 9　その他の身体症状

認知症の便失禁の主要因を以下に挙げる．

- 便通を整えるという意欲がないために（例：直腸の膨満感と便通を整えることの必要性を関連づけて考えない），便秘や宿便に至りやすい．
- 水分や食べものの量が，寝たきりのために不足したり提供されなくなる．
- 便意や下痢の原因になる薬物（例：抗コリン作動薬，コリンエステラーゼ阻害薬，アモキシシリン）．
- 中枢性抑制系による制御不能．

便失禁のマネジメント

- 食事，食物繊維，水分の摂取に注意する．
- 定期的にトイレに行く；室内便器の用意，トイレ近くまで介助する．
- 症例によっては尿漏れパッドを使う．
- 理学療法により可動性が高まり，より速くトイレに行けるようになることがある．
- 下痢や便秘の治療をする．
- 膨張性下剤（例：イスパキュラ）は，（効果的であるというエビデンスは乏しいが）固体と液体とを見分けがつきやすくする．
- ロペラミドは効果があるかもしれないが，便秘になるリスクもある．
- 肌荒れ防止クリーム（例：亜鉛華）は，褥瘡になるリスクを減らす．

さらに学ぶ方へ

The British Geriatric Society has a campaign called Dignity Behind Closed Doors, aimed at promoting provision of toilet facilities which provide privacy and maintain dignity: http://www.bgs.org.uk/campaigns/dignity.htm

Sampson EL, Candy B, Jones L (2009) Enteral tube feeding for older people with advanced dementia. *Cochrane Database Syst Rev* 2009(2):CD007209.

Whitehead WE, Borrud L, Goode PS, Meikle S, Mueller ER, Tuteja A *et al.* (2009) Fecal incontinence in US adults: epidemiology and risk factors. *Gastroenterology* **137**, 512–17, e1–2.

呼吸器症状

息切れ

息切れは，患者や介護者ともに，極めて強い苦痛となり，高度のパニックや不安を起こし，呼吸停止への恐怖さえ与える．強い息切れには常に多くの不安や精神症状を伴っており，これらも治療を要する．表9.8に高齢者に多い息切れの原因を示す．

息切れは主観的な呼吸困難感である．呼吸困難があるように見えても，呼吸困難を感じていない例もある．例えばCOPDの中の多くの"pink puffer"は，頻呼吸により適切な酸素化を維持している．緩徐に進行する病態に多くは順応して息切れを感じないために，誤った治療を行い呼吸不全に陥ることもある．速い呼吸は頻呼吸と呼ばれる．すべての頻呼吸の患者に息切れがある訳ではなく，その逆もまた真である．このことは高度認知症患者で問題となる．なぜなら彼らは息切れを感じても，正しく伝えられないからである．それゆえに，頻呼吸，努力呼吸，その他の息切れの兆候を頼りに，呼吸困難のサインから原疾患を見つけ出さなければならない．

息切れのアセスメント

患者から，可能なら観察者からも情報を得て判断する．

表9.8 高齢者に多い息切れの原因

循環器呼吸器系	喘息，気管支炎，COPD，肺炎，肺線維症あるいは線維性胞隔炎，肺容積の変化：無気肺，胸水貯留，気胸，肺水腫および心不全，肺癌，肺梗塞-急性あるいは再発性
神経筋肉系	運動ニューロン疾患，重症筋無力症
胸郭運動制限	脊柱後弯/側弯，肥満
血液系	貧血
代謝系	代謝性アシドーシス
精神系	不安/パニック発作

CHAPTER 9　その他の身体症状

- 安静時にもあるか？　活動時のみか？　どんな活動時か？　どれ位の活動量か？　例えば，息切れで立ち止まるまでにどれ位の距離を歩けるか？　回復までにどれ位の時間を要するか？
- いつ始まったか？　最近どれ位変化したか？
- 常時か時折か？　前兆はあるか？　どうすれば楽になるか？
- 咳嗽，喘鳴，喀痰，胸痛，血痰は？　喀痰量はどれ位？　過去数日間に何か変化は？　痰の切れは良いか？　痰の色は？
- 苦痛の程度は平均してどれ位か？　最悪の時はどれ位か？
- 喫煙歴，肺炎の既往歴，気管支拡張症の有無，アレルギーは？
- 検査，胸部X線写真が原因発見に有用なこともある．
- パルスオキシメトリーは低酸素血症が疑われる場合には有用（例：酸素吸入の至適量設定など）．
- 肺機能検査は認知症の初期にのみ施行可能だが，進行例では治療法の決定にはほぼ不要である．

　息切れの程度の評価は，重症度および初期の呼吸困難度からその後どれ位変化したかを比較するために重要である．MRC呼吸困難スコアは定量的評価に有用である．

- Grade 1：激しい運動時のみの呼吸困難あり
- Grade 2：坂道歩行あるいは平地を急いで歩くと呼吸困難あり
- Grade 3：平地を他の人よりゆっくり歩く，15分位毎に休む
- Grade 4：平地を2～3分毎に休み休み歩く
- Grade 5：ほんのわずかな労作でも呼吸困難あり，呼吸困難のために外出不可能

　緩和ケアの患者ではGrade 4あるいは5の呼吸困難が多い．この状態では，平地を何歩位歩けるか，どんな労作で息切れが起きるか，息切れからの回復時間がどれだけかかるかなどの評価が特に有用である．認知症，特に高度認知症患者からは，呼吸困難に関する情報を得ることはほとんどできない．

息切れのマネジメント

- 基礎疾患の治療.
- 予防を考慮する（例：肺梗塞のハイリスク患者への予防的ヘパリン投与）.
- COPDの診断は受けていないが，疑わしい症例（例：長期間喫煙者）への気管支拡張薬や抗コリン薬投与を考慮する.
- 原疾患が治療抵抗性の場合には，息切れ症状自体に主眼を置く.
- 換気扇で室内に気流を起こせば，息切れは有意に減少する.
- 廃用を防ぐための理学療法は，運動耐容能を有意に改善する．初期の認知症患者においては，教えられた運動を自身でできた場合にのみ有用である．進行状態では，常に運動時の監視が必要である．興味をそそる場所や物を作り，歩行やその場の探索（徘徊）を促せば，運動は促進される.
- 認知症患者では，音楽，マッサージ，映像などによるリラクセーションは有用である.
- 中等度〜高度の認知症患者においては，記銘力，理解力が低下するため，説明に基づくリハビリテーションの効果は限定される.
- 酸素吸入は低酸素血症，特に昏迷時には有用であるが，息切れに対する効果は予測しがたい．すなわち少数には有用であるが，大多数にはプラセボと効果に差はない．緊急時酸素療法に関する英国呼吸器学会ガイドラインに示されているように，"酸素吸入は低酸素血症の治療であり，呼吸困難の治療ではない"．酸素療法にリスクがない訳ではない．患者は効果が乏しいにもかかわらず，精神的に依存するようになる．在宅酸素療法では酸素がなくなり，大きな不安を招く．加湿しなければ口腔・鼻粘膜を乾燥させる．フェイスマスクは意志疎通を困難にし，火災発生のリスクがある.
- 一般的なフェイスマスクでは，5〜10 L/分で40〜60％の酸素供給が可能である．鼻カニューラでは，5〜6 L/分で24〜40％の酸素供給である．CO_2貯留が懸念される場合には，設定された酸素濃度を供給し（ラベルがつき，カラーコードされている），CO_2を一定の濃度内に抑えるため，ベンチュリーマスクを使用する．その他のマ

スク,例えば高濃度酸素供給用リザーバーマスクも利用可能である.
- COPD 患者や慢性的に CO_2 貯留のある患者では,呼吸の第一のコントローラーである CO_2 に対する感受性を失い,呼吸が低酸素に依存するようになる.これらの患者では高流量の酸素投与は,低酸素血症は改善するが,呼吸不全,最悪の場合は呼吸停止に至らしめる.
- 特に中等度の認知症患者では,酸素マスクはしばしば取り除かれる.鼻カニューラはマスクより耐えやすいが,酸素療法は身体拘束なしには不可能であることが多い.身体拘束は,特に呼吸困難が一過性でなく,治療により改善が予想される重篤な状態では,倫理的に正当化することは難しい.

オピオイド

オピオイドは,低酸素血症や高 CO_2 血症に対する換気反応を低下させて呼吸困難を減少させるが,CO_2 貯留を招くことは極めてまれである.モルヒネ 2.5 m の随時投与あるいは 4 時間ごとの経口投与(嚥下困難例では等量の皮下投与)での開始が無難であり,反応をみながら用量調節をする.痛みのない患者でも,オピオイドに耐えられない患者は少数である.

ベンゾジアゼピン

ジアゼパム 2〜5 mg の夕あるいは朝・夕投与は,慢性的な息切れ患者,特に強い不安を伴う患者に有効である.不安の緊急コントロールには,ロラゼパム 0.5〜1 mg 舌下投与ないしミダゾラム 2.5〜5 mg 皮下投与が,非常に有効である.舌下投与の薬剤使用時には,口腔内は湿潤していなければならないが,頻呼吸は急速に口腔内を乾燥させるため,一口の水でも有用である.しかしベンゾジアゼピンは意識をもうろうとさせ,活動性を落とすため,転倒や外傷のリスクを増加させる.ロラゼパムのような短時間作用型ベンゾジアゼピンは早期に習慣性となる.使用に際しては注意深く判断する.これらは,歩かない患者,非常に強い苦痛状態にある患者,他の治療に反応しない患者などに最適である.

咳嗽

　咳嗽に対する一般的原則として，湿性咳嗽は，気道を閉塞して肺虚脱を起こしうる喀痰を出そうとするものであり，可能な限り喀出を容易にすべきである．一方乾性咳嗽は喀痰もなく，治療はほとんど無意味であり控えるべきである．可能な限り適切に，主要な原因を治療すべきである．

湿性咳嗽

- 生理食塩水のネブライザー吸入は，蒸気吸入のように，粘稠な痰を切れやすくする（理解力に問題のある患者では危険である）．
- 経口カルボシステイン（500～750 mg 1 日 3 回投与）は喀痰の粘稠度を低下させる，しかし 4 週間使用し無効であれば，消化性潰瘍発症の可能性もあり，中止すべきである．
- 理学療法（パーカッション，体位ドレナージ）により喀痰が排出され，無気肺が改善することもある．
- 非常に頑固な咳嗽にもかかわらず喀痰喀出ができない，あるいは治療することが不適切な場合（例：患者が咳込むにはあまりにも虚弱である）には，代わりに咳を抑えるべきである（乾性咳嗽）．同時に抗ムスカリン薬，例えばグリコピロニウム，TD ヒオスシンなどにより，気道分泌を抑制する．
- コルチコステロイドは気管支炎症を減少させ，咳嗽を容易にする．

乾性咳嗽

- 乾性咳嗽は，中等度の気管支喘息や左心不全に起因することが多く，適切な治療を要する．
- 鎮咳剤にはオピオイド（コデイン 15 mg，フォルコジン 10 mg，モルフィン 2.5 mg）や単シロップ（リンクタス剤）の非オピオイド薬がある．しかし非オピオイドの有効性は乏しい．

さらに学ぶ方へ

Abernethy AP, McDonald CF, Frith PA, Clark K, Herndon JE 2nd, Marcello J et al. (2010) Effect of palliative oxygen versus room air in relief of breathlessness in patients with refractory dyspnoea: a double-blind, randomised controlled trial. *Lancet* **376**, 784–93.

泌尿器症状

排尿コントロール

排尿筋は膀胱壁の平滑筋層である．その収縮が排尿につながる．排尿抑制は，排尿筋の弛緩と尿道括約筋の収縮の両者により維持されている．内側括約筋は膀胱平滑筋から移行しており（それゆえ自律神経にコントロールされている），排尿抑制に関して，男性では重要な役割を果たしているが，女性ではさほどではない．外側括約筋は随意筋である．

前頭葉の排尿中枢は，膀胱排尿筋に抑制シグナルを伝達して，しかるべき時まで排尿を抑制する．橋の排尿中枢は，排尿筋と括約筋が連動し働くように調整している．橋中枢は排尿筋の収縮と，括約筋の弛緩を起こす．膀胱の充満は橋を活性化し，排尿刺激を発するが，前頭葉皮質は，しかるべき時まで衝動を抑え，これに打ち勝つ．仙髄は大脳から膀胱への刺激伝達経路であり，これらの調節機能が存在しない（幼児，脊髄損傷）と，膀胱の充満が始まると急激に，反射的に排尿を起こす．安静時交感神経のコントロール下では，排尿筋は弛緩して膀胱が充満しても膀胱内圧は上がらず，排尿の衝動も起きない．ムスカリン性副交感神経性刺激は，排尿筋の収縮と括約筋の弛緩を起こす．

失禁と尿漏れ

尿失禁は前頭葉を侵す認知症の初期に始まる（例：前頭側頭葉型認知症）．また尿失禁は DLB や VaD では，AD より早期に認められる．すなわち，尿失禁は AD においては晩期の症状であることが多い．認知症の有病率は，無床診療所患者の 11 % か

ら，施設入所患者の90％と幅がある．認知症における尿失禁の
リスクファクターを以下に挙げる．

- 社会的抑制感の喪失：不適切な場所での排尿（前頭葉型認知症）．
- トイレの場所や下着の下ろし方を思い出せない．
- 進行した認知症や歩行障害のために，衝動はあるが身体的障害によりトイレや便器に行けない．
- 尿路感染症が自覚できないように，排尿時の不快感を表現できない．
- 排尿を障害する薬剤の使用：抗ムスカリン薬，鎮静薬．
- 関連した疾患の合併，特に高齢の認知症患者では多い（例：前立腺疾患，うっ血性心不全，糖尿病）．合併症の治療（例：前立腺に対する外科治療）のなかには，患者の身体的状況から禁忌になることもある．

　前内側前頭葉の障害は，マイネルト核の障害を含め，ADにおいて最も重要な領域であり，排尿筋の過活動につながる．認知症にパーキンソン歩行を伴っていれば，内側前頭葉病変に基底核病変を伴うことが多い．これらは尿失禁と関連する前頭葉の排尿中枢とオーバーラップする．排尿筋の緊張抑制の消失は排尿筋症候群（頻尿，尿漏れ，尿失禁）を生じる．

　排尿筋の不随意収縮は，局所的問題（例：閉塞性排尿障害）あるいは中枢の問題のいずれでも起こりうる．このため，尿失禁，尿漏れ，夜間頻尿などが起きる．

失禁と尿漏れのマネジメント

- 可逆的な原因によるものは治療する（例：薬剤性，感染，活動性の低下）．
- トイレのドアには大きな絵で明確にわかるようにマークをつける．壁の手すりなどの歩行補助具を用意して，十分に照明を明るくして，便座を高くして，脱ぎやすい衣服を着用させる．

- 定時排尿（例：同意があれば，2時間ごとに一人ずつトイレに連れて行く）は，軽度認知症患者では特に有用である．
- 抗コリン薬は排尿筋を弛緩させて，尿漏れ，失禁を減少させるが，血液脳関門を通過した場合は認知力を低下させる（例：オキシブチニン）．より極性の強いトロスピウムはこの問題を起こしにくい．

尿貯留

尿貯留は，様々な原因で起こる．尿の通過が完全に不可能となる（急性尿貯留-高度の痛みを伴うこともある）．オーバーフロー型尿失禁を伴う膀胱充満もある（無痛性だが，尿臭や色調変化が認められることが多い．膀胱充満は検査により明らかとなる）．また，排尿は可能だが不完全で，残尿を認めることもある．この状態は無症状であるが，尿路感染症や腎不全のリスクを増加させる．詳しい既往歴聴取や検査により，原因が明らかになることが多い（**表9.9**）．超音波検査は，残尿量の正確な測定が可能で，水腎症や腎障害を除外することもできる．

尿貯留のマネジメント

急性尿貯留には，カテーテル法を用いる．恥骨上カテーテル法（膀胱瘻）は苦痛が少なく合併症も少ないが，通常は尿道カテーテル法が用いられる．

- タムスロシンのような α-ブロッカーを開始すると同時に，カテーテルなしでの排尿の成功体験を増やす．これは内服開始3日後から始める．
- 可能なら，長期間のカテーテル留置を避ける（尿路感染症，敗血症，前立腺炎，尿道狭窄，尿道損傷）．長期間の α-ブロッカー投与は尿貯留を繰り返すリスクを減らす．
- フィナステリドは前立腺を縮小させる．特に使用開始から6ヵ月以上にわたり，流量や症状を改善する．
- カテーテル抜去により再度尿貯留に至る症例では，泌尿器科専門医への紹介を考慮すべきである．代替法として，リスクはあるが永久カテーテル留置が挙げられる．

泌尿器症状

表 9.9　高齢者に多い尿貯留の原因

閉塞性	良性前立腺肥大 膀胱頸部あるいは尿道の狭窄 宿便 骨盤腔内腫瘤（例：腫瘍） 子宮脱
薬剤性	抗ムスカリン薬（例：三環系抗うつ薬，オキシブチニン） カルバマゼピン NSAIDs オピオイド 交感神経刺激薬（例：エフェドリン）
神経学的	馬尾神経病変 糖尿病性神経障害 パーキンソン病 椎間板突出 脳卒中 脊柱管狭窄症
感染性	急性前立腺炎，尿道炎，陰門膣炎

- カテーテル留置が不可能である場合（狭窄，前立腺肥大など），特殊なカテーテル使用や恥骨上カテーテル法（膀胱瘻）のために，泌尿器科への紹介の適応となる．
- カテーテルはバイパスや閉塞をすることがある．バイパスは，大きなバルーンやカテーテルあるいは患者の基礎疾患による膀胱攣縮による場合が多い．対処法は，可能なら基礎疾患の治療，より小さなカテーテルへの変更，オキシブチンのような鎮痙剤を用いることもある．
- カテーテル閉塞は，ウレアーゼ分解能を持つ細菌，プロテウスや時に緑膿菌，クレブシエラ，ブドウ球菌などの感染により起こることが多い．検尿スティックで pH 7 を超えるアルカリ尿の場合，これらの感染が疑われる．対処法としては，適切な水分補給，可能ならカテーテル抜去，不可能なら酸性水での膀胱洗浄が挙げられる．

溢流性尿失禁は，閉塞性（前立腺，膀胱脱）なら，薬剤ないし外科的治療を要する．排尿筋の機能低下があれば，一時的な

カテーテル挿入により，膀胱はその緊張を取り戻す．泌尿器科医による処置が好ましい．患者が非常に虚弱である場合，永久カテーテル法が勧められる．残尿の治療は，定時排尿やα-ブロッカーである．プライバシーの確保と急がせないことが重要である．1回目の排尿直後に2回目の排尿に戻ることが，残尿減少のために試みられることがある．

さらに学ぶ方へ

Sakakibara R, Uchiyama T, Yamanishi T, Kishi M (2008) Dementia and lower urinary dysfunction: with a reference to anticholinergic use in elderly population. *Int J Urol* **15**, 778–88.

神経学的症状

振戦

振戦には様々な型があり，認知症と関連したものもある．

- 本態性振戦は，一般的に最も多い振戦である．全身のどの部分にも起こるが，上肢に起こることが多い．振戦は左右対称性，規則的で，長時間にわたり変化しない．重力に逆らった姿勢をとる時（両手を前に出す），活動時に最も起きやすい．β-ブロッカー（特にプロプラノロール，例：40 mg 1日3回投与）やプリミドンに反応する．ガバペンチンやアルプラゾラムも試みる価値がある．
- 生理的振戦は誰にでも起こりうる問題のない振戦であるが，不安，疲労，無理な姿勢などで増強する．認知症患者に日常的に使用される薬剤で，生理的振戦を増強させる薬剤に，バルプロ酸や三環系抗うつ薬，SSRI，β-刺激薬がある．
- パーキンソン病に伴う振戦は静止時に起きて，体動時には改善する．歩行時に起こることもあるが，他の振戦は歩行時には通常みられない．PDの治療には，レボドパがとりわけ有効である．抗精神病薬は錐体外路症状を起こしうる．クエチアピンはこの点に関しては有利である．
- 小脳性振戦は企図振戦（例：グラスの水を飲もうとする時，指鼻試

験時）である．これは優位に上半身を侵し，運動方向に対し直角に起きる．その他の小脳障害の特徴（眼振，失調症，拮抗運動反復障害，反射低下）も認められる．治療は基礎疾患に対して行う．
- ジストニアでは，持続性の攣縮性筋肉運動，反復性のねじれ，頭部・頸部・四肢・体幹の異常姿勢などが認められる．
- 認知症患者で多い原因を以下に挙げる．
  - 疾患：PD，多系統萎縮症，CBD，進行性核上性麻痺，ハンチントン病
  - 薬剤：抗精神病薬，SSRI，レボドパ，メトクラプラミド，抗けいれん薬

振戦のマネジメント

- 原因の治療．
- ジストニアに対する特別な治療はない．レボドパやテトラベナジンに反応する症例もある．
- 筋ジストニアに対するボツリヌストキシン注射．
- 拘縮予防のための理学療法．

舞踏病

　舞踏病は，突発的，不規則的，不随意的な運動を一連の流れとする運動障害である．これは基底核と運動野との連動における機能障害による．

舞踏病の原因

- ハンチントン病
- 脳血管疾患
- 薬剤：フェノチアジンや他の抗精神薬，ドパミン作動薬，抗コリン薬，フェニトイン，カルバマゼピン，バルプロ酸，リチウム，三環系抗うつ薬，バクロフェン，ベラパミル．
- 基底核や視床下核周囲の腫瘍—リンパ腫が最多．

舞踏病のマネジメント

- 可能なら原因の治療.
- 定型抗精神病薬は,非定型と比べて,舞踏様運動を抑える効果は極めて強いが,それ自体がジストニアや錐体外路症状を引き起こすリスクを持っている.
- リスペリドンやオランザピンが有効なこともある.
- テトラベナジン(シナプス前ドパミン輸送体阻害薬,すなわちドパミンを枯渇させて,D_2 受容体をわずかにブロックする).

ミオクローヌス

ミオクローヌスけいれんは,突然の筋収縮と抑制による速い不随意運動である.限局性と多源性がある.

ミオクローヌスの原因

- CJD(ミオクローヌスを伴う進行の遅い認知症で,最も多い).
- 多くはないが,AD や DLB.　　● 一部の型の PD.
- 進行性ミオクローヌス性てんかん(稀で,最終的には認知症を発症する).
- 代謝性(腎不全,肝不全,電解質異常).
- 薬剤性(オピオイド,トラマドール,ガバペンチン,カルバマゼピン,フェニトイン,ラモトリギン,トラネキサム酸,ドパミン作動薬,ドパミン拮抗薬).

ミオクローヌスのマネジメント

- 基礎原因の治療(例:オピオイドの変更).
- クロナゼパム(高用量を要する).
- バルプロ酸(高用量を要する).
- 特定の原因には他の薬剤が有効な場合もある(例:レベチラセタム,プリミドン).

てんかん性発作

　高齢者でのてんかん性発作は，脳血管疾患，中毒/代謝疾患，認知症や脳腫瘍の症状であることが多い．てんかん性発作が認知症と関連していると思い込まず，他の原因を究明すべきである．認知症高齢者では，てんかん性発作は，急性疾患やてんかんで起きやすい．高齢の急性疾患患者でのてんかん性発作は，極めて危険である：3分の1はてんかん重積状態となり，致死率は40％である．最近の前向き研究で，AD患者での年間のてんかん性発作発症リスクは1％であること，若いAD患者，アフリカ系アメリカ人，より重篤な疾患を持つ患者，脳波で局在性所見のある患者はリスクが高いことが示唆された．他の多くの認知症においても，てんかん性発作のリスクは増している．ハンチントン病のような皮質下認知症では，てんかん性発作は起こしにくい．

　てんかん性発作は局在性（局在性発作）と全般性に2分される．部分発作は，意識が保たれる単純部分発作と，意識消失する複雑部分発作に分けられる．診断は患者や観察者からの既往歴の聴取によるが，脳波検査や画像診断を要する．

　低血糖あるいは高血糖，低ナトリウム血症，腎不全，低カルシウム血症，甲状腺機能低下症，肺炎，尿路感染症のスクリーニングを要する．

　失神（ミオクローヌス，舌咬症，失禁も起こりうる），一過性脳虚血発作，睡眠障害，一部の心疾患のように，てんかん性発作に似た病態が多数ある．アルコール離脱はてんかん性発作を誘発しやすい．

てんかん性発作の影響

- 認知機能の悪化．
- 自律性の低下．
- 外傷．
- 発語能力の早期喪失．
- 抗てんかん薬の副作用，薬剤相互作用のリスク．
- てんかん性発作のない患者よりも早期に死亡する．

てんかん性発作のマネジメント

- 基礎原因の治療.
- てんかん性発作は患者や介護者を非常に怖がらせるので説明して安心させる必要がある.
- てんかん性発作閾値を下げる薬の内服は？
  抗精神病薬，三環系抗うつ薬（稀），SSRI（稀），高用量のペニシリンやセファロスポリン（腎不全では高リスク），血中ナトリウム値を低下させる薬剤.
- 抗てんかん薬の予防的投与の副作用（鎮静，異常行動，薬剤の相互作用）と治療しないリスクとのバランスを評価する．予防的投与は，高リスクの場合なら1回でもけいれんが起これば使用を推奨する意見もあるが，一般的には2回以上のけいれんがあった場合に開始すべきとされている.
- てんかん性発作による生命や外傷のリスクの評価をして，適切な予防法を行う.
- フェニトイン，カルバマゼピン，フェノバルビタール，プリミドン，ベンゾジアゼピンを控えることが好ましい（鎮静，異常行動，相互作用リスク）.
- 高齢者には，バルプロ酸，ガバペンチン，オキシカルバマゼピン，ラモトリギンが最も安全である.
- 2剤目を追加する前に，1剤目の薬剤を最大量まで使用する．追加が必要なら，てんかん専門医に紹介する．単剤使用は副作用を減少させる.
- 部分発作には，ガバペンチン，ラモトリギン，オキシカルバゼピン，バルプロ酸，トピラマートを考慮する.
- 全般発作には，バルプロ酸，ラモトリギン，トピラメートを考慮する.
- 非定型未確定のてんかん性発作には，バルプロ酸，オキシカルバマゼピン，ラモトリギン，トピラメートを考慮する.
- これらの薬剤のうち，例えばバルプロ酸は，認知症や焦燥性興奮がある患者に有効な気分安定剤にもなる（CHAPTER 10）.

てんかん重積発作のマネジメント

- てんかん重積発作とは，30分以上継続するてんかん性発作活動と定義される．最近は5分以上持続するてんかん性発作が自然に治まることはないと考えられ，5分でも重積発作と考えられる傾向にある．回復の乏しい，頻回に起こる再発性のてんかん性発作も同様に呼ばれる．
- 重積状態が長引けば，不可逆性の脳障害を起こしうる．
- 患者を外傷から守る（例：ぶつかるかもしれない家具を取り除く）．
- 気道と呼吸を守る．
- 入院が最適なことがある（功罪を考慮する）．
- ジアゼパム 10〜20 mg 経直腸投与，ジアゼムルス静脈投与，ミダゾラム 10 mg 頬腔投与．改善が乏しければ，15分ごとに繰り返す．
- それで治まらなければ，ロラゼパム 0.1 mg/kg 静脈投与．必要なら，20分後に再投与する．
- それでも治まらなければ，ECG モニター下においてフェニトイン 15〜18 mg/kg を 50 mg/分で投与，フェノバルビタール 10〜15 mg/kg を 100 mg/分で投与，ICU での全身麻酔を考慮する．

嚥下困難時

嚥下困難をきたす患者に使用できる抗けいれん薬は極めて少ない．イギリスにおける代替薬は，カルバマゼピン経直腸投与，ミダゾラムかロラゼパム皮下投与，フェノバルビタール皮下投与である．フェニトインの注射もあるが，狭い治療閾値，重篤な中毒のリスク，心モニターの必要性の点から，現実的な選択肢にはならない．家族や当該患者には，患者がかなり深く鎮静されること，それ以外ではけいれんのリスクが極めて高いことを，重々に伝えておく必要がある．

ブラキシズム

ブラキシズム，歯ぎしりは認知症患者に時折みられる．覚醒時，睡眠時ともにみられる．エナメル質を剝がしたり充填物が

とれるといった損傷を歯に与えて，歯の過敏，痛みによる下顎のけいれん，顔面痛，耳痛や顎関節損傷を起こす．

高度AD，ハンチントン病やPDで稀にみられる．また，SSRI，抗精神病薬，アンフェタミン，コカインと関連して，遅発性ジスキネジアや高度の不安とともに起きる．ドパミン作動系の異常の反映と考えられ，前頭葉病変では線条体淡蒼球系の異常が示唆されている．

治療を要さない症例が多い．痛みがあれば，歯科検査を要する．歯の治療以外に，歯科医はアクリル製のマウスガードを付けてくれる．これは非常に効果的であるが，適合性や安全性を考える必要がある．ベンゾジアゼピン，三環系抗うつ薬，クロニジンが利用され，ある程度有効である．ボツリヌストキシンの顎筋への注射は，長期間の寛解をもたらす（神経内科かリハビリの専門医へ紹介）．

認知症による神経学的異常のさらなるディスカッションは CHAPTER 11 を参照されたい．

CHAPTER 10
精神的苦痛と心理・行動の問題

精神的, 心理的な苦痛の症状……244

BPSD……247

せん妄……251

う　つ……256

精神病症状……265

不安と理解力低下……274

不穏と攻撃性……278

睡眠障害……282

特異的な症状……288

痛みと BPSD の鑑別……292

訳：野畑宏之・岩田愛雄

CHAPTER 10 精神的苦痛と心理・行動の問題

精神的,心理的な苦痛の症状

　我々は,📖CHAPTER 6～8 で末期の認知症における苦痛の症状をすでに述べた.自分自身のことを説明できる場合には,苦痛の原因が身体的なものか精神的なものか同定することは簡単なことである.しかし,認知症が進行し,話す力が低下した場合には難しいことになる.様々な原因を検討することになるが,まずは頻度の高いうつ,痛み,ストレスなどから始めることになる.

　精神的苦痛を言葉で表現できないときに現れる重要なサインを以下に挙げる.

- 怒り/欲求不満
- 攻撃性/不穏
- 怖れ/不安
- 落ち着きのなさ
- 不眠
- 叫声/啼鳴
- 徘徊
- 自律神経興奮,発汗,頻脈,高血圧

　これらは,痛みの評価スケールでしばしば同定される症候でもある.

背景の評価

- 注意深い質問と観察が,苦痛の原因を特定する助けになるだろう.
- 背景,病気の進展と段階,病気が障害にどの程度関与しているか,病気の経過と社会的背景を理解しないで認知症の行動障害を評価することはできない.
- 病気の進行についてできるだけ詳細に確認すること.進行の速度はどの程度か.どのような障害があるのか.ADL と手段的 ADL(IADLs)はどの程度であるか(**表 11.1**).
- 行動について最近の変化を特定すること.
- 患者のパーソナリティ,普段の行動パターン,困難な状況や変化に対してどのように適応するのかを明らかにすること.

- 現在の介護の状況になってどのくらいの期間が経過したか．最近なのか，新しい状況に適応できているのか．迷子になる回数が増え，家に帰ることが困難になっていないか．
- 既往歴を明らかにすること．

精神的，心理的な苦痛の原因の理解

- 認知症患者自身から直接得られる情報は，どのような観察者からの情報よりも，苦痛について多くのことを表現しており重要である．
- 個々のケアを通じて，行動を観察し分析することで得られる情報と患者の病歴，介護状況から得られる情報を統合することで暫定的な診断に達することができるだろう．
- 精神科チームは，精神医学的なトレーニングや経験のない介護者と大きく異なる理解を示す可能性がある．
- 変化をおこしうる可能性がある事項について注意が払われていたか．
- 高度の認知症患者が外部からの刺激にどう反応するのかといった行動の機能解析は簡便で効果的な介入につながる．
- ABC チャート（Antecedents 先行刺激，Behaviour 行動，Consequences 結果；**表 10.1**）は単純だがとても有用な機能解析ツールである．対象となる行動の前に何が起こったか，行動自体の詳細な記述，そして行動の結果として何が起こったかを記録するものである．
- ABC チャートは単一で反復的な行動の原因を素早く明らかにすることができる．そのような場合にはチャートを 3〜5 回使うことになる．ある出来事から大きく変化するような複雑な行動の場合には，長い観察期間が必要となることもある．
- ABC チャートは常に使用するものではなく，理解し難い行動に対して用いる．チャートはその効果を維持するために短時間で使用し，長期間にわたっては用いない．

CHAPTER 10 精神的苦痛と心理・行動の問題

表 10.1　ABC チャート

患者氏名： 行動の日時，場所		
先行刺激 Antecedents	行動 Behaviour	結果 Consequences
記載者署名		

精神的苦痛の評価

患者が苦痛を呈している場合，以下のような質問を行っていくことが有用である．

- 抑うつ症状
  - 泣いたり，悲哀感が続いていないか．
  - 食欲が落ちていないか．
  - 不眠はないか．
  - 無気力さ，引きこもりがちではないか．身体的苦痛は精神的苦痛にまちがわれしばしば見逃される．
- 精神病症状
  - 疑い深さ，恐れ，幻覚はないか．
- ケア，家庭環境の貧弱さ
  - 介入されることを心配し恐れていないか．
  - 家庭環境は，標準的で十分な機能を有しているか．
  - 虐待，ネグレクトの兆候はないか．
  - 飢餓やるい痩はみられないか．
- 睡眠覚醒リズム障害
  - 夜間の睡眠障害はないか．
  - 夕方（日暮れ時）の不調はないか．
  - 昼夜逆転はないか．
- 日中の活動とスピリチュアルな問題

- 活動を保つために適当な計画は用意されているか．
- スピリチュアルな要求，社会的な要求は満たされているか．

広汎に質問と検査を行うことで，医師は最も苦痛の原因へと至り，そして，最善で最適な対応を始めなければならない．

BPSD

BPSDという概念は，アメリカのOBRA（包括的予算調整法）に従って，認知症治療についてより質の高い研究を行う必要性から生じたものである．

BPSDに含まれる症候

- 不穏
- 高揚感
- 不安
- 易怒性
- うつ
- 脱抑制
- アパシー（無気力）
- 幻覚
- 妄想
- 睡眠，食欲の問題

- BPSDは精神的な苦痛，身体的な苦痛の原因となるものから生じる症候の集合である．そのため，BPSDのすべてに対して1つのパターンのみで対応することは考えられない．
- BPSDの有症率は，生活状況により20〜80％以上と報告のばらつきがあるが，高度認知症では増加する．
- 介護者のストレスと燃え尽きはBPSD，特に攻撃性，妄想，睡眠覚醒リズム障害と密接に関連している．
- BPSDを呈していても認知症と診断されていない場合もある．
- BPSDのケアは複雑でありコストもかかる．BPSDの存在は入院，施設利用の可能性が高い．
- BPSDの存在は負の予後規定因子であり，早期の病状悪化と短い寿命と関連している．

BPSD 対応の原則

- 認知症患者と同じ視点に立とうとすることが，BPSD の原因を理解する助けになることがある．例えば，何者かがよく理由もわからないのに薬を飲ませようとしていると感じたとしたら，落ち着いていられなくなるのは当然の反応である．
- 原因への手がかりとなるパターンを探すこと．何がその行動を引き起こすのか，何がその行動を改善するのかを知ることが大切である．
- 最近では，まず最初に行動のきっかけを同定し，非薬物療法で適切な反応へと行動を修正することが大切だと言われている（表10.2）．
- 薬物の効果が低く，有害事象を生じることもある．一方で，薬物が適切に使用される場合には QOL を大きく向上させることもある．
- BPSD すべてに対して，唯一有効という対応があるわけではない．

BPSD と抗精神病薬

抗精神病薬による有害事象を抑える試みはこれまでも行われてきた．

- 1987 年，アメリカでは OBRA（包括的予算調整法）が抗精神病薬の使用に対して制限を設けるための，実態把握のために BPSD の研究を促した．
- 2004 年 3 月，イギリスの医療安全委員会はリスペリドンとオランザピンは使用するべきではないと勧告した．
- 2007 年，NICE で抗精神病薬は強い苦痛をもつ人々に対してのみ処方されるものでなければならないと勧告を行い，それは「常に最後の手段」と題したレポートによりイギリス議会でも支持された．近年の健康指導ではこの考えが反映されている．
- イギリス保健省に対する Banerjee 教授の最近の報告によればイギリスの認知症患者 70 万人のうち 18 万人に対して抗精神病薬が使用されており，そして，これらの 3 分の 2 は不必要に処方されているという．このような使用状況により，年間で 1,800 人の死亡と

表10.2 BPSDに対する行動心理学的アプローチ

感覚障害の補正	受容
対立しないこと	自主性を尊重
平易化	構造化
複数の頭出し	繰り返し
指導とデモンストレーション	補強,強化
選択肢を減らす	刺激の最適化
新規学習の回避	不安の最小化
以前に獲得した技能を使用し決定すること	再指示

Reprinted from: Zec RF, Burkett NR (2008) Non-pharmacological and pharmacological treatment of the cognitive and behavioral symptoms of Alzheimer disease. *NeuroRehabilitation* **23(5)**, 425–38, with permission from IOS Press.

1,600人の脳血管障害が引き起こされている.
- 抗精神病薬が苦痛を減らすことに有効かどうかのエビデンスはほとんどないにもかかわらず使い続けられている.
- 抗精神病薬は,BPSDの原因を慎重に分析し,そして薬物療法と非薬物療法の両者をリスクとベネフィットのバランスを評価して熟慮した後に使用されなければならない.また,重要な親族や介護者などとの合意をもつことが賢明である.
- コリンエステラーゼ阻害薬(アリセプト®,レミニール®,リバスタッチパッチ®/イクセロンパッチ®)は,認知症を伴うパーキンソン病のBPSDに有効かもしれない.リバスチグミン(イクセロン®)は神経精神学的症候の発現を遅らせ,重症度を下げることができる.そのため穏和で慢性的なBPSDに対し使用される.ただし,効果は小さい.メマンチン(メマリー®)はより大きな効果が期待されるが,現在研究が待たれている状況である.しかし,メマンチン(メマリー®)はDLBのBPSDに対して複数のNICEガイドラインによって第一選択薬として推奨されている.
- BPSDへの抗うつ薬の使用に対するエビデンスは依然として弱い.ミルタザピン(リフレックス®,レメロン®)は認知症における不安と不眠症に対して有用であることが示された.
- 臨床経験では認知症の焦燥感に対しては抗うつ薬が有用であると

CHAPTER 10 精神的苦痛と心理・行動の問題

> いわれている.また,不安焦燥感が強い場合にはより静穏作用を有する抗うつ薬を用いるほうがよい.

BPSD は様々な原因を背景にもつ複数の症候の集合である.ただ1つの対策のみで対応できると考えることは大きな間違いである.

事例（悪い事例）

Horace は自宅内を歩き回っており,介護スタッフが近づこうとすると怒鳴ることが多く,時に攻撃性を示すこともあった.うまく付き合うことができる介護者もいるが,一方で別の介護者にはとても腹をたてていた.ある朝,彼はこれまでに会ったことがない介護者を叩いてしまった.介護スタッフらは彼の暴力を受け入れることはできないと言い,そして彼にはハロペリドールが処方された.

家族は彼が感情に乏しく,応答が少なくなり,眠そうになってしまったと言った.彼はうまく動けなくなり転倒するようになった.間もなくして骨盤骨折のために入院し,その後に亡くなった.家族はとても動揺し,Horace は十分なケアを受けられず,鎮静されたために亡くなったのだと訴えた.

事例（より良い事例）

Rupert は認知症でケアホームに住んでいる.彼は不安が強くなると,大声を出してしまう.介護スタッフが入浴や更衣の介助を行おうとすると,Rupert に叩かれてしまうこともあった.彼は泣いてもいないし,食事もよく食べており,苦痛を感じているようには見えなかった.しかし介護スタッフらは彼が何かを恐れ,そこにいない誰かを見ているように感じていた.スタッフらは総合診療医と協議し,そして少量の抗精神病薬を使用することにした.リスクとベネフィットについての協議は家族とも行われ,そして家族はリスクとともに Rupert の苦痛を減らすことが薬物使用の目的であることも理解をした.少ない用

量で効果が現われ彼の苦痛は減少した．数ヵ月後，減量が試みられたが苦痛，焦燥が再燃したため抗精神病薬を継続していくこととなった．

さらに学ぶ方へ

Banerjee S (2009) *The use of antipsychotic medication for people with dementia: time for action*, p. 61. A report for the Minister of State for Care Services. Department of Health, London.
Ballard C, Day S, Sharp S, Wing G, Sorensen S (2008) Neuropsychiatric symptoms in dementia: importance and treatment considerations. *Int Rev Psychiat* **20**, 396–404.
Treloar A, Crugel M, Prasanna A, Solomons L, Fox C, Paton C, Katona C (2010) Ethical dilemmas: should antipsychotics ever be prescribed for people with dementia? *Br J Psychiat* **197**, 88–90.

せん妄

せん妄の定義，疫学

- せん妄とは急性混乱，一過性の認知機能障害として知られている状態である．
- すべての高齢入院患者の 20〜60％でみられる．
- 認知症はせん妄の危険性が 2〜3 倍増すと考えられている．数年前の系統的レビューでは入院中の認知症患者において最高 89％の有病率であったと述べられている．
- 入院中の認知症患者におけるせん妄は，入院期間の長さ（時には 2 倍になる）に影響を及ぼし，介護のコストが増す．また認知機能低下を促進し，転倒，褥瘡，重症感染症の有病率と死亡率が高まり，長期の施設ケアの可能性が高くなる．
- 在宅の認知症患者では，せん妄により 2 年以内に施設へ入所する可能性が 2 倍高まるといわれる．
- せん妄を伴った入院では死亡率は最高 25％となる．
- 入院中にせん妄が出現すると死亡率がさらに高まる（ある報告では最高 75％）．

せん妄の病態生理

- 脳内の可逆的な酸化的代謝の変化が，せん妄の一般的な原因として考えられている．
- 前駆物質や酵素，受容体の変化によってもたらされる，コリン作動性神経伝達物質の欠乏もまた病態生理に重要な役割を果たしていると考えられている．ADではこの変化がすでに起きており，なぜAD患者にせん妄が出やすいのかを部分的に説明する一因となっている可能性がある．
- 過剰な脳内ドパミン活動は相互的に関与している．抗コリン薬はしばしばせん妄を誘発し，ハロペリドールのようなドパミンアンタゴニストはせん妄を抑える．
- セロトニン，γアミノ酪酸（GABA），エンドルフィン，コルチゾルの関与も示唆されている．

せん妄の臨床像

- 数時間から数日の間に急速に出現し変動する注意，認知機能の広汎な障害によって特徴づけられる．
- 注意散漫となる．誰かが部屋に入ってきたり物音を立てたりといった周囲の様々な変化によって注意が中断され，すぐにその刺激のほうに注意を向けてしまう．反対にどんな質問に対しても何度も同じ言葉を繰り返すといったように注意を他に向けることが困難な場合もある．
- 見当識障害と幻覚妄想といった知覚の障害もよくみられる．
- 短期記憶も障害される．
- そのような状況に対する病識は欠けていることが多い．
- 困惑，猜疑的，易刺激性がみられることもある．
- 会話はまとまりがなく一貫性に欠き，談話心迫がみられることもある．
- 落ち着きのない者もいれば，無気力な者もいる．後者の場合はせん妄は見逃されやすい．

- 一晩中起きて，日中の多くを寝て過ごすといったように睡眠覚醒リズムの障害がみられることもある．
- 頻脈，発汗などの自律神経症状もよくみられる．
- せん妄と認知症は互いによく間違えられる．DSM-IVでは，臨床像を誤って捉えないようにするために，せん妄が出現している間に認知症の診断を新たにつけることは許されていない．
- せん妄が出現した後に認知症が悪化し，しばしば施設入所となることがあり，以前考えられていたほどに可逆性は低いかもしれない．

せん妄の関連症状

- 原因をどの程度同定するかは，認知症の程度や介入への耐性，予後次第である（**表 10.3**）．
- 早期診断，早期治療が良好なアウトカムと関連している．
- 死亡率と状態の程度からみて，せん妄は医学的エマージェンシーとして扱われるべきである．
- せん妄の状態をそのままにしておいてはいけない．
- 不慣れな環境で馴染みのない人に世話をされている場合，せん妄が悪化することがある．しかし，一方でせん妄を診断・治療するためには入院が必要なこともある．
- 対応を決定していく際には，治療やQOLの長期的な改善の可能性，検査や診断治療の負荷，患者の過去の希望，家族や介護者の考え，ほかの代替方法がないのかを評価していく．誤嚥性肺炎を繰り返す終末期認知症患者を入院させることは，ある程度自立して暮らせるようになるだろう中等度認知症患者を入院させないことと同じくらいに間違いである（CHAPTER 13）．
- 個室管理にして，不要な部屋の移動は避けること．
- 例えば，階段から離れた場所に配置するなど事故が起こりにくい環境整備，自身や他者を危険にさらす恐れのあるものを移動させる（ガラス製のもの，鋭利なものなど）などして事故の危険性を減らすこと．

CHAPTER 10　精神的苦痛と心理・行動の問題

- 親しい人たちと頻回に会えるようにする．見慣れない人との接触は最小限にする．
- 今いる場所，日付や何が起こっているのかを穏やかに伝える．見えやすい場所に家族の写真を置くなどして見当識を保てるようにすること．
- 家族，友人，介護者に見当識をつけることやコミュニケーションを図ることへ協力を求める．
- 時間を確認しやすい大きい時計を用意する．
- 一度に行うことは一つだけとし，行う際にはほかの職員の出入りや携帯電話が鳴ることを避けること．騒音は控えるなどして注意散漫にならないようにする．
- 照明は明るすぎず，暗すぎず．妄想や恐怖につながる可能性ある誤った認識を減らすために影のできない照明を心がける．
- 可能な限り非侵襲的な方法で十分な栄養を提供する．
- 安全に行える範囲内で活動を保つようにする．
- 使用中の眼鏡や補聴器は正常に機能しているか，また使用されているかを確認する．
- 定時鎮痛薬を用いて十分に疼痛のコントロールを行う．
- 不要な医療行為を控える．せん妄が持続する場合は再度見直す．
- 排尿，腸管の機能に注意をはらうこと．
- NICE のせん妄に対するガイドライン草案では急性期の症状に対処するためにハロペリドール（0.5〜1 mg 経口，1 日 3 回まで）もしくはオランザピン（2.5〜5 mg/日）を推奨している．リスペリドンもよく使用されている（最大 1 mg，1 日 2 回に分けて使用）．
- 抗精神病薬の使用により錐体外路症状，鎮静，不整脈，脳血管障害などのリスクがある．
- ハロペリドールは DLB やパーキンソン関連疾患に用いる場合，致死的となることもある．
- 最近のコクランレビューではアルコール離脱時以外にベンゾジアゼピン系薬剤の有用性を示すエビデンスは認められなかったとある．依存性薬物離脱時（アルコール性離脱せん妄）には用いられることがあるかもしれない．

表 10.3　せん妄に関連した一般的な状況

関連する病状	認知症 感染症：一般的には UTI，呼吸器感染症，敗血症 頭蓋内病変：頭部外傷，脳血管障害，頭蓋内圧亢進，脳炎・髄膜炎 てんかん発作，発作後 甲状腺機能亢進症/低下症 ビタミン欠乏：チアミン，B_{12} 貧血
代謝異常	高血糖/低血糖，高血糖高浸透圧症候群 高 Ca 血症 低 Na 血症 脱水，飢餓
薬剤	抗コリン薬 オピオイド 抗精神病薬 抗うつ薬 アンフェタミン Ca 拮抗薬 ジゴキシン β 遮断薬 H2 遮断薬（シメチジン） 副腎皮質ステロイド レボドパ
感覚障害	視力障害，聴力障害
臓器不全	肝不全 腎不全 呼吸不全 心不全
全身状態不良	低酸素 重症外傷 手術侵襲 制御困難な痛み ブロックなどの不整脈
薬物離脱	アルコール 煙草：ニコチン 鎮静薬：ベンゾジアゼピン系薬物
その他	不慣れな環境 行動の制限 過度な刺激：明るすぎる照明，騒がしい環境 栄養失調 多剤併用，薬物相互作用

アルコール離脱

- アルコール離脱時は不穏，けいれん発作，振戦せん妄を起こす危険性がある．振戦せん妄の主な症状は振戦，失認，恐ろしいものが見えることの多い幻視，体中を虫が這うように感じられる体感幻覚である．治療を行った際の振戦せん妄の死亡率は 5% である．アルコール離脱は不安，パニック発作，アルコール性幻覚（振戦せん妄時よりは穏やか），振戦，発汗，発熱，嘔気嘔吐などの自律神経症状が起こる場合もある．
- 持続的なアルコールの摂取は GABA 受容体のダウンレギュレーションを起こす．
- 治療は高用量のベンゾジアゼピン系薬物の投与であり効果に応じて用量が設定される．一般的にはクロルジアゼポキシドを初期用量 10〜30 mg/日として 7〜14 日かけて漸減する．またはジアゼパムを経口 5〜15 mg/日で同じように漸減していく．
- ビタミン欠乏症に注意すること．特にチアミンの補充を行うこと．

すでにベンゾジアゼピン系薬物を用いていたり，飲酒を続けている患者に対しては専門家にベンゾジアゼピン系薬物の使用が安全かどうか意見を求めるべきである．

さらに学ぶ方へ

Lonergan E, Luxenberg J, Areosa Sastre A, Wyller TB (2009) Benzodiazepines for delirium. *Cochrane Database Syst Rev* (Online) 2009(1):CD006379.

Taylor D, Paton C, Kapur S (2009) Delirium. In: *The Maudsley prescribing guidelines*, 10th edn, pp. 445-50. Informa Healthcare, London.

うつ

- うつは認知症患者で最大 40% に認められる．
- うつから AD へ発展する危険性があると言われるが，まだ証明はされていない．

うつ

表10.4 なぜ認知症に伴ったうつを診断することは難しいのか？

大うつ病，DSM-IV診断基準	認知症
ほとんど1日中続く抑うつ気分	疎通困難な患者では同定が困難
ほとんどすべての活動における興味，喜びの喪失	活動性の低下が興味の喪失とされるかもしれない
さらに以下の一部：	
体重減少あるいは増加（1ヵ月で体重の5％以上の変化）	栄養不良を主たる原因として，体重減少がよくある（CHAPTER 9, 13）
食欲の変化	認知症症状に影響を受けているかもしれない
睡眠障害	睡眠パターンの変化はよくある（CHAPTER 10）
無価値観，罪責感	自分でどうにもできなかった無力感や他人からの仕打ちによるものかもしれない．妄想かもしれない．
精神運動性の焦燥または制止	BPSD，せん妄の兆候かもしれない
易疲労性	栄養不良，筋肉量低下のためかもしれない
思考力や集中力の減退，または，決断困難	思考力，実行機能の低下は認知症の主たる症候である：脳関連領域の損傷
死についての反復思考，自殺念慮	

For more details see American Psychiatric Association (2000) *Diagnostic and statistical manual of mental disorders*, 4th edn, text revision. American Psychiatric Publishing Inc., Arlington, VA.

- 高齢者のうつは，認知機能障害を伴うこともあるため誤診しやすく，うつは認知症と鑑別を要する（表2.2）．うつに伴った認知機能障害は治療により回復する．
- うつの診断には一般的にDSM-IVが用いられる（表10.4）．（編者注：2013年からはDSM-5に改訂された）
- 認知症患者のうつの診断は簡単にいかない場合がある．
- うつの症状の多くは，認知症症状に似る．集中力の低下は情報を部分的に取り入れることとなり，その結果として認知機能障害と捉えられる．反応が遅く，「わかりません」といった決まりきった返事になる．抽象思考や実行機能も障害される場合がある．注意が維

CHAPTER 10 精神的苦痛と心理・行動の問題

表 10.5 Cornell Scale for Depression in Dementia

患者と介護者に対して半構造化面談を実施. 多くの項目は患者を観察することによって評価できる. スコアリングは患者や介護者の解釈よりも, 面談や観察に基づいた評価者の臨床的な印象がより反映される.

12 点以上はうつを認め要治療.
8〜11 点はうつを認め要観察.
得点方法　a＝評価不能　0＝なし　1＝軽度または間欠的　2＝重度

A. 気分に関連した症状
①不安 「不安げな顔, 黙りこむ, 困惑」 ②悲哀 「悲しそうな顔, 悲しそうな声, 涙もろさ」 ③物事を楽しめない ④イライラする 「怒りっぽい, 短気」

B. 行動障害
⑤焦燥 「落ち着かない, 手を動かす, 髪を引っ張る」 ⑥精神運動抑制 「動作が遅い, 話すのが遅い, 反応が鈍い」 ⑦多彩な身体的訴え （消化器症状のみなら 0 と得点） ⑧興味の喪失 「活動に興味をなくす」 （1 ヵ月以内に急速に起こったら 0 と得点する）

持できず, 見当識障害も時にみられる. 悲哀感, 絶望感, 罪業感は, 認知症を背景としたうつとアパシーを区別をする際に役立つだろう. ただし, 高度認知症では両者の区別は困難である. 倦怠感は認知症でも多く認められ, 食思不振, 睡眠障害といった身体症状とあわせてうつの診断に際しては補助的な情報となる.

- 診断を助けるものとして, いくつかの評価尺度がある. おそらく最も広く使用されているのは Cornell Scale for Depression Dementia である（**表 10.5**）. しばしば使われるもう 1 つのスケールに Neuropsychiatric Inventory（NPI）がある.
- 認知症患者のうつは, 一般的に診断直後やナーシング・ホームなど

つづき

C. 身体症状

⑨食欲不振
「いつもより食べない」
⑩体重の減少
（1ヵ月以内に約 2.3 kg（5 ポンド）以上の低下があれば 2 と得点）
⑪意欲の低下
「疲れやすい，おっくう」

D. 日内変動および睡眠障害

⑫日内変動
「より朝悪い」
⑬入眠困難
「通常より遅い」
⑭中途覚醒
⑮早朝覚醒
「通常より早い」

E. 思考障害

⑯自殺
「世の中は生きていく価値がない」
⑰低い自己評価
「自責感，劣等感，不全感」
⑱悲観的
「最悪を予想する」
⑲気分に一致した妄想症状
「貧困妄想，心気妄想，虚無妄想」

Reproduced from Alexopoulos GS, Abrams RC et al. (1988). Cornell Scale for Depression in Dementia. *Biol Psychiat* **23(3)**, 271–84. with permission from Elsevier.

の施設入所直後に認められる．
- AD 患者のうつでは症状の変動や再燃がしばしばみられる．
- 最近のレビューで，AD 患者のうつは QOL の低下，ADL の著明な障害，認知機能低下の早い進行，ナーシング・ホームを利用する割合の上昇，相対的に高い死亡率，介護者の負担と関係があることが示された．
- 認知症患者のうつの治療は，非薬物治療と薬物治療とある．非薬物治療は有用性を示すエビデンスは限られているものの，様々なものが存在する．
  - 行動を明確にし，安定した介護環境を維持すること．

CHAPTER 10　精神的苦痛と心理・行動の問題

- ●五感への働きかけ．感覚刺激空間を用いるスヌーズレン療法は情動にいくらかの変化を及ぼすというエビデンスが示されている．
- ●高照度光療法は，部屋全体を照らすアンビエント照明では認知症に対しての効果は示されなかったが，個々に対する照射は有効性があるかもしれない．
● 薬物治療の有効性についてのエビデンスは限られている．しかし，うつ状態にみえても治療を行うことが重要だと考える臨床医の間で広く受け入れられている．
● fluoxetine のような SSRI は有害事象が少なく，死亡率を上げるわけではない．コクランレビューではうつと認知症での抗うつ薬使用に対しては弱いエビデンスがあるのみとしているのに対して，軽度から中等度の認知症患者のうつに対して非鎮静的な SSRI である citalopram が効果的というエビデンスが存在する[1]．
● 問題の根底にうつ症状が含まれているのであれば抗うつ薬の使用は抗精神病薬の使用よりも安全で合理的である．そのような利益を明らかにした研究結果は出ていない．
● もし不穏が問題となっているのであれば，ミルタザピンなど鎮静的な抗うつ薬が有用である．
● アミトリプチリンといった三環系などの以前からある抗うつ薬には精神錯乱や転倒の危険性の増加などの副作用が多く使用は望ましいものではない．寝たきりの場合であれば，起立性低血圧などあまり関係ない副作用となることもある．しかし精神錯乱や不整脈などはそのような場合でも問題となる．

事例

　Gladys は重度認知症でナーシング・ホームに住んでいる．介護スタッフは彼女がいくらか引きこもりがちで落ち着かずにじっとしていられない様子であると感じていた．総合診断医が診察し，彼女は夜通しじっとしていられずに十分な眠りがとれず，日中は涙もろいということがわかった．家族と過ごしてい

---

[1] Bains J, Birks JS, Dening TD (2002) Antidepressant for treating depression in dementia. *Cochrane Database Syst Rev*, Issue 4, CD003944.

> ても楽しくない様子であった．落ち着かない様子ではあったが，抗うつ薬を使用することがいいだろうと思われた．うつの可能性を検討する話し合いを通じて，介護スタッフは認知症において苦痛の原因となる可能性のあるものを前より認識することができるようになった．

抗うつ薬治療の選択（表 10.6，10.7）

SSRI はおそらくその副作用の少なさから第一選択となるだろう．落ち着きのなさが強い様子であればミルタザピンのような鎮静的な抗うつ薬が選ばれるかもしれない．もし患者が寝たきりの状態で転倒の危険性が少なく，前述の薬物が効果がないようであれば，三環系抗うつ薬を使用することもある．

- 抗うつ薬の効果は至適用量を 4〜6 週間使用して認められる．しかし，最近のメタアナリシスによれば認知症を有しない患者では 1 週間後には反応が出現することがあると言われている．治療効果がみられない場合の最大の原因はおそらく薬を正しく飲んでいないことである．認知症ではよくあることだが認知症にうつが伴う場合にはさらに増える．ほかの原因には抗うつ薬の用量が少ないことがある．例えばアミトリプチリンやノルトリプチリンは 75 mg/日以下の用量では抗うつ効果はみられないだろう．
- うつ病エピソードの場合には抗うつ薬を 6 ヵ月間続け，見直す方法が一般的である．うつが再発する場合には 2 年間治療を継続した後に見直すようにする．患者の全身状態が変化した場合には，抗うつ薬のリスク/ベネフィットも変化していることがあり，その使用を再評価する必要がある．
- 抗うつ薬を急に中断すると離脱症候群がみられる可能性がある．中断症候群はインフルエンザ様の不調を呈し，悪寒，筋肉痛，頭痛，吐き気，めまい，不安，易刺激性，不眠，明晰夢などを伴う．認知機能は一過性に低下する場合もある．
- SSRI に反応がみられない場合には増量か別の SSRI にするか，SSRI ではない抗うつ薬への変更を考える．最近のメタアナリシスでは

CHAPTER 10 精神的苦痛と心理・行動の問題

表 10.6 抗うつ薬

グループ	処方例, 用量	有害事象	備考
選択的セロトニン再取り込み阻害薬 (SSRI), 第一選択	Fluoxetine 20〜40 mg/日 パロキセチン 20〜40 mg/日 セルトラリン 50〜200 mg/日 Citalopram 20〜40 mg/日 エスシタロプラム 5〜20 mg/日	吐き気, 嘔吐, 消化不良, 腹痛, 下痢, 便秘, 頭痛, 性機能障害, 易疲労感, 落ち着きのなさ. SSRI は特に消化管出血, 低Na血症にも注意を要する.	投薬量はシンプルであり, TCAに比べ過量投与時の毒性も低い.
セロトニン・ノルエピネフリン再取り込み阻害薬 (SNRI)	Venlafaxine 75〜150 mg/日を分2 デュロキセチン 30〜60 mg/日	SSRIと同様だが, 時に高血圧もしくは低血圧がみられることがある. 不眠もしくは眠気がみられることがある.	強く易疲労感や痛みを訴える患者には第一選択として有用かもしれない. Venlafaxineを使用する際には事前にECGと血圧測定を行うこと.
TCA	アミトリプチリン 75〜150 mg/日 (10〜25 mgより増量) イミプラミン 50〜75 mg/日 (10 mgより開始) ドスレピン 75〜150 mg/日 (25 mgより増量) ノルトリプチリン 75〜100 mg	多くの副作用がみられ, 毒性が強い. 起立性低血圧 (脳血管障害, 転倒, 骨折の原因となりうる), 錯乱, 鎮静. 抗コリン作用: 口渇, 便秘, 霞目, 頻脈/不整脈, 尿閉, 急性閉塞隅角緑内障. 高齢者の使用には注意. 双極性感情障害に対しての使用は避ける (躁転のおそれ)	低用量より開始. 例: ノルトリプチリン 10〜25 mgより開始し 75 mg など治療用量まで増量. ノルトリプチリンや desipramine は抗コリン作用が比較的少なく比較的安全に使用できる. TCA は血中濃度が時に変化することがあり定期的な血中濃度の測定を行ったほうがよい場合もある.

表10.6 つづき

グループ	処方例, 用量	有害事象	備考
セロトニン受容体遮断・再取り込み阻害薬 (SARI)	トラゾドン 300 mg	鎮静, めまい, 頭痛	寝る前100 mgより開始
ノルアドレナリン作動性・特異的セロトニン作動性抗うつ薬 (NaSSA)	ミルタザピン 15〜30 mg/日	食欲増進, 体重増加, 起立性低血圧, 初期の鎮静, 浮腫, 倦怠感	静穏を要する落ち着きのない場合に特に有用である.
MAO-I	Phenelzine Tranylcyplomine	食物中のチラミンの相互作用で高血圧クリーゼ	有害な薬剤相互作用が多く, 現在はほとんど使用されることはない.

表10.7 どの抗うつ薬を選ぶ？

睡眠障害などのため静穏を要するとき	SARI：トラゾドン, NaSSA：ミルタザピン
静穏が望ましくないとき	SSRIの一部：Fluoxetine SNRI：Venlafaxine
不安症状が強いとき	SSRI：Citalopram SNRI：Venlafaxine
痛みを伴うとき	TCA：ノルトリプチリン SNRI：デュロキセチン

認知症を有しない患者に対して, その後の行動指針に臨床的には小さいが統計的な有意な利点を認めた. ただし, 治療抵抗性を認める場合には精神科医によって治療内容が見直されなければならない.

認知症の自殺リスク

- 最近のシステマティックレビューでは認知症の自殺リスクは一般人口と比して同様かそれより小さいと言われている.

CHAPTER 10 精神的苦痛と心理・行動の問題

- しかし,診断直後や入院中に認知症と診断された場合やハンチントン病では比較的リスクは高い.
- 危険性はうつ,絶望感,軽度認知機能障害,若年,病識が保たれていること,認知症治療薬の効果が乏しいことなどにより高まる.

さらに学ぶ方へ

Haw C, Harwood D, Hawton K (2009) Dementia and suicidal behavior: a review of the literature. *Int Psychogeriatr* **21**, 440–53.
Korczyn AD, Halperin I (2009) Depression and dementia. *J Neurol Sci* **283**, 139–42.
Tagariello P, Girardi P, Amore M (2009) Depression and apathy in dementia: same syndrome or different constructs? A critical review. *Arch Gerontol Geriatr* **49**, 246–9.

6週間以上継続服用している場合の抗うつ薬の置換

ある抗うつ薬を少なくとも4週間以上かけて減らしていき,一方で同じ時間をかけて別の抗うつ薬を増やしていくことをクロステーパリングという.

注)fluoxetine は半減期が非常に長く(最高16日)で1〜3ヵ月かけて減量していくことが必要である.また,fluoxetine は薬物相互作用にも注意を要する(📖付録2).

SSRI から TCA

SSRI を中止し,TCA を非常に低用量から慎重に増量していく.fluoxetine の場合は,中止して4〜7日待ってから TCA を始める.

SSRI からトラゾドン

SSRI を漸減し,その上でトラゾドンを開始する.fluoxetine の場合は,中止して4〜7日待ってからトラゾドンを始める.

SSRI からミルタザピン

慎重にクロステーパーする.

SSRI から Venlafaxine

慎重に数週間かけてクロステーパーして venlafaxine を 37.5 mg/日で開始しゆっくりと増やしていく.

TCA から SSRI

TCA の量を半減し,SSRI を加えそれからゆっくりと漸減中止

する.

TCA からミルタザピン
慎重にクロステーパーする.

TCA から venlafaxine
venlafaxine を 37.5 mg/日で開始して. 慎重にクロステーパーする.

ミルタザピンから SSRI
4 週間以上かけてミルタザピンを漸減し，それから SSRI を開始する.

ミルタザピンから venlafaxine
慎重にクロステーパーする.

参考文献

Based on Taylor D, Paton C, Kapur S (2009) *The Maudsley prescribing guidelines*, 10th edn, pp. 216–19. Informa Healthcare, London.

精神病症状

- 精神病症状は経過を通じて認知症患者の 70%に生じる.
- 妄想（しばしば迫害的で短期間），誤認（例えば家族を他人だと言ったり，テレビドラマに映っている人が実際にそこにいると思い込んだりする），幻覚（多くは幻視；CHAPTER 2）など精神病症状は多彩な病像を呈する. 幻覚を有する患者の多くは妄想も伴っている.
- 精神病症状は，軽度認知機能障害の時期であっても，経過の進行，身体状態の悪化や認知機能障害の進展と関連している場合がある.
- 精神病症状は介護者のストレスを大きくする.
- 精神病症状に関連する AD の 1 つもしくは複数のサブタイプにおいて遺伝学的，神経化学的，病理組織学的なエビデンスがある.

- AD では，病識に乏しいとき，抑うつ症状があるとき，広汎に認知機能が低下しているとき，そして気分が高揚しているときに妄想の危険性がより高まる．
- 認知症の中には精神病症状が出現しやすいものもある．
- DLB では幻視と妄想を早期より認める．患者は時に実在しない人物と口論をしていることがある．幻視の存在はコリンエステラーゼ阻害薬の有効性と関連している可能性がある．
- AD と VaD では，幻覚と妄想がどちらも起こりうる．10 の研究に基づいたレビューでは AD では精神病症状と重症度は関連がみられなかったと述べている．
- 高度 AD 患者では，幻覚と妄想はその振る舞いから推察しなければならず，十分に認識されていない可能性もある．
- AD の精神病症状がどのくらい持続するかは幅広い報告がある（5%以下から 85%以上まで）．精神病症状が続くことは薬剤の使用につながる．精神病症状が短期間で終了し治療開始後に出現しないのであれば薬剤が有効といってよいかもしれない．

認知症における精神病症状の管理

- 精神病症状に対して有効な治療は抗精神病薬の使用である（**表 10.8，10.9**）．
- 抗精神病薬は定型抗精神病薬（クロルプロマジン，ハロペリドール，トリフロペラジンなど）より新規の非定型抗精神病薬（リスペリドン，オランザピン，クエチアピンなど）に大きく二分される．
- 「非定型」とは錐体外路系の有害事象（ジストニア，パーキンソニズム，アカシジア，遅発性ジスキネジア）が相対的に少ないということを意味する．
- 認知症の精神病症状やせん妄では，統合失調症急性増悪期の治療に要するような高用量と比較してより少ない量で治療が行われる．
- 定型抗精神病薬間の効果は類似しているが，非定型抗精神病薬間の効果はより変化に富む．

表10.8 よく使われる抗精神病薬

薬剤名	認知症における標準的な使用量	副作用	備考
(1) 定型抗精神病薬			
ハロペリドール	1日量0.5 mgで開始し,高齢者では最終的に1日1〜3 mgを1ないし2回に分けて用いる.	錐体外路症状（特にジストニアとアカシジア）．QT延長症候群．	レビー小体型認知症や,他の錐体外路症状を呈する疾患では使用を避ける．
(2) 非定型抗精神病薬			
オランザピン	1日量5 mgで開始し,最大で1日量10 mgまで増量する.	高血糖,体重増加,嘔気・嘔吐.抗コリン作用.鎮静.起立性低血圧と錐体外路症状は一般的ではない.末梢性浮腫.	女性の場合は代謝が遅いため,少ない量で用いたほうがよいかもしれない．
クエチアピン	1日量25〜100 mgを1日2回に分けて用いる．少量で始め,数日かけて漸増する．	鎮静がよく生じる．抗コリン作用．起立性低血圧は一般的ではない．錐体外路症状は稀．高血糖.体重増加．	パーキンソン病やレビー小体型認知症において選択されうる．他の抗精神病薬より鎮静的に作用するが,抗精神病作用は非常に弱い．
リスペリドン	0.5 mgを寝る前,もしくは1日2回に分けて用いて1週間観察し,必要ならば倍に増やす．	不眠,起立性低血圧．より頻度の低いものとして錐体外路症状,鎮静,嘔気・嘔吐．	イギリスで,認知症患者の興奮に対し認可された唯一の抗精神病薬．錐体外路症状のリスクはクエチアピンより大きい．

CHAPTER 10 精神的苦痛と心理・行動の問題

表 10.9 定型および非定型抗精神病薬の比較

薬剤名	錐体外路症状	抗コリン作用	起立性低血圧	鎮静
(1) 定型抗精神病薬				
クロルプロマジン	++	++	+++(筋注＞内服)	+++
トリフルオペラジン	+++	+	+	+
ハロペリドール	+++(静注＜筋注/内服)	+/−	+	+
レボメプロマジン	++	++	+++	+++
(2) 非定型抗精神病薬				
オランザピン	+/−	+	+	++
リスペリドン	+	+	++	+/−(しばしば不眠を来たす)
クエチアピン	+/−	+	++	++

- 定型，非定型いずれの抗精神病薬でもリスクは存在する．
- 定型抗精神病薬では錐体外路症状と鎮静を認めることが多い．
- 抗精神病薬の使用は胸部感染症，認知機能低下，脳血管障害リスクの増加（非定型抗精神病薬でオッズ比 2.5〜3.0），死亡率の増加（治験における 6〜12 週間の非定型抗精神病薬使用により総死亡率が 1.5〜1.7 倍増加）と関連していることが知られている．
- 上記の事実を受けてアメリカ食品医薬品局（FDA）と欧州医薬品庁（EMEA）は認知症患者の BPSD 治療に対する非定型抗精神病薬を使うことへ勧告を行った．
- DART-AD 試験では長期使用による超過死亡は低下しないことが示された（📖 CHAPTER 10）．
- 定型抗精神病薬の使用による死亡率についての報告は少なく，主にせん妄患者の観察研究によるものである．そのような研究では非定型抗精神病薬の使用による死亡率について同等かより高率で

- あると述べている.
- 年々,抗精神病薬が精神症状ではなく BPSD に使用されることが増えている. これが抗精神病薬の過剰な使用へつながり, 行動をコントロールすることを目的とした使用に対しての反発もでてきている.
- 認知症の精神病症状に対する治療の有効性のエビデンスは定型,非定型いずれも限られている. 非定型抗精神病薬ではアリピプラゾールのエビデンスが報告されており, NNT13.8 と非常に低い値だった.
- 錐体外路症状は死につながることもある(特に DLB). そのため医療者は少量の非定型抗精神病薬で治療を行うことが多い.
- 認知症および BPSD に非定型抗精神病薬を使用することは推奨されておらず, 使用のリスクと有効性についてのエビデンスを認識し, その使用に対しては十分に注意を払わなければならない. ただし, 抗精神病薬の使用を中止することと症状の悪化は関連がないというエビデンスはあるが, 抗精神病薬の使用を中止することで精神症状が悪化する患者も少数ながら存在する. 抗精神病薬の使用にあたっては低用量で使用すること, その用量を見直し, 可能であれば減量もしくは中止を試みることが賢明である.
- おそらく, 薬物治療を続けるための倫理的に重要な理由としては中止することでつらい状況に戻ってしまう場合である.

抗精神病薬による深刻な副作用

抗精神病薬の使用により, 数多くの深刻な副作用が生じるおそれがある. 薬剤の添付文書を参照すれば副作用の完全な一覧が確認できるが, 次に挙げる副作用は, 特に定型抗精神病薬とのかかわりが深いものである(表 10.10).

起立性低血圧

- 立位において収縮期血圧が 20 mmHg を超えて低下し, 拡張期血圧が 10 mmHg を超えて低下した状態である. または立位において心

CHAPTER 10 精神的苦痛と心理・行動の問題

表 10.10 抗精神病薬による重大な副作用が最も出現しやすい時期（ただし，これ以外の時期でも出現することがある）

副作用	タイミング
起立性低血圧	数時間から数日
急性ジストニア	1〜5日
アカシジア	5日〜2ヵ月
パーキンソニズム	3日〜1ヵ月
悪性症候群	1日〜数週間
遅発性ジスキネジア	治療開始後数年

拍数が20以上増加，または収縮期血圧が90未満に低下し，起立性低血圧を示唆する何らかの症状を伴っている場合を指す．
- α遮断作用により，立ちあがる時の迷走神経反射が抑制されることにより生じると推測される．
- 脂肪族側鎖を持つフェノチアジン系薬剤（クロルプロマジン，レボメプロマジン）は，最も起立性低血圧を来たしやすい．
- 高齢者は起立性低血圧を来たしやすいばかりでなく，それに伴う重篤な合併症を起こしやすい［怪我（骨折，硬膜下や頭蓋内出血）につながる転倒，脳卒中］
- 対処法は，血圧に影響を及ぼす他の薬剤をチェックする（利尿薬，βブロッカー，三環系抗うつ薬など）．
- 血圧低下を起こしにくい抗精神病薬に変更する．

注）起立性低血圧は高齢者にとって危険であり，絶対に治療しなければならない．

悪性症候群

- いくつかの症状から成り立つ症候群である．全身の筋肉の鉛管様固縮，38℃を超える熱発，意識障害，自律神経症状（血圧の変化，頻脈，不整脈，発汗，振戦）．この状態は1〜3日かけて進行する．

- 抗精神病薬以外にメトクロプラミド,アンフェタミン類,リチウムによっても生じることがある.
- 一般的な生化学検査では,CK の上昇,ミオグロビン尿,白血球増多,代謝性アシドーシスなどがみられる.
- 原因薬剤を中止したあとも,日単位,あるいは週単位で持続することがある.
- 明確な症状を見逃した場合には,特に致命的な転帰をたどることがある.
- 対処法は原因薬剤を中止し,高熱に対処する(アセトアミノフェンを用いる).非経口的な手段で水分を補給する.神経内科医や集中治療医に相談し,必要なら転棟・転院も考慮する.
- 酸素化が著しく悪い場合は,ICU での呼吸管理を検討する.
- 悪性症候群に対しては多くの薬剤が用いられているが,エビデンスは限定的である.例えばブロモクリプチン,レボドパ,ダントロレン,ベンゾジアゼピン等である.

注)被疑薬を再開すると,悪性症候群が再燃することがある.

錐体外路系の副作用

錐体外路系の運動障害は,急性発症することもあれば,遅発性に生じることもある.前者はしばしば治療開始後 5 日以内に起こり,ほとんどの場合 4 週間以内に発症する.一方後者は治療開始後 6 ヵ月以上してから発症する.

症状としては以下のようなものが挙げられる.

- パーキンソン症状

振戦,固縮,動作緩慢などが代表的である.安静時には指先で薬を丸めるような振戦(pill rolling tremor)が見られ,腕を伸ばした状態では一層明らかになる.そこに,より微細で高周期の振戦が伴うこともある.固縮は鉛管様(鉛の管を曲げるように,動作が最初から最後まで一定の速度で行われる)や歯車様(固縮に加わる振戦のため,動作が最初から最後までガクガクとぎこちなくなる)と表

現され，手首を曲げたり伸ばしたりするときに最もはっきり観察される．動作緩慢（ブラキネジア）はその名の通り，動きがゆっくりになる．表情が乏しくなったり，書字が小さくなったり，声が小さくなり抑揚がなくなることなども，動作緩慢の一例である．固縮は，患者に左右対称の動作をさせた時，よりはっきりと認められる．病状の後期においては，姿勢動揺が生じ，転倒が頻繁に見られる．これは小さな円を描くようにぐるぐると患者を歩かせた時，最もはっきり観察される．

● アカシジア

アカシジアの語源は「座っていられないこと」である．身体がじっとしていられないという，主観的な感覚で定義される．患者は座ったり，じっと立っていることができないと訴え，歩き回ることを強制されているように感じる．モルヒネやバルプロ酸を併用している患者では，特に出現しやすい．

● ジストニア

捻るような動きや奇異な姿勢，あるいはその両方が，身体のすべての随意筋群で生じるという症状である．一般的なジストニアは，体幹の不随意運動，しかめ面，チック，開口障害（筋肉の攣縮のため，口を大きく開けない），頸部ジストニア（発作的に首を横に傾ける「斜頸」，もしくは後方に傾ける「頸後屈」），注視クリーゼ（発作的な眼球上転），規則的な舌の突出や顎の開閉，そして場合によっては発作的な発声困難，喘鳴，呼吸困難を来たすこともある．

錐体外路系の副作用への対処

● パーキンソン症状

原因薬剤を中止，または他の薬剤に置換する．例えば，定型抗精神病薬を非定型抗精神病薬にするなどである．

理想的には抗コリン薬を投与できればよいが，注意を払う必要がある．

● アカシジア

アカシジアを引き起こしている可能性のある薬を中止，または

減量する．

抗ムスカリン薬が著効するかもしれないが，効果が見られるまでに 3～7 日かかることがある．ジストニアに関しても同じ問題が生じる．

（編者注：最近のガイドラインでは抗ムスカリン薬はせん妄を誘発するために使用を控える傾向にある．）

プロプラノロール 20～80 mg/日やベンゾジアゼピン（ジアゼパム 5～10 mg/日，クロナゼパム 0.5～1 mg/日，ロラゼパム 1～3 mg/日）も時々使われるが，どちらも抗ムスカリン薬よりは効果に乏しい可能性がある．さらに，アカシジアはベンゾジアゼピンを中止するとまた再発する．

一方で，プロプラノロールは 6 ヵ月間耐性を生じさせずに使うことが可能である．また選択的 β_1 阻害薬（アテノロールなど）は，効果に乏しいため，使うべきではない．

● ジストニア

急性発症のジストニアは，可能な限り早期に治療を開始すべきである．原因薬を継続すると，しばしば致死性の喉頭スパズムを生じ，それでなくても強烈な不快感を伴うためである．

原因となっている薬を中止し，必要ならば他の薬に変更すべきである．

もし精神症状を再発させずに抗精神病薬を中止・置換することが不可能な場合は，可能な限り投与量を減らすことが必要である．

とはいえ大抵の急性ジストニアは 1 週間か 2 週間で安定する．どうしても必要な場合は，もう一度ジストニアが再発しない限りは，薬剤を継続することも可能かもしれない．

抗ムスカリン作用を持つ抗パーキンソン薬を使う時は，次のような用法を検討すべきである．

● ベンズトロピン 1～2 mg を静注・筋注し，その後 2 mg を 1 日 2 回に分けて 1 週間内服する．
● プロサイクリジン 5～10 mg を静注・筋注し，その後 2.5～5 mg を寝る前に 1 週間内服する．
● オルフェナドリン 50 mg を 1 日 2 回に分けて，もしくは寝る前

CHAPTER 10 精神的苦痛と心理・行動の問題

に内服する.
- 効果は 10〜20 分で現れる. 非経口薬は必要であれば 30 分の間隔をおいて繰り返し用いてもよい.
- ジアゼパム 5 mg の静注もしばしば使われる.
- 遅発性ジストニアは, 原因となった薬を減量するとき, かえって悪化することがある.

注) 抗ムスカリン作用を持つ薬は, 認知症患者の混乱を増悪させることがある. 増量は慎重に行い, 症状改善後は可能な限り速やかに中止すべきである.

さらに学ぶ方へ

Ropacki SA, Jeste DV (2005) Epidemiology of and risk factors for psychosis of Alzheimer's disease: a review of 55 studies published from 1990 to 2003. *Am J Psychiat* **162**, 2022–30.

不安と理解力低下

- 認知症は, 理解力が失われる病気である. 理解力を増進させ, 重篤な認知機能障害と戦うためには, 大事な手法がいくつかある. それにより, 治療やケアにまつわる苦労を減らし, スムーズに行うことが可能になる (CHAPTER 11).

  良いケアとは, 理解力低下に起因する困難を最小限にしたいという明確な目標を持ち, 相手と対立しないようにして行うケアのことである. そういったケアは, 恐怖と不安を取り除くのに必要不可欠である.

- 認知症患者にとって, 全く知らない人が近寄ってきて, 清拭したり着替えさせたりすることはどんなにつらいことか. それをイメージするのは, そう難しいことではない.

  認知症患者がこちらのなすがままにケアさせてくれて, ほとんど抵抗しないという日常的な光景は, もしかしたら, 非常に驚くべきものなのかもしれない.

実際のところ，ケアに対して抵抗を見せる対応困難な患者は，ごく少数なのである．
- たとえ理解力が制限されている患者に対してであっても，常にシンプルな言葉で手順を説明すべきである．理解力の低下は，フラストレーションや問題行動へとつながるが，それは互いの求めているものを上手く伝えられないことによってより一層ひどくなるのである．

　最も困難なことは，その人の求めているものを特定することである．それを見つけられれば，その人の苦痛は和らぐのである．

特異的な不安

　全ての恐怖や不安が理解力低下からきているわけではない．
　うつ病によって生じているものもあるかもしれないし，あるいは精神病症状によって引き起こされるものかもしれないし，はたまた特定の記憶（例えば，清拭やケアによってもたらされる痛みの記憶のような）によって生じることもある．

- 不安障害は様々な形態を取る．

　全般性不安障害（GAD）は，特定の物や出来事に左右されることなく，持続的な不安を引き起こす．またパニック障害は，（必ずではないが）しばしば特定の原因やストレスによって，唐突かつ強烈な不安が生じる疾患である．時に振戦，脱力，振戦，発汗，動悸，めまい，嘔気，過呼吸を伴うことがある．恐怖症は，特定の物や出来事が引き金となって恐怖と不安が引き起こされるものであり，不安症状は長く続くことなく，いきあたりばったりの転帰をたどる．
- 不安症状は，認知症患者の8〜71%に認められる．

　これは一般人口と比べても高い値である．有病率は診断と相関しており，血管性認知症と前頭側頭型認知症で高い．またスクリーニングの手段とも相関し，構造化面接が行われた場合は低くなる．不安障害は認知症患者の5〜20%で認められる．
- 性別，年齢，教育歴が，不安と相関するという報告はない．
- 認知症患者の不安は，QOLの低さ，問題行動の多さ，ADLの低さ，

CHAPTER 10 精神的苦痛と心理・行動の問題

夜間覚醒の悪化，ケアホームの入所の多さと相関する．
- 認知症患者の不安を診断することは容易ではない．

 高齢の患者は精神症状を身体化させ，体の症状を訴えることが多いためである．認知症患者は病状の経過を言語化することは少ない．不安症状の多くは，認知症自体の症状（集中力の欠如など）や認知症の周辺症状（興奮など）と重なる部分もある．
- 不安と抑うつはしばしば併存する．

 AD 患者を対象にした研究で，不安を有する患者の最大 75％に抑うつが認められるとの報告がある．しかし，最近の研究では，現在用いられている評価尺度において，不安と抑うつのインジケーターが重複しており，偽相関が認められることが明らかとなっている．
- 不安の強度は認知症のすべての段階において変わることはないが，高度認知症では下がることが知られている．
- 環境変数（日中の活動性の欠如など）が認知症患者の不安と相関していることを示唆する声もあるが，完全に証明されたわけではない．
- 不安の評価にあたっては，患者本人も含め，できるだけ多くの情報提供者からの視点が必要である．

 いつでも，ケアの専門家や介護者などが情報を提供できるようにすべきである．
- ある研究によると，不安と身の置きどころのなさ，苛立ち，筋緊張，恐怖，そして呼吸（過呼吸など）との相関が認められたという研究がある．一方，集中力の欠如，疲労，睡眠障害といった認知症で一般的な症状と不安との相関は認められていない．
- 不安の評価尺度は様々なものが利用可能である．

 例えば認知症患者向けの総合的な精神症状評価尺度である，NPI や BEHAVE-AD などである．また不安に特化した評価尺度としては，RAID や Worry scale が用いられる（後者は軽度の認知症に限られる）．

不安への対処

非薬物療法が第一に用いられるべきである．また患者本人へのアプローチ，スタッフの能力，日常活動，スピリチュアルケアなどもその中の要素に含まれる．

また顕著な不安に対しては，非定型抗精神病薬やSSRI，コリンエステラーゼ阻害薬が有効な治療法である．

- 少量のオランザピン（1日2.5〜5 mg）が有効という報告がある．ただし，精神病症状に使用する場合に比べて有害事象が出現しやすい．
- ミルタザピンは不安，不眠のいずれに対しても効果的である．
- ベンゾジアゼピンは，しばしば認知機能をさらに低下させ転倒の危険性を増す．まだ動ける認知症患者に対しての使用は極めて限定されるべきである．
- 非薬物療法には，不安に対処するテクニックもある．これらのテクニックは，認知症の患者に向けて改変され簡潔になったものである（身体に触りながら声掛けをするなど）．これらの介入は，終了後も，何日にもわたって患者を落ち着かせる効果がある．
- ベンゾジアゼピンは夜間の脱抑制を招くことがある．その結果，興奮を招き，抑制を失わせ，徘徊し，深刻な外傷を負ってしまうことがある．
- 夜間の睡眠が非常に重要な課題となることがある．例えば，患者が家族や介護者と同居しており，夜通し患者に対応しなければならない場合などである．

さらに学ぶ方へ

Seignourel PJ, Kunik ME, Snow L, Wilson N, Stanley M (2008) Anxiety in dementia: a critical review. *Clin Psychol Rev* **28**, 1071–82.

不穏と攻撃性

- 興奮は,頻回にみられ,非常に重要な認知症周辺症状(BPSD)である.介護者にとっては非常に負担となり,患者の施設収容につながり,スタッフの重荷となり,患者自身の孤立を招きうる.
- コーエン・マンスフィールドは,認知症における興奮の現れ方を以下の4つに区分した.
  - 物理的かつ非攻撃的

    落ち着きのなさ,動悸,物隠し,不適切に衣服を着脱する,反復する癖,物をもてあそぶ,不適切な飲食,出口を探して徘徊するなど.
  - 物理的かつ攻撃的

    殴る,自分自身や他人を傷つける,噛み付く,引っかく,たんを吐く,押す,掴みかかる,わざと転ぶ,蹴る,性的逸脱行為,ものを破ったり壊したりするなど.
  - 言語的かつ非攻撃的

    拒絶,注意をひく行動,不平,横やり,文章や質問の反復.
  - 言語的かつ攻撃的

    叫び,怒りの噴出,悪態,奇妙な音をたてる,卑わいな発言.
- 女性の場合はより言語的な興奮をきたしやすい.物理的な興奮は,認知症が進行し,言語的能力が失われるにつれてなくなる.
- 興奮は,抑うつ,精神病症状,病気の進行,睡眠障害を伴うときにより頻回にみられる.
- 興奮の頻度は,何を興奮と定義するかにも左右される.興奮の定義を厳格に定め,「他人に怪我を負わせる恐れのある行動」と定義して調べたところ,AD患者の20%に興奮が認められたという報告がある.
- コーエン・マンスフィールド agitation 評価票(CMAI)は,認知症の興奮を測定する際,最も幅広く使われている臨床評価尺度であり,広汎に用いられている.これは29項目からなるチェックリストで,頻度に応じてそれぞれに1〜7点の点数が付く(1点…全く

ない，7点…1時間に何回もある）．興奮の項目を含んだ他の評価尺度（NPIなど）もしばしば使われるが，その結果には他の評価項目の要素が混入してしまう．例えば認知症患者にコリンエステラーゼ阻害薬を用いた試験での興奮の改善は，NPIの他の要素の改善を反映したものであって，興奮自体が改善したわけではない．

興奮の原因

- 興奮は，あらゆる苦悩の結果として生じる．
- 人間は，脅威を感じた時に興奮をきたしやすい．本人が認識している脅威を理解することによって，しばしば薬を使わずに興奮を落ち着けることができる．そのような手段が有効ならば，薬物を使うより前に積極的に患者の脅威の原因を理解するよう試みるべきである．
- 認知症患者は，しばしばストレスを抱えていることが多い．彼らは喪失感を感じたり，周囲で何が起こっているか理解できなかったり，次に何が起こるかわからなかったり，見知らぬ誰かに囲まれているような気持ちになっているかもしれない．
- 興奮を評価するときは，様々な要素に目を向けるべきである．
  - 身体的要因…感染，空腹，痛み，薬剤，視力障害
  - 精神状態…抑うつ，不安，精神病症状，妄想
  - 対人関係…家族，スタッフ，他の居住者（との人間関係）
  - 環境…プライバシーの欠如，明るすぎる・もしくは暗すぎる，騒がしい・もしくは静かすぎる，退屈
  - 人格的な問題…性格，これまでの人生，対処能力，文化，習慣

興奮への対処

本人や周囲に対するリスクを真っ先に評価する．そしてもしリスクが高ければ，行動を起こす前にまずリスクを下げることを試みる．例えば，患者のまわりから怪我をしそうなものを取り除くなどである．

CHAPTER 10 精神的苦痛と心理・行動の問題

- できるだけ興奮の原因を理解するよう努め,家族やスタッフとも話し合う.必要ならば ABC チャートを用いる.
- また,できるだけ薬を使わずに介入することを目指す.薬の効果は限定的で短期間にとどまることが多く,長い目で見れば有害となることが多いためである.
- ケアが提供される環境の妥当性を評価し,必要ならばその環境を調整すべきである.環境的要因の解決が非常に難しいなら,極端な話,引っ越しが必要なこともある.
- 問題が複雑であったり,危険な行動がある場合は,老年精神医学チームに介入を依頼する.しかしその合間合間で,患者の苦悩を理解し解決するよう努力しなければならない.
- 疑わしい要因はすべて解決していく.例えば,興奮の原因として空腹が疑われるなら手の届くところにおやつを置いておいたり,視覚的・聴覚的刺激が少ない静かな環境を用意するなどである(CHAPTER 11).
- 他のスタッフと情報を共有することで,介入方法が見つかることもある.
- 薬を用いない介入方法を計画・実施するときには,家族にも加わってもらい,そういった介入を行った理由を共有しておく.行動への介入のテクニックは,ハロペリドールやトラゾドンといった薬物と同じくらいに有効であることが証明されている.その効果は劇的なものではないが,統計的には有意差が見られている.
- これまでに,少人数でのランダム化比較試験によって,アロマテラピー,音楽療法,運動療法,感覚刺激,光療法(CHAPTER 10)といったものが,高度認知症の興奮を軽減するという結果が示されている.しかしそのうちのいくつか(音楽療法など)における研究では,それらが介入以上に有効だという結果は導き出せなかった.

例えば Jean の息子は,母親を風呂に入れたり着替えさせたりするとき,彼女の好きな歌を流す.それによって彼女の気が紛れ,ケアへの抵抗も少なくなるためである.Jean の介護者が,

彼女に鎮静薬が必要だと言った時，彼はその工夫を伝えた．介助者がそれを試してみると，Jean は今までよりリラックスしたようであった．

- イギリスのナーシング・ホームのスタッフに支持的介入法を学んでもらい，その効果を多施設ランダム化試験によって調べたところ，向精神薬の使用量が 19.1％減少したことがわかった．薬が少なくなっても興奮や破壊的行動は増えてはおらず，その効果は 10 ヵ月経っても継続していた．しかしこの研究には方法的な問題があった．ランダム化は個人ではなく施設単位で行われ，95％信頼区間は幅広く（0.5〜37.7％），1.0 にまたがっており，エビデンスに乏しい結果であった．
- 認知症患者の興奮に対する薬物的な対処は，いくつもの問題を孕んでいる．薬が興奮に対して作用したのか，精神症状に対して作用したのかを区別することが大事である．
- 定型抗精神病薬（ハロペリドールなど），および非定型抗精神病薬（リスペリドンなど）のいずれにおける研究でも，6〜12 週間調査した結果，認知症患者の攻撃性を有意に改善することがわかった．しかしその効果は小さなものにとどまった．定型抗精神病薬は，より高頻度で，より重篤な副作用をきたしていた（**表 10.9**）．
- リスペリドンは，イギリスにおいて唯一，中等度から高度 AD 患者の持続的攻撃性に対して適応を取得している．使用期間は短期間で（最大で 6 週間），自分や他人を傷つける危険性があり，非薬物療法に反応しなかった場合に限られる．

  他の薬剤ももちろん用いられるが，適応外使用となる．
- 認知症群においては，定型と非定型のどちらも深刻な問題を引き起こす可能性がある．起こりうる症状は様々だが（**表 10.8**），どちらも罹患率と死亡率を引き上げる．

  例えば鎮静と呼吸器感染症の相関を示したデータがあり，認知機能の低下が急に進んだり，非定型抗精神薬を内服している認知症患者の脳卒中の発生率が 3 倍になるという報告もある．これらのエビデンスは定型抗精神病薬ではあまり報告されていないもの

CHAPTER 10　精神的苦痛と心理・行動の問題

の，起こりうる問題は非定型よりも深刻かもしれない．
- メタ解析によれば，非定型抗精神病薬を6〜12週間内服している認知症患者では，死亡率が1.5〜1.7倍に上昇したという．

　この死亡率の上昇は，継続的な使用に限った話ではない．最近DART-AD試験が明らかにしたところでは，24ヵ月抗精神病薬を使い続けた群とプラセボ群の生存率はそれぞれ46％と71％であったし，36ヵ月の時点ではそれぞれ30％と59％であった．

- コリンエステラーゼ阻害薬（ドネペジル，リバスチグミン，ガランタミン）は問題行動をわずかに減じるが，その効果は数週間使って初めて現れる．治験データによるとコリンエステラーゼ阻害薬を服用していると問題行動は少なかった．

　しかし，4週間の精神科治療に反応しなかった重篤な障害群に対してドネペジルを用いたCALM-AD多施設研究では，プラセボ群との間には有意差が認められなかった．

- 双極性障害に用いられる気分安定薬（カルバマゼピン，バルプロ酸，ガバペンチン，ラモトリギン，オキスカルバゼピン，トピラマート）は，認知症患者の興奮と攻撃性を減じる目的でも使われている．

　カルバマゼピンは有効であるが，忍容性が低いことがBPSDに対する3つの調査研究で明らかとなっている．バルプロ酸はオープン試験で有効な可能性を示したが，5つのコントロール試験のいずれでも有効性を示すことができなかった．他の薬剤におけるコントロール試験は，まだ発表されていない．しかしそれらの薬剤の有効性を示すさらなるエビデンスが出るまで，（定期的な使用は勧められないにせよ）気分安定薬を使用し続ける精神科医は多いだろう．

睡眠障害

　睡眠障害は認知症において一般的である．これは認知症そのものによって生じ（**表10.11**），夕暮れ症候群のような症状を含む．またADに一般的な閉塞型睡眠時無呼吸（OSA），付随す

る様々な状況（抑うつ，不安），他の身体的要因（心不全，COPD，前立腺肥大による頻尿）によっても睡眠障害が引き起こされる．

- 通常の睡眠は，睡眠の深さを司る4つのノンレム睡眠期（NREM）と，それに続くレム睡眠期（REM）から成り立つ．ほとんどの睡眠は第Ⅱ相に区分されるが，これは覚醒しようと思えば何とか起きられる段階である．ノンレム睡眠の第Ⅲ相および第Ⅳ相は，脳波において徐波睡眠（short wave sleep：SWS）として知られ，深い眠りの相である．レム睡眠においては，脳は極めて活発に活動している一方，筋肉は弛緩しており，このとき外から見ると眼球が素早く動いているのが観察できる．
- 若い成人においては，一晩に様々な睡眠相が4～6回の周期で入れ替わる．徐波睡眠は一晩の眠りのうち前半で優勢であり，一方レム睡眠は後半で優勢となる．
- 年齢を重ねるにつれ，総睡眠時間は短くなり，効率的に睡眠をとれるようになる（ベッドにいる割合を睡眠時間と考えた場合）．
- SWSは年齢とともに少しずつ減少し，その割合は特に男性で顕著である．60歳になるともはやSWSは観察されなくなる．

　レム睡眠もまた減少し，一晩の大半は第Ⅰ相と第Ⅱ相に費やされる．おおかたの予想通りではあるが，中途覚醒の頻度は年齢とともに増加する．また，うたた寝の頻度も増えていく．高齢者の睡眠

表10.11　睡眠障害に関連する認知症

アルツハイマー病
レビー小体型認知症
血管性認知症
前頭側頭型認知症
認知症を伴うパーキンソン病
進行性核上性麻痺
ハンチントン舞踏病
クロイツフェルト・ヤコブ病

のパターンは，個々人で非常に大きな違いがある．
- 抗うつ薬のSSRIやSNRIは，徐波睡眠を減少させる．
- AD患者は，目を覚ましやすい．
- 概日リズム障害はよく起こり，特に時間の見当識障害が進むほど多い．それを見つける手がかりは，睡眠時間が普通ではなくなることである．昼間，極端な時間に眠り，夜も明らかに奇妙な時間に床につくのである．これらの変化には，視床下部の視交叉上核と松果体が関与している可能性がある．
- レム睡眠行動障害（RBD）は，レム睡眠相における悪夢と暴力行為によって特徴付けられる．これはPDとその類縁疾患，DLB，小脳変性症において認められることがある．
- むずむず脚症候群では，足を動かしたいという抑えきれない焦燥感を認め，しばしば知覚異常と感覚異常を合併する．生じるのは大抵は安静時であり，それゆえに睡眠時に明らかになりやすい．このために睡眠が障害され，ストレスが募ることが多く，その影響は一緒に寝ている人にも及ぶ．この疾患は特にAD，PD，DLB，VaD，そして前頭側頭型認知症で一般的であり，睡眠を障害しやすい．その機序には，多くの場合ドパミンの低下が関与している．

睡眠の評価

- 常日頃から，患者本人や同伴者に睡眠について尋ねること．
- 睡眠障害の原因となりそうな，痛みや他の医学的疾患などの要素を鑑別しておくこと．
- 不眠を悪化させるような薬物がないか調べておくこと．
- 日中うた寝しすぎていないかどうか調べること．特にAD，PD，DLB，前頭側頭型認知症で起こりやすい．また，常に他の原因を鑑別すること．

睡眠への対処

非薬物療法は，睡眠障害や睡眠リズムの障害に対する，安全かつ簡単な方法である．睡眠衛生のプログラムを確立すべきで

表 10.12　睡眠衛生の方法

日中，寝床の中であまり長時間過ごさないようにすること
日中運動すること
寝る前にカフェイン，アルコール，喫煙，大食を避けること．ただし少量の食事は有効なこともある
昼寝を避けること
入眠する時間を決めること
入眠するときの習慣を決めておくこと．（例：カップ1杯の麦芽飲料を飲むこと．快適な温度と柔らかい光に包まれ，邪魔の入らない静かで快適な部屋を用意すること）
寝床の中や寝る前にテレビを見ないようにすること
それでも睡眠に困難がある場合，ホワイトノイズ（テレビの砂嵐のようなサーッという音）が有効なこともある

ある（**表 10.12**）．

- 概日リズムの問題は定期的に日光に当たらないと増悪する．専用の光源を使った夕方の光線療法は，これらを回復させることができる．松果体で作られるメラトニンは，視床下部の視交叉上核に作用し，概日リズムの確立に重要な役割を果たす．これは概日リズムの問題に対して有効な薬物である．最初は 3 mg を毎晩内服することから始め，必要であれば 12 mg まで漸増する（注：イギリスでは，一般薬局で手に入るのは 2 mg の錠剤のみである．上記の使い方は公的には認められていない）．
- 不眠の原因になる薬剤が本当に必要か再評価すること（**表 10.13**）．また，投与時間を早めることも有効である（ステロイドを日中早い時間に使用したり，コリンエステラーゼ阻害薬を夕方までに使うなど）．
- ミルタザピンやクエチアピンは，恐らくヒスタミン系に作用し，睡眠を改善する．そして睡眠作用を期待しつつ抗うつ薬や抗精神病薬を使いたいときには，よい選択となりうる．
- ガバペンチンやプレガバリン，トラゾドンは徐波睡眠を増加させる．

CHAPTER 10 精神的苦痛と心理・行動の問題

表 10.13 不眠をきたしやすい薬剤など

アルコール
SSRI
SNRI
コリンエステラーゼ阻害薬（ドネペジルなど）
気管支拡張薬
交感神経作動薬（風邪薬，偽性エフェドリンなど）
ステロイド
レボドパ，ドパミン作動薬
カフェインを含んだ薬品など(偏頭痛薬, コーヒーやお茶など)
たばこ，ニコチンを含んだ薬品（TD パッチなど）

- 日中の強い眠気には，モダフィニルや少量のメチルフェニデート，神経刺激薬が有効である．コリンエステラーゼ阻害薬も同様の作用を示す．
- 閉塞型睡眠時無呼吸（OSA）が疑われる（例えば配偶者が無呼吸を目撃したり，日中の強い倦怠感があったり，いびきがうるさかったり，肥満があるなどの）場合は，睡眠状況の調査が必要かもしれない．これはある程度までは個人の自宅などでも可能である．
- AD に対してドネペジルを使うと，OSA を改善させるというかのエビデンスがある．ただ，逆に通常 OSA に使われる経鼻的持続陽圧呼吸療法（CPAP）を使用した場合，AD の認知機能に何らかの影響を与えるかどうかははっきりしない．
- レム睡眠行動障害（RBD）は，夜間のクロナゼパムの投与（0.24～1.5 mg）に反応することが多い．
- むずむず脚症候群には，ドパミン作動薬が効果を示すことが多い（co-カルビドパ，ロピニロール，プラミペキソールなど）．しかし人によっては精神病症状や不眠を増悪させることがある．抗けいれん薬やベンゾジアゼピンもしばしば使われる．
- 睡眠導入剤，例えばゾルピデム，ゾピクロン，短時間型のベンゾジアゼピンは，他に不眠の原因が見つからない場合には使用してもよい．もし短時間型の薬剤で効果がない場合，もう少し作用時間の

長いベンゾジアゼピンに変えてみるのもよい．しかし，ベンゾジアゼピンは日中に持ち越してしまうリスクがある．また，特に長時間型のベンゾジアゼピンでは転倒を引き起こすことも多い．一方で短時間型のベンゾジアゼピンは，中止した時に反跳性不眠を引き起こしやすいため，中止しづらい場合がある．ゾピクロンは肝臓で第Ⅰ相の酸化経路によって代謝されるが，この代謝は加齢の影響を受ける．一方，ロラゼパム，テマゼパムなどの睡眠薬は，第Ⅱ相の共役型の経路によって代謝されるので，高齢者でも代謝に差が出ず，使いやすいといえる．睡眠薬は頓服で使うことを基本とし，使うとしても数週間に留めるべきである．睡眠障害の原因を確認しないまま，安易にベンゾジアゼピンを処方することは避けなければならない．

事例

Ernest は妻と一緒に自宅に住んでおり，高度の認知症である．彼は日中そこらを徘徊し，妻とともに外出する．ケアに対して時に拒否的であるが，何とか対処は可能である．彼はしばしば午後に昼寝をし，夜9時に床につく．しかし彼は夜になると落ち着かず，起き上がり，静寂を打ち破る．彼の妻も結果的に疲弊してしまい，睡眠の問題を解決しない限り，自宅で Ernest を世話することができなくなってしまった．

この場合，いくつかの解決法が考えられる．

- 日中の運動が効果的かもしれない．
- 夜間のカフェイン摂取を避ける．
- Ernest の行動で彼の妻が目を覚まさないよう，夜の一定時間，Ernest に別の部屋で寝てもらう．
- 1週間に一晩か二晩，Ernest を短期入所施設に預け，妻がゆっくり休めるようにする．
- 短時間型の睡眠薬を試す．

さらに学ぶ方へ

Bloom HG, Ahmed I, Alessi CA, Ancoli-Israel S, Buysse DJ, Kryger MH et al. (2009) Evidence-based recommendations for the assessment and management of sleep disorders in older persons. *J Am Geriatr Soc* **57**, 761–89.

Petit D, Montplaisir J, Boeve BF (2005) Alzheimer's disease and other dementias In: Kryger M, Roth T, Dement WC (eds) *Principles and practice of sleep medicine*, pp. 853–62. Saunders, Philadelphia.

特異的な症状

徘徊

- 認知症患者はしばしば徘徊する．かつては徘徊は疑いの目を持って見られ，それを押さえつけるために薬物が使われることが多かった．しかし現在では徘徊は自然なこととみなされており，何かストレスを感じている時に生じるものであって，危険がない限りはそのまま観察してよいと言われている．

- しかし，実際には徘徊は様々な問題を生じることが多い．徘徊している高齢者はしばしば道に迷ったり，服をほとんど着ないで外出してしまったり，転倒したりする．在宅ではその問題が一層深刻となる．

- さらに徘徊で問題になるのは，彼らを止めようとして怒らせたり苦しめたりしてしまう点である．家の中や病棟内にとどまるよう，誰かが行動を制限しているという感覚は，非常に大きな不満を引き起こす．

- 急性期病棟でのケアは，他の病棟でのケア以上に難しい．なぜなら，急性期病棟では徘徊する場所がないため，患者がしばしば他の患者の病室に入ってしまったり，他の患者へのケアを妨害したりするためである．精神科病棟や療養病棟でのように，廊下が長く，出入口が安全に管理されている環境では，より安全に徘徊が可能であり，ストレスの緩和にもつながる．

- なぜ患者が徘徊しているのかを検討し理解することはとても重要である．彼らは迷子になっているのかもしれないし，見慣れた物や人を探しているのかもしれない．また，運動したいという欲求があ

るのかもしれないし，いたずらにトイレを探し続けているのかもしれないし，空腹で食料を探しているのかもしれない．そして，身体的な疼痛や精神症状，抑うつ，アカシジア，他の苦痛が徘徊を招いている可能性も検討すべきである．

徘徊への対処

- 徘徊の背後に潜んでいる原因を探しだし，解決する．
- 患者の運動能力を評価する（理学療法士に依頼できればなおよい）．徘徊しても安全だろうか．また，より安全にするにはどうすればよいだろうか．
- 安全な環境を提供する（手すり，休憩するための場所，その他役に立ちそうな品物，必要なら明かりなど）．そして，立ち止まって見入ったり，触れたり，操作できるような物を配置し，魅力ある楽しい環境を作り上げていく．
- 向精神病薬や鎮静薬は，徘徊を防ぐことはできず転倒のリスクを高めるだけであり，使用を厳に慎むべきである．

大声で名前を呼ぶこと

- 大声で名前を呼ぶときは，苦痛のある場合が多いので，原因を調べる必要がある．
- 治療効果を上げるには，共感とコミュニケーションの能力を身につけたスタッフが，行き届いたケアと情緒的な交流を提供するのが一番である．

ケアへの抵抗

- 理解力を失い，プレッシャーや疲労や抑圧を感じた患者は，健康な人と同じような反応を示す．自分のことを考えてみればわかると思うが，なぜそれを要求されているのか，なぜやりたくないことをやらなければいけないのかわからないとき，人は攻撃的になった

CHAPTER 10　精神的苦痛と心理・行動の問題

り，他者の要求を拒否したりする．それは極めて自然なことである．
- 患者は苦い薬や入浴や更衣を嫌がることがある．
- それを解決する方法もまたたくさんある．
- 拒絶に対して最初にできることは，ちょっと時間を置いてもう一度やってみることである．もし9時に入浴を嫌がる患者がいても，10時や11時にきちんと勧めれば，入浴してくれるかもしれない．昼食時間に食べるのを嫌がる患者も，少し後に食事を出してみれば，しっかり食べてくれるかもしれない．しっかりした食事を前にするのが嫌でも，ケーキやビスケットなら食べてくれるかもしれない．
- 今まさに金切り声を上げている患者に対しては，不安を取り除いて気分を良くさせているうちに，こっそり物事を進めてしまうという裏技がある．例えば一人が患者の前で歌い気を引いているうちに，もう一人がさっさと薬を飲ませたり入浴させてしまうという方法である．
- 患者が更衣や移動を嫌がる場合には，しばしば痛みが関与している可能性がある．処置の20分前に予防的に鎮痛薬を内服させておくと，素早く物事を進めることができることがある（CHAPTER 8）．
- ケアへの抵抗には，被害妄想が隠れていることもある．その場合は抗精神病薬も選択肢に上がってくるが，その場合は少量を用い，できるだけ短期間にとどめること．

介護放棄（ネグレクト）

- たとえ高齢者が現状を理解できなかったり，妄想的な考えに取り憑かれていたりするからといって，彼らを大小便の中で座らせておいたり，どうしようもないまま空腹で放置したりといったことは，到底許されることではない．もし患者が汚れて不快な環境にいるようならば，彼らに関心を持ち，適切なケアを行うべきである（CHAPTER 18）．

- ネグレクトを止めるよう促すこともしばしば必要となる．もし危害を避けるためにどうしても必要であれば，治療者は強い態度をもってネグレクトをやめさせる義務がある．
- 穏やかな説得がよいのは言うまでもないし，それでうまくいくことも多い．

夕暮れ症候群（sundowning）

- 夕暮れ症候群とは，午後遅い時間になると興奮が強まる患者を表した言葉である．しかし，夜の訪れそのものとはあまり関係なく，疲労によって興奮や苦痛が強まっているものと思われる．認知症患者ではそうでない人に比べてこの夕暮れ症候群がより早く，より強烈に出現することが多い．
- もしこの症状が出現しても，1日が終わるまでは他の治療法を試したりせずに様子をみたほうがよい．1日のうちそれまでの間は，患者は楽しく過ごしていたに違いないのだから．
- 対処法としては以下のようなものがある．
  - 昼寝を制限する．
  - 早朝に2時間，午後に1時間散歩する（攻撃的な出来事を30%減少させたという報告もある）．
  - 昼間，日光を浴びるようにする．
  - 記憶力の助けになるようなノートを付ける．
  - ナーシング・ホームにおいて，視覚，聴覚，嗅覚への刺激が増すように試みる．
  - 患者に触れたりマッサージしたりする．
- 神経遮断薬がよく用いられるが，エビデンスに乏しい．
- ベンゾジアゼピンは，薬剤の中でも神経遮断薬の次によく用いられる．しかしベンゾジアゼピンは眠りを増す効果はあるが，黄昏症候群自体にはさほど有効ではない．
- プロプラノロールはある程度の効果があるかもしれず，メラトニンも用いられているが，エビデンスに乏しい．

CHAPTER 10 精神的苦痛と心理・行動の問題

事例

90歳のAliceに関して相談があった．彼女が夜間興奮し，大声を上げるからである．

彼女に対してハロペリドールが用いられていたが，言うまでもなく彼女は薬のせいで脆弱かつ忘れっぽく，抑うつ的になってしまった．実は彼女は恐怖に駆られ，孤独と怯えの中で誰かを呼んでいたのである．よりよい対処として，適切な抗うつ薬が用いられるとともに，スタッフにも支援を提供し，理解を深めるよう助言が行われた．スタッフは夜早い時間に彼女に付き添い，彼女が眠るまで手を握ってあげた．彼女は3週間後に安らかに亡くなった．

痛みとBPSDの鑑別

我々は至るところで（📖 CHAPTER 8）以下のことを指摘している．すなわち，身体的な痛みは認知症患者において広く存在しているため，しっかり考慮に含めなければいけないということである．痛みは容易にBPSDを引き起こす．

「ワイルドカード」的な診断と，「箱の外側」の検討

苦痛やBPSDに対する鑑別診断は，幅広く，かつ仔細に行わなければならない．例えば精神科医は，BPSDと思われていたものが実は疥癬のせいであったと気づくかもしれない．これは，認知症におけるBPSDや苦痛の評価を行う際には，仔細かつ注意深い評価を行わなければならないという一例にすぎない．常に「箱の外側」（自分が思いつく以外の可能性）に思いを巡らすべきである．

事例（疥癬）

Alanは18カ月前に体調を崩して入院し，認知症を患っている．

退院して以降，Alanはあまり眠れない様子で，落ち着きがな

く，全身をかきむしるようになった．ハロペリドールが投与されたが，効果はなかった．検査の結果疥癬が指摘され，適切なケアが行われた．その結果，彼の苦痛は目に見えて軽減し，睡眠も改善した．

CHAPTER 11
認知症による機能障害への対応

基本事項……296

機能の維持……297

認知機能の障害……300

身体機能の障害……303

訳：比嘉謙介

CHAPTER 11 認知症による機能障害への対応

基本事項

認知症に適切なケアを行うために，認知症によって生じる様々な機能障害と能力障害とを理解することが重要である．

機能障害（impairment）と能力障害（disabilty）

世界保健機構（WHO）によると，能力障害とは個人的なものではなく，個人と環境との関係性の結果によって生じるものである．これは，健康を害したとき誰にも能力障害は起こりうるものであり誰もが将来的に能力障害を抱えることを意味している．能力障害は以下のような項目によって特徴づけられる．

- 身体機能の障害：身体の機能や構造上によって生じる問題
- 活動の制限：仕事や活動を行う場合の困難
- 社会参加への障壁：生活の中の出来事で生じる問題

つまり，能力障害とは複合的な現象であり，身体的，社会的な要素の相互作用を反映している．機能障害は社会構造に影響されるもので，さらに居住環境は障害の要因にもなれば，生活を支援する要素にもなりうる．

能力障害は機能障害の結果ではなく，機能障害がある人を活動しづらくしている環境の結果である．認知症の人は，脳神経の変性によって，他者とのかかわり・物事・社会の認識に影響を及ぼす機能障害と能力障害とに苦しんでいる．身体的および社会的障壁は機能を損なわせ，自信の低下，能力の低下を招いている．

ADL

疾患の程度が軽度から中等度の場合，障害の程度と内容を明確にする方法の一つとして ADL や IADL を評価することが挙げられる．身体機能や日常生活での制約の改善，社会参加の支援によって ADL や IADL が向上する．これらの点から，認知症患

者の身体的，環境的，社会的な能力は活かされる必要があるが，未だ十分とはいえない．社会参加や自尊心に関する考え方や姿勢が解決の糸口である．

- ADLは基本的な生活の自立度や機能を表す．IADLはADLと比較して，より複雑で，より自立度の高い生活が可能かどうかを示している（**表11.1**）．
- ADでは，記憶や実行機能の障害，抑うつに関連して病初期からIADLの障害をきたしうる．
- 認知機能障害が中等度（MMSE≦16）まで進行し，行動上の障害が伴うとIADLの急激な低下が生じる．
- 脳血管性認知症（VaD）の場合は，障害の進行程度に差があるため，認知症が進んでもADLの一部は保たれる場合がある．
- ADと比較してVaDは，IADLとADLの障害の進行が緩やかである．しかし，250例の認知症のコホート研究では，ADよりVaDにおいて，ADLがより障害されていた．一般的には，VaDで実行機能の障害が進行するのに対して，ADでは記憶や言語の障害が優位である．
- 感情鈍麻は，前頭葉と皮質下の経路の障害と関連しており，行動に強く影響を及ぼす．

機能の維持

認知症患者を日々の交流や活動から遠ざけることは，認知症自体よりも機能低下に与える影響が大きいと考えられている．

表11.1 ADLとIADL

ADL	食事　排泄　移動　整容　更衣　入浴
IADL	食事の準備と片付け　基本的な家事と掃除（例：洗濯） 電話の使用　服薬管理と健康維持 買い物　金銭管理 他者の配慮（介護者を選択したり，介護者に依頼すること） ペットのケア　適切な対処と緊急時の対応

活動的な生活を送れば，認知的および身体的な機能低下の進行を遅らせることができる．さらに，専門的な介入があれば能力と機能を維持できる．

認知リハビリテーション

- 初期の認知症に対する，障害された機能（記憶や問題解決能力など）に応じて行われる認知リハビリテーションには大きな関心が注がれている．利用者は個別の目標や，認知・感情・社会的な側面を含む包括的なアプローチが設定される．リハビリテーションは個別に設定されるので患者にとって最も有意義な活動である．
- 認知リハビリテーションは，病期に応じた方法で行えば，進行した認知症でも施行可能である．
- 基礎となる原則は，疾患自体による機能障害より，個別性に配慮しないことや認知症に対する偏見により自尊心の低下を生じさせることでさらなる能力障害となる（CHAPTER 17）．これは病気によって衰弱していく過程で不可避な筋力低下は疾患によるものではなく，運動しないことや，倦怠感および不安による活動性低下によるものという考え方に類似している．プログラムは，その個人の神経心理学的な特徴や機能に基づくものである．
- 認知リハビリテーションは前頭側頭型認知症のような他の認知症と同様に AD においても行われている．リハビリテーションの効果は推奨されるものであるが，この概念自体は新しいものであり，検証の余地が残されている．

身体機能の維持

- AD において身体機能に対する支援の必要性が増加することは，事故や医療および専門職以外によるケア，介護者の負担などの増加に結びつく．
- 日常生活の活動性は，認知機能障害の程度と関連している．
- 認知症は身体機能の増悪，筋肉や骨量の減少と関連している．筋肉

や骨量の変化は認知症の初期から生じる．身体機能の障害は認知症の進行と平行して起こる．
- 様々な病型の認知症で数多くの臨床試験が行われてきた．これらは AD やハンチントン舞踏病などの他の認知症における time up and go テスト，6 分間歩行テスト，歩行速度を含んでいる．
- 運動が認知症のリスクを減少させ，初期の認知症の身体機能を改善し，認知機能低下の進行を遅らせるというエビデンスがある．
- 2008 年のコクラン・レビューによれば，身体的な活動プログラムは認知症において認知機能，身体機能，行動，抑うつを安定もしくは改善させるというエビデンスは十分ではない．この問題に対し十分にデザインされた研究が必要である．
- 認知症があってもリハビリテーションの効果は期待できる．
- 大腿骨骨折後のリハビリテーションでは，認知症の有無によって経過の差異はないことが示されている．
- 6 ヵ月間の理学療法もしくは平衡感覚の訓練による介入において認知症群は対照群と比較して，同等の平衡感覚の改善を示した．
- 最近のメタアナリシスでは，軽度から中等度の認知症患者において訓練を行ったところ，年齢と性別を適合させた対照（認知症のない）群と比較して同等の筋力と耐久性の向上を認めた．
- 平衡感覚と眼球運動の訓練は中等度の進行性核上性麻痺において効果を認める．
- 最良のプログラムや介入がこの新しい分野で検証されている．

さらに学ぶ方へ

Clare L (2008) *Neuropsychological rehabilitation and people with dementia.* Psychology Press, Hove.
Marshall M (2005) *Perspectives on rehabilitation and dementia.* Jessica Kingsley, London.

CHAPTER 11 認知症による機能障害への対応

認知機能の障害

認知症における記憶障害と認知機能の変化

📖 CHAPTER 4 ではこれらの変化の過程が示されている.

実践するための工夫

記憶障害と見当識障害に対して下記のような方法が有効である.

- 認知症患者に対して行動を押し付けたり,多くの選択肢を提示して混乱させるのではなく,親身になってサポートし,共に行動する.
- 1日のスケジュールを改善する.
- 物品の位置を決めておく.
- 重要な物品は見つけやすい位置におく必要がある.目に入らないことで紛失したと考えたり,ストレスを感じるかを確認する.前面がガラス張りの食器棚は中身の確認が可能で,鍵や衣類を保管するのに最適である.照明や色のコントラストを工夫することでより見つけやすくなる.
- 規則正しい生活で,活動が続けられるよう努める.
- 安全の範囲内で自立を促し,毎日の生活のなかで自分でできることは,なるべく支援する.
- 覚え書きは,覚え書きを覚えていられる間は有用である.
- 目の届くところに,見やすく大きなアナログの時計を置くとよい.
- 外が見える窓は,時間の見当識を保つのに有効である.
- 失敗によるストレスを減らすため,なるべく簡単でやりやすいものに変える.
- 「これは何?」などの詰問はせず,優しく説明する.
- 物事に成功するように助言する.
- その人の過去の写真は会話や想起の手がかりによい.

認知機能の障害

視空間障害と構成失行

- 認知症において視覚の障害は頻度が高い．それらは以下の項目に分けられる．
  - 視空間障害：形態や模様を区別することが障害される．
  - 視覚失認：視力の障害がなく認識するのに十分な情報があるにもかかわらず，物体を認識することができない．視覚失認が進行していても触覚を用いれば物品を呼称することは可能である．しかしながら，連合型の視覚失認は言語障害を伴っており，物品の呼称が困難となる．
- 通常は両側の後頭側頭葉の障害によるものであり，認知症以外が要因となることは稀である．
- 形態や模様を認識する障害は頻度が高い．これらの症状によって，物体とその影を区別することや，重なっていたり一部が隠れたりしている物体の形を認識することが困難となる．
- 相貌失認では，声や他の特徴では人物を認識できるが，顔では認識することができなくなる．
- AD では明暗を認識する能力が低下することもあり，色覚障害をひきおこす．

視空間障害（視覚的な認識，空間の中での位置関係）

- 半側空間無視は，主に左側で，AD に多い．これは，髪を櫛でとく，化粧をする，衣服の袖を通すといった更衣・整容が片側のみであったり，食事の片側のみを残したりするなどの行動につながる．半側空間無視は一方向のみで生じ，方向感覚にも障害を与える．
- 無視は視界全体の半分，もしくは個々の物体の半分に生じ，触覚などの視覚以外の感覚にも影響を及ぼしうる．
- 触ろうとしている物体とがどのくらい離れているかという距離感が障害される．
- 半側空間無視，失認，記憶障害はいずれも慣れ親しんだ場所でも迷う原因となる．

CHAPTER 11 認知症による機能障害への対応

- 前頭側頭型認知症は，しばしば視空間を認識する能力が保たれることが多い．
- ハンチントン病では，視空間を認識する能力が重度に障害されることが多い．

構成失行

- AD では，疾患の進行に伴って時計の描画が困難となる．
- DLB は初期から構成失行が顕著になる．

実践するための工夫

- 物品を見るのと同様に，手で触れることができるようにすることは，物体を認識するための手助けになる．
- 相貌失認がある患者に対しては声かけや視覚以外の刺激を与えることが，介護者を認識するきっかけとなる．認知症の患者が自分を見ているからといって，こちらを認識しているとは限らない．自分のことを呆然と見ていて，十分に認識している様子であるからといって，人を認識する他の方法を持っていないと考えるべきではない．彼らの視覚のみを頼りにするのではなく，他の方法を用いてかかわるとよい．患者の家族が相貌失認について理解すれば，ストレスの軽減につながるであろう．
- 認知症の患者と話す際には，顔に部分的な影ができないよう配慮する．
- 半側空間無視がない側の視野に物品を置き，話しかける．しかしながら，該当している物体に向けて頭部を動かすことができる場合には，この効果は限られる．
- 脳卒中患者の場合，半側空間無視がない側から障害側に物体を移動させることで，徐々に注意が向くようになるが，認知症でも同様な効果があるかは不明である．
- 脳卒中による半側空間無視のリハビリテーションでは，視野を移動させるためにプリズムガラスを使用するが，認知症でも使用で

- きるかどうかは不明である.
- 認知症をもつ居住者のニーズに対応した設計された建築物は,知覚の障害を補うことができる.特に参考になるのはスコットランドにあるスターリング大学の Dementia Services Development Centre である.（http://www.dementia.stir.ac.uk/）
- 均一な照明で影ができないようにすると患者は物体を認識しやすい.しかし床の色のコントラストが部屋ごとに強すぎると視覚的な障壁を感じたり不安や囚われたような気持ちになる.逆に床の色が統一されていると動きやすくなる.
- 暗い通路,光の反射が強い床は認知症患者の見当識を障害する.
- トイレの便座と床が同じような色の場合は認識しにくい.適度に色のコントラストがあると,認識を助けたり,不適切な場所での排泄を減少させることに役立ったり,転倒を防ぐ効果もある.
- IT を用いた支援が試験的に行われている.例えば,認知症の患者が通常利用する道順を記録し,そこから外れた場合に警告音を鳴らすことができる GPS 付きの携帯電話や,GPS 付きの靴が開発されてきている.

さらに学ぶ方へ

Bharucha AJ, Anand V, Forlizzi J, Dew MA, Reynolds CF, 3rd, Stevens S et al. (2009) Intelligent assistive technology applications to dementia care: current capabilities, limitations, and future challenges. *Am J Geriatr Psychiat* **17**, 88–104.

Dementia Services Development Centre (2007). *Best practice in design for people with dementia.* Dementia Services Development Centre, Stirling. Available at: http://www.dementia.stir.ac.uk/

身体機能の障害

　作業療法士やその他の適切に訓練を受けた職種によって行われる評価は,身体的障害があるなかで最大限の自立と安全を得るために必要不可欠である.ここでは,装具や治療法を選択する際に重要な項目を理解できることを目的としている.

CHAPTER 11 認知症による機能障害への対応

言語障害（dysphasia）と構音障害（dysarthria）

- 言語障害は，脳の損傷によって生じる部分的あるいは全般的な言語使用および理解の障害である．発語や言語の障害は失語症とよばれ，失語症は会話や書字の障害を含む．
- 言語能力は，前頭側頭型認知症において早期から障害される．物品の呼称が障害される非流暢性の失語や言葉の意味の理解が障害されるような流暢性の失語などがみられる．
- AD においては早期に語想起困難が出現する．（例：「私の飲んでいた飲み物はどこ？」これは，コップという単語が想起できなかったということを意味する）．語想起の困難は，初期には普段使用しない言葉のみであるが，次第に毎日使用する言葉に及び，単語の意味も理解できず会話が困難となる．後に，保続，反響言語，同語反復，非流暢性，言語以外の発声などが生じてくる．最終的には，ごくわずかの単語を使うのみとなり，発声すら困難になることもある．
- CHAPTER 2，4，9 を参照．

実践するための工夫

- 失語症によって，言語的な障害が生じ始めている場合，考えをまとめることが困難になってきていることを医療者が配慮する．失語症によって，会話中に単語が思い出せないことにより違った言い回しを用いたり，表現したい物の周辺にあるものを用いて話したりするため，聞き手は話の流れをとらえることが難しくなる．会話を進めるうえで，認知症の人の考えではなく言語に集中することは論点をとらえにくくする．
- 認知症の人と話す際には，静かな場所をさがした方がよい．認知症の人にとっての騒々しい環境は，車いすを使用する人にとっての階段にたとえられる．
- 明視性を高めるために，照明を整える．
- 会話に集中しやすいよう，テレビの電源を切るなどの工夫をする．

- アイコンタクトを行う．これは他の物事に注意がそれるのを防ぎ，意図することを理解してもらうことに役立つ．進行するまで，情緒的な反応は保たれることに注意する．
- 手で顔を覆ったり，不明瞭な発声をしない．
- 会話の際に，相手の名前を呼んだり，タッチングを行う．
- 時間を十分にとる．あなたの発言の意味を理解できない場合は，考える時間を許容する．これは「15秒ルール」と呼ばれており，次の会話に行く前に15秒間待つということである．
- 認知症の人を理解するにあたり，発語の流暢性，語彙力，文法がどのくらい維持されているか，単語の正確さ，迂遠，非流暢性，通常ではない話し方などを評価する．それによって，言葉のかけ方を変更する．例えば，単語をわかりやすいものにするなど．
- わかりやすい説明を心がける．短い文を用いて，1つの文章には1つのテーマに絞る．情報を整理できる時間を十分に確保できるように，情報を細かく分けて伝える．
- 複数の内容を1つの文章にすることは，認知症患者を混乱させる．
- ゆっくり，明確に話すようにするが，過度に見せたり強調しすぎたりせず自然に見えるようにする．
- 相手が使っている言葉を使う．
- 言語や芸術を用いたセラピーを通して，認知症の患者にかかわると集中できなくても，言語的なかかわりを活性化させることになる．
- 言語的な障害が，集団での会話への参加を困難にさせることに配慮する．言葉を思い出せないときにも，会話は先に進んでいるのである．
- 認知症があると，言葉通りの解釈になりやすいため，認知症の人に説明をする際には婉曲的な言い回しや比喩表現をさけ，わかりやすく明確に伝える．認知症の人が理解しづらい冗談はさける．
- はい/いいえで答えられないオープンクエスチョンではなく，はい/いいえで答えられるクローズドクエスチョンを用いる．
- 認知症の人が話しているのを遮ってはいけない．遮ることによって，話の流れがわからなくなる恐れがある．

CHAPTER 11 認知症による機能障害への対応

- 認知症の人に話が伝わらないときは,繰り返し同じ言葉を用いて説明するのでなく,表現を変えて説明するとよい.
- 保たれている機能に着目し,ネガティブな言葉を使わない.(例:「こんなことをしないでください」ではなく,「どうして,私たちはこれをしないのでしょうか?」)議論や反論をしていると,怒り,欲求不満,会話の中止を招く恐れがある.
- 認知症の人が体験している感情を聞き,対応する.認知症の人の家族が,認知症の本人の快適さや安心が損なわれていないか不安に思う場合は,安心して気持ちよく生活できるように対応しなければならない.

移動能力の障害

- 転倒,不安定な歩行,移動が困難になることは,進行期の認知症において特徴的である.認知症の人のほとんどは高齢であり,移動は緩慢で疼痛を伴う場合がある.著明な錐体外路症状が,早期から出現することがある.視覚の障害は平衡感覚に影響を及ぼし,距離感の障害があると移動するのがおっくうになる.この消極的な気持ちはアパシーや疼痛によってさらに顕著になる.
- 移動能力について話し合う場合,認知症の人の様々な感覚を用いて説明する必要がある.例えば,話すのと同じくらい触覚的なアプローチを行うなどである.理学療法士は,認知症患者が動作や姿勢を理解しやすいように,触覚的な刺激を用いる.
- 認知症の人が移動する際に,歩行の場合は側や後ろから見守ったり,疲れたときに座れるように椅子を用意するなどして,移動に関する恐怖心を和らげる.歌などのリズムのある音は,規則的な歩行をサポートできることがある.
- 運動に関して説明するだけではなく,実際に行ってみせる.
- 読む能力が保たれている場合は,正しい手順を示したシートが有効である.
- 認知症の人の能力や個性に応じて介入を個別化する.
- 最近の系統的レビューでは,股関節骨折のある認知症患者に対し

てリハビリテーションを行った効果は，認知機能が正常である場合と比較して有意差がないというエビデンスがでてきている．しかし，どのような種類のリハビリテーションが推奨されるかについては十分な検討がなされていない．
- 中等度から高度のADが中等度の強度の運動を続けると，12週後に抑うつや不安を軽減できる可能性がある．
- 最近の研究では，認知機能が障害されている患者は健常者と比較して，身体の持久力や筋力のトレーニングの効果に有意差はない．上半身の筋力，平衡感覚，歩行の安定性，敏捷性は短時間の訓練で改善できる．
- 週に2回の運動プログラムで，1年後のADのADLの低下がゆるやかになる．
- ADに対して集団で行う運動プログラムは，実現可能なものである．

移動に関する支援
履物

- 安全性の高い履物とは，足に合っており履いていても苦にならず，滑りにくく，幅の広い踵の構造になっているものである．スリッパや踵の部分がないサンダル，痛みを生じる履物は転倒のリスクを高める．
- スリッパは履きやすいが，足指の圧迫による痛み，捻挫などの危険性が増加する．
- マジックテープ付き，もしくは柔らかいスリッポンは着脱しやすく，転倒の危険性を減少させる．
- 厚みがあり，柔らかさを兼ね備えた靴の中敷きは，下肢が冷えるのを防止し，歩行する際の衝撃緩和の働きをする．
- 糖尿病性末梢神経障害などの感覚障害を有する下肢には，適切なサイズの靴が必要である．
- 推奨される認知症患者の下肢のケアとして，適切な爪切りやブラシによる処置，靴を履いてもらう前に靴の中に異物が入っていな

CHAPTER 11 認知症による機能障害への対応

いかどうかを確認することが挙げられる．これにより，神経障害性の潰瘍を防止することができる．
- 足指の爪は定期的に切る必要があり，状況によっては専門家によるケアが必要となる場合もある．足の爪が伸びていると歩きにくくなる．下肢の衛生状態に注意を払うことは極めて重要である．

家具と床

- 低いいすやベッドからの立ち上がり，着座は困難を伴う．特に低いいすからの立ち上がりは最も危険な動作の1つである．十分な高さがあるいすは安全であるが，下肢が床につかないほどに高さがあるいすは座りづらい．適切な大きさのいすというのは，臀部と膝が正しい位置に保たれているものである．いすに使用するクッションは，立ち上がることを考慮して硬めのものがよい．
- 高さを調整できるいすは，認知症の人がいすから立ち上がりづらい場合に有用である．認知症の人は，いすからの転落のリスクを増加させないために見守りが必要な場合があるが，なぜ見守りが必要なのかを理解できず困惑した様子をみせることがある．高さ調整が可能ないすは，姿勢を変えることができない人には危険であり，使用する際には，体や衣類の一部がいすに挟まれないように注意すべきである．高さ調整が可能ないすは，下肢筋力や立位のバランスに問題のない人が使うようにする．
- 肘掛け，高さのある背もたれは全身を支えるのに有効である．長時間肘掛けを利用する場合は，尺骨神経麻痺にならないように肘掛けにパッドをつけておきたい．硬い肘掛けを使用している場合に尺骨神経麻痺がよくみられる．
- 介護者には，認知症の人の起立，着座，移動，更衣などの補助する技術について教えておきたい．
- 床や階段は，物を散乱させたり，コードを置いたり，滑りやすい材質を用いることは避けるべきである．
- カーペットは床との間に滑り止めのテープを用いる．
- 毛足の短いカーペットや段差のない床は転倒を減らし，歩行の補

助具を使用することが可能である．しかし，ビニールなどの材質によっては濡れていると滑りやすい．
- 転倒の危険性を減らすために部屋の段差をなくすとよい．
- 浴室に手すりがあると，安全に立ち上がったり，足元が不安定なときに有用である．
- 家具につかまりながら歩行する場合，家具が不安定にならないように固定し，つかまりやすい高さにしておく必要がある．引き出しの把手のような可動性のあるものを近くに配置しない．
- 明るい照明やはっきりとした色使いの部屋は，転落を防止し安全な歩行に有用である（CHAPTER 11）．

杖と歩行器

- 2点杖から3点杖のほうが歩行の安定性を高め，疼痛や障害のある関節に負担が掛かるのを防ぐ．
- 片側の下肢の痛みや筋力低下がある場合，杖は健側の上肢で使用する．
- 杖の長さは適切なものを選びたい．適切な長さとは，手関節から地面までの距離と同じか，少し長めがよい．
- 濡れていない床で安定性を保つために，杖の先端にはゴム性のキャップが不可欠であり，摩耗してきたら取り替える必要がある．
- しかし，ゴム性のキャップは滑りやすい路面では危険である．濡れた地面や凍った地面では，杖の使用を控えるべきである．
- 3点杖，歩行器（4本の支柱，2本の支柱と2個の車輪，4個の車輪）が使用できる．3点杖は手軽で狭い場所でも使用しやすいが，他の器具と比較して安定性は低い．
- 4本の支柱のついた歩行器は，歩くときに持ち上げる必要があり，車輪付きの歩行器は押せば前進する．
- 協調運動が障害されている認知症患者にとって，歩行器を持ち上げることは危険性を伴うことがある．カーペットのような床でも，大きい車輪がついた歩行器であれば少ない労力で移動することができる．4個の車輪がついた歩行器は，トレイや荷物を運んだり，

CHAPTER 11 認知症による機能障害への対応

疲れた際に腰掛けることに使用することができる.

車いす

- 車いすは,歩行する筋力の低下など,疲れやすい場合の移動に最適である.
- 認知症で筋力低下や感覚障害を伴う人の場合,アシスト機能をもつ車いすが必要になるが,個別に評価して選ぶとよい.
- 姿勢を保持する際に体重配分が障害されている場合は,臀部に圧力がかかり痛みが生じるため,車いすの座面は大腿を支えるのに適切な長さが必要である.しかし,座面が長すぎると膝関節の後面に接触し不快であるとともに,圧迫による潰瘍の危険性が高まる.
- 車いすの座面は水平にするとよい.座面が沈むような車いすは大腿部が下がり,姿勢が悪くなる.クッションは,長時間,車いすで過ごす場合,体圧を分散させるために重要である.
- 車いすの足載せの角度が少しあると転落の危険性を減らす.
- 車いすから立ち上がる場合には,足載せをたたみ,ブレーキをかけるようにする.
- 車いすのタイヤの空気圧を毎週チェックする.
- 車いすで建物に出入りする際,スロープがあると助かる.勾配は安全性を確保して緩いものにすべきである.自走式の車いすの場合,推奨される傾斜は 1:12 である.具体的には 15 cm の階段の場合,1.8 m の長さの傾斜が必要ということを意味する.

失禁への対応

- 認知症の人の多くは,排尿・排泄に障害がある.単純な工夫で対応できるものもある.
- 座面は,洗いやすい素材であるべきだが,滑りやすかったり光沢が強すぎてはならない.同様に,床の素材も滑りにくく清掃しやすいものにする.これらの条件をみたす材質は多く存在する(参考文献を参照).

身体機能の障害

- 衣服は簡素化され必要最小限であることが望ましい．着脱するのに適度な大きさで，ファスナーはないもの，仮についている場合は開閉しやすいものがよい．
- 急いで対処するのに，部屋着の裾を膝の高さ程度にあわせておくと簡便である．
- トイレやポータブルトイレを頻回に使用し介助が必要な女性の場合は，排泄しやすいように股間の部分が開閉するズボンが便利である．
- 着脱に時間を要するような長い衣服は失禁した際に濡れたままになるので，避けるべきである．
- 伸縮性のあるズボンやスカートは着脱が容易である．ベルトに比べてホックは取り外ししやすい．
- 認知症患者が自分自身の衣服を着用したいと希望できる場合は，それに対して支援をすべきである．
- 排泄障害が軽度であれば，部分的なパッドや他の排泄補助器具が有用である．

入浴設備

- 浴室は，立ったまま使用できるシャワーや浴槽が必要になることがある．
- 歩行障害の患者が入浴するときに臥床するための板やいすがあると役に立つ．滑べり止めのついたマットも事故防止に役立つ．
- 歩行障害の患者が浴槽の出入りをする際に，浴室専用のリフトを使用する．これらの機具は，大きなスペースや，安全に操作できる体力のある人が必要であり，自宅よりも介護施設で多く使われている．
- 現在車いすを操作できる患者でも，将来的には操作困難になる恐れがあるため，車いすを利用しての入浴設備は広いスペースが求められる．

CHAPTER 11　認知症による機能障害への対応

リフト

- 自身の体重を支えられない人にはリフトが必要である.
- ヨーロッパ連合（EU）では多くの介護場面でリフトの使用を義務づけている.
- リフトの使用に関してはスペースが必要になる. 特に問題となるのが, 浴室, トイレ, 保管場所などである.
- 操作に2名必要なものが多く, 1名は実際に操作を行う人と, もう1名はどのような操作をどのようなタイミングで行うか指示する人である.
- リフトの荷台の素材については多くの種類があり, 適切なものを選ぶ必要がある.
- 介護施設によっては, リフトを有しており, 耐荷重性に優れ自由度が高い. エレベーターは立ったまま乗れるので尊厳を保ちやすく好まれる傾向である.

ベッド

- ベッドは病気の状況に応じて様々な役割を果たす. 移動機能が保たれている人にとって, ベッドは夜間に睡眠をとったり, 日中に休憩をとったりする場所である. ベッド上の生活となった場合は, 排泄やいすに座る以外は1日のほとんどを過ごす場所となる.
- ベッドは, 立ち上がったり座ったりしやすい安全な高さにするべきである. ベッドが低いと立ち上がりにくく, ベッドが高いと立ち上がる際に転落の危険性が高まる.
- ベッド上で生活をする場合, 頭部を自分で動かせると食事やテレビ鑑賞などができる. さらに終日壁だけを見て過ごすのではなく窓の外を見ることも可能となる. ベッドの頭側を挙上している場合は, ベッドの膝下の部分をあげると, 体位がずれていくのを防ぐことができる. 高さ調整ができるベッドを利用することで, 介護者が背部痛を伴わずに, 移乗を補助することができる.
- 上記のような理由から, 病院で使用される調整式のベッドは, 介護

身体機能の障害

> 施設の職員にとっても関心が高い．記憶が部分的に保たれているような認知症の初期段階では，自分のベッドで寝るということは，個性や過去に配慮したものであり，特に夫婦の場合は重要である．

アラーム

- 初期の認知症患者にとって，登録された電話番号（例：家族，介護者，医師）を選択するとすぐに通話できる電話は有用である．着信時にベルと同時にランプが光る電話は，認知症患者が電話をみつける際の助けとなる．
- 転倒や起き上がれない状況になったときに自動的にアラームが鳴るようなペンダントは認知症の人にとって有効な場合がある．アラームは，事前に設定した電話番号につながるようにしておく．あるシステムでは，いくつかの電話番号につながるようにしておき，通話できない場合はケアセンターに連絡がいく仕組みになっている．介護者に連絡する装置があれば，介護者が別の部屋にいたり，家事をしたり，休憩しているときでも認知症の人をモニターすることができる．
- 介護者と認知症の人が相互に連絡できるような装置は，コミュニケーションの能力が保たれていれば利用可能である．

食事と飲料（CHAPTER 9, 13）

- 認知症の人が食事をとる際，広く騒々しいダイニングルームを避けるべきである．騒音は認知症の人を混乱させ，食事を妨害し栄養不良や誤嚥を引き起こす．
- 食事は急がせず十分な時間を確保する．
- 食事介助は必要時には行われるべきであるが，食事が自立していたり部分介助であれば残存している機能は活かした方が望ましい．例えば，自分でスプーンを持って食べられない場合は上肢やスプーンを支えてサポートする．
- 毎日同じ場所で，同じように配膳したほうがよい．

CHAPTER 11 認知症による機能障害への対応

- 料理や盛りつけの色彩やコントラストが乏しい場合，食材を見つけるのが困難になる．単色で食材とのコントラストが得られる食器（例：白っぽいチキンを盛りつける際には白い皿ではなく暗色の皿を用いる）が望ましい．コップはテーブルやテーブルクロスとコントラストがはっきりしたものがよい．色がついている飲み物は認識しやすい．
- 食品や調理器具を直接テーブルに置くと，見つけにくい．
- 滑りにくいランチョンマットに食器を置くことは，失調をもつ患者にとって有効である．
- 手指の巧緻性が低下している場合，持ち手が大きいナイフやフォーク，スプーンならば使える場合がある．スプーンなどが使用できない場合，手で食べられるようなフィンガーフードであれば自立した食事ができる時間を長く維持することができる．
- 一口サイズに調理された食事は，皿の上で切り分けながら食べるより食べやすい．
- 体に合った前掛けは，食べこぼしによる洗濯回数の増加を防ぐことができ，これは特に，一人でケアをしている高齢の介護者にとっては重要である．
- 把手のついたコップは，筋力や巧緻性の低下した認知症の人にとって使用しやすい．プラスチック製のコップは，ガラス製のものと比較して軽く，落とした場合でも割れて手を切ることはない．コップ満杯に飲み物を注ぐより，半分程度の方が，こぼさずにすむ．
- 一方，振戦がある場合は重いカップの方がこぼさずにすむ．同様に，重いフォークやナイフも振戦がある場合，有効である．
- 蓋付きのコップは中身がこぼれるのを減らせる．
- とろみのついた飲み物は，とろみのつかない飲物と比べこぼれにくい．とろみがつくと，冷めにくくなり，やけどのリスクが高まる．
- 飲み口が大きいコップは，口唇をうまくコップの縁に当てられない場合に使いにくい．
- コップを口唇まで持っていけない場合，ストローが有効である．十分な吸引力がない場合は，逆流防止弁がついたストローが使用しやすい．

身体機能の障害

- ガス調理器は，消し忘れやガス漏れする危険性がある．これらの事故は，電気調理器，ガス警報器，ガスの濃度が高くなったときに自動でガスを止める装置のついたものを選べば防げる．

補助器具

- 身体に装着するアラームは徘徊中に危険な場所に行ったとしても場所を特定し，介護者に通知することができる．
- インターホンを使用することで認知症患者が一人で外へ行ってしまうことを制御することができる．
- 煙，一酸化炭素，ガス，低温などに関する警報は，必要時に電話回線を利用したシステムとつなぐことができる．
- 離れた場所から，部屋の中を観察し，その撮影範囲をコントロールできるシステム．
- 転倒や活動量が低下したときにアラームが鳴る仕組み．
- 道に迷ったり，徘徊したりしている認知症患者を支援する GPS を用いたシステム．
- これらの機具を使用するときに重要なのは，安全に自立して行動できる機会を増やすことであり，認知症の人ができることに制限をかけることではない．

金銭的な問題

- イギリスでは，病院ではなく在宅で対応できるようにする目的で公的なファンドから 1,000 ポンド以下の給付金が用意されている（http://www.disabilityrightsuk.org）．
- ウェールズ，北アイルランド，スコットランドの給付金についてはオンラインで（http://www.disabilityalliance.org/f49.htm.）確認することができる．給付金は他の目的でも使用されることがあるが，その場合は審査が必要である．
- 介護者は，自分自身で休暇などの必要性を評価する裁量を有する．
  （CHAPTER 22）

CHAPTER 11 認知症による機能障害への対応

- 障害者施設補助金（DFGs：http://www.disabilityalliance.org/f51.htm）は地域の自治体から利用できるもので，障害をもった人の自宅への行き来や，浴室，暖房，照明，室内の移動などの支援を行うためのものである．地方の自治体は，障害者施設補助金によって生活の状況が整うと感謝されている．
- イギリスの 2002 年改革法案での，地方自治体による支援は，貸し付け，人的支援，物的支援，助言などである．給付金に関する最新の情報については，①Alzheimer's Society (http://www.alzheimers.org.uk/)，②the Citizens Advice Bureau (http://www.citizensadvice.org.uk/)，③the Disability Alliance (http://www.disability-alliance.org) 等で得ることができ，これらの団体では有用な報告書を出版している．

さらに学ぶ方へ

Heyn PC, Johnson KE, Kramer AF (2008) Endurance and strength training outcomes on cognitively impaired and cognitively intact older adults: a meta-analysis. *J Nutr Health Aging* **12**, 401–9.

Disabled Living Foundation fact sheets are a very valuable source of up-to-date information on equipment and adaptations, and were used as one of the sources for this chapter. See http://www.dlf.org.uk/content/full-list-factsheets .

A number of groups working with the elderly have mounted a joint campaign called Dignity 2010, to increase the dignity with which people receiving care are treated, e.g. by appropriate choices in technology and technique. See http://www.bgs.org.uk/index.php?option=com_content&view=article&id=307&Itemid=179

CHAPTER 12
認知症終末期における合併症

はじめに……318

毎日，患者の身体を最高の状態に保つために……318

身体合併症の急性発症……321

慢性疾患の管理で考えるべきこと……330

訳：上村恵一

CHAPTER 12 認知症終末期における合併症

はじめに

　終末期の認知症患者の身体疾患を管理するためには，一般的な医学・看護・介護の知識をもち，常に観察を怠らないことが重要である．認知症発症前から患者が罹患している慢性疾患も続けてコントロールする必要がある．また，定期的に内服薬を見直すことも重要である．急な状態の悪化には迅速な治療が必要となるが，どの患者に対しても，治療のリスクについてあらゆる側面からよく検討すべきである（CHAPTER 13）．家族のほうが，医療従事者よりも，治療効果についてよく理解していることが多いので，自己決定が難しい患者へのインフォームド・コンセントの際には，家族の考えは特に重要である．

- 病気を治せない時があり，治療よりも，症状の緩和と精神的ケアが優先される時がくる．
- しかし，これは治療をしないということではない．終末期の認知症患者に対する積極的な治療は，患者にとっても介護をする者にとっても重要である．
- 終末期の認知症患者は，他にも多くの病気を抱えていることが多く，どれも管理が必要となる．

毎日，患者の身体を最高の状態に保つために

　終末期の認知症患者は，自分の身体の不調を他人に伝えることが難しい．医療従事者には，常に患者の変化に注意を払うとともに，定期的な評価をするシステムが必要である．さらなる合併症を予防するためにも，身体疾患をきちんとフォローすることが重要である．特にフォローされるべき重要項目としては以下のようなものが挙げられる．

- 視力（CHAPTER 16）
- 聴力（CHAPTER 16）
- 排尿機能（CHAPTER 9）
- 消化機能（CHAPTER 9）
- 口腔ケア（CHAPTER 9）
- 栄養状態と体重（CHAPTER 9）
- 関節拘縮の予防と管理（CHAPTER 9）

皮膚のケア

- 介護施設に入所している終末期認知症患者の95%が皮膚疾患を抱えている.
- 主なものは, 皮膚の乾燥, かゆみ, 皮膚の外傷, 静脈皮膚疾患, 浮腫, 皮膚感染症, 皮膚の機械的圧迫損傷である.
- これらを予防するために大切なことは, 皮膚の脱水を予防すること, 衛生を保つこと, 機械的圧迫を予防することである.
- 皮膚損傷が起こってしまった後では, 傷を治療するだけではなく, 損傷が起きた理由や, パッドなどによる予防策の有効性について評価することが重要である.
- 足の衛生は, 真菌感染の予防と治療のために, とりわけ重要であり, 特に足の爪のケアは, 蜂窩織炎のような皮膚感染症の予防に重要である.

関節拘縮

- 四肢の関節拘縮は, 認知症の最終段階でよくみられるものであり, 長期臥床によっても起こるほか, 抵抗症（ゲーゲンハルテン, gegenhalten）によっても起こりうる. 抵抗症とは, 脳の変化によって生じるもので, 関節を受動的に動かされた時に, 本人の意思にかかわらず抵抗が生じるものであり, 認知症が進行するにつれて症状も強くなる.
- 長期臥床によって, 結合組織に架橋結合や線維性癒着といった変

CHAPTER 12 認知症終末期における合併症

- 化がおき,関節の可動性を低下させる.
- 長期臥床は,筋力を低下させ,筋力の低下が,また長期臥床を助長するという悪循環に陥る.
- 関節拘縮は,姿勢保持やケアにおいて重要な問題であり,痛みを引き起こすだけでなく,感染や褥瘡などの皮膚疾患につながる.
- 認知症の最終段階では,80％以上の患者が関節拘縮に至るが,原因の特定と予防のための研究はほとんど行われていない.
- 関節のリハビリは,8ヵ月以上続けないと,関節拘縮を減少させることはできないというエビデンスがある.
- 痙性など,関節拘縮を引き起こす重要な要因が他にある場合は,伸展固定,筋弛緩薬投与,ボツリヌス毒素注入などの治療も考えられるが,一般には,脳卒中や多発性硬化症などの合併症がある場合にしか行わない.
- 前述したように,関節拘縮に関する研究はあまり行われていないが,できるかぎり関節を動かすようにして,できるかぎり普通の姿勢を保つように促すことは,間違いがないとされている.
- 抵抗症を有する患者をケアする場合は,あまり力をかけず,ゆっくりと関節を動かす方が,関節を伸展させやすい.
- 組織を温めることもまた,関節を伸展させやすくする.
- 認知症患者は,恐怖と痛みのために防御的な縮こまった姿勢をとることがあり,そのことが関節拘縮を悪化させていることもある.

褥瘡

- 褥瘡は,長期臥床によって起こる合併症であり,栄養不良,皮膚疾患,失禁,便失禁は褥瘡をさらに悪化させる.
- AD では,褥瘡による皮膚潰瘍のリスクが,健常人に比べて 2 倍高い.
- 褥瘡予防で最も重要なことは,褥瘡を発見することであり,医療従事者が常に注意して観察することが重要である.
- 体圧のかかる部位を常に注意して観察し,体圧分散マットレスなどを用い,体位変換を頻繁に行い,栄養を改善することが,褥瘡の

発生率を下げることにつながるという臨床試験があるが，ランダム化や二重盲検化された臨床試験は非常に少ない．これはおそらく，臨床試験において，対照群でもきちんと褥瘡予防に注意が払われているために，効果的な研究が行えないからである．褥瘡の予防と治療のためのガイドラインが2011年にNICEによって報告されている．

身体合併症の急性発症

- 認知症が進んでくると，身体合併症を伴うことが多い．認知症によくみられる合併症はいくつかあるが，特に多いものは，感染症と電解質異常である．
- 認知症の患者は，意思の疎通が困難であることが多いため，合併症が進行してから気づかれることが多く，診断も困難となる．
- 認知症の進行に伴い，身体は衰え，比較的軽度な侵襲によっても重大な疾患を引き起こすようになる．しかし，異常が起きやすい反面，すぐに適切な治療がなされれば，比較的速やかに回復することも多い．
- 認知症患者の急性合併症に対する治療は，侵襲性は少なく，管理も難しくないものが多い．それでも，治療をする際には，その治療によって症状が改善するかどうか，その治療がQOLを向上させるかどうか，その治療によって生じうる負担は何かという観点から，治療の是非について検討されるべきである（CHAPTER 13）．

はっきりしない症状

認知症の進行した患者が，肺炎による咳や頻呼吸，急性冠症候群による胸痛というような，典型的な症状を示す場合には，診断と治療は比較的容易である．しかし，多くの場合，認知症が進行した患者では，非特異的な不調を示すことが多く，医療従事者には対処が困難となりうる．1つの問題が雪だるま式に他の問題を引き起こしていることもあり，患者が回復するため

CHAPTER 12 認知症終末期における合併症

には,きめ細やかな診断と治療が必要になる.

事例(痛みの除去)(📖CHAPTER 8)

　Jones は,認知症と変形性関節症を合併したパーキンソン病患者である.彼は今も自分のアパートに住み,1日4回,介護士が訪問して移動を手伝い,ケアをしている.ある朝,ベッドからの離床を介護士が手伝おうとしたが,Jones は動きたがらなかった.どこが調子が悪いかも言わず,朝食も摂ろうとしなかった.総合診療医が彼を診察し,彼の膝が炎症をおこしており,圧痛と熱感があることに気がついた.総合診療医は,Jones が最近,膝を怪我していなかったか介護士に確認し,また,カルテから,偽痛風の治療歴があることを知った.総合診療医は,鎮痛薬を処方し,膝の水を抜けばよくなると Jones に説明し,膝から 30 mL の関節液を吸い出した.その後,Jones は,ほとんど痛みなく膝を曲げられるようになった.総合診療医は,抜き取った関節液を,検査のために病院に送り,偽痛風の確定診断となった.鎮痛薬のおかげで,Jones は,起き上がり,朝食を摂れるようになり,いつもの内服薬も飲めるようになった.

学習ポイント

- 治療をするまで,Jones の QOL がかなり低下していたことは明らかである.適切な治療がすぐに受けられなかったら,彼はパーキンソン病の薬を飲まず,さらに筋固縮が進行し,長期臥床に陥り,偽痛風が悪化し,肺炎と便秘のリスクが増していたに違いない.飲食ができなくなって脱水に陥っていたかもしれない.

事例(症状の悪化)

　Patel は妻と暮らしている.彼は,脳血管疾患,心房細動,心不全を患っており,慢性的な脳血管疾患のために,高度の脳血管性認知症になっている.この 5 日間,Patel の認知症症状は悪化して,食事も摂らなくなり,内服薬も飲まなくなっていた.

Patel は外を徘徊するようになり，背中から転倒し，救急隊がERに搬送した．頭部に骨折がないか調べられた．どこにも骨折はなかったが，血液検査で，脱水があることと，ジゴキシンの濃度が 2.4 ng/mL にまで上昇していることが判明した．その結果，内服薬が見直され，ジゴキシンは中止となった．数日の補液の後，Patel はもとの状態に回復した．

学習ポイント

- 症状が悪化しているのは，認知症が進行しているためとは限らない．別の身体的原因があるかもしれないし，その原因も 1 つとは限らない．主な身体的原因には，感染，脱水，薬剤性のものなどが挙げられる．

事例（便秘）

Peggy は介護施設に住んでおり，高度の AD である．2 人の介助者と据え付きのリフトがないとベッドから起き上がることができない．便秘症の既往があり，整腸剤を定期的に内服している．この数日，失禁が続いており，食欲もなく，攻撃的になり，暴言を吐くことも多くなった．直腸診をすると宿便を認めた．浣腸をしてからは，規則的な排便がみられるようになった．数日後には失禁もなくなり，振る舞いも落ち着いた．

学習ポイント

- 下剤のために失禁が続いているにもかかわらず，宿便は解決していないということがある．
- 便秘は，レビー小体型認知症とパーキンソン病によくみられるが，もともと便秘気味であったことも考えられる．
- 便秘は暴言や攻撃性と関連しているが，抗精神病薬は便秘を悪化させる（CHAPTER 9）．

CHAPTER 12　認知症終末期における合併症

事例（急性腹症）

　Wallis は高度の AD 患者で，この 10 年間，妻に介護されている．ある日，彼は繰り返し嘔吐し，腹部も膨満していた．非常に苦しがっていたので，妻が救急車を呼んだ．ER の医師が診察をしたところ，圧痛のある左鼠径ヘルニアで，還納は不可能であった．腸閉塞の兆候もみられ，嘔吐が続き，制吐剤も効果がなく，誤嚥のリスクもあった．輸液をしても脱水が続いていた．手術が考慮されたが，外科医が診察した時には，彼は話を理解することもできず，次の治療法を決断することはできない状態であった．外科医と妻とで，手術の是非について話し合い，症状を軽減するためにはやはり手術をするのがよいということになった．手術は成功し，翌日には落ち着き，妻の問いかけに応えることができるようになった．

学習ポイント

- 高度認知症患者においても，痛みを緩和するためには，手術を含めた侵襲的治療が最良の策である時がある．
- そういう場合には，意思決定能力法（Mental Capacity Art：MCA）における「受益者の最大の利益にかなう決定」を必要とすることが多い（📖 CHAPTER 18）.
- 術後にはよくせん妄がおきる．外科病棟の看護師，介護士にとって，せん妄の管理に関する知識は重要である．

事例（尿閉）（📖 CHAPTER 6, 10）

　Smith さんは，認知症で，高齢者福祉施設に 5 年間住んでおり，スタッフは彼女のことをよく知っている．彼女の失禁量は多い方であるが，大抵はおむつでなんとかなっていた．ある日，いつもより興奮して，どこか痛がっているように見えたが，彼女は疎通がとれないので，痛みの場所を特定するのは困難だった．救急車が呼ばれ，Smith さんは近くの ER に搬送された．幸運にも介護士の一人が同乗した．医師は下腹部に痛みがあるこ

とを特定し，ここ数日の排尿の有無と排便の有無について担当の介護士に尋ねた．そこで介護士は，ここ数日，おむつが普段よりも濡れていないことと，排便がないことに気がついた．医師は尿閉を疑い，尿道カテーテルを挿入した．混濁した濃縮尿が1L導尿され，検査に送られた．Smithさんは落ち着きを取り戻した．直腸診で宿便を認めたため，坐薬が処方された．一晩入院して，1Lの補液が行われ，翌朝には尿道カテーテルも抜去でき，高齢者福祉施設に帰ることができた．

学習ポイント

- 便秘と尿路感染症は，尿閉のよくある原因であり，注意を要する．
- この種の症状は，介護施設内で完全に管理でき，治療の場を移す必要のない問題である．介護施設のスタッフが注意を払い，必要であれば専門家にアドバイスをもらうことが重要である．
- こういった状況では，介護士からの情報が重要である．介護士が病院に付き添えない場合は，介護施設は常に病院からの連絡に応えられる体制になっていなくてはならない．

事例（飲食拒否）

Maryは，高度の認知症患者で，夫に自宅で介護されている．彼女は，家の周りを歩き回ることができ，軽く促されれば，食事もきちんと食べることができていた．しかし，2週間前に，肺炎で抗菌薬が処方されてからは，夕食や，大好きだったお菓子も拒否するようになった．夫は，スープとおかゆをなんとか食べさせていたが，心配になり，もう一度病院に連絡した．診察の結果，広範囲な口腔カンジダ症と診断され，処方された内服薬のおかげで，すぐにMaryは以前の食習慣に戻ることができた．

CHAPTER 12　認知症終末期における合併症

学習ポイント

- 突然に飲食を拒むようになった場合には，急性の原因があるのかもしれない．カンジダ症や口腔内潰瘍に罹患していたり，入れ歯が合っていなかったりといった口腔内の問題で，患者は食事を拒むようになる．
- 原因疾患の治療中は，柔らかい食事，栄養ドリンク，スープなどを与えるとよい．食しやすく，栄養の維持に役立つ．
- カンジダ予防のためには，口腔内洗浄液を使う必要があるが，認知症のためにその必要性を理解できない患者には，局所的な予防よりも全身的な予防が効果的なこともある．

事例（眠気）

　Black夫人は転倒し，大腿骨頸部骨折で入院となったが，手術の後は，少しずつ歩けるようになっていた．もともと認知症のため，見当識障害もあり，夜になると少し落ち着きがなくなる患者であったが，やはり入院中も夜になるとベッドから抜け出し，夫に電話することが多かった．ある晩，床に倒れているところを看護師が見つけ，医師を呼んだ．医師は股関節のX線を撮像した．翌朝，彼女は，いつもよりも眠そうで，起き上がるのも大変そうで，朝食も食べなかった．医師の診察では，神経学的局所症状は認められなかった．脱水が疑われ，輸液が開始された．脳CTで急性硬膜下血腫の有無も調べられた．今後，どのように検査と治療を続けていくか，議論が続いた．

学習ポイント

- 認知症患者が誰も見ていないところで転んだ場合，頭を打っている可能性があり，患者が「頭を打っていない」と言っても，頭部打撲の可能性を考えなくてはいけない．
- 認知症患者が転倒したら，神経学的症状を見逃さないために，神経学的診察が行われるべきである．

事例（転倒）

- 転倒は，認知症患者にとても多くみられ，特に，まだ自分で歩いて動きまわることができ，転倒のリスクについて深く考えることが難しい人に多い．
- 24時間患者を監視することは不可能なので，転倒を防ぐのは難しい．転ばないようにと注意を促しても，その効果は長くは続かない．
- 介助にあたる人が，患者の転倒リスクを評価して，転倒を避けるために前もって準備をしていることが大切である．
- たくさんの転倒リスク評価法があるので，利用するとよい．
- 患者が急に転ぶことが多くなった場合は，認知症以外の原因があるかもしれない．

Fredは，自宅に住み，妻の介助を受けている．最近，排尿に問題が出始め，夜に何度も妻に声をかけ，トイレに連れて行くように言うが，時々，間に合わずに失禁する．また日中もトイレの回数が多くなった．総合診療医は，感染症を除外した上で，前立腺肥大症を疑って，indoraminを処方し，症状の改善を待った．数日後，Fredは立ち上がる時にふらつくようになり，ある日，トイレに行く時に転倒した．総合診療医は，indoraminによる起立性低血圧を疑い，薬を中止し，排尿障害に関しては泌尿器科に相談するようにとFredに伝えた．

ページ冒頭の枠内:
- 眠気を誘発する原因には，感染症の併発，鎮痛薬（特にオピオイド）の過量投与，脱水，電解質異常などが挙げられる．
- 進行した認知症の患者に，脳神経外科的介入が考えられる時は，家族と脳神経外科医の間で慎重な議論がなされなければならない．脳神経外科的治療は，効果的でないことや，適切でない場合がある．

CHAPTER 12 認知症終末期における合併症

学習ポイント

- 多くの薬剤が，めまいや起立性低血圧を引き起こし，転倒を誘発する．例えば，めまいを引き起こすものには，精神安定薬，鎮痛薬，制吐薬などがあり，起立性低血圧を引き起こすものには，降圧薬，抗パーキンソン病薬などが挙げられる．
- 認知症患者の転倒を完全に防ぐことは不可能である．それでも，ベッドの高さなどの環境要因を整え，周囲が注意を怠らないことで，転倒を減らすことはできる．
- 上記の排尿障害の例のように，専門家に問題を解決してもらうことも，最終的には転倒のリスクを減らすことにつながる．

事例（疲労/衰弱）

Cotton夫人は，老人ホームに住んでおり，毎日のようにホームのまわりを動き回り，モップがけを手伝うのが好きだった．最近，彼女がモップがけを手伝わなくなり，部屋で座っていることが多くなった．今まで通りに食事は摂っていたが，息切れすることが多くなった．総合診療医の診察では，明らかな異常は認められなかったが，血液検査の結果，ヘモグロビンが6 g/dLしかないことがわかった（健常女性のヘモグロビンは11.6 g/dL以上）．近くの病院で輸血をすると，普段の生活に戻ることができた．

学習ポイント

- 認知症が進行した患者では，鉄や葉酸の欠乏がよくみられるため，造血能を確認することは重要である．甲状腺機能異常もよくみられる．
- 鉄欠乏性貧血の場合は，消化管出血を起こしているかもしれないが，必ずしも消化管内視鏡検査を行う必要はなく，患者個人に合わせた対応をする必要がある．鉄の補給や輸血といった対症療法にとどめる方がよいケースも多い．上部消化管病変が疑われる時は，

予防的にプロトンポンプ阻害薬を投与してもよい．患者にとっては，バリウム検査や大腸内視鏡検査よりも，造影CTの方が楽である．

- 認知症終末期の患者ががんになった場合には，やはり対症療法が優先される．どこまで治療を行うかについて，医療従事者，家族，可能であれば患者との間で，慎重に話し合われるべきである．痛みを伴う骨転移には，放射線単回療法が効果的である．しかし，放射線療法や化学療法は副作用が強く，治療効果を上回ってしまうことも多い．また，がんに対する集中的な検査自体が，患者に大変な苦痛を強いるものである．最終的に治療をしないのであれば，検査を行う意味もないので，検査の前に治療計画が立てられているべきである．

事例（外傷）

Minnieは，認知症が進行し，夫にケアされて自宅で暮らしている．バルコニーで鳥に餌づけをするのが好きだったが，ある日，バルコニーで大きな音がして，夫が行くと，彼女がベランダで倒れていた．彼女はひどく痛がり，立ち上がることもできないため，夫は救急車を呼んだ．近くの救急外来に搬送されたが，激しい痛みと，不慣れな騒がしい環境とに動揺して興奮し，医師が診察することも難しかった．なんとか骨盤のX線が撮像され，股関節骨折が確認され，整形外科に搬送された．

学習ポイント

- 痛みの部位を特定するのは難しいことも多いが，重大な外傷がないかどうかは必ず確認されなくてはならない．
- 患者が診察に協力的ではなくても，正しく診察されなければならない．
- 外傷が意図的なものであるかもしれないと常に疑っておくことも重要である．特に，古い打撲痕がいくつもある場合や，患者が介護者を怖がっているように見える場合は注意を要する．

CHAPTER 12 認知症終末期における合併症

慢性疾患の管理で考えるべきこと

- 認知症が進行した患者では,糖尿病,心不全,関節炎,COPD,てんかんなど,様々な合併症がみられることが多い.
- このようなケースでは,薬を何種類も飲んでいることが多く,飲み忘れたり,飲んだことを忘れて飲みすぎたりすることもある.「おくすりカレンダー」を使うことや,介助者が管理することが,場合によっては必要である.
- 患者を良い状態に保つためには,服薬を最小限に保つことも重要である.内服の必要性と重要性について,定期的に評価することはとても大切である.

事例(COPD)

S夫人は,混合型認知症を患っており,介護施設に住んでいるが,去年はCOPDの悪化で3度入院した.昔から骨粗鬆症もあり,長年にわたる背部痛を抱えている.もともときつい性格であったが,認知症の悪化に伴い,最近では異常行動が増えている.先週も内服を拒否し,薬を吐き捨てた.そのため医師は,経口の鎮痛薬の代わりに,同力価のブプレノルフィンパッチ(オピオイド鎮痛薬)を処方した.ある日,娘が病院を訪れ,彼女の様子がいつもと違うとスタッフに伝えた.彼女は娘のこともわからなくなっており,いつもなら孫の顔を見た途端元気になるのに,その日はそうではなかった.当直医が診察にあたり,左下肺野に捻髪音を聴取し,呼吸状態が悪化しそうなため,救急外来に搬送となった.救急外来では,彼女は傾眠傾向で,重大な呼吸性アシドーシスもあり,酸素マスクによる呼吸管理が必要とされた.感染の徴候はまったくなかった.その後,彼女はよくなった.

学習ポイント

- せん妄は,異常行動を意味するわけではない(CHAPTER 10).せん妄症例の半分以上が,低活動型せん妄である.低活動型せん妄の場合には,医療従事者が気づかないことも多い.
- オピオイド鎮痛薬は,COPD の患者にII型呼吸不全を引き起こすことがある.
- 実際には経口薬をきちんと内服していなかった患者もいるので,服薬方法を変更する際,今までより力価が強くなってしまうことがあり,注意を要する.
- COPD の症状改善には,β刺激薬吸入と抗コリン性気管支拡張薬の内服が効果的であるが,認知症の患者では,耐性が強く,あまり効かないこともある.
- 人工呼吸器を用いることもできるが,このような場合,ICU に搬送されても患者の余命を延ばすことはないであろうし,終末期の認知症患者には,適切であるケースは少ない.呼吸機能に問題がおきる前から,家族と医療従事者の間で,どこまで治療をするのか,あらかじめ話し合っておくのが理想的である.
- 上記のような酸素マスクによる呼吸管理は非侵襲的である.

糖尿病

- 糖尿病では,食事療法,血糖降下薬,インスリン注射が必要となる.
- 認知症が進行し,他の問題が生じてくるにつれ,血糖値を厳密に管理することの優先順位は下がっていく.
- 急速に昏睡に陥ることもあるので,低血糖には注意を要する.
- 認知症が進行すると,食欲は低下し,経口摂取量は減少し,体重も減少していく.その時期に応じて,血糖降下薬の投与量が評価されるべきである.
- 様々な理由で,経口薬を内服できなくなる時がある.
- 一般的には,血糖値が 270 mg/dL 以上になると自覚症状が現れる

といわれているが，終末期の患者に当てはまるかどうかは定かではない．
- 患者の人生が終わろうとしている時，治療の優先権が変化することを示すのに，糖尿病の管理は好例である．本来，糖尿病の治療の大部分は，合併症を長期にわたり予防することを目的としている．生命予後が短くなっている認知症患者の血糖値を厳密にコントロールすることは，低血糖のリスクが増すだけである．

心不全

- 心不全の予防のために，内服薬を必要とする患者も多い．しかし，患者の活動性が低下するにつれ，多量の定期薬は，見直されなければならない．経口水分摂取量も低下してくるので，利尿薬の定期処方も検討していかないと，脱水に陥る危険性がある．
- 弁機能や心室機能障害の程度を評価することは，患者の症状や予後を知ることにつながるので，時に有用である．
- 心房細動は，脳卒中の発症率を増加させ，脳卒中は患者のQOLに大きく影響を及ぼす．ワーファリンは脳卒中のリスクを軽減することができるが，認知症患者の場合には，薬を飲みすぎてしまうこともあるし，転倒による外傷のリスクも高いので，出血のリスクにつながりやすい．認知症患者にワーファリンを処方する際には，飲みすぎや転倒のリスクを軽減するための取り組みがなされていないといけない．また，ワーファリン内服の必要性とリスクは，認知症の進行に応じて変化するので，ワーファリンについても定期的に評価されることが大切である．

さらに学ぶ方へ

Allen SC (1997) Competence thresholds for the use of inhalers in people with dementia. *Age Ageing* **26**, 83–6.

Close JC (2005) Prevention of falls – a time to translate evidence into practice. *Age Ageing* **34**, 98–100.

Katalinic OM, Harvey LA, Herbert RD, Moseley AM, Lannin NA, Schurr K (2010) Stretch for the treatment and prevention of contractures. *Cochrane Database Syst Rev* 9:CD007455.

Kim EA *et al.* (2007) Evaluation of three fall-risk assessment tools in an acute care setting. *J Adv Nurs* **60**, 427–35.

National Institute for Clinical Excellence and Royal College of Nursing (2003) *The use of pressure-*

pressure ulcers in primary and secondary care: a clinical practice guideline. NICE, London.
Spiller JA, Keen JC (2006) Hypoactive delirium: assessing the extent of the problem for inpatient specialist palliative care. *Palliat Med* **20**, 17–23.
Vahia I *et al.* (2007) Prevalence and impact of paratonia in Alzheimer disease in a multiracial sample. *Am J Geriatr Psychiat* **15**, 351–3.

CHAPTER 13
適切な治療を決断するために

治療の決断をする際に重要なこと……336

倫理的思考法……342

特定の臨床状況……351

訳：上村恵一

CHAPTER 13 適切な治療を決断するために

治療の決断をする際に重要なこと

　進行期の認知症患者をケアする時，最も難しくて重大なことは，どこまで治療を行うかを決定することである．患者が意欲を失って検査や治療を拒み続けた場合でも，逆に，あまり見込みのない治療であろうと果敢に受け続けた場合でも，その結果は，本人はもちろん，家族や医療従事者にとっても非常に大きな影響を及ぼす．決断は，患者一人ひとりに対して行われるものであると同時に，患者以外のありとあらゆることも考慮に入れた上でなされなければならない．この章では，これらの決断にどのようにアプローチするかを考えよう．また，この章の最後に，摂食困難と脱水，感染症合併，骨折についても触れる．

　決断はほとんどの場合，不確かな状況で迫られる．治療すること，または治療しないことによって起こる結果について確信がもてないことが多い．これは，間違った決断が，運良くよい結果を生むこともあるし，よく考えられた決断が，悪い結果に結びつくこともあるということである．結果だけから決断の是非が判断されてはならない．たどりつく過程が行き届いていたか，バランスがとれていたかということが重要である．ただ，何度も間違えた結果に結びつく場合は，やはりその決断の過程に欠陥があるのかもしれない．また，結果がわかった後で，意思決定の過程に立ち戻り，重要な要素がすべて考慮され，正しく判断されたかどうかを考えることは，その経験を今後に活かすことにつながる．

　治療について決断する時には，以下のことを重要視したい．

- 患者と親族の願い
- 患者の臨床状況
- エビデンス
- 倫理的な問題
- 法的な問題

　さらに詳しく以下に説明する．

- 現在またはこれまでに表明された患者の意思.

  その決断がなされた時に，法的能力を有するもの．MCA2007のもとで，前もって治療拒否されていれば，法的に拘束力があり，治療はできない（CHAPTER 18）．

- 患者が許容できるものかどうか．

  今考えられている治療について，患者が過去に意思を表明していなくても，患者についてわかっていることから，治療をすること，または治療をしないことが，患者にとって受け入れられるものかどうかを考えなくてはならない．例えば，ヒンドゥー教徒，イスラム教徒，ユダヤ教徒の患者には，牛肉や豚肉のゼラチンが含まれている薬剤を受け入れられないと考える人もいる．患者が意思を表明できず，親族が書類にサインする時，意思決定の手助けになるためにも，「価値歴」（values history）というものが利用されるべきである[1]（http://www.hospicefed.org/hospice_pages/valuesform.htm. 参照）．

- 親族と介助者の意見．

  イギリス国内では，本人がLPAでその旨を表明していなければ，親族や介助者に法的な権利はない（CHAPTER 18）．しかし，親族や介助者の意見をよく聞くことは，イギリス医学総会議（General Medical Council：GMC）や英国医師会（British Medical Association：BMA）からのガイドライン[2]でも，強く推奨されている．ただし，単純に親族や介助者の意見をそのまま受け入れてはいけない．親族や介助者の背景，どうしてその意見に至ったのか，患者の病気をどのように理解しているのか，信念と不安，患者に対する思いと，患者が以前に家族や介護者について話していた内容などを，できるだけ理解しようと努力するべきである．また，家族や介護者が患者の意見を代弁する時には，それが本当に患者本人の意見を代弁しているのかどうかを確かめなくてはいけない．会話が

---

1 Doukas DJ, McCullough LB (1991) The values history. The evaluation of the patient's values and advance directives. *J Fam Pract* **32**, 145–53.

2 British Medical Association Ethics Department (2008) *End of life decisions: views of the BMA*, p. 6. British Medical Association, London.

とりもたれた状況や，どんな文脈で，どんな言葉や表現を本人が使ったのかなど，詳しく質問してもかまわない．しかしながら，親族や介助者は，専門家としての私たちよりも全体的な視野をもっていることが多いのも，また事実である．彼らの話をよく聞くことが大事である．

● 治療しない場合の影響

治療しないとどうなるかということを考えてみるとよい．症状はどうなるのか？ 治療をしないことは，QOL，自立性，予後にどんな影響を及ぼすのか？

● 治療の影響

治療をすることになったら，入院が必要となるのか？ そして入院期間はどれくらいなのか？ 1日か，数日か，数週間か？ 痛みを伴う処置や，経鼻栄養のような苦痛を伴う処置が必要となるのか？ 患者は，何が，なぜ，行われているかを理解できるかどうか？ 患者にとってはその治療が拷問のように感じられないか？ 治療はどれくらいの期間続くのか？ 治療によって，何が得られるのか？ 治療の間，家族がずっとつきそっていられるのか？ 全身麻酔は有効か？ 考えうる合併症は？ その合併症が起きる確率は？ その合併症が患者にどういう影響を与えるのか？ 合併症が起きてしまった時に，どうやってコントロールするのか？ 治療について理論的に考えるだけではなく，実際的な視点で考えてみることも大事である．例えば，ある治療を年に何百回も行っている施設では，時々しかその治療を行わない施設に比べてトラブルは少ないだろう．

● 治療効果

その治療がよい結果をもたらす見込みはどれくらいあるのか？ よい結果とは何か？ 治療が成功した時に，患者のQOLや自立性はどう改善するのか？ その「改善」はどれくらい長持ちするのか？ 治療効果を高めるための環境は整っているか？ （例えば，関節の手術をする際，術後にリハビリを受けられるかどうかは，その後の関節可動性に大きく影響する）

● もっと負担の少ない治療法はないか

素晴らしい結果が見込まれるが，リスクが高い治療を積極的に行うよりも，ある程度の結果しか得られないが，侵襲の少ない治療を選ぶほうがよいことも多い．
- 予後

　患者にはどれほどの余命が残されているのか？　患者の健康状態が悪化すれば，治療した意味がなくなることもある．また，余命が少ない状況で，治療からの回復期に貴重な時間を費やしてよいのだろうか？　例えば，痛みの緩和のための化学療法を行う時，短期間でのQOLに与える影響，その影響から回復するまでの時間，そして回復してから治療効果が持続する時間について検討しなくてはならない．場合によっては，化学療法の効果が現れる前に，他の何らかの原因で衰弱してしまう可能性もある．
- 治療によるリスクと治療しないことによるリスク．

　治療をするにしてもしないにしても，そのメリットは，リスクとのバランスがとれていなければならない．
- 法律が推奨していることと規制していること．

　様々な状況に適用される自国の法律についてよく知っておこう．しかし，意思決定できない患者に，よりよい治療をしようという意思は，立法に勝ることも心にとどめておくべきである．
- 以上のことを踏まえて決断がなされるべきである．

意見の対立を調整する

　時に，家族の中で激しい意見の対立が見られたり，または専門家と家族の意見がまったく異なることがある．そのような場合には，以下のことに留意されたい．

- ほとんどの人間は理性的であることを忘れない．
- なぜ相手がそう考えるのか理解しようと努めるべきである（CHAPTER 16）．
- 丁寧に話を聞いて，家族の希望，疑い，不安を理解しようと努め，自分が理解した内容を，敬意をもって丁寧に相手に確認する．安易に「わかりました」などと言わずに，態度で示すべきである．

CHAPTER 13 適切な治療を決断するために

- 本当の理由を知ろうとする．家族自身の病気の経験，内服の経験，過去に受診した医療機関などが，家族に影響を与えているかもしれない．そこまで考えてみるべきである．
- 家族が今置かれている状況や，家族の将来に対して，自分が明言できることは，伝えるべきである．
- 賛否両論のいろいろな意見をすべて伝えて，それでも自分がある結論にたどり着いた，その理論の過程をきちんと説明するべきである．
- 家族が重要な決断をせまられて苦しんでいる時には，話をしっかり聞いた上で，自分ならどう決断を下すかを伝えるべきである．
- お互いが自分の立場に頑なになってしまうだけなので，口論をするのは避けること．
- 大事なことは何度でも強調すること．
- 家族がきちんと話を聞いてくれないのは，これまで自分たちがしてきた治療に納得していないからかもしれない．
- もしも激しい対立が続くようであれば，セカンドオピニオンを奨めるのがよい．
- 暴力や脅迫が認められるべきではない．人間，ストレスを抱えると，どうしても攻撃的になってしまうこともあるが，受け入れられる限界というものがあり，その一線を越えることは許されない．患者であろうと家族であろうとスタッフであろうと，そのような行動がみられた場合には，誰かが威厳をもってその場を律しなくてはならない．手に負えないような暴力，脅迫が行われている場合には，警察に通報するべきである．
- 重大な問題が，どうしても和解されない場合には，裁判になることもやむを得ないことがある．

決断できない時

決断することが難しすぎるという状況は，よくあることである．例えば，どの選択肢を選んでも悪い結果が生じてしまうことをわかっていても選択をしなければならない時もある．メリットとリスクを天秤にかける際に，メリットそのもの，リス

クそのものの解釈が人によって異なるような時も，また決断が難しい．

- セカンドオピニオンを求めて，新鮮な目でその状況を見ることができる人の意見を聞くとよい．セカンドオピニオンを求めることは，GMC と NHS のガイダンスの中でも推奨されている．
- BMA やイギリス王立看護大学（Royal college of Nursing：RCN）の労働組合には，倫理的なアドバイザーがいるので，利用するのも 1 つの方法である．
- 大学で，医学倫理に詳しい専門家に相談するのも 1 つの方法である．
- 近年では，臨床倫理委員会を組織している医療機関が増えており，難しい問題を議論する際には活用すべきである．委員会の構成員は，ベテランや若手の医療スタッフ，臨床倫理家，法律の専門家などであり，判断に難渋する症例や，最新のガイドラインなどに普段から接している人たちの意見はとても参考になる．緊急会議を招集することができるようになっている医療機関も多い．状況によっては，委員会が組織されるのにあまりに時間がかかり，緊急の状況に対応できないこともある．e-mail，ビデオ会議など，インターネットを活用することで，素早い意見交換を可能にしておきたい．イギリス臨床倫理ネットワークのウェブサイト（http://www.ethics-network.org.uk/）には，臨床倫理委員会について多くの参考情報が掲載されている．
- 自分の意見と他者の意見との間にどうしても対立が続く場合には，裁判所を利用することがふさわしいケースもある．

　法律には，常に注意を払っていなければならない．しかし，自己防衛的に法律ばかりを気にして，患者の利益を後回しにすることは許されない．臨床現場にそぐわない法律もあるし，また，防御的な医療を行うことは，全体的な視点を欠くことにつながる．

　意思決定の過程を詳細に記録しておくとよい．もしも決断の

CHAPTER 13　適切な治療を決断するために

結果が，患者にとって最悪の事態につながってしまったとしても，細かく記録され，他の治療法も選択肢に挙げられ，しっかりと考察がなされ，また，多くの意見交換がなされた経緯が，わかる形で残されていれば，司法も理解を示すものである．

　法と倫理とを混同している人も多いが，その違いは常に頭に入れておかなければならない．法というものは，広く異なった文化，意見を持っている人たちに，受け入れ合うことのできる最小限の行動基準を強いるためにある．一方で，倫理というものは，社会の中で，個人が最高水準の高潔さをもって行動するためにある．法と倫理はどちらも重視されなければならない．

倫理的思考法

　倫理的思考法には多くのものがあり，いろいろな状況下での判断に役立てることができる．倫理的思考法には，行動そのものが正しかったのか，間違っていたのかに主眼を置く，行為論的思考法と，結果が正しかったのか，間違っていたかで行動を評価する，結果論的思考法がある．結果論的思考法に従う場合は，有益であったか不益であったかなどが評価されることとなる．どちらの思考法にも長所と短所がある．行為論的思考法は，原則主義に通じるものがある．原則主義は普遍的であるが，人生の複雑な状況においては，原則を解釈したり，原則同士のバランスをとったりすることが，難しい時もある．原則は，文化が変われば大きく変化することも多い．それに対して，結果主義は実践的な尺度である．しかし，事態が終わってからではないと善悪の判断をつけることができない．また，その結果の善悪は，どの倫理基準で評価するのかという問題が残る．結果主義だけでは，表面的でモラルの欠如した相対主義に陥るし，厳格な原則主義だけでは，人間性に欠け，融通がきかなくなってしまう．

原則主義

医療の世界では，BeauchampとChildressの4原則が有名である（参考文献を参照）．

- 自律（例えば，治療を受け入れるか拒否するかを，患者には決定する権利がある）
- 与益（利益を供給すること）
- 無加害（害を加えないということ）
- 正義（ヘルスケア資源の配分における公正機会）

この4つの原理のどれが優先されるかは，その状況によって変わるものであると，BeauchampとChildressは提唱している．また，彼らは，この4つの原理から，正直，プライバシー，機密保持，誠実といった規則を確定している．

多くの状況で，こうした原理の2つあるいはそれ以上が衝突する場合がある．BeauchampとChildressは，ある原理が，別のより優先的な原理によって「乗り越えられる」ことは必然で回避できないと認めている．ただし，以下の条件が，他の原理に対する妥当な侵襲を行うために要求されるとしている．①そのような侵害を正当化する道徳的目標は，達成される現実的見込みを有していなければならない．②道徳的に好ましい代替可能な行為が他に存在しない状況でなければならない．③選択される侵襲の形態は，その行為の基本的目標の達成と釣り合った最小限の侵襲でなければならない．④また，行為者は，侵襲の影響を最小にとどめるよう努めなければならない[3]．

原則主義は多くの批判を浴びるものである．倫理に対するアルゴリズム的なアプローチであり，還元主義であり，機械論の応用であり，型に当てはめた断片的な見方で人間の行動を分析することになるという批判である．事実，医療現場での複雑な状況で，原則主義に偏りすぎると，柔軟性がなくなったり，具

---

[3] Childress JF (1998) *A principle-based approach. In: A companion to bioethics* (ed. H. Kuhse, P. Singer), pp. 61–71. Blackwell, Malden, MA.

CHAPTER 13　適切な治療を決断するために

体性に欠けたり，視野が狭くなったりする恐れがある．BeauchampとChildressの生命医学倫理も，行為論と結果論を両立させようとしていると，非難されてきた．しかし，彼らの倫理原則は，広い視野と多角的な分析の上に成り立っており，応用力があるため様々な状況に適用することができる．数十年を経った今でも，西洋の生命倫理の分野で，最も有力な倫理原則である．

決疑論

原則主義的手法の他に，決疑論の手法がある．これは絶対的な原則から始まるのではなく，実践的な決断を下すために，多くの人の意見を求めるものである．今，起きている問題と似ているが，もっとはっきりした状況で，多くの人が判断しやすい，同じような実例から始まる．自分たちの問題は，それらの実例とどこが同じでどこが違うのかを話し合い，その時出された結論が，今の問題に応用できるのかどうかを議論する．今の問題と関係のある多くの実例を比較・参照することによって，正しい結論に達しようというものである．

決疑論でもやはり，最初に出発する原則は必要となる．その原則には，一般に広く受け入れられた，いわゆる「常識」が使われる．例えば，法的能力を有する患者は，治療を選ぶ，または拒否することができる，という「常識」が挙げられる．

決疑論は濫用されやすく，倫理的な厳格さを失って，その場に流された決断につながりやすい．しかし，決疑論は，理論や原則からではなく人間そのものから出発したものであり，その決断は人間が下したものである．倫理的に行動するために最善を尽くしているという前提は，どの倫理的思考法を用いるにせよ変わらない．また，どんな方法も不適切な濫用からは免れることができないものである．決疑論を実際に用いる際に留意しておきたいことは，今の問題と他の実例とを比較・参照する際に，その共通点と相違点を，きちんと判断しなくてはいけないということである．さらに，決疑論の議論の際に陥りやすい問

題点は，細部にこだわりすぎてしまう議論になってしまったり，ただ知識をひけらかすような議論になってしまったり，木を見て森を見ないような議論になってしまったりすることである．決疑論の長所は，なんといってもその柔軟性である．どんな事例にも当てはめることができるし，文化的背景，倫理的背景が大きく異なる人たちの間でも，議論の末に結論に至ることができる可能性がある．柔軟で実践的な決疑論的方法は，慣習や判例という伝統に活かされ続けてきた．倫理界では，決疑論は長い間，表面的で厳格さに欠けるものとして扱われてきたが，近年，その適応性が多くの倫理家に見直されている．

その他の倫理原理

終末期に治療を行うべきかどうかが議論される際に，他にも多くの倫理原理が引用されるが，ここではさらに2つを紹介する．

二重結果原理

よい結果のためになされた行為が意図せず悪い結果を生じたとき，倫理的妥当性があると言えるかもしれない．例えば，耐え難い苦痛を緩和するために使われた鎮痛薬が，患者の死を早めることになった場合が挙げられる．しかしながら，二重結果原理は，行為の正当化において，以下の簡潔な条件が必要である．

- その行動自体の本質が倫理的に誤っているものであってはならない．苦痛を減らすために毒薬が用いられてはならない．
- 行為者はよい結果のみを意図し，悪い結果を意図してはならない．例えば，意図されていたのは，苦痛を減らすことであり，死ではない．悪い結果は，予見されるかもしれないが，意図されてはならない．患者の死が早まることはわかっていても，殺してはならない．
- よい結果は，悪い結果経由であってはいけない．例えば，苦痛を減らすための手段が死であってはならない．

CHAPTER 13　適切な治療を決断するために

- 悪い結果を正当化するほど十分に，その状況がひどく深刻でなくてはならない．苦痛はあまりに辛く，耐え難いものでなくてはならない．
- よい結果に到達する他に安全な手段があってはならない．
- よい結果は，容認された害悪よりも勝っていなければならない．
- 行為者は，悪い結果を減らすために最大限の努力をしなければならない．

　二重結果原理を不誠実な狡猾さであるとか，詭弁であると非難する人もいる．悪い結果を意図してまではいなくても，十分起こりうると考えられたものではないか，もっと言えば，よい結果を望んでいた振りをしているが，本当は悪い結果を望んでいたかもしれないというものである．また，意図ではなく，行動こそが実体そのものであり，意図は実体ではないという批判もある．人間はお互いに影響を与え合い，その中で倫理的決断を下していくものであり，明確な意図は存在しないとするものである．しかし，法律も意図を重大なものとして扱っており，最も重要な犯罪である殺人も，死が意図されていたかどうかという事実で定義される．そのため，意図を倫理的考察から除外するのは非理性的である．

　二重結果原理が検討されることは多いが，現代の医療現場，とりわけ緩和ケアの現場では，二重結果原理が適用されることはめったにない．例えば，除痛に使われるモルヒネが患者を殺してしまうことはまずめったにないケースである．また，認知症患者に向精神薬を使うことは死亡率を高めるという報告があるが，この場合には，向精神薬の有効性が重要視されており，二重結果原理で結論を出せる問題ではない[4]．

---

[4] Treloar A, Crugel M, Prasanna A, Solomons L, Fox C, Paton C, Katona C (2010) Ethical dilemmas: should antipsychotics ever be prescribed for people with dementia? *Br J Psychiat* **197**, 88-90.

作為と不作為

もう1つよく議論される倫理原理は，倫理的に悪いことを積極的に行うことと，倫理的によいことを控えることとの違いに関する議論である．例えば，誰かを殺すことと，生命維持装置をはずして人が死ぬままにすることとの違いである．繰り返しになるが，結果論的思考法に従えば，この2つの行動は同じ結果に至るので，区別されない．区別する場合は，以下のような状況の時，治療をやめてもよい，または，やめるべきであると考えている．

- 治療効果がない時（広範囲にがんが転移した患者に対する心肺蘇生など）
- 負担とリスクが治療効果に勝る時
- 治療で患者が医学的によくならない時
- 治療で患者が総合的によくならない時
- 利用できる資源の問題で，治療することが許されない時

ただし，治療により寿命を縮めることは，治療をしないことや，やめることとは，まったく異なるものだということには，多くの同意が得られている．

一般的な治療

あまりに恐怖や痛みなどの苦痛を伴う治療，合併症や死亡のリスクが非常に高い治療，あまりに高額な治療，成功する見込みがほとんどないような治療は，一般的な治療とはいえない．一般的な治療こそが受け入れられるべきであるが，一般的ではない治療を受けないように強制することはできない．一般的ではない治療を行わないようにすることは，個人の尊厳を守るために重要な時もある．ただ，この問題に関しても賛否両論がある．

CHAPTER 13 適切な治療を決断するために

基礎的ケア

イギリスでは，MCA法により，基礎的ケアの概念が定義されている．「拒絶できない，行われなければならないケア」である．これは一般的な治療手段の概念に似ている．

認知症を倫理的に考える

認知症が進行した患者に自律の原則を当てはめるのには限界がある．治療の選択肢について理解できず，総合的な判断をすることも難しい患者が多いからである．自律の原則に近づくためには，過去に表明された患者の希望を見つけだし，その患者が自分で決断をしていた頃の決断方法に沿うように実行することである．与益の原則と無加害の原則は，当然守られるべき原則であるが，終末期の認知症患者の治療では，その治療行為の結果がはっきりと予想できないことや，どの選択肢を選んだとしても悪い結果しか期待できないということもある．この段階では，そもそも何がよい結果で何が悪い結果なのかは，その人の価値観によるということが多くなる．原則主義がこの分野で役に立たないということを言いたいのではなく，同じ原則を用いても，決断する人によって，かなり異なる結論にたどりつく可能性が大きいということである．同じことは決疑論にも当てはまり，この段階で決疑論を用いたとしても，よい結果と悪い結果の違いは，やはり明確にならないことが多い．しかし，状況が複雑になると善悪の判断がつきにくくなることは，至極当然のことである．

それでは，果たしてすべての問題を倫理的に考える必要があるのか？　強いて言えばそうである．その理由には以下のようなものが挙げられる．

- それぞれの状況で，様々な主張をぶつけ合い，衝突するすべての意見について考えることは，バランスのとれた結論に到達しやすくなる．
- 様々な状況について深く考えることで，次に同じような状況に遭

- 遇した時に，よりよく対処できるようになる．
- 倫理的な思考をするということが，決断を下す自分にも影響を与え，患者や家族にも影響を与える．
- ケアに関して倫理的に向き合って，他の人とよく議論したり，本を読んだりすることで，より思慮深く，慎重な対応をすることができるようになる．また，一貫した考えが身についてくることで，その場の気まぐれな判断をしなくなる．自分たちの判断や意思決定に重みが増し，より人間的な決断をすることができるようになる．そしてなによりも，患者がおかれている困難な状況にも向き合う勇気が湧いてくる．患者をもっと知りたいと思うようになり，その人が本当に何者なのかということがわかるようになってくる．それは単純な流れ作業の医療とはまったく違うものである．

事例（心臓ペースメーカーのバッテリー）

患者Cは，ADのため，高齢者福祉施設に入所していた．完全房室ブロックの既往があり，ペースメーカーが埋め込まれていた．以前に脳卒中を起こしたこともあり，その後遺症でうまく言葉を発することができず，モグモグと口を動かすだけで，まわりが理解することはできなかった．日中はほとんど寝て過ごし，周囲にも関心を向けないが，食事だけは車いすで楽しんでいた．ほとんどの時間，眼を閉じて過ごしていたが，誰かに声をかけられると眼を開き，簡単なアイコンタクトはすることができた．しかし，単純な指示にも従うことはできなかった．彼女のペースメーカーは，バッテリーを長く持たせるためのVVIモードにセットされていたが，それでも半年後にはバッテリーが切れる可能性が出てきたため，心臓専門医は，6ヵ月以内にバッテリーを取り替えなくてはいけないと提言した．

患者Cの娘がその説明を受けた．患者Cと娘はとても仲が良く，この数年間，患者Cが人生の多くのものを失っていく間も，娘は支え続けていた．娘が一番心配していたのは，母親の心がかき乱されることであった．施設で安らかに暮らしている母親を，騒がしい病棟に入院させると心が乱れてしまうかもし

CHAPTER 13 適切な治療を決断するために

れない．もしかしたら，今の落ち着いた状態に二度と戻れないかもしれないと考えた．以前に入院した時も，慣れない環境に対応するのが難しく，ずっと不穏な状態だった．

患者Cにかかわる医療スタッフは，娘と何度も話し合い，入院しないですむ方法を考え，これらのやりとりは記録に残された．バッテリーが切れ，完全房室ブロックが再度起こった時には，もう患者Cを救うことはできないであろうことが確認された．バッテリー交換の方法についても心臓専門医と詳細に意見交換がなされた．そして，娘と関係者たちの間で，多くのことが議論された．見ず知らずの病院で，理解不能なつらい治療をされて，鎮静薬を使われることは，患者Cにとってどういう意味があるのか？ バッテリー交換によって，患者CのQOL，予後はどう変化するのか？ 脳卒中を再発する可能性や，その他の合併症を引き起こす可能性はどれくらいあるのか？ バッテリーを交換しないで房室ブロックが起きてしまったら，薬物治療ではその症状を軽減できないであろう状況で，深く鎮静をかける以外に方法はないのか？ 患者Cの家族の状況．そして家族の願い．それらが思慮深く検討された後，主治医は最終的に，バッテリーを交換することは，患者Cにとってはひどく苦痛なことであり，バッテリーが切れ完全房室ブロックが起きた時には，安らかに死を選んだ方がよいのではないかという，自分の意見を表明した．そして，さらに他の専門家にも意見を求めた．

心臓専門医は，日帰り入院でバッテリー交換ができると提案した．しかし，娘も含め，ほとんどの関係者が主治医と同じ意見であった．バッテリー交換は，あまりに侵襲的なわりには，QOLを上げるわけではない．バッテリーが切れた時にどう対応するかという計画が立てられ，緊急時の内服薬が処方された．それでもまだ主治医は，バッテリー交換をするべきかしないべきか確信をもつまでには至っていなかったため，この問題は，ホスピスの臨床倫理委員会でも検討された．医療法の専門家，倫理家，緩和ケアの専門家などからなるメンバーの意見はほぼ一致しており，バッテリー交換は患者CのQOLを低下させる

というものであった．数週間後，バッテリー切れのサインが表示され，患者Cは，わずかな間，苦しそうにしていたが，鎮静薬が使われてからは落ち着いていた．その後，患者Cは回復し，発作も2度と起きずに，1年半後に静かに死んだ．今になってもこの決断が正しかったと感じるのは，結果がよかったからではなく，いろいろな意見が出され，様々な側面から話し合われ，実際的な計画に至ったその過程である．この事例は，専門家の予測でさえも不確実性を含んでおり，そのためにこうした決断が複雑なものとなっていることをまさに示している．

特定の臨床状況

この章では，特定の臨床状況をいくつか挙げ，エビデンスに基づいて治療の是非を検証する．治療のメリットとリスクを吟味することは，実際の医療現場ではきちんと行われていないことも多いが，意思決定をする際に非常に重要である．

摂食困難と脱水

認知症患者の摂食困難と脱水が問題になる時，患者本人，家族，医療従事者にとってすでに厳しい状況である．この問題を扱うためには，最新のエビデンスと，患者の視点，家族の視点，倫理的問題のすべてを考えなくてはいけない．この部分は，📖 CHAPTER 9 と合わせて読んで欲しい．

栄養不良と体重減少

- 中等症から高度AD患者の30〜40％が，深刻な体重減少を起こしている．栄養不良と体重減少は，その診断がつく前から進行していることが多い．また，摂食困難と関係していることが多い．
- 高齢者の場合，1年間で4％以上の体重減少は，合併症罹患率，死亡率の増加に結びつく．
- 多くの場合，認知症初期の行動異常が原因となって摂食量が減少

CHAPTER 13　適切な治療を決断するために

し始めるが，終末期には，身体的な摂食困難，嚥下障害が栄養不良の原因になってくる．
- 嚥下訓練の効果を調べた研究には，体重減少をある程度防いだという結果もあれば，そうではないという結果もあり，結論は出ていない．
- 神経因性の嚥下障害では，まず液体の飲み込みが障害され，その後で固形物の飲み込みが障害される．嚥下障害は，初期段階では適切な嚥下訓練が効果的である（表9.3，表9.4）が，最終的には重度の嚥下障害となり，誤嚥を起こしてしまう．
- また高齢者では，免疫力の低下，口腔内の衛生状態の悪化のため，誤嚥による肺炎を引き起こしやすいし，肺炎は重症化しやすい．
- 誤嚥性肺炎の多くは，食物ではなく唾液の誤嚥によって生じる．
- 摂食困難がひどくなると，介助者への負担も増える．

人工栄養

- 経鼻栄養や胃瘻造設による人工栄養は，摂食困難や誤嚥といった問題を確かに解決するが，後述するように，認知症の終末期において，これらの治療が有効であるというエビデンスは少ない．逆に，リスクが多く有害であるというエビデンスもあるし，施行後早期の死亡率が上がるという報告もある．
- 胃瘻造設は，認知症終末期の余命を延ばさないというエビデンスがある．一般の人々にとっても，直感的にも倫理的にも胃瘻は賛成しかねるものである．
- 胃瘻造設に賛成する意見としては，患者の余命が延びないとしても，胃瘻を造設して経腸栄養を開始することによって，患者が感じているかもしれない空腹感や口渇感を減らすことができるのではないかというものがある．しかし，経腸栄養が中止となった患者でも，空腹感や口渇感を訴える人はほとんどおらず，空腹や口渇といった症状は，栄養方法とは関係ないとする研究もある．
- 胃瘻を造設された患者は，胃瘻そのもののために起きる問題に加え，胃瘻を触らせないために身体拘束や鎮静が必要となり，さらな

- 認知症の患者は，病状が進行するにつれ，徐々に食べなくなり飲まなくなっていくが，これを苦痛に感じている様子はない．証明する方法はないけれども，認知症の終末期では，空腹と口渇の感覚が鈍麻していると考えられている．
- 人工栄養や輸液の決断をする前に，患者の全体的な身体症状，予後，摂食困難の原因について評価されていなくてはならない．
- 前述したように，AD患者は最期には摂食困難に陥り，経腸栄養が予後を延ばすというエビデンスや，QOLを上げるというエビデンスはない．大切なことは，一人ひとりの状況に応じた治療をすることである．
- 認知症が進行すると誤嚥のリスクが完全には避けられないことを受け入れた上で，丁寧で熟練した食事介助が，患者のために最も実用的な選択肢となる．
- イギリス，アメリカ，オーストラリアなど多くの国の法律で，人工栄養は医学的治療として合法であるとしている．しかし，その合法性は，植物状態が持続している患者を対象に考えられており，その状況では，人工栄養をやめることの重要性がかなり異なってくる．植物状態の患者への人工栄養と，それ以外の人工栄養とを混同してはならない．

輸液

- 終末期に，人工栄養が有効であるというエビデンスがないのなら，輸液もしないべきだろうか？ 残念なことに，人工栄養と輸液をしっかり区別した上で研究されていることは少ない[5]．
- しかし，終末期において，経静脈的な輸液は適切な治療とはいえないことが多い．静脈路確保には技術を要する上，患者が静脈ルートを抜いてしまうことも多く，再確保が必要になることがしばしば

---

[5] Royal College of Physicians and British Society of Gastroenterology (2010) *Oral feeding difficulties and dilemmas: a guide to practical care, particularly towards the end of life*. Royal College of Physicians, London.

CHAPTER 13　適切な治療を決断するために

ある．静脈血栓症，敗血症のリスクもあり，過量輸液になれば肺水腫も起こしかねない．また，経静脈的輸液のためには入院を必要とすることが多い．そもそも脱水は，そこまでして解決するべき特別な問題ではない．

- 皮下点滴（皮下輸液法）も1つの選択肢となる．1日2Lまでの輸液がカニューレを通して行われ，輸液時以外はカニューレは抜去されている．経静脈的輸液による過量輸液の場合には，血清アルブミンが低下して衰弱してしまうことも多いが，皮下補液では，過量輸液をしてしまったとしても，そのリスクが少なくてすむ．また，感染症のリスクも経静脈的輸液に比べて少ない．問題点としては，自宅や高齢者福祉施設で安全に行うのが難しいということと，実際に患者が得られるメリットがそこまで多くないのではないかということである．

- 緩和ケアでは，人生の終末期において，あまり輸液は行われないが，その理由は，肺水腫と浮腫のリスクが増し，発汗量と排尿量が増加し皮膚障害のリスクが増えるわりには，QOLが向上しないからである．口が湿っていれば，不快を示す人は少ない[6]．そもそも終末期では，血液検査をしても脱水がわからないことが多く，脱水と判断するのは難しい．輸液のために他の施設に移るようなことは，この段階の患者がまず望むことではない．

- 今後，終末期の輸液に関して，さらなるエビデンスが報告されることを期待する．

感染症合併

- 認知症患者は，健常者に比べ，救急病院に入院する確率が高い．その主な原因は，失神，気管支炎，肺炎，尿路感染症，脱水であるが，これらすべての背景に感染症があることもめずらしくない．感染症を予防するための看護計画，感染症の早期発見と早期治療が，不要な入院を減らすことにつながる．

6　General Medical Council (2010) *Treatment and care towards the end of life: good practice in decision making*. General Medical Council, London.

- 患者が衰弱するにつれて，感染が起こりやすくなってくる．
- どの時点で，患者のQOLを高める治療から，延命治療になるのかを判断しなくてはいけない．

下気道感染症（Lower Respiratory Tract Infection：LRTI）のリスクに関するエビデンス

- 誤嚥性肺炎に関しては，CHAPTER 9 を参照のこと．
- 認知症の進行した患者では，肺炎が最も多い死因である．肺炎は，衰弱の原因というよりは，衰弱の結果が多い．
- 気管支肺炎は，まだ機能的に独立している患者で，重症度が低く，入院も短い傾向にある．
- 抗精神病薬を内服している患者では，せん妄によって生じた肺炎を差し引いても，肺炎を起こしやすい．
- 肺炎は，患者の身体機能を様々な形で低下させる．肺炎から回復しても身体機能が元に戻らないこともある．LRTIで入院となった患者では，ADLがかなり低下する．

LRTIの治療に関するエビデンス

- 嚥下障害が進行すると，抗菌薬を経口内服できないことも多い．
- 肺炎が死亡の原因となることは多い．後方視的研究では，高齢者福祉施設居住者の3分の2が，人生の最期の半年間で平均1.5回肺炎にかかる．また，LRTIに罹患した高齢者福祉施設居住者の3分の1から半分が6ヵ月以内に死亡するという研究もある．
- LRTIの予後悪化因子として明らかになっているものには，摂食困難，注意散漫，頻脈，呼吸困難，頻呼吸，不適切な輸液，男性，褥瘡が挙げられる．
- オランダの研究では，進行した認知症患者に経口抗菌薬を投与することは，QOLを向上し，逆に，輸液はQOLを低下させると報告されている．人生の終末期に経口抗菌薬を投与することは，対症療法として有用な可能性がある．

CHAPTER 13 適切な治療を決断するために

- 経鼻栄養が行われている肺炎患者の死亡率は高い.
- アメリカの内科医は,オランダの内科医に比べ,高度認知症の患者を入院させ,抗菌薬を投与し,輸液をする傾向がある.コホート研究では,オランダの方が死亡率が高い.しかし,アメリカとオランダの死亡率は同等で,死亡率は抗菌薬の使用には関係ないとする研究もある.
- LRTI の治療中,拘束が必要となった患者は,拘束されなかった患者に比べて,ADL がより低下する.
- 高齢者福祉施設で死亡した認知症患者に関するアメリカの研究では,死亡した患者の半分が,死亡前 2 週間に抗菌薬を投与されていた.また,その抗菌薬の半分は,非経口的に投与されていた.抗菌薬投与の理由としては,LRTI が最多であった.

尿路感染症(UTI)

- UTI は高齢者に多く,特に,女性,カテーテルを挿入されている患者,尿路閉塞がある男性に多い.間欠的導尿は,尿道カテーテル留置に比べ,UTI のリスクが少ないが,認知症の進行した患者では実用的ではない.コンドームカテーテルや恥骨カテーテルといった方法は,尿道カテーテルより UTI のリスクを低下させる.
- UTI ではせん妄や転倒のリスクが増え,特に認知症の患者ではリスクが高い.
- UTI は合併症をしばしば引き起こす.しかし,LRTI に比べ,死亡の原因になることは少ない.

感染症合併に関する決断

- 認知症初期の肺炎は治療可能であるが,認知症が進行した状態での肺炎は,死期が近づいていることを示している可能性がある.
- 肺炎は,衰弱の原因であり,結果でもある.
- 経口抗菌薬による治療は,予後を改善する上に,症状を軽減する対症療法になりうる(CHAPTER 9).

- しかし，経口抗菌薬は，終末期には内服できなくなる．
- 抗菌薬には，嘔気や下痢といった副作用があり，QOL を低下させる可能性もある．また，菌交代現象のリスクを高め，*C. difficile* などの繁殖を促す（CHAPTER 9）．さらに，臓器不全がある患者では，抗菌薬の血中濃度が上昇する危険がある．例えば，腎不全患者にエリスロマイシンを使用する時は，正しく投与量を調節しないと可逆性の難聴を引き起こすことがある．
- 抗菌薬の経静脈的投与は，それ自体が侵襲的なだけではなく，入院を必要とすることが多い．認知症終末期の患者では，急な入院は様々なリスクを高めるため，入院してまでの抗菌薬治療が本当に必要かどうか，よく検討されるべきである．
- 自宅や高齢者福祉施設に出向いて抗菌薬の点滴をするチームを作れば，不要な入院を減らすことができるかもしれない．それでもやはり，経静脈的抗菌薬投与が適切かどうかは，その都度検討されなくてはならない．
- 感染そのものが治療不可能な段階になってしまっても，肺炎の症状を軽くし，QOL を保つことは，まだ可能なはずである．
- 以上のことを，早い段階から家族やスタッフと話し合い，今後の計画を立てておくとよい．抗菌薬による治療を行うか，行わないかを判断するための基準は，前もって決めておいたほうがよい．もちろん，その時になって改めて決断されなければならないが，こういった基準を早い段階で決めておくことは，家族やスタッフ全員が，同様の問題について考えながら，患者の経過をみることにつながる．そしてその過程は，より合理的な決断につながるのである．
- 以上のことは，UTI にも当てはまる．

骨折

骨折のリスクに関するエビデンス

- AD で共同住居に住んでいる 280 人の患者を対象にした調査では，1 年間で半分以上の患者が怪我をしている計算になる．怪我の原因

CHAPTER 13　適切な治療を決断するために

- の半分は転倒であった．また，怪我をした患者の8人に1人が骨折していた．
- AD患者では，骨粗鬆症のリスクが高い．それは，食事からとられるカルシウムの量も少なく，日光曝露の機会も少ないためにカルシウムが作られないからである．また，ビタミンD，ビタミンK，副甲状腺ホルモン（PTH）も不足している．
- 患者が転倒しやすくなる理由には，衰弱，薬の量（特に抗精神病薬）が増えること，反応が鈍くなっていること，感染，視空間認識障害が挙げられる（CHAPTER 11）．
- 骨折は，臀部への直接的な外傷によるものが多い．
- 認知症患者は，健常者に比べ，転倒によって骨折しやすい．上述した理由にもよるが，ある研究者たちは，骨の脆さよりも軟部組織の防御が薄くなっていることのほうが，骨折の要因として重要であると考えている．
- 認知症で歩く速度が速くなる場合も，転倒のリスクが高まる．
- 身体拘束は転倒による骨折のリスクを高める．
- ヒッププロテクターの使用は，股関節骨折の発症率を有意に低下させることができる．

骨折治療に関するエビデンス

- 高齢者全般において，股関節骨折による死亡率は，骨折後1年間で15〜20％である．骨折後の数週間で死亡率が最も高い．骨折後1年経てば死亡率は正常化する．
- 骨折の中でも，転位が強い場合，骨片が多い場合，軟部組織の損傷が強い場合には，治療やリハビリの結果が悪くなる．関節包内骨折では，癒合するのが難しく，無血管性壊死を引き起こし，痛みの原因となるとともに可動性を低下させる．
- 認知症患者では，股関節骨折による死亡率は上昇し，術後3ヵ月での死亡率は，認知症ではない患者の2.5倍になる．また，手術の遅延は，術後の死亡率に大きく影響し，1日遅れると死亡率が約6％上がる．

特定の臨床状況

- スペインの研究では，認知症の患者が骨折した場合の3年生存率は，がんや心不全の3年生存率よりも低い．
- 周術期の鎮痛は適切に行われていないことが多い．周術期において認知症患者に処方されるオピオイドは，認知症ではない患者に処方されている量の3分の1であるが，認知症ではない患者でさえも，約半分は鎮痛が不適切だと訴えている．また，両群とも，必要時頓服用の鎮痛薬は，ほとんど処方されていなかった．骨折による痛みにせよ，術後の痛みにせよ，痛みがきちんとコントロールされていないと，せん妄を生じることになる．
- 術後せん妄を起こすと，入院が長くなり，術前機能への回復が難しくなり，1年以内の死亡率も高くなる．
- 一般的には，股関節骨折後，手術を受けた患者の80%が再び歩けるようになる．90歳以上では，この確率は50%に下がる．最近のある小規模な研究では，股関節骨折で手術をした患者たちと手術をしなかった患者たちの間で，その後の機能や死亡率に違いはなかったとしている．ただし，90歳以上を対象とした研究では，手術をしなかった場合は，全ての患者で可動性が低下した．
- 股関節骨折後のリハビリがうまくいくかどうかは，認知症の重症度と関係する．
- 認知症患者は，認知症ではない患者に比べ，整形外科病棟での入院期間が44%長いというイギリスの研究がある．

外傷と骨折に関する意思決定

- 患者やその家族・介助者に，骨折のリスクを詳しく伝えるように努めなければならない（CHAPTER 11）．
- 適切に鎮痛を行うためにも，患者が痛みをうまく表現できなくなっている可能性を忘れてはならない（CHAPTER 7, 8）．
- 患者が骨折し，外科手術の必要性を検討する際には，患者の健康状態，認知症の重症度，手術がもたらす結果について，よく考察されなければならない．
- ただし，衰弱している高齢者の場合には手術が推奨される．手術す

- ることによって，痛みを早く取り除き，できるだけ早く患者が動けるようにできれば，今まで通りの治療や介護を続けることができるからである．
- 周術期の鎮痛はうまくいっていないことが多いので，外科医や外科病棟のスタッフと話し合い，必要ならば，そして可能ならば，自分の病棟に早く戻すのも1つの方法である．
- 神経ブロックは周術期の鎮痛に効果的で，鎮痛薬の使用を減らすことができる．牽引法も股関節骨折の痛みを軽減することができるが，認知症患者からの理解を得るのは難しく，長続きしないことも多い．
- 衰弱していて手術ができない患者の場合，神経ブロックや牽引法で鎮痛することになるが，特に骨折後の数日間は，痛みの程度を繰り返し評価して，適切な鎮痛を行うように努めるべきである．

まとめ

　治療について決定する時には，患者と家族の希望，法律，倫理，起こりうる結果についてよく考え，迷うことがあれば他の人に相談するべきである．エビデンスについて知ることは，直感に頼らずに意思決定のバランスを保つことにつながる．

さらに学ぶ方へ

Beauchamp TL, Childress JF (2008) *Principles of biomedical ethics*, 6th edn, p. 432. Oxford University Press, Oxford.
General Medical Council (2002) *Withdrawing and withholding life-prolonging treatments*. General Medical Council, London.
General Medical Council (2010) *Treatment and care towards the end of life: good practice in decision making*. General Medical Council, London.
Jonsen AR, Toulmin S (1989) *The abuse of casuistry: a history of moral reasoning*. University of California Press, Berkeley.
Nuffield Council on Bioethics (2009) *Dementia: ethical issues*. Nuffield Council on Bioethics, London.
Royal College of Physicians and British Society of Gastroenterology (2010) *Oral feeding difficulties and dilemmas: a guide to practical care, particularly towards the end of life*. Royal College of Physicians, London.

CHAPTER 14

終末期

はじめに……362
死期の判別……365
最期の数日の患者管理……371
臨死期患者に対するリバプール・ケア・パスウエイ……381
死後の対応……383
シリンジポンプの管理……384

訳:浜野 淳

CHAPTER 14　終末期

はじめに

　死に至る疾患の死にゆく段階は，診断時，もしくは，その数年前から，始まっているプロセスの中でも最も大切な時期である．高度認知症患者のうち，誰に死が差し迫っているかを知ることは通常は不可能である．しかし，介護者と家族は，多くの変化，適応そして感情的な混乱を経験しながら，何年にもわたって，この瞬間を予測していく．ある者にとっては，亡くなることは安心感をもたらすかもしれないし，愛する人のお世話をするという彼ら自身の約束を果たせたという満足感をもたらすかもしれない．しかし，長く，死に至る疾患の最期において，看取りは，時として空虚感，深い悲しみ，そして残される人々の喪失感と関係する．介護者，家族が大事にしてきた人生に相応しい終わりを迎えられたと感じられるために，尊厳，ケア，そして適切な方法による看取りが最も重要である．この最も不安定な時期を心地よく過ごすことは患者自身にとっても，言うまでもなく非常に重要なことである．看取り期をきちんとマネジメントすることは，家族の精神・心理的苦痛を予防する上でも重要である．

　死への対処が不十分だったと感じることは，精神疾患に至る主な原因となる．緩和ケアでは，数年たってからも，まだ死別を受け入れることができない家族や，亡くなる前の数日間の対応に無数の疑問を持っている家族によく出会うことがある．繰り返しになるが，愛する人が亡くなるときに1つになることができた家族は，しばしば，新たに続く強い感情的な結びつきを形成するが，亡くなる時点で，分断されたまま離れ離れだった家族は亀裂をうまく修復することができない．

病状認識の遅れ

　高度認知症の人は1日中反応がなく，終末期に向かっていることに気付くのには時間がかかる．常に意識状態を推測し，まるで，患者の意識があるように話しかける．そのように接する

はじめに

ことが尊厳を高め，彼らに敬意を表することになるだろう．

症例

Edna は長く認知症を患い亡くなった．娘は卓越した思いやりを持って Edna の世話をしていたが，亡くなる前の数ヵ月間，娘はしばしば悪戦苦闘することがあった．Edna の意識状態が低下し，反応が少なくなってきたとき，娘は Edna と少しの間，一緒に過ごすことができた．最後は，亡くなる数時間前に Edna は娘のことを見て，娘のことを認識し笑っているように見えた．娘のケアと存在に気付き，認識できたことは，とても大きな癒しとなり，満たされた．

死を医療化することの危険性

死は，そもそも医学的な出来事ということだけでなく，人々の生活の中心となる関係性を不可逆的になくしてしまう人間的な出来事である．医学は人々の関係性が中心になるための役割を果たす必要があり，そして，可能な限り控えめである必要がある．逆説的ではあるが，これはより多くの医学的介入によって達成されることもある．例えば，とても興奮している場合，もしくは，ひどい痛み，または，ひどい息苦しさがある場合，正しい医学的対応が行われることが最期の貴重な時間において，その人らしさを取り戻す鍵になる．しかし，多くの場合，医学は十分に熟達しているが，基本的に控えめである必要がある．

- 全ての不必要な手技とインターベンションは中止すべきだが，誰かの健康と安心にすぐにつながることだけは続けるべきである．
- 可能な時は，いつでも問題を想定し予防するべきである．
- 起こった問題を修正する手段は，すぐ手元にあるべきである．

アドバンス・ケア・プランニングは「よりよい死を迎えるための」の鍵になる．

CHAPTER 14 終末期

死を迎えるために

死の備えには，これから起こりうる医学的な症状を予測すると共に，社会的・情緒的問題に対処する場面にあらかじめ備えることが必要である．すなわち，死の備えには，以下のような側面がある．

- 患者とその家族の性格や特徴をできる限り早期に把握し，長所や弱点について評価する．
- 死に伴う恐れや願いについて話し合う．これまでに死にゆく人々とどのような別れをしてきたかを尋ねるとよい．
- 終末期医療に関して望んでいることを聞き出す．患者や家族がケアや看取りの質ではなく，場所を強調する場合には，注意を払うこと．希望する施設には，入所できないこともあるし，以前とは状況が変化しており，望ましい質のケアや看取りが受けられないかもしれない．別の施設の方が望ましいケアや看取りを提供しうることもある．このように，患者がケアを受けるうえでどこが望ましいかを決定する際に，十分に家族と相談しなければならない（📖CHAPTER 13）．
- 早い時期に，宗教的・文化的関心や葬儀についての希望を家族に尋ねておく（📖CHAPTER 19）．そうすることによって，患者や家族に敬意を払うとともに，希望に寄り添うことができる．決して自分自身の個人的な宗教的・文化的背景から，判断してはいけない．人は各自異なるので，常に希望を尋ねることを忘れないようにする．
- 事態が急に悪化した時のために頓用薬を処方しておく．
- 想定される症状に備えて，医薬品および医療用機器を備えておく（📖CHAPTER 14）．緊急事態が生じた患者の家族にとって最悪の事態は，愛する家族が苦しんでいるのに，医療スタッフが薬の置き場所を探して時間を無駄にすることである．
- 患者の移動や管理が安全かつ安心して行えるようにスタッフの配置計画を立てる．
- 必要となる機器を積極的に調達しておく（ホイスト，ベッド，シリンジポンプなど）．

- 事前に計画を立て，計画の内容を介護者や必要に応じて家族にも伝達しておく．

死期の判別

　死が迫っていることがわからなければ，終末期患者に対して質の高い医療を提供することはできない．場合によっては臨死期と考えられる状態から若干持ち直すこともあるため死期を判別することは必ずしも容易ではない．特に，死を迎える現場に立ち会うことが少ない医療者にとっては，難しいことである．特に認知症が進行した患者で，身体的に虚弱し，身体機能にかなりの制限がある患者の場合には，死期の判別は，困難となる．

死が近いことを示す徴候

　死の前兆としては，以下のような症状がある（＊印は，認知症が進行した患者には既に認められるものである）．

- 社会的な関わりに対して消極的になり，引きこもる＊．
- 身体機能が低下し，嗜眠状態となり，1日の大半を寝て過ごす．
- 言葉を発したり，会話をしなくなる＊．
- 飲食に関心を示さなくなる＊．
- 不穏や激越状態を経過して，意識不明となる（終末期の不穏状態については，CHAPTER 14）．
- 患者によっては，尿量の低下を伴う．

　死に至る場合には，さらに以下のような変化が生じる．

- 意識レベルの低下．
- 便失禁や尿失禁の症状が新たに生じる．
- 呼吸パターンの変化（CHAPTER 14）．
- 皮膚の微小循環障害．

CHAPTER 14　終末期

終末期の不穏状態

- この症状は広く認められるものの，その定義はあいまいである．「臨死期の患者に認められる興奮を伴うせん妄状態であって，しばしば意識障害や意味不明な動作が認められることがある」[1]状態と便宜的に定義されている．原因は様々で，身体的原因（疼痛，膀胱拡張，ニコチン離脱）や情緒的原因（せん妄，機能低下に対する苦悩，差し迫った死に対する恐怖）が関与すると考えられている．

- 終末期不穏と誤って判断される症状としては，せん妄や様々な要因によるミオクローヌス（認知症，腎不全，オピオイド毒性のほか，その他の稀な原因による）などがある．

- 終末期不穏は，せん妄との鑑別診断が可能である．終末期不穏は，臨床像として，衰弱が進行し死が迫る中で認められるが，せん妄の場合には，時間の経過と共に悪化することが多いものの，突然発生することを特徴とする．また，せん妄は可逆的であることが多いが，終末期不穏は多くの場合不可逆的である．ただし，可逆性・不可逆性について明確になるのは，事後である．検査を行うことによってせん妄の原因が判明する場合があるが，終末期不穏の場合には，全身機能が著しく衰退する中で起こる．終末期不穏では，患者に総合的知的機能低下が認められるが，せん妄の場合，患者が語る言葉は，たとえ混乱をきたしていたとしても理解可能であり，患者の立場に立つならば，その思考の合理性に同意できないとしても，思考プロセスを理解することは可能である．具体例を挙げれば，せん妄患者の場合，スタッフが自分に危害を加えようとしているとの思いを抱くことがあり，この前提を受け入れるならば，患者の行動を理解することができる．しかし，終末期不穏の場合には，総合的な状態変化であるため，論理性や行動の背後にある思考を認めることはできない．終末期不穏には，不安が伴うことが多く，落ち着きのなさが特徴として認められる．一方，せん妄患者では，活動性低下がみられる（CHAPTER 10）．

---

1 Kehl KA (2004) Treatment of terminal restlessness: a review of the evidence. *J Pain Palliat Care Pharmacother* **18**, 5–30.

- 終末期不穏は，患者自身にとっても，また患者を見守る家族にとっても大きな重荷となるため，積極的な治療が必要とされる．
- 不穏状態が終末期によるものであったことは，事後にしか確認できないものの，可逆的な原因を取り除き，症状が死の前兆である可能性を検討することによって，終末期不穏の診断精度を高めることができる．
- 自分自身を守る術を持たない患者が不必要に苦しむままにしておくことは医療倫理に背く行為であるが，同時に，可逆的な症状変化であるにもかかわらず，早いうちから治療を諦め放置することにより，不可逆的な状態に至らしめることも非倫理的行為といえる．事態を傍観したくなる誘惑を捨てて，できる限りの証拠を集め，総合的な判断に基づいて行動する．
- 自分の判断に疑念がある場合には，この分野に精通した医師の意見を聞くこと．
- 患者が終末期不穏から意識消失へと移行すると，通常では平安な雰囲気が訪れるため，家族に対して，最悪の状態は過ぎ去ったこと，また，今後劇的な状態の変化や激しい症状はほぼ死に至るまで起こらないと伝えることができる（📖 CHAPTER 14）．

不穏と激越は，身体的・精神的苦痛の表れであり，積極的治療が常に必要とされる．心が安らかな患者が不穏な状態に陥ることはない．

臨死期における変化（図 14.1）

- 死に至る過程で患者に生じる変化を理解することによって，死のタイミングが予測できるようになる．そうすることによって，治療方針を立てたり，家族に対して心づもりを伝えることが可能となる．
- 終末期に起こる変化は，それぞれの患者によって大きく異なり，それまでの健康状態，疾病の既往や生理機能の予備能などによって変わる．
- 特に認知症患者において正確に予測することは不可能であるが，

CHAPTER 14 終末期

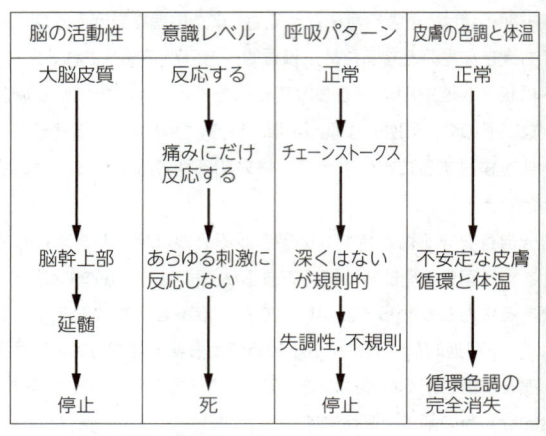

脳の活動性	意識レベル	呼吸パターン	皮膚の色調と体温
大脳皮質	反応する	正常	正常
↓	↓	↓	↓
	痛みにだけ反応する	チェーンストークス	
	↓	↓	
脳幹上部	あらゆる刺激に反応しない	深くはないが規則的	不安定な皮膚循環と体温
↓		↓	↓
延髄		失調性, 不規則	
↓	↓	↓	循環色調の完全消失
停止	死	停止	

図 14.1 終末期にみられる変化

状態変化を追跡することによって、死がどの程度差し迫ったものであるか、ある程度根拠に基づいて推測することができる.

意識レベル

- 慢性疾患患者は, ほとんどの場合, 意識混濁の期間を経て死に至る. 突然死の発生は, 重度の安静時呼吸困難, 重篤な誤嚥や不整脈などの症状がある場合を除き, 稀である.
- 意識混濁のプロセスは, 環境に対する反応が低下することによって起こる. 患者は, 最初のうち, 外的環境に対して自然に反応するが (自然に開眼, 言葉による応答, 自発的な動作など), 次第に, 名前を呼ばれる, 他者による体位移動, 痛みが生じるなど, 患者の内的世界に外的刺激が入ってこないと反応しなくなる. グラスゴー・コーマ・スケール (GCS) により, 意識レベルを評価できる. 重度の意識消失の場合には, 強烈な刺激 (疼痛) があっても外的環境に応答しなくなる.
- 昏睡は, 両大脳半球に広範な障害が及んでいるか, あるいは上行性脳幹網様体賦活系が障害されている可能性を示す.

死期の判別

- 意識が十分にある状態から死に至るまで、平均で2〜4日を要するが、個人差のため数時間の場合もあれば、さらに日数がかかる場合もある.

呼吸パターン

患者が意識不明となるときに、呼吸パターンにも変化が起こることから、予後や適切な介入を行う際の判断基準となる.

- 意識清明な状態では、呼吸は、自然かつ規則的であるが、次第にチェーン・ストークス呼吸へと移行する.
- チェーン・ストークス呼吸とは、規則的な頻呼吸と無呼吸が短時間の周期で繰り返される状態をいう. 時間の経過と共に、無呼吸の時間が長くなり、20秒を超える場合もある. チェーン・ストークス呼吸が起こる危険性について、事前に家族に説明し、無呼吸により患者が死ぬことはないと伝えておく. また、患者が呼吸しようとして頻呼吸の状態になることがあるが、この状態が自動的に起こる機序を説明しておくことによって、見守る家族を安心させることができる. チェーン・ストークス呼吸は、その原因がテント上にあり、意識が清明な段階で発現し、重度の意識障害に至るまで持続する. 呼吸の間隔が数時間にわたって次第に増加した後、規則的な状態に回復するまで短縮する.
- 意識混濁状態での規則的呼吸は、中枢性過換気とも呼ばれ、呼吸機能が脳幹上部によって制御されている場合に起こる. 呼吸は規則的であるが、極めて頻度が高い患者もいるため、見守る家族が苦痛に感じる場合には、介入を行ってもよい. すなわち、呼吸頻度が高いのは、呼吸困難が原因ではなく、脳幹の機能により自動的に呼吸していることを説明すると共に、呼吸を抑制するために、低用量のミダゾラムまたはオピオイドを静注または皮下注投与する. この状態の患者は昏睡状態にあり、外的刺激に反応を示さず、自己に対する意識が全く消失している. 数時間かけて呼吸は次第に穏やかになり、ほとんど検知されないほどにまで呼吸振幅が低下する. この状態では、脳幹下部が呼吸を制御している.

14 終末期

- 失調性呼吸（死戦期呼吸）は，最期の数分間に発現する．呼吸の規則性は全く消失し，呼吸パターンは予測不可能となり，あえぐような呼吸となる．最期の呼吸を行おうとして，上体が動くこともある．やがて呼吸が停止し，死に至る．

　このような呼吸パターンの初期変化は，他の呼吸パターンによって隠されてしまうこともある．そのような他の呼吸パターンとして，例えばアシドーシス患者におけるクスマウル呼吸が挙げられる（呼吸は，最初浅く速いが，アシドーシスの進行に伴い，次第に深く緩やかになる）．

自律神経系変化

　昏睡状態の患者において，皮膚温や皮膚の色が極めて不安定になる場合がある．皮膚の色が急激に変化したり，部位によって皮膚病変がみられることがある．交感神経系アドレナリン作動性の皮膚血管トーヌスに対する脳幹の支配が低下することによるものである．

家族との話し合い

　このような変化が認められたならば，死が近いことを示す症状であるので，早急に家族との話し合いの場をもつことが望ましい．チェーン・ストークス呼吸，中枢性過換気や皮膚色の変化について家族に伝えてある場合には，家族の動揺は軽くてすむ．家族が特に知りたいのは，患者にどの程度意識があり，どの程度家族のことがわかっているかということである．認知症が進行している患者では，家族を認識する能力は既に大幅に低下していることが多いが，認知症が進んでいない患者の場合には状況が異なる．特に，以下の点について家族に明確に伝えることが重要である．

- 意識がない患者であっても，顔をしかめたり，落ち着きがない様子を示すなど，様子に変化が認められる場合には，不快に感じている可能性がある．
- 鎮痛薬を継続投与している限り，患者が痛みを感じる可能性は低い．痛みは，適切かつ容易に管理を行うことが可能である．
- 患者がどの程度外的状況を理解しているかについて，判断が難しいが，脳幹による呼吸維持が行われており，患者が刺激に反応しないならば，外界を認識していないと考えられる．しかし，死を迎えつつある患者の体に触れたり，語りかけることは，有益であり，患者のいるところでは，意識があるならば決して語らないようなことは口にしない．
- この段階以降に行う介入は，患者に不快な思いをさせないことを目的とするので，症状をコントロールするための薬剤は，必要に応じて制限なく投与することができる．

　家族の多くは，終末期の患者を密接に介護した経験に乏しいため，専門的なスタッフが介護の中心を担当する結果，脇に押しやられたと感じることになる．家族介護者に対して，どの程度介護にたずさわりたいか希望を尋ねて，望む場合には，歯磨き，洗濯や寝床まわりの世話など明確な役割を依頼するとよい．

　家族に小さな子どもがいる場合には，注意を忘れないことが大切である．介護の世話や苦悩で頭がいっぱいになってしまい，子どもがほったらかしにされてしまう恐れがある．子どもに目を向けるように家族に促すとともに，年齢に応じた方法で説明できるよう備える．

最期の数日の患者管理

　患者に死が迫っていると診断された場合，患者が尊厳を保ちつつ，落ち着いて楽に過ごせるように状況を管理する必要があるが，それはまた，家族が落ち着いて過ごせるようにするためでもある．そのための原則は単純であり，以下の項目が含まれる．

CHAPTER 14　終末期

- 何を期待すべきかを理解する．
- 症状を抑えるために必要な薬剤のみを投与する．その他の薬剤は患者の負担を増加するだけである．
- 起こりうる問題を予見し，適切な薬剤や装置を準備しておく．
- 患者管理計画や危機的事態が発生したときの計画を明確な文書として作成し，関連するスタッフや必要に応じて家族にも事前に説明しておく．
- 常に家族と連絡を取り，家族が必要とする情報を丁寧に伝達する．
- 患者や家族が過去に言い表した希望に最大限配慮しながら，ケアについて責任を持って意思決定を行う．家族は動揺が大きいので，難しい意思決定にどの程度関与したいと考えているか注意深く見極めて，家族に必要以上の負担をかけてはいけない．家族に対して説明し，質問に答え，家族の態度を伺い，考えていることを理解するが，最終的な決定は担当医師にある．医師は，望ましい最期を迎えるために最善の手段が何であるか判断するため専門家としての訓練，経験を積み距離感を保つ．
- 優れた介護は，型にはまったものではなく，パーソナルなものである．患者や家族の元を訪問し，傾聴する．

不必要な投薬の中止

既に多くの薬剤の投与が中止されていると考えられるが，認知症患者に嚥下障害が認められる場合には，以下の薬剤を中止する．

- 利尿薬
- 降圧薬
- 心臓病薬
- 糖尿病薬
- 抗生物質
- ステロイド（脳腫瘍などの患者を楽にするために必要とされる場合を除く．例えば，1日1回デキサメタゾン 8～16 mg などをシリンジポンプを用いて 2 時間持続皮下注により投与する．）

血液検査や輸液はすべて中止する（急激に大量の水分が排出されるような稀な症例は除く）．

症状抑制に必要な薬剤のみを継続

- 鎮痛薬その他症状の抑制に必要な薬剤のみを継続する．
- 患者に向精神薬が必要であった場合，向精神薬によって症状が管理されているため，この段階で中止することには危険が伴う．ハロペリドールをシリンジポンプに加えるとよい．制吐剤としても作用する．
- 嚥下が困難な患者には，注射（通常は皮下注用に留置した針により行い，繰り返し穿刺を避ける）またはシリンジポンプにより投与する．
- 静注や筋注より皮下注が望ましい（静注は，設置および維持が困難で，自宅における管理が難しく，感染リスクが高い．筋注は，痛みが強く，特に患者が悪液質の場合など困難となる）．終末期の患者に対して静注や筋注を行うのは，ショック状態にある場合のみである．経皮吸収速度は，薬剤により大きな差異があるほか，phenobarbitone など稀にしか投与されない薬剤の場合，希釈せずに皮下注を行うと皮膚壊死が起こることがある．
- 経直腸投与や舌下投与も有用である（舌下投与の場合は，口腔内が乾いていないことを確認する）．
- 危機的な状態が起きた時に備えて，頓用薬を処方しておく．安全性が確認できる場合には，投与量の範囲を定めておき，経験豊富なスタッフが症状に応じて用量を調節できるようにしておくとよい．頓用薬および一般的な用量については，**表 14.1** を参照のこと．
- 患者の自宅において薬剤が適切に配備・保管されていることを確認する．危機的な状況で薬剤をどこにおいたか探し回って時間を無駄にすることほど，緩和ケアの質を下げるものはない．

CHAPTER 14 終末期

表 14.1 終末期に使用する標準的な緊急薬

適応	鎮痛薬	標準的な使用量, 投与方法	備考
痛み 安静時呼吸困難 重度の乾性咳嗽	硫酸モルヒネ	必要に応じて 1～10 mg 皮下注(もしくは 1 日の 1/6 量：これは必要に応じて使用する量を調整する際の開始量の目安である) 必要な場合は 30 分毎に繰り返し. 標準的な量はシリンジドライバーで 10～120 mg 皮下/日(必要ならば増量)	効果がでるまでの滴定量：上限はない. もし高用量もしくは他のオピオイドを使う場合, 緩和ケア専門家のアドバイスを求める.
疝痛 泡沫状分泌物	ヒオシンブチルブロミド	必要に応じて 10～20 mg 皮下注. 必要な場合は 30 分毎に繰り返し. 標準的な量はシリンジドライバーで 20～120 mg 皮下/日	蒼白, 頻脈, 発汗, 嘔気を伴う蠕動痛と落ち着きのなさ. 脳脊髄関門を通過しない：中枢性作用がない.
神経障害性疼痛 鎮痙性	クロナゼパム	0.5 mg 皮下注で開始. シリンジドライバーで 1～4 mg/日	シリンジドライバーにおいてよくある相溶性の問題. 確認. 緩和ケア専門家のアドバイスを考慮.
泡沫状分泌物 疝痛	グリコピロニウム	必要時 0.2 mg 皮下注. 必要な場合は 30 分毎に繰り返し. シリンジドライバーで 0.6～1.2 mg/日	脳脊髄関門を通過しない：中枢性作用がない. ヒオシンより効果が少し長く続く.
泡沫状分泌物 疝痛	ヒオシンブチルブロミド(ヒオシン)	必要時 0.4 mg 皮下注. 必要な場合は 30 分毎に繰り返し. シリンジドライバーで 1.2～2.4 mg/日	脳脊髄関門を通過：鎮静, 制吐作用, けいれん閾値の低下, 混乱.

頻発症状

泡沫状分泌物(死前喘鳴)

泡沫状分泌物は, 終末期患者の約 60％に認められるという報告もある. 喉からの分泌物(飲み込めない唾液や胸部喀痰)

表 14.1 つづき

適応	鎮痛薬	標準的な使用量,投与方法	備考
鎮静 筋弛緩 鎮痙性	ミダゾラム	2.5-5 mg 皮下注（もしくは 1 日の 1/6 量：モルヒネの備考欄参照）必要な場合は 30 分毎に繰り返し．けいれんがコントロールできない場合は，必要時に 5～10 mg 皮下注もしくは 5～10 mg 皮下注/口腔投与．標準的な量はシリンジドライバーで 10～40 mg 皮下/日	短時間作用型ベンゾジアゼピン．通常は少量で十分な鎮静作用．けいれんが遷延する場合は，より多い量を皮下注，筋注，もしくは口腔から投与することもある．
制吐作用	サイクリジン	必要時 50 mg 皮下注．標準的な量はシリンジドライバーで 150 mg 皮下/日	制吐作用目的では良い．シリンジドライバーにおいてよくある相溶性の問題．確認．
制吐作用	メトクロプラミド	必要時 10 mg 皮下注．標準的な量はシリンジドライバーで 30～90 mg 皮下/日	DLB，パーキンソン病では避ける．
制吐作用 鎮静作用（特に精神症状，例えば幻覚）	ハロペリドール	0.5 mg 皮下注．標準的な量はシリンジドライバーで 0.5～3 mg 皮下/日	DLB，パーキンソン病では避ける．
制吐作用 鎮静作用	レボメプロマジン	必要時 3～6.25 mg 皮下注．標準的な量はシリンジドライバーで 6.25～12.5 mg 皮下/日 深い鎮静作用のためには 25～100 mg/日使用する	DLB，パーキンソン病では避ける．高用量で重度の起立性低血圧を引き起こすこともある．

が吸気・呼気サイクルに伴って口から出てくることにより起こるが，患者自身は泡が出ていることはわかっていないが，それを家族やスタッフが見るとつらくなる．

CHAPTER 14　終末期

管理法

- 体位交換：患者を座位にした方が泡の発生を抑制できると考える看護師は多いが，場合によっては，左側臥位とすることにより泡沫が消失することがある．
- 吸引：効果に乏しく，不快感があり，吸引カテーテルによる刺激でさらに分泌が亢進する場合がある．吸引が推奨されるのは，粘稠な分泌物によって喉が詰まり呼吸が困難になっている場合であるが，その場合であっても，吸引の実施は限定的である．深い吸引は，極めて不快であるため，行わない．
- 投薬：抗コリン作動薬により分泌を抑制できる（**表14.1**）．一般的にはグリコピロニウムやヒオシンブチルブロミドが好んで投与されることが多いが，抗コリン作動薬は血液脳関門を通過するため，特に認知症患者においては，錯乱や精神病症状が増悪することがある．至適な管理を行った場合であっても，患者の多く（40%という報告もある）には泡沫が継続する．この場合，抗コリン作動薬の用量を上げても効果に乏しい．
- 泡沫が形成される理由やほとんどの患者は口から泡が出ていることに気づいていない旨を家族に伝えることが基本となる．

疼痛

終末期に疼痛が新規に発生することは稀であるが，以前から持続している痛みが消失することもない．また，骨格筋量が大幅に低下した悪液質患者の場合など，自発動作が起こらないことによって身体がこわばり，苦しさが増加する．不穏状態は，患者の不快感の表れであり，痛みも関与している可能性がある．半昏睡状態の患者では，極めて簡単な質問をすることができるが，終末期患者が不快感を感じていると思われるときに，新たな鎮痛薬を投与するか否か医師の判断が必要となるケースが多い（📖 CHAPTER 7，8）．

最期の数日の患者管理

管理方法（📖 CHAPTER 8）

- 電動式リクライニングベッドがあれば，体位変換が容易であり，患者を安楽にし，ケアもしやすくなる．
- 体圧分散マットレスにより患者の不快感を大幅に低減できる．体位を定期的に変換することによって，身体のこわばりを抑えることができる．体位を変えないと，関節や皮膚に望ましくない影響が及ぶ．固くなった関節を受動的に動かすだけでも有益であるが，この方法が終末期患者においてどの程度有益であるかは判断を必要とする．しわにならないようにシーツを伸ばし，枕を正しい位置に置きカテーテルを清潔に保つなどの簡単なことがらの中にも重要な意味があることに目を向ける．少ない人数で患者を動かすと，患者に大きな負担を強いるため，ホイストなどの装置の使用を考慮する．このような事項は，臨死期に向けて行う備えの一環として検討する．
- 必要に応じて，鎮痛薬をシリンジポンプにより皮下投与する．あるいは，緊急投与が行われることもある．既に鎮痛薬の投与が行われている場合にはパッチ剤を使用してもよい．経皮パッチ剤の場合，血清濃度が安定するまでに長い時間が必要とされるため（12〜16時間あるいはそれ以上かかることがあり，詳細については 📖 CHAPTER 8），この段階で始めるものではなく，数日前から投与している場合にのみ使用する．

（訳者注：わが国においても，オピオイドのパッチ製剤は市販されているが，その保険適用ががん性疼痛に限られている製剤もある．）

- 鎮痛薬のおおまかな用量換算には，📖 付録 5 を参照．
- 疼痛管理には，モルヒネが最も有効であることが多い．
- 疼痛の過小治療とならないように気を付ける．
- 認知症患者のほとんどは，極少量の鎮痛薬で十分である．極少量のオピオイドで重篤なリスクにつながる恐れは低い．
- ペチジンの投与は行わない．作用時間が短いことに加え（2〜3時間），錯乱や興奮が増悪したり，けいれんのリスクが高くなる．
- 腸閉塞や便秘などによる疝痛には，抗コリン作動薬を用いる．

14 終末期

- 患者に神経因性疼痛の経口治療薬が投与されていた場合（抗うつ薬や抗けいれん薬など），クロナゼパムをシリンジポンプにより投与することを検討する．このような複雑な状況の場合には，緩和ケアの専門家から助言を求める．

（訳者注：わが国ではクロナゼパムの注射剤は販売されていない．）

不穏および興奮

終末期不穏は，各患者によって数時間から数日の間持続する．患者が不快感，痛みや不安を感じている場合にも，不穏になる．

- 原因の治療を行う．尿閉（カテーテル挿入）や便秘（坐薬や浣腸．これらの方法が不適当な場合には，鎮静薬の用量を増加）などが考えられる．
- ミダゾラムは，作用時間が短いベンゾジアゼピン系薬剤であり，短時間の鎮静作用に適している．皮下注または舌下錠として投与する（**表 14.1**）．
- 発作予防に抗けいれん薬の投与が行われている患者には，ミダゾラムやクロナゼパムを用いる．ミダゾラム 30 mg を 24 時間で投与するなど，高用量で投与されることにより，患者はほぼ意識を消失する．抗けいれん薬を投与しない場合の発作リスクも含めて，事前に家族に説明をしておく．
- 向精神薬を服薬していた患者がもはや内服できなくなった場合，ハロペリドールが必要で，かつ禁忌でない限り，シリンジポンプに追加する（レビー小体型認知症など）．死が間近まで迫っている場合には，禁忌は問題とはならない．あるいは，ミダゾラムなどのベンゾジアゼピンによって強い鎮静作用が必要となる場合もある．ベンゾジアゼピンを低用量投与しても，精神病症状やそのために生じている苦悩に対する効果はない．
- 高用量のミダゾラムによって興奮が解消しない場合，レボメプロマジンあるいは状況によっては phenobarbitone をシリンジポンプにより投与することを検討する．このような場合には，緩和医療の

口腔ケア

- 口腔内乾燥や舌苔は，終末期に広く認められる症状であるが，その発現にはいくつか原因がある．すなわち，下顎呼吸，水分減少，抗コリン作動薬，その他の薬剤の使用などである．
- このような口腔内の症状により，患者は極めて不快な思いをする．
- 口腔ケア用のスポンジで口の中を定期的に（2 時間おきに）清潔にし，水分で湿り気を与え，口腔内に唾液様製剤を噴霧し，唇や口角にワセリンを薄く塗るなどの介護ケアによって，大きな変化が生じる．患者に対して行うように，家族にも勧めてみる．
- 人工的水分補給をこの段階において行うことによって，口腔内乾燥が改善するか否か，あるいは患者の快適さが上がるか否かについて，明確な証拠は得られていない．

排尿障害

- 急性尿閉が認められる患者には，極めて痛みが強いことから，尿道カテーテル挿入を行う．
- 不穏状態のためにカテーテル挿入を実施しないと，膀胱痙縮が起こるが，この症状は，抗コリン作動薬や径が小さいカテーテルにより対応できる．
- 尿失禁は，カテーテル挿入，採尿装置や尿パッドにより対処する．最小限の負担で必要な効果が得られる手段を選ぶ．

蘇生に関する問題（CHAPTER 20）

事例

Nancy は，76 歳の血管性認知症患者であり，半年間の自宅介護で急に衰弱した．Nancy は，寝たきりとなり，娘や介護スタッフによりすべての介護が行われていた．もはや家族を認識

CHAPTER 14 終末期

> できず，会話も成り立たなくなっていた．けいれん発作を抑えるために，バルプロ酸ナトリウム200 mgが1日2回投与されており，変形性関節症による痛みは，ブプレノルフィン20 mcg/時の経皮パッチ製剤によりコントロールされていた．終末期用の薬剤およびシリンジポンプが自宅に運び込まれていた．
>
> 娘から看護師に電話があり，Nancyが口から泡を出すようになり，薬が飲み込めなくなったと伝えられた．訪問すると，Nancyの意識がないことは明らかであり，聴診では分泌物を示唆する雑音が聴取され，左半身にはミオクローヌスが認められた．前夜，訪問看護師は，興奮やけいれんを抑制するためにミダゾラム2.5 mgを2回皮下注により投与していたが，3時間でその効果は消失していた．
>
> シリンジポンプには，ミダゾラム20 mg（鎮静およびバルプロ酸からの切り替え）およびグリコピロニウム0.6 mg注射剤を24時間で注入するようにセットされていた．ブプレノルフィン・パッチ製剤により疼痛管理が行われていたため，シリンジポンプに鎮痛薬を加える必要はなかった．Nancyに症状が見られたため，ミダゾラム2.5 mgおよびグリコピロニウム0.2 mg皮下注を応急処置として投与し，興奮，けいれんおよび泡沫状分泌物の緩和を行った．
>
> 処方内容を変更した理由を娘に説明した．突出痛に対して硫酸モルヒネ2.5 mgを頓用処方した．訪問看護師によって4～8時間毎に定期的に状態の評価を行った．処方薬については，毎日評価を行い，応急処置として処方した薬剤を翌日以降，日々の処方内容に追加すべきか否かを検討した．

註）患者に症状が認められる場合には，シリンジポンプにより投与する薬剤の効果発現まで時間を要することから，薬剤を応急処置として投与する．

臨死期患者に対するリバプール・ケア・パスウェイ

リバプール・ケア・パスウェイ[2]（LCP）は，余命数日の患者に対するケアのモデルを示す文書として，ここまで述べてきた原則の主な特徴を盛り込みつつ作成されたものであり，評価を行うことによってさらにケアの質を高めることができる．LCPは，イギリスの全国終末期介護プログラム（National End of Life Care Program）の中核であり，病院，地域，ホスピスや介護施設で用いることができる．

しかし，LCPは，自己完結した文書ではなく，死にゆく人々に対する介護を向上するという広範かつ奥が深い活動を実践する上での道具の1つにしか過ぎない．それゆえ，LCPを実施するにあたって，以下に示す推奨事項に留意することは重要である．

- それぞれの環境において LCP を実践するに際して，緩和ケアの専門家による支援を得ると共に，経営陣から承認を得る．
- コーディネータを登録し，リバプールにある LCP 本部チーム（リバプール・マリーキュリー緩和ケア研究所［MCPCIL］）による研修に参加する．この研修を通して，コーディネータは，異なる環境において LCP を実践してきた経験から学ぶことができる．
- 各地域において運営委員会を設立すると共に，地域の実情に応じて文書化を行うこと．
- 死にゆく患者に対して実施したケアの記録に基づいて初期段階の評価を行う（推奨例数 20 例）．
- パイロット施設における運用を開始する前にスタッフに対する教育プログラムを実施する．
- LCP 開始後は，振り返りや実施後の分析を行って，実践能力の維持に努める．
- スタッフに対して継続的な教育訓練を行う．

---

[2] Liverpool Care Pathway for the Dying Patient: http://www.mcpcil.org.uk/liverpool-care-pathway/index.htm

CHAPTER 14　終末期

- 死にゆく人々に対するケアを行うすべての人々がLCPを実践できるように配慮すると共に，LCPが地域において臨床ガバナンスを確立する際の一助として活用されるよう努める．

　LCPを十分な準備や管理システムなしに行うと，誤った解釈や医療レベルの低下につながる恐れがある．LCPが実施されるのは，患者が臨死期にあるとの診断が前提条件であるが，そもそも臨死状態の確定診断が容易ではない状況も少なくない．臨死状態にある，あるいは臨死状態にはないということを確定するための簡便な判断基準はなく，臨死期の診断には，経験，判断力および全体像を見通す能力が必要とされる．MCPCILでは，患者が余命数日と多職種医療チームが合意した場合のみLCPを実施することを奨励している．他の手法の場合であっても同様であるが，誤用により有害な影響が生じることがあることから，当初の想定以上に生存した患者の場合にLCPがどの程度適切であったのかなどについて事後評価を行う必要がある．

　LCPでは，以下の事項に関する指針を示している．

- 安らぎの指標
- 薬剤の事前処方
- 不適当な介入の中止および治療の見直し
- 心理的ケアおよびスピリチュアル・ケア
- 家族に対するケア（患者の死の前後）
- LCPとは，多職種医療チームによる臨死期ケアを実践すること

　医師は，輸液を継続する必要性についても吟味する必要がある．臨死期の患者に輸液は不要であるが，臨死状態にあるとの診断に疑いがある場合には，決定に際して細心の注意が求められる．

（編者注：LCP：Liverpool Care Pathwayは，本文にも記載があるように2003年に主にがん患者を対象に作成された看取りのケアのクリニカルパスである．欧州を中心に20ヵ国以上で使

用され，イギリスではGold Standards Frame Workに採用され，End-of-life Strategyによって2000施設で採用されていた．

しかし，2009年頃より，LCPが不適切に使用され，死の避けられる患者にも適用されているとの批判が出て，第三者評価が行われた．

第三者評価機関が聞き取り調査を実施したところ，LCPの使用に関する教育や訓練を受けていない医療者が不適切に使用し，治療やケアについて患者の個別性を考慮せず，臨死期の患者に画一的な対応を行っていたようであった．

第三者評価機関はこの実態を踏まえ，44の推奨を示し，LCPを適切に使用することで，エンド・オブ・ライフケアのガイドとなることを認めつつも，一部で不適切な使用があり，LCPの使用を段階的に廃止し，LCPに代わる患者と家族の個別性を尊重したエンド・オブ・ライフケアの新しい枠組みを検討するように勧告した．

勧告後にイタリアでは，LCPと通常ケア群とを比較したランダム化比較試験の結果が出たが，遺族による全体的なケアの質には差が認められなかった．

いみじくも本書が指摘しているように，パスを作ればすむ問題ではなく，正しく評価をし，判断をする教育が不可欠であることを示したといえる．)

死後の対応

- 必要に応じて死亡診断を行い，死亡診断書を作成する．死因または背景要因として認知症を記載する．
- 家族に説明を行い，死亡届など死後に必要となる手続きをわかりやすく説明した書面を渡す．
- 病気や死に至る経緯に関して家族が疑問を抱いている場合には，再度面会することを申し出る．
- 地域で開催されている遺族のサポートグループに関する情報を提

CHAPTER 14 終末期

供する.
- 家族の中で，死別による不適応リスクが高い遺族がいないか調べる．リスクが高い家族には，専門的なケアを受けるよう勧める．当人の許可をもらって，総合診療医に連絡する．
- 家族の中に，自ら命を絶つ恐れのあるメンバーがいないか注意する．高リスクの場合には，総合診療医や精神保健サービスと連絡を取る．この場合，当人が同意しなくとも連絡を行う必要がある．

死別に関する詳細については，CHAPTER 15 を参照されたい．

シリンジポンプの管理

シリンジポンプとは

シリンジポンプとは，持続皮下注射により薬剤を徐々に注入できる小型のバッテリー駆動型可搬式ポンプのことをいい，経口投与できない患者に対する緩和ケアにおいて広く使用されている．シリンジポンプにはいくつか種類があり，使用法も地域によって異なっているため，使用に際しては，それぞれの地域における介護施策や指針を確認されたい．

註）シリンジポンプを使用する理由について，家族，介護スタッフやシリンジポンプに不慣れな医療職への説明は不可欠であり，症状を管理するための最後の手段であることを納得してもらう必要がある．

シリンジポンプを使用する理由

- 持続性の悪心や嘔吐を抑制
- 腸閉塞
- 重度の嚥下障害
- 衰弱により飲み込む力が衰えた患者

- 意識が混濁した患者
- 薬剤の吸収不良（稀）
- 服薬コンプライアンスがよくない患者

シリンジポンプのメリット

- 24時間持続注により血中濃度を一定に保つことにより、症状をコントロールする際に濃度がピークやトラフになるのを防ぐ.
- 多剤併用投与により、複数の症状を制御することができる.
- 間欠的注射を回避できる.

シリンジポンプのデメリット

- 局所皮膚反応：カニューレ留置部位における炎症反応・腫脹や出血などの反応は、特に高濃度で投与する薬剤の場合好発する（シクリジン，レボメプロマジン）.
- 機器のトラブル：バッテリー不良，輸注ラインが外れたり，折れ曲がる恐れがある.
- 24時間ごとに薬剤を変更する場合には、容態の変化に即応できない.
- 併用薬剤によっては、相性が悪い組み合わせがある.
- スタッフに訓練が必要となる.

註）シリンジポンプで使用する併用薬剤の相性については，Dickmanら[1]を参照のこと.

シリンジポンプ使用上の留意点

- それぞれの地域における方針に従う. シリンジポンプは数社から出ているので（Graseby, McKinleyなど），すべてに共通する詳細な使用方法は記載できない.
- シリンジポンプの設置方法に確信がないならば、決して行わない.

CHAPTER 14　終末期

- 事前に患者および家族にシリンジポンプの使用について説明し，装置をあらかじめ見せておく．
- 患者から同意を得る（同意能力を有している場合）．
- 患者および介護者に対し以下の事項について説明する．
  - 機能および点検方法
  - 不安になった場合の対処法（連絡先）
- 同じ用量の薬剤を異なる経路で投与するためのものであることを理解してもらう．
- 薬剤や投与量を変更する際には，患者および家族にその理由を説明する．

シリンジポンプを使用中の患者に対する継続的ケア

- 医師または処方の資格を有する医療者により，投薬内容が明確に指示されていることを確認する．患者の症状を4時間ごとに確認する．症状が出ている場合には，皮下注による応急投与が必要となる．
- 注入部位を確認し，以下の反応がないか確かめる．
  - 発赤
  - 浮腫
  - 出血
  - カニューレ挿入部位のドレッシングが湿っていないか
- 必要に応じてカニューレの再挿入を行う．
- 薬剤に皮膚刺激性がある場合，以下の対処法が役に立つ．
  - 可能な範囲で注射液を希釈する．
  - 必要に応じて12時間毎にポンプを交換し，注射液の希釈を行う．
  - カニューレ留置部位にヒドロコルチゾン1％軟膏を塗る．
  - デキサメサゾン1 mgをポンプに追加する．
  - 注入部位を頻繁に変更する（刺激反応が起こらない場合は1ヵ所で7日以上可能）．
  - カニューレをステンレス製バタフライ型からテフロン製に交換する．

- ポンプが正常に機能していることを点検する．
- 注入速度が正しく設定されていることを確認すると共に，過去4時間に適正な薬剤量が注入されたことを確かめる．
- シリンジ中の注射液に，沈殿や結晶物等がないか点検する．
- アラームが鳴った時は，
  - チューブが折れ曲がっていないこと，カニューレやチューブが詰まっていないことを確認する．結晶の沈殿物がある場合には，チューブを交換し，希釈液を増量する（シリンジポンプの再設定を必要とする）．
  - ポンプが空になっていないか確認する．
  - ポンプの誤作動がないかチェックする（新しいポンプと交換が必要）．

文献

1 Dickman A, Littlewood C, Varge J (2005) *The syringe driver. continuous subcutaneous infusions in palliative care*, 2nd edn. Oxford University Press, Oxford.

CHAPTER 15
死 別

はじめに……390

悲嘆と死別の理論……391

認知症の人における死別……397

認知症の人の介護者における死別……401

死別サポートの提供……403

訳：高橋　晶

CHAPTER 15 死 別

はじめに

関わりの代価
医師（Dr.Colin Murray Parkes 著．"Bereavement 4th Ed. 2010"）

　終末期患者に対するケア・かかわりは，患者の死では終わらない．家族・親族が治療単位となるので，緩和ケアは遺族の死別ケアを含んでいる．

　緩和ケアでは，死別で苦しみ，亡くなっていく多くの人々をみている．緩和ケアではがんの痛みの程度や，終末期の差し迫った苦痛があるかなどをみている．死別は，非常につらい経験である．認知症の人も，死別で苦しむことが多い．認知症の人は死別を記憶していて，強い精神的ショックを受け，混乱して苦しむ．また大切な人の死亡を思い出せないことや，理解していないことはあるが，その対象がもう存在しないことに対して，感情に強い影響を受ける．いずれにせよ，死別は行動やケアに強い影響を与えている．このプロセスを理解は始まったばかりである．

　介護者と家族は認知症の進行で機能が低下するなかで，そしてまた，その方が亡くなったとき深い悲しみに苛まれる．

　とりわけ長期で親密なものになりうる．それは単に生活を共にしてきたというだけでなく，病気に非常に濃密にかかわったためである．したがって，死別は激しい感情を伴うことがある．空虚感や故人が苦しみから解放された安堵感ともいえるし，介護の当事者であった場合，肩の荷が下りる感覚になることも多い．介護を通して学んだスキルを発揮する場を失い，今までの自分の明確な役割が失われると感ずる．

　残された家族や介護者が思い出さなければ，死者は永遠に存在しなくなり，その記憶は，より個人的な記憶になる．今までの亡くなった人の世話にかかっていたすべての時間が，突然に自由になる．介護者は，介護に長期間専念したため，それ以外のことを置き去りにしてきたことに気づき，そのため空虚感を

抱く．しかし，どんな人も，亡くなった人の存在を満たすことはできないという強い感覚がある．自分の世界がより孤独になり，大切な人と共有していた時間の大部分が，突然，自分のためだけの時間になる．

そのために，死別は強い悲しみと困惑をもたらす．

悲嘆と死別の理論

死別の段階ベースのモデル

- 死別の多様なモデルは，過去50年の間に大きく進化した．
- 初期のモデル（キューブラー・ロス，パークス，ウォーデン）は，死別を段階ごとに分ける傾向があり，遺族が死別を受け入れるまでにいくつもの段階を経ていくと考えた．モデルの創生者達は段階説を固定的なものとは考えていなかったが，必然的に該当するケースがよくあり，初学者や感情の機微をよく理解できない人たちが，担当ケースを段階説に押し込めた．
- 悲嘆の克服を説明できる万人に当てはまるモデルはない．モデルはそれぞれの理解を深めていくために用いられるものであり，人々の経験をむりやり適合させるものではない．よい理論は未知の状況にあって賢明な方向性へと導いてくれる．理論は感受性の代用品ではなく，感受性を援助するものでなければならない．

Elisabeth Kulbler-Ross（キューブラー・ロス）

- 1969年に，Elisabeth Kulbler-Rossは，『On death and dying（和名：死の瞬間）』という著書において，終末期の病気を受け入れるときの5つの段階（否認，怒り，取引，抑うつ，受容）を解説しこれは後に死別にも応用されることとなった．
- このモデルが，一般に，広く知られるようになったことは重要なことである．『怒り』の段階にいるとか，『受容』の段階に至ったなどということがある．Kulbler-Ross自身は，提唱する5つの段階は個

人差があると考えており，進んだり，戻ったりしながら段階を進んでいき，また特定の段階をとばすこともあると考えていた．5つの段階に示された理論は，初めて，悲嘆には一貫性があるものということを，一般に意識づけた．しかし，現在ではその論理はやや単純であると考えられている．

C･M Parkes（C・M・パークス）

王立ロンドン病院とロンドンの聖クリストファーのホスピスに所属する精神科医のC・M・Parkesは，科学的，理論的なベースで死別の研究を誰よりも多く行ったと思われる．著作の『Bereavement（1972）』において，Parkesは，亡くなった人への愛着の性質の変化に基づく悲しみのモデルを提案した．このモデルにおいて，遺族が経験する段階を以下に挙げる．

- ショックと麻痺．
  死亡後の最初の数日は，現実と認められず，離人感を伴い，感情的な麻痺の感覚がある時期と特徴づけられる．
- 愛しい思いと探し求める心．
  遺族には，故人への強い愛おしい想いがあり，どこであっても彼らを捜し求める．遺族は，街で，亡くなった人に似ている人がいると，つい確認してしまうという．彼らには，亡くなった人がまだどこかで生きている強い感覚がある．
- 混乱と絶望．
  亡くなった人が帰ってこないという実感によって，遺族は，満たされることのない空虚感を強めていく．こころの痛みは非常に激しく，この強い感情は日々の些細なことによって引き起こされる．
  遺族は集中力を失い，忘れっぽくなり，すべてのことが亡くなった痛みに比べると，取るに足らないことに思え，自暴自棄になったり，他の人のことを配慮できなくなることがある．
- 再構築．
  遺族は，亡くなった人の役割を，何か他の違う存在に置き換えて，新しく人生を再構築することにより，納得することができるよ

うになる.

　喪失感は癒されることがなく，思い出や記念日や日々の出来事によって激しい感情が繰り返し現れるとはいえ多くの遺族は新しい秩序ある生活に入っていく.

- Parkes は，正常な悲嘆と異常な悲嘆の定義づけを行い，また，適応できずに悲嘆のリスクを増やす因子を明確にしたことで広く貢献した．病的な悲嘆は，通常以上に長期化し，うつ病や不安障害や他の精神障害を伴う悲嘆であると定めた．悲嘆を，社会的なものでなく，医療対象とすることにつながるので，死別の概念に対する反響が多かった．しかし，悲嘆が重篤な身体的，精神的な疾患と関係していることは明らかである．身体的・精神的な重大問題に発展しそうな状況がわかれば，適切な援助と予防的対応をすることができる．

Willam Worden（ウィリアム・ウォーデン）

Worden はハーバード大学の臨床心理士で『Grief counselling and grief therapy (1983)』邦訳『悲嘆カウンセリングと悲嘆療法』(2011) を著し，悲嘆の課題を報告した．悲嘆している人々には以下のことが必要である．

- 喪失の事実を受容する．
- 悲嘆の苦痛を経験する．
- 亡くなった人のいない環境に適応する．
- 亡くなった人を，情緒的に再配置し，自分の人生を生きていく．
- 悲嘆カウンセリングには，以下に対応する機能がある．
  - 死別した現実を認識させること．
  - 遺族が表出している感情，または隠されている感情に対処することを援助すること．
  - 遺族が喪失体験にうまく適応し，それを克服することに役立つこと．
  - 遺族が死者に別れを告げ，人生を新たに作り直して生きていくことを奨励すること．

CHAPTER 15 死　別

しかし，悲嘆は単一でないので，このモデルは役立つが，万能ではない．

表 15.1　複雑性死別反応の危険因子

死亡のタイプ （外傷，突然または予想外の死亡，次々に人が亡くなること）
不確かな死亡（遺体が見つからないこと）
死亡した人との関係（依存，争い）
同時発生的な主要な生活ストレス要因 （例えば役割の喪失や収入源の喪失）
生存者の不健康（特に故人の世話に過度に依存していた場合）
経済的もしくは社会的不安定と苦しい状況
過去の多様な喪失
社会的孤立
サポートの少ない家族
うつ病，不安障害，他の深刻な精神的健康問題の既往
心的外傷後ストレス障害
薬物または物質乱用
悲観的な方向性
死別時に年齢が若いこと
男性

最近の悲嘆のモデル

- 最近の悲嘆のモデルは段階説ではなく，悲嘆には個人差があり，悲嘆のパターンが経時的に変化することを指摘した．悲嘆が1つの方向性，終着点に向かうという考えは，取って代わられた．
- このモデルでは，ライフステージ，個人，文化によって悲嘆反応のプロセスが異なること，そのため個別性を考慮した理解が必要であることが強調されている．
- 男性と女性で悲しみ方は異なっているが対処方法では男性的なものと女性的なものが混在することが多い．女性は男性より社会的ネットワークが広い傾向があるので，より感情を表出して，感情的

悲嘆と死別の理論

なサポートを求めて，それを得ることができる．

　一方，男性は，死別に対して，問題解決志向が強く，理知的に，自分だけで対処する傾向がある．この男女の違いは，死別反応と死別支援に影響する．従来のサポートでは，感情面を重視して現実志向的サポートは最優先すべき喪の作業を邪魔するものとして一蹴する傾向があった．サポートは，支援を必要としている人にあった形で提供されるべきという考えが増えてきた．「男性的」問題解決行動は，損失には効果的なのだが，死別という永久不変の喪失の場合，それがもはや役に立たないこともある．それゆえ，十分に確立された対処モデルがないまま，絶望的な状況に取り残されることになる．また，逆に感情に注目したサポートだけで，配偶者を失った人への援助が十分であるというエビデンスはない．

- 現在では，感情面や認知面の両方の方向性を持った喪の作業が必要とされている．マーガレットとウルフガング・シュトレーベは悲嘆がいかに振り子のように揺れることを指摘した．自分自身を再構築することに集中，強烈な喪失感や怒りなどの悲嘆の時期の間を行ったり来たりする．
- 男性は，死別に際し，暴飲などの自虐的行為を行う傾向がある．妻が夫の健康を支えており，妻を失うと，あとに残された男性は，病気になるリスクが増える．
- 愛着理論は生涯を通して発達する．とりわけ小児期に発達する愛着に注目する．そして，高齢者が喪失の危機に面した時，小児期の愛着を通して形成された適応的行動が再び現れる仕組みにも注目する．不安定で，心配が強く，依存的になる人もいる．また拒絶されることを恐れ，親密にならないようにする人もいる．他にもまだ，心配が強く，深く落ち込んだり，混乱して，自傷行為のリスクが高くなる人もいる．しっかりした人でもこうした傾向があるが，彼らはすぐに安定感と安心感を取り戻すことができる．
- 人生のトラウマに直面して，レジリエンス（こころの回復力）に対する関心が集まっている．人はレジリエンスを促進するサポート方法を発展させることができるのであろうか？
- レジリエンスと回復は，全く別のものである．回復においては，死

CHAPTER 15 死　別

別のために生活に大きな支障が起こるが，やがてゆっくりと収まる．これに対してレジリエンスの高い個人にあっては，初期から支障があるものの小さいため，対人関係や仕事を続けることができる．この人間関係の喪失は，レジリエンスの高さに関係しないので，レジリエンスとは個人の特性であって死別の差ではない．低い自己評価，パートナーへの依存と突然の死は，レジリエンスを低下させてしまう．何人かの研究者によるとレジリエンスのある人は複雑な感情的経験を有しており，レジリエンスが否認や固さから生じるものではなく，むしろ受け入れて適応する柔軟性から生じるという．悲嘆している間も，レジリエンスのある人は喪失感を無理に抑えこむことなく，普通に生活し続けることが可能である．「もちろんこれは大変なこと，でも，私は対応できているの」と．

- 自分の人生の意味や方向性について自分自身に語る物語をナラティブというが，それへの死別の影響に基づく理論もある．死別は急激に長年かけて作ったナラティブを打ち砕き，新たに，不安定で，痛みのある，予測できない，無意味な争いの世界にいざなう．物語論（narrative theory）は，遺族が大切な人を失っても，支えられて，人生における新しい物語を作り直すやり方に注目する．

死別を「医療対象とする」アプローチと，「個別化されたものとして扱う」アプローチの2つの大きいモデルが，明確に存在している．

- 死別を「医療対象とする」アプローチは，危険因子と回復に着目している．このモデルは健康な人間の体験を病的とし，病期のレッテルを貼り，患者が頼らざるを得ない専門家を持ち上げるなどのリスクがある．過去の複数の喪失が危険因子となる人もいるが一方でレジリエンスを高め，危機管理の経験を積む人もいる．危険因子だけ全てが説明されるわけではない．
- その一方，死別を「個別化されたものとして扱う」アプローチは，レジリエンスを強め，個人の物語論によって深い喪失の悲しみから立ち直っていくものである．レジリエンス論というものは，レジ

リエンスのある人が喪失の後に，よりうまく対応するというあたりまえの考え方かもしれない．社会的にもレジリエンスを強められる方向へ進んでいく必要があることは，明白である．しかし，レジリエンスの少ない人や大切な人を失った悲しみに直面した人々に，短期間でレジリエンスを促進する方法ははっきりしていない．おそらく，既存の技術，関係性，創造力が鍵になると思われる．しかし，将来への希望を打ち砕かれて深い抑うつや，パニックに悩まされている人には非常に難しいことである．レジリエンスを促進する因子と，深刻な状況下にあってもレジリエンスを育てるというエビデンスを得るために多くの研究が行われている．悲嘆と死別をのりこえるために社会的な側面を捉え直したり，悲嘆は病的でなく健常な体験であると再度確認することで，非常に重要なバランスが取り戻される．

- 「医療対象とする」アプローチは，リスクと弱点を強調する．「個別化されたものとして扱う」アプローチは，適応を促進する可能性がある．2つのアプローチは，相容れない要素を持つが，将来は相反するというよりは，補完的であると考えられる．死別は疾患でない．しかし，精神的・身体的に非常に大きな影響があるということができる．

認知症の人における死別

「死の概念を理解できなくても，悲嘆と関連した様々な感情を経験できる」

Dodd（ドッド，2005）

- 認知症の人も当然，近親者を失うことがある．過去に近親者が死んでいるのにかかわらず，記憶の問題によりまるで今亡くなったかのように，感じてしまうことがある．
- 認知症のタイプと重症度によって，状況の理解力が変化する．例えば，配偶者と死別した認知症患者が，死亡したのは自分の親である

CHAPTER 15　死　別

という妄想を急に形成した例がある．
- 居住型療養所のスタッフや家族は，死別について話すことを避けることがある．死について話をすることが認知症の人の苦しみの原因になるのではないかという心配や，それをケアできるだけのスキルが足りないのではないかと感じているからである．そして，死への反応を少なく見積もったり，行動の変化を見誤ることもある．
- 認知症の人の死別経験についての研究報告は多くない．一方，知的障害の研究は，より広範囲で学べることは多い．しかし，認知症と知的障害には明らかな差がある．認知症の人は，知的障害の人より，高齢であり，より多くの死別と葬儀を経験しており，死亡の意味に対して，より深い理解がある可能性がある．知的障害の人の記憶は，認知症の人より良好であることが多い．
- 知的障害の人は複雑性悲嘆を経験することが多いといわれてきた．というのは，2次的な喪失（依存している介護者を失うこと，経済的な不安定，突然のケア施設への入所など）や，喪失について話し合ったり，喪失の意味を見いだすことが難しいためである．しかし，そのエビデンスはまだ十分ではない．
- 認知症の人の悲嘆に関する長期の前向き研究はない．知的障害の人にとって，悲嘆によって心理的問題は重症化するがそれは一般の人と同じである．知的障害患者は悲嘆を引きずって苦しむことが示されているが，悲嘆そのものが，精神病理を悪化させるかどうかは不明である．死別が認知症の BPSD（認知症の行動・心理症状，Behavioral and Psychological Symptoms of Dementia）を悪化させるかどうかは，わかっていない．
- アイルランドの研究では，知的障害患者は，死体を見る，葬儀に参列するなどの儀式に参加した場合，より複雑な悲嘆症状を示すとしている．これに対して認知機能障害のない人では儀式が適応を助けると理解されている．しかし，筆者らは知的障害の人が初めて葬儀に参列して安心を得るどころではなく，むしろ緊張して慣れずに違和感を強めているのかもしれないと指摘している．つまり死別の悲嘆を和らげる儀式にならなかったことになる．これまで，

認知症の人にどのように儀式が影響するかについて調べた研究はないが，儀式へ参加すると，様々な場面や記憶を呼び覚ますことが多い．

認知症の人は故人が死亡したことを忘れて「会いたい．次はいつ来るのか」と繰り返すことがある．亡くなったばかりの人のことを話すのは家族にとって苦痛であり，認知症の人は死亡したことを告げられる度に生々しい苦痛を感ずることになる．

- いつ，何を認知症の人に伝えるかを決めることは難しい．彼らには知る権利はあるが，同時に対応できないことから守られる権利もある．決定は一人ひとりの状況に即してなされるべきである．大切なことは知らせるか否かではなく，いつ，どのように知らせるかである．
- 他のことは憶えていないのに死別は憶えていることが多いのは注目に値する．強い感情が記憶の深いところに焼きついているようにみえる．

症例

高度の AD 患者で 96 歳の女性 Marg と，92 歳の妹の Dot は，Marg の状態が悪く，ケアが難しくなったので，住んでいた家を出て，療養所に入居した．Marg は，母と姉妹のいる家に帰ることができるかどうか，妹に繰り返し尋ねた．Dot が，彼女の母と姉妹はすでに数年前に死亡したことを Marg に 1 日に何回も話さなければならず，これが 2 人を動揺させた．Marg が時々ひどく動揺して，2 人ともよく泣いていた．介護者はその状態を見て，Marg の短期記憶が低下しており，彼女の母と姉妹が生存していた時点に，彼女の記憶が戻っているために，質問を繰り返していたことに気付いた．そこで死別のことには言及せずに「皆にはすぐに会えるよ」と返事するようアドバイスした．高度認知症の人への悲痛な出来事に対する再教育，方向付けは，有益でなく，有害になることがある．

CHAPTER 15　死　別

認知症の人における死別反応への対応

- 婉曲な表現をせずに，明快にわかりやすく死亡に関する情報を伝達する．婉曲な言いまわしは認知機能に問題のない人でさえも混乱させるので，認知症の人では当然混乱する．
- 支援の一貫として，情報を提供する．質問に答えることに時間をかけ，継続したサポートを提供できる家族，友人，特に親しいスタッフがいることを確認する．
- 亡くなった人を思い出させる具体的な物（写真，遺品など）を提供する．故人を身近に感じさせることで，記憶をよび起こしてくれる．
- その人が亡くなったという事実を何度も繰り返して伝えることが，役立つこともある．家族が故人について，一緒に話をして，一緒に悲しむというプロセスは，特に重要である．しかし，同時に，このやり方ばかりしないことが大切である．故人が亡くなったと聞くたびにまるで初めて聞くような衝撃を示すような場合もある．亡くなったという事実を覚えておいてもらうために伝えることはよいが，何度も新しい事実として伝え続けることはやめた方がよい．
- 悲嘆は週単位で収まるもので，月単位や年単位になることはないと思っている介護者もいる．
- 悲嘆を支える介護チームは，家族もサポートしなければならない．自分自身の悲嘆の一番つらい時にあっても，家族のなかの認知症の人の悲嘆に対応しているからである．認知症の人は理解が断片化し，過剰な反応を繰り返すので負担が大きい．
- 小規模のランダム化比較試験（RCT）によると，死別カウンセリングは知的障害患者のメンタルヘルスを有意に改善させ，また，ボランティアの死別カウンセラーは状況に素早く適応する．類似の研究は，認知症では行われていない．認知症の段階によって様々な結果が起こりうると考えられている．

認知症の人の介護者における死別

- 認知症の人の介護者は,身体的,感情的なエネルギーを相当注ぎこんでいるので,介護した人が亡くなったとき,疲れ切って孤独でサポートのない状態になっていることがある.
- 介護は重荷ではあったが,彼らが愛していた人によって強く必要とされているという強い感覚が得られるものであった.死別によって,これまでの役割を失う.そして,彼らが長年の間に培った介護の技術は行き先を失う.加えて,人生を共に生きてきた大事な人を失う.
- 認知症が進行するにつれて,生きている間にもその人らしさが失われていくので,介護者の悲嘆は始まることになる.記憶力が低下するにつれて,共有してきた過去の思い出も失われていく.その人の役割は配偶者やほかの家族に引き継がれる.習慣的活動もますます困難になるので一緒に過ごす時間も減っていく.時に患者が興奮,暴力的な行動など,似つかわしくない行動があってショックを受ける.人生の終わりに向かうと,話すこと,食べること,自由に移動することができなくなり,認知症の人は,生活が制限されてくる.介護者も,自分自身の自由,多くの社会的関係,自分の将来の計画を喪失する.認知症の人を介護することは,喪失し続ける長い期間を過ごすことでもある.
- ケアハウス(介護利用型軽費老人ホーム)に認知症の人を入居させていた配偶者は,悲しみ,罪の意識,遺憾,欲求不満が強まり,自宅でケアしていた配偶者は怒りの感情が強まるという研究がある.ケアハウスで良い介護を受けていたという認識があると,患者死亡の後も適応力が強まることが示されている.
- 最近の調査では,老人ホーム入所前の在宅での介護に満足していなかった家族,老人ホーム入所の前に同居していた家族,強い抑うつ症状があった家族,認知症患者が若年であったという家族に,生存中から悲嘆が始まってしまうリスクが明らかに高い結果が示された.

CHAPTER 15 死　別

- 認知症の初期に悲しみが強まり，その後，安定してくる．しかし，亡くなる前の数ヵ月から再び悲嘆は増強する．
- 生存中に悲しみが強いほど，死亡の後に悲嘆が少ないと報告されている．しかし，これには様々な報告がある．死亡の直後に悲嘆が短期で改善したが，その後で強い悲嘆が長く続いたという報告もある．
- 配偶者を介護した体験と成人した子が親を介護した体験を比較している Meuser と Marwit によるアメリカの研究では，疾患の初期には，親を介護している子は，一緒になって病気を否認する傾向がみられたが，配偶者の場合はよりオープンであり，夫婦にとっての病気になった意味を受け止めようとする傾向があった．

  中間期には，子は自分の心の中に健常な高齢者への怒りや嫉妬などの激しい感情や，親の死を願う気持ちへの罪悪感があることに気づく．強く抑制された感情は，ある時，爆発することがある．配偶者は，悲しみ，感情移入，共感が増加する．配偶者は，親を介護している子が経験するような心の負担はあまり感じない．

  認知症が高度になると老人ホームに入所することになるが，子の場合は介護負担から解放され，リラックスできる面があるが，親に対する感情移入と悲しみを増加させる．配偶者は，入所に伴い罪悪感を強めていく．親を介護している子は，親の認知症の中間段階が通常，その悲嘆が最悪の状態になるが，配偶者においては疾患の進展に伴って，悲嘆が大きくなる．

  疾患の終末期には，配偶者も患者と一緒にいることができなくなるにつれて，強い喪失を感じるようになる．

  著者らは，親を介護する子に対して，病期の初期段階には穏やかな疾患教育を，中期段階には怒りのコントロールを提案している．配偶者にはサポートグループおよび自立生活への支援が有用である．

- 介護は，負担とストレスの原因となるだけではない．介護の経験のある者と介護したことがない者との比較では，介護者群でより良好な長期間の幸福を表していた．多くの人にとって，介護は数十年に結ばれた約束の遂行であり，無数の困難にもかかわらず，誇りと

満足感を持って介護にあたる.
- 家族の死亡後の介護者に関する報告は少ない.認知症の人が自宅でケアされなかった場合,介護者の抑うつ状態のレベルは死亡の後に減少する.感情的苦悩が死亡前に高かった人々は,死亡後に苦しみが増すようにみえる.一方,死亡前から感情が安定していることは,死亡後も継続して感情が安定していることと関係している.良好な社会心理学的サポートと自尊心が保護的に作用する一方,負担が重すぎる場合は予後が悪くなる.
- 悲嘆と抑うつは,異なる状態である.精神療法と抗うつ薬では,悲嘆を減らすことはできないが,認知症介護者である遺族の抑うつを減弱することはできる.介護者であった遺族の16〜25%が,死亡の数ヵ月から1年間は抑うつ的になる.それは介護時うつ病であった遺族や,低収入の遺族,より大きい介護負担の遺族,家族のサポートが少なかった遺族,うつ病になりそうな非健康的な生活行動の遺族に多い.
- 短期間の個人カウンセリング,家族のカウンセリング介入,支援グループへの参加,病初期の臨時のカウンセリングの組み合わせは,生前から死別後1年にわたり,うつ病の発症を減らす.この介入が,レジリエンスのある介護者の数を有意に増加させることが明確になった.

死別サポートの提供

- これまで,認知症患者の介護者への死別サポートは,あまり計画的に行われていなかった.そして,一旦,患者が死亡すると,大部分の介護者はサポートがないままで放置されていた.遺族に影響を及ぼしている特定の問題を解明しようとする研究などの積極的な取り組みが求められている.
- 死別は正常なプロセスであり,そして,大部分の遺族は専門的なサポートを必要としない.困難な問題を抱えた死別に焦点をあてる介入は有用な結果が得られたが,選別しない介入は有用でなかっ

CHAPTER 15 死 別

た．
- できれば死別のかなり前に，介護者の危険因子を評価して，彼らの対処方法を事前に調べておくとよい．介護者のことをよく知ることによって，こうした準備が四角張らずに整う．
- 死亡後，公式処置（例えば死亡診断書）を依頼したり，家族は葬儀社に連絡したりしなければならない．死亡届手続きなどの必要手続きの一覧表は役立つ．死別したばかりの遺族は情報を憶えておくことができないからである．次に死亡，病気について質問がないかを尋ね，さらには念のため後日のアポイントを提案してみる．
- 死別の直後の，最善のサポートは遺族と一緒にいて傾聴することである．会話の内容と感情的なトーンに反応を返しつつ，遺族には自由に話をしてもらう．
- 必要ならばできるだけ，遺族自身の持っているネットワークを上手に利用して支援するのがよい．死亡後の最初の数日の間は大きな支援が得られるが，葬儀後，遺族への援助は徐々に減ることになる．時間が経過することは，亡くなったことを受け入れるためには重要である，しかし，長期間にわたって孤独であることはよいことではない．友人と家族，プライマリケア，ボランティア組織，セルフヘルプ，教会などは，実務的サポート，感情的なサポートを提供してくれる．
- 死別の際，一見異様に見える反応も正常な反応の1つである．例えば，亡くなったはずの人が見えたり，その声が聞こえたりすることがある．遺族には，これは正常なことで，彼らが懸命に死別に対応していて，気がおかしくなっているわけではないと言って安心させる必要がある．経験は，人それぞれで異なるため，我々は皆，苦労しながら，悲しみをのり越え，そのための近道などないということを理解し，支援する．時に，人は途方にくれ，正しいことをしているかどうかわからなくなることもあるが，それはその人が間違っているからではない．しかし，これは人々の隠されていた自分の力に気づく時であり，遺族が自分の力を引き出せるようにサポートしていかねばならない．
- 遺族が，状況に圧倒されてしまっている場合，地域の死別サポー

ト・サービスへの紹介を考慮する．総合診療医やホスピスや Primary Care Trusts（PCT）は死別サポート．しかし，それぞれの死別サポートは特色があり，よく工夫されていることを納得すべきである．

深刻な心理的問題（例えばうつ病，重篤な不安，アルコール関連障害など）が起きた時には精神科医に紹介をする．その際には危険因子，対処方法を考慮する．

- 落ちこんでいる人には，常に，自傷と自殺の考えがあるかを尋ねる．自傷の危険性がある時は，守秘義務にあてはまらない．緊急に総合診療医，または精神医学チームと協議する．

さらに学ぶ方へ

Dodd P, Guerin S, McEvoy J, Buckley S, Tyrrell J, Hillery J (2008) A study of complicated grief symptoms in people with intellectual disabilities. *J Intellect Disabil Res* **52**, 415–25.

Meuser TM, Marwit SJ (2001) A comprehensive, stage-sensitive model of grief in dementia caregiving. *Gerontologist* **41**, 658–70.

Stroebe M, Schut H, Stroebe W (2007) Health outcomes of bereavement. *Lancet* **370**, 1960–73.

CHAPTER 16
コミュニケーション

はじめに……408
コミュニケーションの質に認知症が与える影響……408
バッドニュースを伝える……411
家族とのコミュニケーション……415
コミュニケーション技術……420
脆弱な高齢者とのコミュニケーションと保護……424
秘密情報をより広く共有すること……427

訳：武井宣之

CHAPTER 16　コミュニケーション

はじめに

　良好なコミュニケーションによって認知症ケアが良いものとなる．認知症患者ではコミュニケーションや，理解すること，アドバイスや援助に応じることが困難になっていく．患者の家族や友人たちとのコミュニケーションもまた，意見を交わしたりバッドニュースを説明する能力と同様に極めて重要となる．多職種で情報を共有することはケアを良くする基本であり，十分にかつ効果的にケアを行うためにはいくつかの簡単な決まりごとがある．

コミュニケーションの質に認知症が与える影響

- 認知症になるとコミュニケーションをとることと理解することのどちらも困難になる．この能力は認知症の経過の比較的早期に失われてしまう．
- 緩和ケアが提供されるときには，このことによって他の病気とは少し違った問題が生じることになる．
- 認知症はまた，情報をまとめ，理解し，処理する能力も低下させる．したがって，悲劇的なのは単にすぐに忘れてしまうことだけではなく，誤った応答をしてしまうことである．例えば，十分丁寧に説明しても，一時的な痛みや不快感が嫌という理由だけで，採血や潰瘍の治療の必要性を受け入れてもらえないかもしれない．
- わかりにくい複雑な提案は実際よりも脅威的に映るかもしれないし，拒絶されるかもしれない．
- 認知症は自分自身のことについて説明する能力も低下させることが多い．患者がスタッフに要望をわかってもらうことができないのは，単にスタッフに要望を聴いてもらうだけの説明能力や影響力がないだけかもしれない．
- 認知症の初期であっても失語症の合併が多いので認知症の人自身と介護者の双方においてフラストレーションが強くなる．

- 認知症の人は，表情で気持ちを伝えたり，ジェスチャーで表現することが困難となるので，自己表現がより困難になる．
- 最終的に，コミュニケーション力の低下を招くだけでなく，医療スタッフに何を言っているかを聴いてもらう可能性を減らしてしまうかもしれない．

判断能力がなくても維持されているコミュニケーション

できない理由は理解できないのに，自分の要望を説得力を持って理路整然と主張することができる認知症患者もわずかだが存在する．このことは重大な問題を投げかける．言葉が話せて説明能力のある患者は部分的に誤った理解を根拠にして大変危険で実行不可能な無理難題を強く自己主張をするかもしれない．よくある例を挙げると，独居で家に帰ると大変危険で生活が難しいことを理解できずに，それでもどうしても家に帰りたがる患者などがそうだろう．正しいケアの論理的根拠を十分に説明されても，数分ですぐに忘れられてしまう．

このような状況では，患者の要望が明解であるがゆえに，専門家が患者の判断能力の欠如を認識し損ねることがよく起こる．患者に判断能力が欠けているときには，通常どおり，患者の最大の利益のために意思決定がされなければならない．しかし，判断能力の欠如が明らかであるとわかっていても，患者がみせる説得力と情熱は，医療従事者にとっては感情的にも実務的にも大きな問題となる．このような患者に対して自立性を尊重したいと望むことは，実際には不適切で誤った判断につながりかねない．さらに悪いことに，患者の判断能力の欠如を理解し，患者の最大利益のために大きなリスクは避けて治療しなければならないと思っている医師は，患者に必要な保護を十分に提供できていないと評価されるかもしれない．

CHAPTER 16　コミュニケーション

認知症患者とのコミュニケーション技術

- 判断能力や理解力を改善する可能性のある治療可能な身体症状や知覚の障害を治療する.
- 健常者においても痛みは注意力を低下させる[1]. 認知症患者の場合はもともと注意力が低下してしまっているので, 少しの鎮痛薬でも注意力改善の助けになるだろう.
- 判断能力や理解力が変動する認知症の場合は, その他の身体症状がコミュニケーション能力を低下させることがあるため, 患者にとってコンディションのよい時間に評価する.
- 認知症患者にとって多くの利益が産み出せるよう, 普段よりも会話の時間を多くとる. シンプルな用語, わかりやすい言葉で説明を行う. アイコンタクトを保ち, 最初は反応がなくても返事が考えられるくらいに10～15秒は応答を待つようにする. 認知症の人は物事を理解し処理するのに時間が必要である.
- 可能であれば自宅や, 騒がしい病棟から離れた静かな場所で会う.
- 静かで落ち着く状況でリラックスして話をする. 理解することが難しい患者は, プレッシャーや脅威を感じていると, さらにおびえてしまう.
- 患者と同じか, さらに低いいすに座る.
- 認知症患者が信頼している人が同席しているときに重要な話し合いをする. 患者の友人もしくは親戚は, 患者から理にかなった答えが出た時には, 患者をサポートするように肯定的に頷いたり, 微笑んでくれるかもしれない.
- 簡単な言葉で説明をし, 決定しようとしている事柄について, わかっているものの中から慎重な選択肢を患者に伝える. このことは進行した認知症患者においても効果がある.
- 時には, 気をそらすやり方はケアを提供するために有効となりうる. 例えば, 体を洗ったり, 洋服を着たり, 食事を摂ってもらうときに, ちょっとした歌を唄ったり, 冗談を言ったり, 全く関係のな

---

[1] Eccleston C, Crombez G (1999) Pain demands attention: a cognitive-affective model of the interruptive function of pain. *Psychol Bull* **125**, 356–66.

い話題を話したりすることによって，患者を十分リラックスさせ，患者に必要なケアを受け入れやすくさせる．
- コミュニケーションを改善するためのさらなる情報は，"英国医師会ガイドライン「判断能力の評価」(BMA guidance on assessment of capacity)[2]"に書かれている．

バッドニュースを伝える

- 患者や患者を愛する人たちにバッドニュースを伝えることは気が進まないものである．しかしながら臨床医はがんのような深刻な病気やその結果，患者に起こりうることについて話し合うことの重要性は理解している．
- 初期の認知症患者にとって治療介入の結果がより良くなるように適切な時期に話し合いをすべきとされている．
- バッドニュースを共有する．
  - 孤独感を軽減し，知らないがゆえの過剰な恐怖をなくす．
  - 患者と介護者が離れたり孤立することなく，ともに未来に向き合っていけるようにする．
  - 患者が未来のために計画し，将来のケアについて何を望むのか決めていけるようにする．
  - 患者や介護者が敬意をもって扱われていることを実感することで，専門家との信頼関係を構築する．
  - 患者を大人として扱う．
- 家族はよく患者に心配事を伝えないようにしたり，患者と話し合うことを避けたりする．認知症に関する秘密は，患者が話題に出せないことで，悲惨で苦痛なものとなってしまう．結果として，認知症患者は家族内でも最も重要な話し合いから排除されてしまう．
- 患者抜きで，家族とは診断について十分に頻繁に話し合う．
- 初期の認知症では時に，認知症についての話し合いの結果，患者は

---

[2] British Medical Association (1995) *Assessment of mental capacity, guidance for doctors and lawyers.* British Medical Association, London.

CHAPTER 16　コミュニケーション

ストレスを感じたり立腹することがある．しかし，認知症で将来起こりうることについて患者と家族のどちらともオープンに話し合っておくことで，悲惨で苦痛な秘密は認識され，安堵感とより良いケアが提供されることが多い．

- 家族が直面している現在の苦痛と困難を大きく軽減させるために，患者の前で認知症に起こりうることについて話し合うようにする．
- 認知症が進行し悪化したときに起こりうることを否定しないことが重要である．これにより認知症が末期を迎えたことに気付くことができる．このことは未来についてある程度までの計画を立てる機会を与えるし，いくつかの点において患者と家族のどちらにとってもこの病気は時間が限られていることを知ることで救いとなる．
- 平均余命の観点から予後を伝えるのは危険である．認知症患者は他の病気で死亡する可能性もあり，実際は恐れているよりもトラブルはずっと少ないかもしれない．また考えているより急激に悪くなるかもしれない．その他の緩和ケアを提供されている状態に比べると，認知症患者の死期を予測することはいまだに困難である．
- 役に立つ丁寧な説明と行われた検査結果で補足しながらバッドニュースを伝える．
- 攻撃的な行動や徘徊が頻繁に起こると，家族は状況が単に悪くなっており，患者が亡くなるまで悪化する一方だと心配を強めることが多い．実際には徘徊や攻撃的な行動は病気が進行するにつれて，ほとんどの場合が落ち着く．
- 適切な薬物療法も検討されるべきである．そして患者や家族に苦痛が効果的に軽減できることを改めて保証しなければならない．
- バッドニュースを伝えることは，病気についてのプランや経済的プラン，法的委任状の存続，事前の意思決定（これが再びバッドニュースを肯定的なものとして利用する機会となる）などについての話し合いを始める良い機会となる．

重篤な認知機能障害のある患者へバッドニュースを伝える上での諸問題

- 重篤な認知機能障害のある患者へバッドニュースを伝えることは議論となりうる．特にそのニュースが急速で悲惨なものであれば，ほんの数分で忘れてしまうので無意味なものになる．
- 少なくとも一度は，家族や知る必要のある人と一緒にバッドニュースを共有することが重要である．
- 混乱を大きくする可能性が大きいため，あいまいな表現は避け，明確に直接的に伝えることが重要である．バッドニュースで議論にならぬよう，わかりやすく伝え，同時にサポートを提供する．バッドニュースは必ず苦痛を与える．
- 一方，家族や介護者は毎日毎日患者にバッドニュースを伝え続けなければならない．例えば，多くの認知症患者は繰り返し家に帰ろうと言うことが多い．このような状況ではなぜそれが不可能か長く説明したり，とても丁寧に建てられ，大切にされ愛した家が売られたという説明は苦痛であるし，日常では必要ない．家族には「それは今日は無理かも．残念だけれど」といった，より簡潔な返答をするよう，現実的なアドバイスをしてもよいかもしれない．

    深刻な認知機能の問題を抱えた患者にとって，今日1日の範囲で苦痛が記憶に残るかもしれないが，明日になれば記憶が忘れ去られ苦痛がなくなる可能性もある．

    このような簡潔で誠実な回避は質問を繰り返しされ苦痛を感じている人にとって大きな苦痛の軽減となりうる．

バッドニュースを伝える
伝える前に

- 病気，患者，家族について，事実を確認する．
- 邪魔の入らない，静かな場所を選ぶ．
- 同じ高さのいすに座る．

CHAPTER 16　コミュニケーション

患者や家族が知っていること,疑問に思っていることを探る

- 今の状態について何を理解しているか？
- 今の状態についてどう思っているか？
- 返事の実際の内容（生活様式,教育レベル,パーソナリティ,感情面など言語的,非言語的手がかり）に耳を傾ける.

どの程度知りたいと思っているか？

- 本人と家族に訊いてみる.

医学的情報を共有する

- 彼らの言葉や生活スタイルに合わせて自分らしく話し合う.
- 前置きをする.「残念ですが,今日お伝えすることはあまり良いお話ではないのです」,「状況が少しばかり深刻です」
- 単純な言葉で,簡潔に.専門用語は是が非でも避ける.患者は多くの場合,とても深刻であっても,メッセージは1つしか頭に入っていない.
- 理解を確認する.患者にあなたが言った内容について復唱してもらい理解を確認する.
- メッセージを強化する.言い方を変えて伝える.
- 同じ言葉や標語を繰り返し,患者が覚えていられるように援助する.

真意を引き出す（思っていることを話してもらう）

- あなたが感じていることと同様に,患者・家族にとって現在のところ何が最も重要なのかを共有し,今後の計画に反映させなければならない.

感情を汲みとる

- 彼らを認め，受け入れる．「今のあなたは非常にショックに違いない」，「このことによってあなたの人生に大きな不確実性がもたらされたかもしれない」

患者自身の問題を知る

- 単にあなたが問題と思っていることではなく，患者・家族が困っている問題について知る必要がある．あなたができることとできないことについて現実的に，しかし共同の行動計画を考え出すこと．
- 計画が目的意識を持たせ，無力感を和らげる．現実的であるだけでなく，肯定的な側面を強調する．

患者自身のリソースを活用する

- 家族，友人，患者自身の力など．

話し合いの要点をまとめる

- 要点をもう一度振り返る．その他の質問がないか尋ね，可能ならば次回のミーティングを予約する．

家族とのコミュニケーション

- 認知症患者にとって，家族は一貫して最高の支持者であり，最高の介護者であり，最高のアドバイザーであることがわかる．重要なことは，家族はケアだけではなく，意思決定にも巻き込まれているということである．家族はまた，どんな専門家よりも家族のことを知っており，重要で役に立つ情報源となりうる．家族は患者の奇妙

CHAPTER 16 コミュニケーション

な行動をなぜそのような行動をしたかストーリーでとらえることができるかもしれないし,あなたが見落としてしまうような小さな変化やわずかな違いに気付くかもしれない.家族には家族の苦痛や反応があり,時に家族自身の課題がある.しかし多くの場合,家族は患者を助ける大きなリソースとして活躍する.

- 家族は愛する人が良いケアを受けられなくなることを恐れ,質問をしたり,批判したりすることを避けるかもしれない.
- 実は,家族は患者と全く同じように病気の影響を受ける.患者の病気がわかると,病理学的な意味ではなく,社会的な意味で,認知症は家族の病気になる.したがって,患者と同様に家族にもサポートを受ける権利を与えられる.喪失体験が大きいと時々,メンタルヘルスも含め,長期にわたり健康に影響を及ぼす.支援環境が整っていればリスクを減らすことができる.
- 家族の心配事に耳を傾け,話し合うよう最大の配慮がなされなければならない.
- 家族と話すことを奨励し,進んで話し合えるようオープンであること.
- もし家族に心配事がある場合は,連絡先と相談方法を伝えておく.
- 治療を家族に知ってもらうために,メモにして渡しておく.
- 治療と場所に関する重要な決定には家族を巻き込むとよい.
- 治療の目的と理由を常に説明するとよい.

困難な家族

- 攻撃的になる家族もいる.問題となる家族が皆同じ傾向をもつわけではない.
- 医療サービスが間違った方に向かい,患者が家族から損害を受けるのであれば,その家族は援助者として適切ではないとみなされるべきである.イギリスで保健オンブズマンに宛てられた終末期ケアに関する苦情の54%とその主な原因となることを下記に挙げる.
  - 基本的安心感に対するサポートの不足.

- 家族と患者のプライバシー.
- スピリチュアルな,文化的な,心理的なサポートの不足.
- 患者の権利を制限し,ケアについての意思を伝える力を制限してしまうような不適切なコミュニケーション.
- "治療の場所"から"ケアの場所"への移行の決定は明確に話し合われないことが多いため,患者の生活の質を損なう不必要で苦痛な治療介入につながり,そして緩和ケアチームの専門家への紹介は手遅れか全く無駄になってしまうことが多い.
- したがって,治療からケアへ移行することは困難で不確実な課題であることを理解し,ケアが必要なときと同様にケアが立ちゆかなくなっているときにしっかり気付くようにすることが,認知症患者に緩和ケアを提供する者にとっても責務である.
- 専門家に自分たちの考えをうまく伝えられない家族が多い.特に専門家の病室への回診時には,医療従事者にどのように話したら効果的に伝わるかわからないか,もしくは,怯えていることも多い.

  このグループの家族は特別のケア,時間,共感を必要としている家族もいる.その他の(医療補助などの)スタッフとはコミュニケーションがよくとれている家族もいる.したがって,多職種の専門家チーム内で十分にコミュニケーションをとることが重要である.
- 医師の母国語ではなく,家族の母国語のために通訳が提供されるべきである.家族の誰かに通訳してもらうことは実用的でない.
  - 家族の考えと相いれないか,もっと一般的には,家族はバッドニュースについてオープンに話し合うことに慣れていないため,話し合われている内容によくフィルターをかけてしまう.
  - 患者と家族とが一緒にバッドニュースについて話し合っているとき,患者と家族がバッドニュースで動揺しているとき,他の誰かとバッドニュースについて話し合わなければならないとき,通訳はバッドニュースについて自分の意見を言ったり,動揺したり反応する権利がない.
  - プロの通訳は言葉を厳密に用いる.

CHAPTER 16　コミュニケーション

- プロの通訳はまた，話し合われている事柄やそのことの受け取られ方に最も関係するかもしれないことを，専門家に文化的なニュアンスを含めた説明ができる．
- 弁護士や地域の指導者，牧師も支援する助けとなりうる．彼らに，論点について理解してもらい，かつコントロールしたり制限するのではなく，今後起こりうると考えていることに患者と家族が向き合うことができるようにさせてあげる役割を果たしてもらうことが重要である．もちろん，彼らと情報共有することの同意を患者や代行判断者から得る．
- 家族によっては患者の病気に，若いころの強い葛藤や苦労を持ち込む．
  - 患者の子どもは虐待や別離，または家族の中で長期にわたり傷つき，苦労があったかもしれない．
  - 深刻で苦痛に満ちた議論の末，二つに別れた家族かもしれない．
  - 移住のため距離的に離れてしまったケースもありうる．
- 患者によっては，家族の側についたり，家族の不和を癒すことに最善を尽くすことで，このような苦難に対して立ち向かおうとする場合もあるがうまくいかない．
- 時に，患者はとても"力強く"なり，このような状況の中で家族にとっては認知症であったり死にかかっているとは決して思えない態度をとるかもしれない．
- 家族も傷ついている場合では，病んだ患者のことを理解し共感することができにくくなるかもしれない．
- 親族によっては，患者はよくないケアとサポートを受けているので調子が悪いのだと決めつけるかもしれない．
- ある状況では，強い葛藤や苦悩のため患者に共感や同情の気持ちを表出できないこともある．怒りや攻撃性はスタッフに向かうかもしれない．
- このような家族の葛藤を探り，皆にとって有益で建設的な方法を見出すよう試みるための熟練されたファシリテーターによる1対1面接や家族面談は大変助けになる．
- 親族によっては彼ら自身が問題を抱えていることもある．パーソ

ナリティ障害，精神疾患，その他に起こっている重大な危機などである．共感的で思いやりある良いコミュニケーションがあれば困難の大部分は改善する．了解を得たうえで，彼らの世話をしてくれているその他の医学的，社会的ケアの専門家と連携をとることは，特に脆弱性があり人生の大きな変化に直面している人を一緒にサポートしていることがわかることで大変な助けとなる．

家族を通訳として使うことの危険性

　著者の1人がホスピスでコソボ難民を診ていた．その患者は肺癌患者だったが診断を知らされていない．プロの通訳が招かれたが，不幸なことにエージェントはアルバニア語ではなく，セルビア・クロアチア語しか話せない通訳を紹介してきた．ある程度のコミュニケーションは可能なものの複雑な通訳は難かしかった．翌日，その著者は患者のもとを何気なく立ち寄り挨拶をし，様子をうかがった．その患者の9歳の息子はとてもきれいな英語を話すのだが，その息子が通訳をしようとしてそこにいた．ある時，ちょっとした良くない兆候が見られたとき，患者はどこか悪いのかと尋ねてきた．そして，どのくらい寿命が残されているのかと尋ねてきた．その著者は息子と患者自身にとってそれがどんな苦痛を招くかを知らずに，答えを曖昧にしたり先延ばしにすることができないように感じた．そして，その著者は9歳の息子に自分の父親が肺癌であり，わずか数週しか余命がないことを伝えさせなければならなかった．このことは誰にとっても非常に苦痛なことだった．息子は通訳し始める前に泣いていた．今後の苦難に備える支援のため，息子と父親のどちらにとっても事実を知ることは必要だった．しかし，それぞれ別々に，それぞれに合ったやり方で，準備を整えたうえで伝えられるべきであった．少年から父親に伝えさせることは非常に悔やまれるし，明らかに間違ったやり方だった．しかし，今日に至ってもその著者は，不意に問いつめられたとき，その状況を対処するどんなやり方があったか，いまだにわからないという．

CHAPTER 16 コミュニケーション

コミュニケーション技術

- 時間をかける．
- 同じ高さのイスに腰かけ，患者を見下ろさないような姿勢をとる．
- "聴く姿勢"をとる．患者の真正面に座ったり，凝視したりせずに，頭を少し横に傾け話をよく聴く．
- はい/いいえ，で答えられないようなオープンクエスチョンをする．
- 恐怖，心配事，希望については具体的に聴く．
- 患者や親族にとって不満なことがあるかどうか尋ね，非難せずに安心させる．
- 死ぬことや最期の時の事柄について話し合うことに積極的な姿勢でいる．
- もし彼らが泣いても自分が間違っていたと考えないようにする．なぜなら，苦悩は本当に重要な問題を話し合うための鍵となることが多いからである．
- くり返して確認し，要約する．
- 1回の話し合いですべて終わらせようとしないこと．2, 3回の話し合いがより良いだろうし，必要である．
- 常に共感的に対応する．

どのように家族面談を運営するか

家族面談は情報を共有したり，将来の計画を立てたり，葛藤を解決するために有用である．しかしながら，誤った運営は関係性や介護プロセスにダメージを与えてしまう．家族面談を執り行う上でのいくつかのヒントを以下に挙げる（2008年のMororeとOlivireの著書が一部基礎となっている）．

- 前もって，介護チームは自分たちの目標について話し合い，明確にしておく必要がある．
- 面談の前に，チームメンバー内の緊張関係や意見の違いに対処する必要がある．チーム内のどのような葛藤もすぐに露呈され，家族

に苦痛を与えうるし，時にはある家族の誰かの希望を推し進めるために利用されるかもしれないからである．
- 判断能力が保たれていれば，患者が参加を望まないとしても，そのような面談をする許可をもらうべきである．これによって信頼関係が維持される．
- 家族面談に専門家たちが参加できるようにたくさん配慮しなければならない．あまりに参加者が多くなると堅苦しくなりすぎて，家族が本当の見解を話しにくくなるかもしれない．
- 面談で緊張しないように，専門家と家族の参加者数が同じになるようにしてバランスをとりたい．
- 面談において限界を明確にすることは安心感を与えるため必要不可欠である．
- 紹介と面談に必要な時間を設定することから始める．定刻に始め，定刻に終える．
- 最初に家族がこの面談で何を取り上げたいのかを探り，チームの意図とすり合わせていく．
- オープンクエスチョンを用い，オープンなコミュニケーションを進めていく．
- 不確実さを受け入れ，感覚を素直に認める．
- 意見の衝突や，違いを認める．それぞれの見解を皆が理解できるよう試みる．歩み寄るよう働きかける．
- 類似点と長所を強化する．
- 皆が理解できたと納得できるように問題を見直す．
- 利用可能なリソースを明確にし，福祉サービスや家族によってどのようなケアが提供できるかを明確にする．
- 安全なところで終了する．他の議題も時間内に終わる必要があるので終了の数分前には切り出すようにする．
- 決定事項を要約し，感情的な発言も認め，家族の貢献を価値あるものと受けとめる．
- お互いの領域を保ち平常心のうちに終了する．
- 継続して話しあうため，次回の面談を提案する．

家族のレジリエンスに働きかける

介護者と家族はとんでもないストレスと直面するが，専門家のアドバイスにより，ダメージを与えずにかつ，彼ら自身の成長を促すような方法で大きなストレスを乗り超えさせることができる．この数年間，緩和ケア領域においてレジリエンスは重要なテーマとして確立されてきている．家族のレジリエンスに影響している要素は少しずつわかってきている[3]．介護者のレジリエンスも様々な方法で強めることができる．

子どもとのコミュニケーション

大人が大きな喪失と直面した悲しみに対処しようと悪戦苦闘している間，子どもは忘れ去られてしまうことがある．また，喪失体験においてサポートが得られなかった子どもは，長期にわたり苦しむことがわかっている．子どもたちとコミュニケーションできないことはない．子どもたちは行動の変化や雰囲気の変化，ひそひそ話に敏感である．したがって，子どもが必要としているサポートが受けられるよう，オープンに正直に話し合ったほうがよい．以下のようなポイントは価値がある．

- 何を，どのように，いつ伝えるかは子どもの年齢と発達段階による．年齢が違えば，病気と健康，死のとらえ方も違ってくる．概念と言葉はその子どもにとって適切なものでなければならない．
- 多くの場合，両親からのサポートがもっともよい．専門家は両親が子どもたちを援助できるようサポートする必要がある．
- 何が起こっているのか，これから何が起こるのかについて，年齢に適した簡単な説明を子どもたちは必要としている．
- 子どもは自分たちがこの問題を起こしたのではないことを再保証してもらうことを必要としている（幼い子どもは魔術的な思考をする傾向がある．自分の考えや願いが，大変な結果を招くかもしれないと信じている）．

---

[3] Zaider T, Kissane D (2007) Resilient families. In: Monroe B, Oliviere D (ed.) *Resilience in palliative care*, pp. 67–81. Oxford University Press, Oxford.

コミュニケーション技術

- 子どもには今ここで何が起こっているかを話し合うことが必要である．特に幼い子どもたちにとって時間の流れは遅く，数ヵ月先の変化を予測するにはまだ幼なすぎるかもしれない．
- 子どもは実際の生活や養育について保証してもらうことを必要としている．誰が自分を育ててくれるのか，何が変わって，何が変わらないのかについての説明を求めている．
- 子どもたちは，信頼している大人と自分の気持ちを共有することを必要としている．それは束の間のことであるが，重要なことである．
- この病気は感染しないこと，自分自身も，両親も，きょうだいも近い将来同じ病気で死ぬことはないことを再保証してもらうことを必要とする子どもが多い．
- 学校に対して，何が起こっているか注意喚起をしてもらうよう，両親に勧めるべきである．
- 子どもも患者と継続的にかかわり，また自分たちなりのやり方で患者のケアに参加することが必要である．
- 子どもも，家族にとって欠くことのできない大切な一員であると思える必要があり，誰であっても困難な状況で一人ぼっちにされないようにする必要がある．

専門家の介入は，病気の間も死別の間も必要である．わずかな介入がとても効果的であることが多い．

介護者のレジリエンスへの働きかけと強化
身体的レジリエンス

- ドライブとハンドルさばきの練習．
- 健康のためのウォーキングや水泳のような運動プログラム．
- 健康的な食事や，酒を飲みすぎないようにするなどのセルフケア．
- 健康診断や歯科検診を受けるような機会．
- インフルエンザの予防接種などの予防投与．

CHAPTER 16 コミュニケーション

精神的レジリエンス

- 熟達
- 統制感
- 自己効力感
- 楽観性

社会的レジリエンス（社会的状況や関係性の維持，改善を目標とする）

- ソーシャルネットワーク
- 可能な社会的支援
- 望ましいレジャー活動に参加する
- 知的な刺激や教育の機会

経済的レジリエンス（経済的状況の維持，改善を目標とする）

- 経済的管理
- 給付金や社会福祉の利用
- 雇用
- 年金

スピリチュアル/存的レジリエンス（ケアの役割の意味を提供することを目標とする）

- 人生の意味と目的を見つけること
- 人によっては，宗教や信仰への取り組み
- 予期悲嘆と喪失を認識すること

脆弱な高齢者とのコミュニケーションと保護

- 認知症患者は特に脆弱性が高いので，医療・福祉の専門家は彼らの安全を保護し促進する義務がある．その一端として，専門家は，その他の専門家や家族，知人からの身体的，経済的，精神的な虐待事例を見抜き，断固たる行動ができなければならない．
- 虐待が疑われる事例はどれも記録し，第一管理者と施設や公共機

関に設置された安全保護対策コーディネーターに報告されるべきである．虐待を受けた認知症患者に報告の同意を得るよう試み，もし虐待が強く疑われるときは，守秘義務よりも報告を優先し弱者を守らねばならない．このような事例では，専門家に助言を求めるべきであり，守秘義務の履行義務はこだわらずに対応して差し支えない [4,5,6].

- 虐待は警察や公共機関へ通報され，徹底的な取り調べが必要な犯罪行為である．
- 弱者を虐待から守ることだけではなく，虐待してしまう介護者をサポートすることも重要である．とても深刻な状況に直面しているにもかかわらず何のサポートも得られないために忍耐の限界に達した介護者が虐待をしてしまうことがある．犯罪行為は適切に対処される必要がある一方で，介護者や被介護者のどちらにとっても利益となるような介護環境が作られるように良いサポートを継続して提供することが重要である．

意思決定のプロセスから最近親者を引き離すこと

- 最近親者が，以下のような問題となるケースがある．
  - 患者にとって有害となる医学的処置を主張する．
  - 彼らの存在自体が患者にとって非常に苦痛となっている．
- このような例外的な状況においては，最近親者を含めそのような親族を意思決定のプロセスから引き離す必要が出てくる．永続的委任状（lasting power of attorney：LPA）がない場合，MCA（Mental Capacity Act）では，専門家の義務は同意を求めることではなく，相談することとなっている．このような状況においては，反対する人の同意がなくても，患者の最も利益となるように治療が提供されなければならない．永続的委任状が存在している場合は，患

---

4 Department of Health, Home Office (2003) *No secrets: guidance on developing and implement-ing multi-agency policies and procedures to protect vulnerable adults from abuse..* http://www.doh.gov.uk/pdfs/nosecrets.pdf

5 http://www.dh.gov.uk/en/Policyandguidance/Healthandsocialcaretopics/Socialcare/Vulnerableadults/index.htm

6 http://www.elderabuse.org.uk/

者の最も利益となる行動が委任者によってなされていないことを検証する必要があり，保護のために裁判所と連絡を取り委任者解任の措置を取りつつ，委任者の同意を得ないまま委任された行動を実行していく必要がある．臨床に携わる者はこのような状況では法律家のアドバイスを求めるべきである．

訪問を断ること

- 例外的であるが，スタッフが暴力や，不適切な扱いを受けていた場合や，認知症患者に強い苦痛を与える人やその患者に有害と思われる人の訪問を断る必要がある．精神病患者に違法薬物を提供する人間などがその例である．
- 訪問を断わる理由として，患者自身が訪問を望まない場合がありうる．一般に進行した認知症患者はそのような決定はできないが，近親者や永続的委任状によって決定できるかもしれない．これらの問題についてのさらなるアドバイスは MCA（Mental Capacity Act）の実施指針で見つけられるだろう．

セカンドオピニオンを得たり，相談者を変更すること

　求めているケアの信頼が失われ，ケアの提供が不可能になった場合には，セカンドオピニオンや相談者を交代することが皆にとって有効である．このような変更は新しいスタートのきっかけとなり，大変深刻な状況にあったとしても，状況が変化していることを認識したり，健康を取り戻すという期待や，これまでの状況が叶わなくなってきていることを認識する機会となる．このような交代は非難すべきではなく，患者や家族にとって，困難な状況について専門家に解決を求めることと同じくらい大きな利益となりうることが多い．

秘密情報をより広く共有すること

- 医療スタッフは患者の基本的情報を知る必要があるため福祉スタッフたちと秘密情報を共有することは受け入れられている.
- 高度の認知症患者になると，ケアのために医療上の秘密を知っておくべき人の数が通常よりはるかに多くなる.
- 関係者以外への情報提供が不適切に行われると，患者へのケアが危険なものとなる可能性がある.
- 優れた緩和ケアを行うために，必要な情報を知るべき人たちと共有することが必要不可欠である. 患者自身が記憶を保持し，伝え，必要な情報を告げることができない点が，認知症の緩和ケアではその他の疾患の緩和ケアとは異なっている. このことが医療上の秘密事項についていくつかの困難をもたらすことがある. しかし, MCA (Mental Capacity Act) では患者の最善のためには適切な情報共有を認め，求めている.
- 高度の認知症患者が，医療や社会福祉のスタッフと情報を共有することについて同意することは困難である. しっかりした形の良質のケアは医療スタッフ以外の人々によって提供される.
- もし情報が共有されなければ，患者のケアは困難なものとなるだろう.
- すべての専門家が書き込める共通のケアノートを使用することがもう1つの有効な方法である.

患者，家族とのシェアリングレター

- 患者とのシェアリングレターの取り組みは2000年にイギリス政府によって患者の権利として導入された.
- 認知症のケアにおいて，患者と親族とのシェアリングレターは，その後の治療の理解を深め，患者，親族へのかかわりをよりよくすることが実証されている[7]. 臨床的経験では，議論のある治療（抗精神病薬の使用など）について親族に紙に書いて知らせることは，不

満を顕著に軽減させることがわかっている.
- 紙に書かれた情報は何度も読み返せるので家族にとって理解を深めやすい. シェアリングレターは, 過去の治療を振り返り, より効果的でより適切なものとなるような試みや問題提起となりうる.

知覚異常

認知症患者では難聴, 失明, その他の知覚異常を伴いやすく, そのことは忘れられがちである. このことについて患者が不満を訴えることができないことは理解されていない. 認知症患者にとって補聴器がないことや耳垢で塞がれていることは認知症ではない患者に比べ聴こえない状態を増悪させる. 視覚的問題はより見当識の障害をおこしやすい. 適切な照明や患者を誘導しやすいように改築するなどの知覚異常に対しての積極的な対策は認知症患者とのコミュニケーションの改善に大いに役立つ(CHAPTER 11).

---

7 Treloar A, Adamis D (2005) Sharing letters with patients and their carers: problems and outcomes in elderly and dementia care. *Psychiat Bull* **29**, 330–3.

CHAPTER 17
パーソン・センタード・ケア

はじめに……430

弁証法的過程としての認知症……431

訳:武井宣之

CHAPTER 17 パーソン・センタード・ケア

はじめに

　認知症のパーソン・センタード・ケアはケアの哲学であり，認知症の人への全人的な配慮，人間的欲求への配慮の重要性を強調している．認知症の人を生活者として，人間として介護する必要があるということを主張する哲学でもある．認知症の人が，認知症でない人によって人間として見なされないままケアをされていることが指摘されるようになり，このような視点が強調されるようになった．この考え方は，認知症の人が生きるうえで直面するすべてのこと（認知，感情，心理的問題，身体的苦痛，スピリチュアリティなど）に対するサポートにかかわっている．認知症の人が終末期を迎えても何かできることがある．どんなことができるのかについて関心が高まっている．

　認知症の人にパーソン・センタード・ケアの方法でケアを行うことにより，本人の人としてのあり方，ウェルビーイングによい影響を与えることができると考えられている．

- 故 Tom Kitwood 教授により提唱された．
- エビデンスベースの有効性を示す根拠がある．
- NICE/SCIE（Social Care Institute for Excellence）の認知症ガイドラインによるベストプラクティスのガイドラインに記されており，イギリスの National Dementia Strategy にも含まれている．

　Tom Kitwood（トム・キットウッド）は社会心理学と，認知症ケアの新たな視点を提供するためのカウンセリングを応用した．彼のアプローチは，Rom Harre's（ロム・ハレス）の自己社会心理学を基礎とし，そして，治療上の出会いにおける欠くことのできない"無条件の積極的敬意"が含まれている，Carl Roger's（カール・ロジャース）のクライアント中心療法も取り入れている．

　認知症ケアで使われているその他の心理社会的アプローチを以下に挙げる．

- バリデーション療法（Feil）
- レゾリューション療法（Goudie と Stokes）
- インテグリティ・プロモーティング・ケア（Brane ら）
- インディビジュアライズド・ケア（Rader と Tornquist）
- 人間中心的ケア（Cheston と Bender）
- 感情志向的ケア（Finnema）
- もっとも最近では，関係性中心的ケア（Nolan ら）

　本章では，Kitwood によって提唱されたパーソン・センタード・ケアを概説する．認知症を弁証法的過程，人間性，代理者，心理学的欲求，主観的経験，道徳的価値として捉えることも含まれている．

弁証法的過程としての認知症

　Kitwood は，まず行動には心理的社会的な影響が大きいこと，心理的，社会的アプローチがウェルビーイングをより良くすることに気づいた．

- 伝統的な医学において，認知症患者ができることやできないことは，神経学的疾患の枠組で述べられることが一般的であった．
- 神経疾患を改善することはできないので，認知症の人の人生を改善するためにできることはほとんどないと考えられていた．要するに認知症は治療の余地がないものと考えられていた．
- 認知症は治療できないため，認知症の人はどうすることもできない人としてみられていた．

　Kitwood は医学的疾患のその先の，認知症の人がどのように感じて生活しているかに関心を持った．心理的，社会的要因などが神経学的要因よりも，患者のコンディションに与える影響は大きいと述べた．そう考えたのは彼一人ではなかった．同じころ，Jaber Gubrium が 1986 年に AD が社会的にどのような状

況におかれているのかを考える視点を提唱し，アメリカのKaren Lyman が 1989 年に，「社会的背景がもたらすもの：認知症の生物医学化への批判」という影響力のある論文を発表し影響を与えた．

パーソンフッド（personhood）

Kitwood は認知症の人はいちばん人として大切に扱われなくなる存在かもしれないと考えた．

彼は，認知症患者を
- 「認知症」の人ではなく，
- 認知症の「人」

としてみることの重要性を主張している．

Kitwood のパーソンフッドに対する関係論的なアプローチでは，「人」は「他者との関係における人」とみなされる．他の人の行為によって，人の個人としての立場は強められたり，弱められたりする．Kitwoodは，「人を強めるもの(personal enhancers)」や「ポジティブな人の機能（positive person work）」といった，人としての感覚を高める行動について述べた．

- その人の体験を認めること．
- その人をたたえること．
- その人の気持ちを受け止めること．

人としての感覚を低下させる行動（もしくは「人を損なわせるもの（personal detractors）」）は「悪性の心理社会的状態（malignant social psychology）」の構成要素となる．

- その人を無視すること．
- その人を追い越すこと．
- その人を追い出すこと．

このような悪影響は家族やケアスタッフによる意図的なものと考えるのではなく，受け入れている優勢な文化的背景や慣習の結果として生じる．Kitwood の見解によれば，認知症の人による行き詰まった行動は，認知症を原因とするよりも，認知症になったことで人として大切に扱われなくなることに対するまっとうな反応とされている．

パーソン・センタード・ケアでは，認知症の人が生活している生活の場や人間関係の中に認知症の症状を改善するケアの余地があると考えられている．人とのかかわりの中でこそパーソンフッドやウェルビーイングが得られ維持される．よりよいかかわりをすることができれば，パーソンフッドやウェルビーイングによい影響を与えることもできる．患者をとりまく周囲の環境が大切である．患者の社会的環境は極めて重要である．認知症の人に対するパーソン・センタード・ケアの目的は，人としての感覚を強め，ウェルビーイングを改善することである．

代理人

認知症の人のもつ世界を大切にしてくれるように周囲の人に伝えることができれば，認知症の人は決してただケアを受けるだけの存在とはならない．認知症の終末期にあっても自分のいる世界を理解しようと努力している例はいくらでもある．高度認知症となっても家族や介護者を支えるような人間的な結びつきなどである．

自分の世界の意義を追求し，自分の作った意義を守って行動する能動的な代理人でありつづけるなら，認知症患者は決して受動的な被害者とはならない．自分たちのいる世界や場所の意味を理解しようと活発に努力して，それを認知症の最後のステージまで続けている認知症患者がいるということを証明する証拠は今やたくさんある．例えば，進行した認知症患者において，関係的な結びつきは多くの家族や介護者を支え続ける．人と人との関係性が一方通行であることはまずありえない．

CHAPTER 17　パーソン・センタード・ケア

心理的ニーズ

　パーソン・センタード・ケアでは，その人の感情的ウェルビーイングは，少なくともその人の認知機能よりも重要視され続ける．Kitwoodの見解を以下に示す．

> - 心理的ニーズが満たされることとウェルビーイングは密接にかかわっている．
> - 認知症の人には，愛情や相互関係性についての核となるニーズがある．
> - 認知症の人には，愛着のニーズ（介護者との安心したつながりのニーズ）がある．
> - 認知症の人には，快適さのニーズ（痛みや息苦しさ，圧痛からの解放されるニーズ）がある．
> - 認知症の人には，他の人から知ってほしいニーズ（アイデンティティー）がある．
> - 認知症の人には，所有のニーズ（人生のプロセスに参加するニーズ）がある．
> - 認知症の人には，社会的な存在としてありたいというニーズ（所属しているニーズ）がある．

　Kitwood以降，ニーズを満たすための方法の1つとして，多くの攻撃的な行動様式がみられることがわかっている．Cohen-MansfieldとStokesは，ニーズを満たすため人の試みとしての多くの「行動上の兆候（behavioural symptom）」について述べている．攻撃的な行動は必要性があって起こっている可能性がある．認知症の人の攻撃的な行動（BPSD）は心理的な要因があって起きていると考えられるようになった．パーソン・センタード・ケアはその人の感情や心理，社会的ニーズを満たすことによって攻撃的な行動様式を減らすことを目標としている．

主観的体験

その人の視点に立って,その人がどのように感じており,その人の視点から見える世界はどのようなものかを理解しようとすることが,パーソン・センタード・ケアの本質である.彼は,以下の手法によってこのことに気付いたと述べている.

- 伝統的な面接や観察
- ロールプレイやアートセラピーなど

Kitwoodと同僚のBredinは認知症患者の視点からみたケアの質を測定するための客観的指標として,認知症ケアマッピング(dementia care mapping)を作成した.ケアに関する情報を定期的に集め,パーソン・センタードの行動計画をさらに発展させるきっかけとなるようにスタッフにフィードバックするものである.継続的なフィードバックと見直しを継続し,認知症患者のケアにおける継続的な質の高い改善を続けることが可能となり,監査委員会とNICE/SCIEガイドライン(2006年)の推奨を受けている.Kitwoodが最初にこの考えを支持してから,認知症の人の視点に立つことの重要性は広く認められるようになった.パーソン・センタード・ケアは今や,日々のケアと適切なケアの発展と評価においても必要不可欠なものと捉えられている.認知症の人の集まりは実際に集まるもの(スコットランド認知症ワーキンググループなど)であっても,ネットワーク上のもの(国際認知症擁護支援ネットワーク:Dementia Advocacy and Support Network International (DASNI), http://www.dasninernational.org/)であっても,1990年代初期には稀であったが,いまでは比較的一般的なものになってきている.

道徳的価値

パーソン・センタード・ケアによるアプローチは,認知症の人を,人間としての価値や社会的存在として復活させるものとして評価されてきた.それは,認知機能障害の程度にかかわら

ず当てはまる．認知症の人に本来備わっていた価値を政策により復活させ，偏見や差別を根絶することが重要なニーズであった．この価値は今後も政策として守られ続けられるべきである．イギリスの保健省における国家認知症戦略（2009 年）は認知症に関する偏見を根絶することの重要性を強調している．
Kitwood は認知機能障害の程度にかかわらず，人には道徳的価値や社会的地位が付与されているという価値観を正式なものとした．そのことをさらに超えて，彼の最近の論文の 1 つはケアにおいて必要とされる道徳的発達に関してのものであり，それは本質的なものでありかつ重要な挑戦であり続けている．

さらに学ぶ方へ

文献をもとにしたパーソン・センタード・ケアのすべての議論が以下に記されている．

Downs M (2009) Person-centred care as supportive care. In: Hughes J, Lloyd-Williams M, Sachs G (ed.) *Supportive care for the person with dementia*, pp. 235–44. Oxford University Press, Oxford.

CHAPTER 18
選択，意思決定能力，ケアおよび法律

認知症患者の自己決定……438

イギリスでの法的枠組み……443

拘 束……459

訳：小川朝生

CHAPTER 18 選択,意思決定能力,ケアおよび法律

認知症患者の自己決定

　認知症の人がどのようなケアを受けるか自身のケアの決定に際しては話し合いに参加し納得して選択したいと各々が願っている．しかし，本人の判断能力が低下している場合には，本人にとって最善で最適と考えられるケアが提供されるように調整することもまた望まれている．適切な認知症ケアでは，できる限り本人に意思決定に関与させるが，同意能力に欠ける人に対しては，認知症の経過全体を通じて適切な意思決定と最善のケアが提供されるようにする．

進行した認知症の人の自己決定をいかに促すか

- 認知症では，決定事項を理解し，比較して評価する能力が徐々に確実に失われていき，あわせて記憶力も次第に失われる．最終的に言葉で自分を表現ができなくなるかもしれず，たとえ好みのものを選択できたとしても，必ずしもそれを人に伝えられるとは限らなくなる．
- いったん認知機能障害が生じると，周囲の人は本人が何を望んでいるのかを直接本人に尋ねるのではなく，介護者に尋ねることが多くなる．そのような行動は，本人から聞き出すと時間がかかることや，本人にはもはやわからないだろうと推測してしまうことによる．多くの場合，私たちは認知症の人に欲しいものや考えていることを尋ねるのではなく，彼らが欲しいであろうものを私たちが決めてしまうのである．
- 実際，認知症が進行しても，多くの好みや希望を表現することができる．痛みや苦痛を伴うことを少し試し，拒否することをくり返す．進行期の認知症患者は，ラズベリー風味の栄養補助食品よりも，味わいのある濃厚なスープを好むかもしれない．両方とも栄養的には同じかもしれないが，介護者に思いやりがあれば本人の好みをすぐに見抜くことができる．それと同様に，飲み物や音楽，活動といった選択や，座っている時が一番心地よく感じる等の好み

- を見極めることも可能である．
- 病気になった人が行う選択は，健康な時にその人が行う選択と同じではないことが多いため，病気の時に何を望んでいるかを知ろうとする努力を続けることが重要である．過去に積極的な治療を拒んだ人が，進行性認知症になった時に抗生物質を差し出されたらそれを欲しいと言うことも当然考えられるため，今本人が示した望みを受け入れることは，過去の治療拒否を乗り越えるためにも必要なのである．意思決定については継続して話し合う努力が重要である．
- これを容易にするために複数のテクニックを用いることができる．
  - 様々な話しやすい場面で，易しい言葉で選択肢を提供する．
  - 認知症の人が最もリラックスしている時に選択肢を示す．
  - 容易に理解できる言葉で丁寧に説明する．
  - 言葉以外のコミュニケーション，例えば，うなずくことや笑顔，手振りからも読み取る（特に失語が著しい時）．
  - 友人や家族が一緒にいる時に問題について話し合う．彼らはその人とより上手にコミュニケーションを取る方法を知っていることが多い．

アドバンス・ケア・プランニング

- アドバンス・ケア・プランニングは，進行期の認知症患者が，自ら決定し，それを表現できなくなった時に，本人に影響する可能性のある選択肢について認知症の初期のうちからじっくり考える機会をつくる．

このような試みには常にリスクと不確実性が伴う．私たちの将来への不安が実際の問題として生じ，対応を迫られることはほとんどないとはいえ，産科病棟でバースプランを経験すると，非常に有能な女性が決めたことであっても，出産という現実に直面すると相当変わりやすいことがよくわかる．事前の決定が比較的予測の可能な状況で，十分に考え抜かれたもので

あったとしても,いざとなると,現在の選択肢と相容れないという理由から本人によって無視されてしまうものである.バースプランにみられるこのような流動性は認知症でも起こりうる.そこで計画は予後予測の不確実さを含んだものとすべきである.

- 認知症の人はしばしば,自らの病気に対する希望や不安,願望を抱く.認知症の人は,どのようなことよりも,末期状態に進行する病気の中でも自らの快適さと尊厳が確保されることを望むかもしれない.
- 認知症の人およびその介護者の不安が意思決定において非常に強力な推進力であるとすれば,不安について時間をかけて話し合うことが不可欠である.話し合うべき有益なテーマを以下にいくつか挙げる.
  - 健康を維持することと記憶力を強化することは,初期の段階では有益であり望ましい.
  - 初期の段階で直面する課題(抑うつや徘徊等)の一部は後になると落ち着く.
  - 介護の目的は,機能と自立性をできる限り長く維持し,最大化することである.
  - 苦痛は,医療従事者が緩和を試みなければならない重要な課題である.
  - 必要があれば,専門家に助けを求めることができる.
  - 本人に計画できる能力がない場合に親族,友人または介護者は,擁護者としてケアについての話し合いと計画に関与することができる.
- 通常,詳細な話し合いをすることによって,たとえ病気が長期的で生活に支障を来すものであったとしても,介護は継続し,苦痛を伴う症状は緩和されるだろうという信頼感が生まれる.多くの認知症患者は,将来に不安を抱き,継続的な介護をなかなか信用することができない.そのうえ,将来に関して非常に明確で確固とした決定を行うとかえって本人の苦痛が強まるリスクがあるため,臨床

- 医はこのような難しい葛藤を乗り越えなければならない.
- アドバンス・ケア・プランニングはイギリスではまだ珍しいが, 介護施設のマネジャーからは強く支持されている.
- アメリカでは, 患者の自己決定法 (Patient Self-Determination Act) (1990) により, 多くの医療提供者は, 患者が医療機関へ入所する前に事前に治療やケアの計画について本人に情報を提供することが義務付けられている.
- イギリスでは, アドバンス・ケア・プランニングに数々のツールを活用している. イングランドとウェールズでは, 希望と意向に関するアドバンス・ステートメント (advance statement), 治療拒否の事前決定 (advance decision to refuse treatment:ADRT), そして法的な意思決定を行えなくなった場合に患者の代理を務める永続的代理権 (lasting power of attorney:LPA) 者の任命等の制度がある. スコットランドでは, 事前指示 (advance directive) は同じ法的取扱いはされない (CHAPTER 18) が, 誰か別の者に代理権を持たせる制度も存在する.
- これを十分に理解するには, イギリスのアドバンス・ケア・プランニングのための法的枠組みに関する概要を知ることが必要である (CHAPTER 18).

希望と意向に関するアドバンス・ステートメント

その人自身の考えや不安, 希望を明確にした上で, 以下を含めたさらなる話し合いをしなければならない.

- サポート, 介護内容, 医療的ケア, 生活支援の方法, ケアへのアクセス等についての継続的な話し合い.
- 苦痛を軽減および緩和できる治療方法についての話し合い.
- 初期のアプローチである疾患に応じて調整するアプローチから, 終末期 (end of life) の苦痛緩和のためのアプローチへ今後移行していくことについての話し合い.
- 今後のケアに対する希望についての話し合い.

CHAPTER 18 選択, 意思決定能力, ケアおよび法律

　この話し合いは, 関係者が質問できるようオープンにしなければならないが, 知りたくない人には知られないように配慮をしなければならない.

- 末期の慢性疾患は社会的な事象であり, 医学的な事象ではない. 計画をたてる上で, 誰がケアに関わるのか, どのような情報やサポート, 社会資源が必要とされるか, 宗教上のニーズ, ホーム (支援を受ける場所) または自宅での今後のケアをどのように組み立てるか等に目を向けなければならない. 決定後は計画通り進行しているのか評価が必要である. 選択肢は, 杓子定規にケアが行われる場所という観点からではなく, 基礎となる希望や価値観の観点から述べられなければならない. なぜなら, 状況が変化した (例えば, ケアホームに新しいマネジャーが来て, ケアの質が低下した) 場合であっても, 介護者が専門家とともに本人の希望が最も叶えられる選択がなされることが望ましいからである (CHAPTER 13).

- 共通して述べられる決定事項のうち, 後になって問題と記述されるものがしばしばある. 最も多いのが, 「絶対に私をホーム (介護施設) に入れないで」という意思表示かもしれない. 医療上の決定ではなく, それゆえに治療拒否の事前決定 (advance decision to refuse treatment：ADRT) の対象にはならないとはいえ, 患者はそのような思いを強い言葉で述べる. ホーム (介護施設) での不適切なケアに対する懸念や, 「入所者のようになる」ことへの全般的な不安は, 多くの人々にケアホームへの入所を拒否する十分な理由となる. しかしながら, 時には在宅ケアが失敗に終わることもあるため, 生活の質や活動, 快適さ, そして尊厳に関しては, 経営状態の良いケアホームの方が勝っているかもしれない.

- その他に考えられる決定事項としては, お金に関することやそれを誰が管理するか, 心肺停止状態になった患者の蘇生について, 認知症が進行したときの適切な苦痛緩和を強く求める意思表示, 抗生物質や複雑な手術といった一部の積極的治療の拒否などが挙げられる.

- 確固たる要求や禁止事項は, 意図せぬ有害な影響をもたらす場合

- がある．大まかな願望や希望を話し合うことが有益である．
- ケアについての本人の希望の事前確認（preferred priorities of care：PPC）の文書がここでは非常に有益である[1]．
- PPCは，ケアを行う場所に関して意思決定を支援するとともに，どのようなケアの形式を望むか，病気が進行した場合に誰に傍にいて欲しいか，そしてどのようにこれを実行したらよいかを提案するためにイギリスで開発された．本来この文書は，人々の意思決定能力のあるうちに明確にしておくことが目的であり，現在では，意思能力を欠く人々にとって最大の利益となるような意思決定を可能にするまでになっている．
- 人工栄養や繰り返す感染症といった問題は，この段階で検討されるかもしれない．一定の状況での治療介入を認める（それ以外の状況では認めない）的確な回答にするため，メリットとリスクを明らかにしなければならない（CHAPTER 13）．
- 有益でオープンな話し合いをすることで信頼が築かれ，自分のことがわかってもらえる，自分の話を聞いてくれるという感覚が植え付けられる．現在，アドバンス・ケア・プランニングがどの程度まで物事を良い方向に変えているのかに関しては，まだ実証されていない．最新の文献によれば，これに取り組んでいる割合は非常に少なく，多くの変化が生じることはまれであることがわかっている．より幅広く利用されるようになれば現状は改善するかもしれない．

イギリスでの法的枠組み

意思能力を欠く人々の扱い

意思決定能力法（Mental Capacity Act：MCA）（2005）は2007年に改正され，大きな違いはあるもののスコットランドの意思決定能力の障害がある成人法（Adults with Incapacity Act）（2000）の影響を受けている．世界中で同様の法律制定が

---

[1] http://www.endoflifecareforadults.nhs.uk/eolc/eolc/current/CS310.htm

CHAPTER 18 選択, 意思決定能力, ケアおよび法律

行われている. 前述の法律はいずれも, 意思能力を欠く人々のために意思決定の枠組みを構築することを目的としている. 北アイルランドでは 2013 年までに, 意思決定能力の障害とメンタルヘルスケアの両方を取り扱った法律の制定が予定されている.

正しい認知症ケアでは, 本人に意思決定にかかわらせることで, 選択や関与, 承諾を促進させるが, 同意能力に欠けるあらゆる人々に関しては最善で最適なケアを受ける権利を保護することも行う.

意思決定能力法 (MCA) では, 意思決定能力を定義し, 意思能力に欠ける人々のケアを行う介護者の権利と義務を明確にしている (訳者注: わが国には成年後見法があり, 財産に関する代理は定められているが, 生命にかかわるものについては法律では対応していない).

承諾のない治療

- 意思決定能力法の第 5 条 (ケアまたは治療に関する法令) は, 能力を欠く者の最大の利益となるように行動する場合には, 臨床医または介護者の責任を免除している. 換言すれば, 同意のないことも, 同意が得られているかのごとく行えることになる.
- この章の内容は, 臨床医の過失に対する懲罰を免除するものではない. その行為は治療拒否の事前決定 (ADRT) を前提として行われる.

最大利益を考えた決定

意思決定能力法 (MCA) は, 能力が失われた場合には, 意思決定は患者にとって最大の利益となるように行われなければならないと規定している. 能力を欠く者に対しては, 彼らに選択の能力があるとした場合に, その患者に提示されるであろう最善の選択肢を考え出す. その上で, 彼らの利益が最大となるように決定が下される. 決定に達する際は, 以下のことを考慮に

入れなければならない［意思決定能力法（MCA）からの引用］．

- 「患者の年齢や外見，行動の状況や様子」に基づいて決定を下してはならず，「関連するあらゆる状況」を考慮し，「その人がいつかその件に関して能力を取り戻す可能性があるかどうかにかかわらず」じっくりと考えなければならない．
- 患者が能力を取り戻す可能性があると思われる場合は，可能でかつ合理的であれば，その時まで決定を保留すべきである．
- 臨床医または介護者は，患者に死をもたらすような願望を受け入れてはならない．
- 臨床医または介護者は，合理的に確認できるのであれば，以下を考慮しなければならない．
  - 本人の過去および現在の願望と感情（特に，意思決定能力のあった時に本人が書面で作成した関連の記述）
  - 本人の信条と価値観
  - 能力を失っているその本人が考慮するであろうと思われるその他の要素
- 臨床医または介護者は，以下のことを考慮に入れなければならない．
  - 本人がこの問題またはその種の問題に関する相談相手として自ら指名した人
  - 本人の介護に従事し，または本人の幸福に関心のある人
  - 本人から永続的代理権（LPA）を付与された人
  - 裁判所がその人のために任命した代理人

意思決定能力法（MCA）が定める指針

- 意思決定能力が欠けていることが立証されない限り，本人には意思決定能力があるものと推定しなければならない．（第1原則：意思決定能力存在の推定の原則）
- 本人の意思決定を支援するあらゆる実際的な措置を講じても決定できない場合のみ，意思決定能力を欠いているとして評価される．

CHAPTER 18 選択，意思決定能力，ケアおよび法律

（第2原則：自己決定支援の原則）
- 客観的には不合理にみえる意思決定をするという理由だけで，本人が意思決定能力を欠いていると判断してはならない．（第3原則）
- 意思決定能力を欠く本人のために（代わりに）この法律に基づいて行われる行為または下される決定は，本人にとって最大の利益とならなければならない．（第4原則：ベスト・インタレストの原則）
- そうした行為や決定をなすにあたっては，本人の権利と行動の自由を制限する程度がより少なくてすむような選択肢が他にないか吟味しなければならない．（第5原則：必要最小限の介入の原則）

必要最低限の介入を行う場合，患者の幸福という観点から考えられなければならず，次善のケアを正当化するために引き合いに出されてはならない．

臨床診療での意思決定能力の測定

意思決定能力とは，その決定に関連する情報を理解し，その情報を記憶し，意思決定プロセスの一環としてその情報を利用または比較評価し，その決定を伝える能力である，と意思決定能力法（MCA）で定義されている（会話，手話，その他の手段を問わない）．

認知症の場合，意見を伝える能力を欠くことが意思能力喪失の原因となるのは稀で，情報を理解し，信じて記憶し，バランスよく取捨選択する能力が欠けていることが原因となる．よくある事例としては，認知症の人は自宅で困難を経験したことを忘れてしまい，自宅では対処できないことを信じていない．

また別の事例としては，治療の必要性を理解せず，治療そのものまたは治療者に妄想をもつこともある．すべての認知症に伴う精神病症状が意思無能力を引き起こすわけではないが，幻覚や妄想は一般的に恐怖等を引き起こす．これらの症状に対して治療が必要となるが，患者は自分の経験していることが現実ではない，ということが理解できないため，治療に同意することができない．

能力評価の実施基準では,臨床医に以下のことを求めている.

- 治療,その目的および提案する理由について簡単な言葉で説明する.
- 主なメリット,リスクおよび代替案について説明する.
- 説明内容の記録と意思能力の有無を判断した根拠の記録を残す.この問題が裁判になった場合には何を基準にその結論に達したかを示すことが求められるため,メモで証拠を残すことが重要である.

事例

あるコンサルテーション医が,自らの遺言状の変更を希望している神経変性疾患の男性の意思能力評価を行った.その男性の死から2～3ヵ月後,コンサルテーション医は彼の息子の弁護士から,彼に能力があったという結論にどのように達したかを問う内容の手紙を受け取った.コンサルテーション医は,この男性が各意思能力基準をどのように満たしたかを詳述するノートの一部をコピーして添付することができた.弁護士は二度とコンサルテーション医に連絡を取ることなく,この訴えは取り下げられた.

- 能力は「ある」「なし」のものではなく,完全な能力を持つ人もいれば,能力不足ではあるが情報と支援があれば能力を高められる人,あるいは能力がまったくない人もいる.様々な決定を行うには,様々なレベルの意思能力が必要になる.能力は変動し,状況に特有なものである.
- 意思無能力の場合,意思決定能力法(MCA)を利用することになるが,一部の状況下では精神科治療を可能にするために精神保健法(Mental Health Act:MHA)を適用してもよい(CHAPTER 18).理学療法はすべて意思決定能力法(MCA)に基づいて行われるが,精神保健法(MHA)は理学療法を認めていない.他者に危害を加えないために拘束が必要とされるような稀な状況下においては,

CHAPTER 18 選択，意思決定能力，ケアおよび法律

慣習法が適用される．
- 意思能力の障害で治療に抵抗している人に対して治療を行わないのは，ネグレクト（放置）に該当する場合がある．
- スコットランドの同様の意思決定能力の障害に対する成人法（Adults With Incapacity Act）（2000）では，理解して意思決定を行い，それに基づいて行動したりこれを伝えたりできない，またはそれらの決定の記憶を維持することができない場合には，意思能力が欠如しているとされる．このような場合，法律では以下のことを義務付けている：すべての意思決定がその患者の利益のために下されること；その決定がなければ利益を合理的に実現することができない場合に限り，決定が行われる；最も制限的でない選択を行う；本人が過去に表明した願望（事前指示を含む）を考慮に入れる；適切な他者に相談する；本人が既存のスキルを使い，可能であれば新たなスキルを身に付ける手助けをする．

治療拒否の事前決定（ADRT）

- イングランドとウェールズ，その他多くの管轄区域では，個人が能力を維持している間に作成された ADRT は，それが有効に作成されたものであれば法的な拘束力があり，特定の治療に適用することができる．正当な理由もなく ADRT を無視する専門家は，告訴される可能性がある．
- ADRT は書面でも口頭でもよい．
- ADRT で延命治療を拒否することができるが，それが書面で作成され，証人がいる場合に限られる．
- ADRT は，負担の大きい治療を回避して自然な死を受け入れるための適切なケアを進めることができる．ADRT により高度の認知症の人の苦痛等のコントロールを強化することができる．
- ADRT にはメリットだけでなくリスクもある．状況が全く異なる場合には選択肢を現在の違った状況下で事前に書くことは困難であることが指摘されている．
- 進行した認知症においてあらゆる積極的治療を拒否するという

ADRT は，予想に反して人を不利にするかもしれない．イギリスではそのような ADRT は違法とされ，拒否が適用される状況は非常に具体的に記述しておかなければならない．例を挙げる．

- 身体的にまずまず健康な認知症の人が，容易に治療できる尿路感染症にかかる．抗生物質の服用を全般的に事前拒否したことで生じる苦痛は，その拒否が意思表示された時点ではおそらく予測されなかっただろう．
- 股関節部の骨折を治療しないと，耐え難い激痛と苦痛が残る場合がある．
- 進行した認知症において鎮痛薬のみを受け入れるという指示は，その人が発作や嘔吐を起こした場合に問題が生じる可能性がある．
- 特定の形式の介護を拒否すると患者が放っておかれ，ケアが不十分で苦しむかもしれない．

- ADRT についての話し合いは，治療拒否が適切であり，患者の終末期ケアが損なわれないことを保証できる健康管理や社会的ケアの専門家と行うべきである．
- 同時に，心肺機能蘇生（CPR[2]）に関する意思決定の手引きにも留意することが賢明である．
- 例えば年に1回といったように，ADRT を定期的に見直すことは適正な実践であるが，これは法的な必要条件ではない．
- 本人に意思決定能力がある場合，口頭または書面で ADRT をいつでも取り消すことができるが，延命治療の拒否を追加するには必ず書面でなければならない．
- ADRT の作成後に本人が ADRT の決定事項を取り扱う永続的代理権者（LPA）（CHAPTER 18）を指名する場合は，ADRT はその LPA によって書き換えられる．
- 医療専門家は，ADRT が有効であることを保証する義務がある（特に，それが本人に害を及ぼすと思われた場合）．意思決定能力法

---

[2] BMA/RC/RCN (British Medical Association, Resuscitation Council, Royal College of Nursing) (2007) *Joint statement on cardiopulmonary resuscitation.* http://www.bma.org.uk/ethics/cardiopulmonary_resuscitation/CPRDecisions07.jsp

CHAPTER 18 選択, 意思決定能力, ケアおよび法律

（MCA）は, ADRT が無効となり得る理由を明確に述べている.
- スコットランドでは, 事前指示は ADRT に取って代わる. 事前指示は, 意思決定能力の障害がある成人法（2000）のもとでは法的強制力はない. その代わりにスコットランドの法律では, 過去の希望（その事前指示が 1 つの意思表示である）を考慮しなければならないとしている. ただし, 事前指示が慣習法に基づいて法的拘束力を持つ場合がある. 現在, 北アイルランドも同じ状況である.

健康と幸福のための永続的代理権（LPA）

イギリスにおいて, 意思決定権を代理人や擁護者に移すことが可能である. イングランドとウェールズでは, 永続的代理権（LPA）を設定することができる. この法的な過程には, 特定の形式と手続が必要である（資料に関しては, http://www.direct.gov.uk/en/Governmentcitizensandrights/Mentalcapacityandthelaw/Mentalcapacityandplanningahead/DG_194840 を参照）. LPA を設定することで, 患者の信頼する誰かに正式な意思決定権が事前に与えられる. LPA により, 健康に関する意思決定, 手術や治療の承諾または拒否, どこで生活すべきかの決断等が可能になる.

- 財産上の問題に関しては, 持続的代行権（EPA）を設定することができる. EPA は小切手の署名, 金銭や財産, 株式等の処分を行い, 本人の財務全般を管理することができる.

ADRT の妥当性と適用可能性

患者が以下に該当する場合には, 事前決定は無効とする.
- 撤回する能力があった時に, 既にその決定を撤回している.
- 事前決定の後に設定された LPA に基づき, 事前決定に関連する治療の承諾または拒否の権限を, 受権者（受権者が 2 人以上の場合は, そのうちの 1 人）に与えている.

- 本人の不変の決定である事前決定とは明らかに矛盾する別のことを既に行っている.

以下に該当する場合には,事前決定はその治療には適用しない.

- 決定する重要な時に,患者がその治療を承諾または拒否する能力がある場合.
- その治療が事前決定で明記された治療ではない場合.
- 事前決定で明記された何らかの状況が欠けている場合.
- 事前決定の時に患者が予測しなかった状況が存在しており,それを予測できたならば本人の意思決定に影響を及ぼしていたであろうと信じるだけの合理的な根拠がある場合.

以下に該当しない限り,事前決定は延命治療には適用しない.

- たとえ生命の危険があってもその決定がその治療に適用するという旨の患者の意思表示により,その決定の妥当性が立証されている.
- その決定は書面で作成され,本人と証人が署名している.

事例

　Jasonは数年前,もしも自分が衰弱して死に瀕した場合には,行う意味のあるケアと快適さだけを望むことを記載した.彼は現在,高度の認知症を患い,重症肺炎を発症している.最近は相当な苦痛を感じており,今や重症である.これは,快適な身体の状態を維持し,抗生物質の治療を受けないという彼の願いに従っていると判断される.彼の事前拒否は有益であり,治療方針の確認に用いられる.

　Janeは4年前,事前拒否の書面を作成し,万が一自分が認知症を発症したら抗生物質を含むあらゆる積極的治療を拒否する意思を記載した.現在,彼女は中等度の認知症を患い,治療の必要性についての判断能力を失っている一方で,彼女は今でも自宅で家族と共にほぼ通常の生活を送ることができている.彼女は糖尿病と尿路感染症も患っている.事前拒否には,彼女に抗生物質または糖尿病の薬を出してはいけないと記載されているが,彼女がこの状況を予測しなかったこと,そして今投薬治

CHAPTER 18 選択，意思決定能力，ケアおよび法律

> 療を中止することは著しく有害であり，相当な苦痛を引き起こすと判断できる．鎮痛薬は，尿路感染症の痛みに対処する適切な代替手段とは考えられない．

- LPA または EPA に署名することで，意思決定の能力が失われた際には，その意思決定は，本人が代理人に指名した弁護士が行うことが認められる．
- まだ本人が自分の希望を表現することができるならば，患者の最大の利益となるように患者の希望に沿って決定を下すために LPA が必要とされる．
- 医療資源を開放し，最善のケアを可能にするのに LPA は極めて有益となり得る．意思決定能力を有する人のもとにリアルタイムで残るため，LPA には ADRT よりもかなりの利点がある．
- しかし，リスクも存在する．EPA による金銭の悪用が頻繁に起こっている．イングランドの無能力者保護法廷に持ち込まれる事例の 15％が代理権の乱用に関するものである．同様の問題が LPA でも生じるかもしれない．弁護士自身の利益のため，または推定される患者の願望ではなく弁護士の願望に基づいて意思決定が下されていると疑われる場合には，裁判所によって LPA を取り消し，または起訴することができる．
- スコットランドでは，金銭上の問題は継続的代理権（Continuing Power of Attorney）を持つ者に委任し，健康やケアの選択に関する意思決定は福祉代理権（Welfare Power of Attorney）を持つ者に委任することができる．

自由剝奪に対する保証措置（DOLS）

- イングランドとウェールズでは，意思決定能力法（MCA）は精神保健法（MHA）(2007) によって改正され，知的能力を失った人および自由を剝奪された人のための新たな保証措置が導入された．この法律の目的上，自由の剝奪とは，病院やケアホームに入院・入所していて退院・退所ができない状態のほか，治療などのために面会

イギリスでの法的枠組み

が制限される状態が含まれる．患者が退院・退所できず，または訪問者の接近が制限される明確な理由がなければならない．
- この保証措置は自由の剥奪が対象であり，自由を制限することが対象ではない．したがって，患者が退院を希望するが，説得されて入院を受け入れる場合には，保証措置は必要ない．しかし，もし患者が退院を繰り返し止められるならば，彼らは自由を剥奪されていることになる．
- そのような状況下では，地方自治体または地域保健所（PCT）のいずれかから自由の剥奪を認める命令が得られる．その自由の剥奪が合理的で適切であることを保証するため，この命令には，精神保健法（MHA）に基づき特別に認められた医師による医学的評価，知能評価，最大利益評価を含む複数の評価が必要とされる．
- この法律制定は，万が一患者が帰結をほとんど認識せずに有害な選択肢を選んだ場合に，自由の過度な制限と危害の可能性とのバランスを取ることを目的としている．詳細は，実施基準を参照すること．

事例

　Charlesは極めて混乱しており，病棟から外出を強く主張しているが，外出すると事故に遭うと考えられている．彼は病棟から抜け出そうとするため，扉が施錠されている．入院させられている彼は，何度も離院を試みる．彼は入院理由がわからず，何年も前に退職した学校での仕事に戻りたがった．彼は，ここを出たところの道からバスに乗ることができるまでには回復しているが，もしも病院を出たならば，道に迷い，深刻な事故に遭う可能性が非常に高い．そこで彼を病棟に留めて，外出を止めることになる．彼は自由を奪われるため，DOLS命令のための必須の評価が求められる．これが地域保健所（ケアホームの場合は，社会福祉課）に送付されて，評価が開始される．

代理人は意思無能力者の希望を代弁できるか

　意思決定能力法（MCA）および同様の法律制定は，患者の指

名する代行人または代理人が患者の希望を正確に反映する，という前提に依存している．この前提は，実証的研究で支持されているのだろうか．

- Shalowitz ら（2006）によるメタ分析でこの問題が検証された．彼らは 2,500 組を超える患者と代行者ペアに 151 の仮定シナリオを提示して 16 の研究を精査し，約 20,000 件の回答を分析した．
- 彼らの発見は驚くべきものであった．全体的に見れば，代行者が患者の意向を正確に予測できたのは事例の 68％に過ぎなかった．代行者は，患者が認知症または脳卒中を起こしているというシナリオにおいて最も正確性が低かった．正確さは，代行者と患者の関係の密接さによる影響を受けなかった．それよりも，患者と代行者が事前に研修や話し合いをすることで，代行者の正確性は逆にわずかに低下した．

これらの憂慮すべき結果から，意思決定能力を喪失した状況においては代理人制度以外の他の意思決定方法も検討される必要があるだろう．例えば，代行人の決定が，地域コミュニティの価値観からずれてよい範囲を設定する統一見解に同意するという提案がある．これには，明らかに不安の声がある．もう 1 つは，その人の人生から推測できる傾向や価値感全体を考慮し，意思決定を行うという提案もある．この方法で難しいのは，誰がどのように決定するかということである．

精神保健法（1983，2007）および
精神保健（ケア及び治療）法（2003，スコットランド）

- 精神保健法（MHA）は，精神障害患者の評価と治療を目的とした強制的な拘束を適用する前に，患者自身の安全と他者の保護のために満たさなければならない基準を明確に定めている．
- 第 2 条に基づき，2 人の医師，すなわち精神保健法（MHA）に関し

て承認を受けた医師と公認の精神保健の専門家（例：精神保健福祉士または看護師）が申請書に署名をする場合には，評価を目的として患者を 28 日間拘束することができる．第二の医師は過去にその患者を知っている者でなければならないが，知らない場合は精神保健法（MHA）承認の別の医師が担当する．評価命令は，更新されない．

- 緊急時には，精神保健専門家または患者に最も近い親族が申請を行い，患者をよく知る医師がこれに署名する．緊急時の拘束は最長 72 時間まで可能であり，その後に患者は帰宅を許可されるか，または上記のとおり拘束される．
- 評価が行われた後，精神保健法（MHA）の第 3 条に基づく治療命令を申請することができる．これは最長 6 ヵ月間であり，更新が可能である．
- 精神保健法（MHA）に基づいて拘束される患者に対しては，全部ではないが多くの事例において，本人の意思に反して治療を行うことがある．
- 精神保健法（MHA）に基づいて治療が必要な場合には，能力のある者の治療拒否および ADRT は覆されるが，電気通電療法は例外として拒否することができる．しかし，これもまた緊急時には覆すことができる．
- 拘束は，精神疾患の治療にのみ適用が可能であり，身体的疾患には適用できない．
- 患者は一定の状況下では，非入院治療命令（Community Treatment Order）に基づいてコミュニティで強制的に治療を受けることができる．
- イングランドやウェールズと違ってスコットランドでは，能力はあるが自分自身や他者にとってリスクとなる人を拘束することは，精神保健（ケア及び治療）法（2003）では認められていない．そのような命令は非常に慎重に用いられることが推測されるが，登録された医師は，精神保健の専門家（精神衛生官として知られる）の関与を要請せずに緊急拘束命令を発することができる．ただし，本人の意思に反した法律上の拘束は，その人の福祉後見人が出すこ

とはできない．スコットランドでは，28日間を越えた拘束または治療は，精神衛生審判所（Mental Health Tribunal）による承認を受けなければならず，これはイングランドやウェールズよりもかなり期間が短い．強制的拘束または治療を延長するための医療報告書作成の責任は医師にあるだけでなく，心理職，ソーシャルワーカーおよび精神保健看護師といった他者が請け負うこともできる．これに関してはヨーロッパの人権擁護法案に基づく適法性を疑問視する者もいる．

国民扶助法（National Assistance Act：NAA）(1947，1951)

- 認識されないリスクから脆弱な国民を保護するためにイギリスで折に触れて用いられている法律が，もう1つある．それは1948年国民扶助法（NAA）の第47条と1951年の改正法である．
- この法律により，医師は，本人または他者にとってリスクとなる高齢で衰弱した患者を本人の同意なしに病院や適切なケア施設へ移送することができる．
- 数多くの条件が規定されているがその表現はあいまいであり，様々な解釈ができる．
  - 患者は，深刻な慢性疾患を患いもしくは高齢で知的な障害または身体的に無能力な状態あるいは非衛生的な状況で生活している者でなければならない．
  - 患者は，自分自身に適切なケアを行ったり注意を向けたりすることができず，他者からも適切なケアを受けていない．
  - 患者自身の利益のため，または他者への健康被害や深刻な迷惑を防止するため，患者を自宅から移動させることが必須である（深刻な迷惑とは，例えば，不衛生による重篤な感染症や汚染などを意味する）．
- この法律では，申請を行う7日前までに本人に通知を行うことを義務付けている．ただし，緊急時で適切な当局者（実際には保健医）の証明がある場合を除く．

- この法律は問題になっている患者の移動と拘束について規定しているが，本人の同意のない医療手当については規定していない．それは，精神保健法（MHA）に基づく強制治療命令を発動することによってのみ可能となるが，この命令はもちろんメンタルヘルスの治療にしか適用しない．
- 地方自治体に申請して，保健医に依頼書への署名を求めなければならない．その上で治安判事裁判所に対し，当事者を別の医療環境へ移動させる依頼を行う．その命令により3ヵ月間の拘束が可能になるが，裁判所の命令を再申請することでさらに延長することができる．
- 国民援助法（NAA）の第47条は，人権保護法案との適合性は想定できない．保健省は，すべての事例において法的アドバイスを求めるよう助言している．
- この法律を用いるのは厳しいと考えられる．裁判所が患者またはその代理人の意見を聞くという必要条件がない上，緊急時には通知を行う必要がなく，不服申し立ては6週間後でないと認められない．これは精神保健法（MHA）よりもはるかに制限的である．この法律がもたらす広範な検討事項と保護の不足に対して，法律家や公衆衛生当局者，その業務に従事するその他の人々は懸念を表している．これは法的な異議申し立てを非常に受けやすいと思われるため，本当に例外的な状況においてのみ発動されるべきである．

臨床診療での意思決定能力の測定：具体例

ケース・シナリオ

Charlesは認知症を患う75歳の元校長で，養護施設で既に母親が亡くなっていた．彼は母親が自宅にいた方がより十分に世話をしてあげられると考えていたにもかかわらず，彼女は病院によって養護施設へ入れられていた．彼女はひどく苦しんだと思われ，彼にはそれは非常に過酷な経験だとわかっていた．そのために，彼自身はホームに入ったり鎮静薬をもらったりするのは嫌だといつも言っていた．最終的に彼は，自分の意見を

CHAPTER 18 選択,意思決定能力,ケアおよび法律

しっかりと言葉で表現することはできるものの,今自分が抱える問題をまったく理解できない段階に達していた.彼は食べ物のない自宅でもがき苦しみ,夜は一人さびしく過ごしていた.足元がふらつき,何度も転んでいたが,そのことを覚えていなかった.幻覚を起こし,複数の声に苛まれた.最終的に彼は自宅では安全ではないと感じられた.

- Charles の事例で検討すべき課題は複雑である.介護が事前に拒否されているが,それはおそらく母親の経験とそれを回避したい欲望に基づいている.しかし,彼はもはや自宅で非常に苦しんでおり,ケアホームの方が幸せになれるかもしれない.彼は拒否した時点でおそらく今の状況を予測していないため,その拒否には拘束力がないと思われる(厳密にいうと養護施設でのケアは正確には医療ではないため,その拒否はどちらにしても拘束力はない).
- 抗精神病薬は有害となる可能性があるものの,彼の精神病症状にはおそらく適切な治療法であろう.彼は,別の選択肢やそれぞれの帰結を比較検討する能力に欠けていることから,彼の拒否は無効とされる.
- しかし,彼が意思能力に欠けている場合,それは彼をホームに入所させなければならないことを意味しているのではない.十分な支援を得て自宅でケアを受けることも可能かもしれない.かつて校長であったことを考えれば,自ら 24 時間ケアを受ける経済的余裕すらあるかもしれない.そうすれば,彼が夜に一人でいることや転倒する等の問題を取り除けるかもしれない.
- したがって,特に自分自身で選択することのできない人の場合,認知症患者のケアをする者が,最善の臨床ケアのオプションとそれぞれの影響を詳細に評価し,それぞれの効果および本人の過去の希望と考え方の観点からそれらのオプションを比較検討しなければならない.これは,最大利益決定のプロセスであり,最大利益を決定するには必ず最善の臨床上の選択肢を特定することにもなる.

さらに学ぶ方へ

Chapman S (2008) *The Mental Capacity Act in practice*. National Council for Palliative Care, London.

National End of Life Care Programme and National Council for Palliative Care (2008) *Advance decisions to refuse treatment: a guide for health and social care professionals*. NELCP and NCPC, London.

Department of Health (2008) Mental Capacity Act 2005: deprivation of liberty safeguards. Code of Practice to supplement the main Mental Capacity Act 2005 Code of Practice. http://www.dh.gov.uk/prod_consum_dh/groups/dh_digitalassets/@dh/@en/documents/digitalasset/dh_087309.pdf

Department for Constitutional Affairs (2007) Mental Capacity Act 2005 Code of Practice. http://webarchive.nationalarchives.gov.uk/+/http://www.justice.gov.uk/docs/mca-cp.pdf

拘 束

- 時に拘束は,適切な認知症ケアに必要な要素となる.意思決定能力法(MCA)の第6条は,拘束は本人に危害が及ぶことを回避するために用いられるべきであると規定し,拘束の程度は受ける危害に比例することを義務付けている.
- しかし,すべての介護者は,拘束の危険性について認識しておく必要がある.
- 拘束は適切なケアに必要である一方で,リスクを高める場合もある.例えば,ベッドの囲いは,患者がこれを乗り越えようとして外傷のリスクを高める可能性がある.拘束によって失禁や,機能的活動度,移動能力,褥瘡が悪化する可能性がある.
- 患者の中には,身体的拘束によって怒りと疑念が増し,コントロールするはずの行動を悪化させる場合があるかもしれない.さらに,認知症の人の自尊心や尊厳に対する重大なリスクがある.したがって拘束は,慎重に検討し,技術に習熟している場合に限って行われるべきである.
- 拘束は,その帰結を十分に理解していないような未熟な人が適用したり,または十分な職員がいない状態で適用されたりする可能性がある.
- 拘束にはいくつかの形式がある.
  - 行動範囲を個室に制限する(DOLS が適用する可能性がある).

CHAPTER 18 選択，意思決定能力，ケアおよび法律

- 身の回りの世話ができるように物理的に拘束する〔意思決定能力法（MCA）の第6条〕．
- 他者への危害を防ぐために物理的に拘束する（慣習法）．
- 注射または極秘に服薬させる方法により強制的に投薬する〔意思決定能力法（MAC）の第6条〕
- 精神保健法（MHA）が適用する場合はこれに基づいて取り扱う．
- 介護者は，自分に直面しているリスクを理解していない認知症の人に対して適切なケアを行う責務がある．配慮をした説得と慎重なアプローチをしても安全を確保できない場合は，その状況は拘束の必要性を意味することもある．
- 適切な拘束に失敗すると死を招くこともあり，深刻なネグレクトに該当する可能性もある．意思決定能力法（MCA）（イングランドとウェールズ）第6条では，治療をしなければ病状が悪化する状況では，拘束が許されるし，さらには積極的に用いることになっている．治療可能な苦痛が持続する場合も拘束が許されるだろう．

事例

Charles は言語能力のある元校長であり，自宅で問題なく過ごしており，ケアを受ける必要はないと確信していた．しかし，自宅でのケアに何度か失敗したため，彼は病院に入院している．ここで彼は幸せであり，間もなく自宅に戻って家族と共に暮らすことを希望している．しかし今，彼は肺炎を患っており，水分補給と抗生物質を必要としている．彼は点滴を外し，服薬を拒否している．

拘束をすれば治療できるが，拘束をしなければ彼は苦しみ，死ぬかもしれない．彼の肺炎を治療することは適切と判断できる．彼を鎮静薬で落ち着かせ，拘束して治療を行えば，肺炎は改善する．

内密の投薬

本人には内密にした投薬は，治療の必要性を理解することが困難な認知症の人に適切なケアを十分に行う試みの一環として

不可欠かもしれない．しかし，この問題は非常に難しいと考えられているため，介護スタッフが極秘に薬を投与することは認められていない．話し合いや検討を行うのであれば，患者に危害が及ぶような例外的な状況において内密に投薬することは合理的と考えられる．英国看護助産審議会（UK Nursing and Midwifery Council[3]）および英国王立精神科医学会（Royal College of Psychiatrists[4]）のガイドラインでは，これを実践するための枠組みを提言している．

- ここでの基本方針は以下のとおりである．
  - 投薬を有効に承諾または拒否できない人に対して，臨床医は適切な措置とケアを行う責務がある．
  - 服薬への抵抗は能力を欠く人に生じるものであり，有効な拒否とは決して同じではない．
  - 例外的な状況においてその時に治療を行わなかった結果として患者に危害が及ぶ場合には，他のすべての手段を試した上で内密に投薬することは合理的かもしれない．
- イギリス三次医療センターが行った最近の調査では，高齢の入院患者の12%に内密の投薬が行われていることが判明した．彼らは全員拘束されており，ほとんどが認知症を患い意思能力を欠いていた．
- 内密の投薬は，拘束の1つの形態と考えることができる．食事に混ぜて内緒で投与される薬もまた，拘束の一形態と考えるべきである．
- 内密の投薬が正当と判断されるには，いくつかの条件が満たされなければならない．
  - 患者は，この問題に関する意思能力を欠いていなければならない．

---

[3] Nursing and Midwifery Council (2007) *Covert administration of medicines: disguising medicine in food and drink.* http://www.nmc-uk.org/Nurses-and-midwives/Advice-by-topic/A/Advice/Covert-administration-of-medicines/

[4] Royal College of Psychiatrists (2004) College statement on covert administration of medicines. *The Psychiatrist* **28**, 385–6.

CHAPTER 18 選択，意思決定能力，ケアおよび法律

- 投薬をしないと，患者に深刻な精神的または身体的な危害が生じる可能性がある．
- 薬以外の選択肢はすでに除外されている．
- 隠さずに薬を投与しようとしたが，失敗している．
- この問題について多職種チーム（可能ならば，「最大利益会議」）で正式に話し合いがなされている．
- 家族に報告し，できる限り家族の承諾を得る．
- 意思決定能力がないと判断する理由および投薬する理由が，診療録に明確に記されている．
- 決定事項は，常に見直しの対象とされなければならない．

事例

前述の事例の元校長 Charles は，少し改善は見られるが混乱した状態は続いており，味が嫌いだと言って薬を吐き出している．彼はチロキシン（甲状腺ホルモン）と抗けいれん薬を服用しているが，その理由は理解していない．この両方を欠くと彼は病気になる．どちらも注射で投与することはできない．この薬は安全に食品に混ざるため，容易に服用させることができる．本人に内密の投薬を行わなければ，彼のケアは困難となり，彼は深刻な症状に苦しむことになる．家族は内密の投薬を支持している．内密の投与が乱用されるリスクを軽減するために注意深い検討が欠かせない．

CHAPTER 19
スピリチュアルケア

はじめに……464
スピリチュアルな存在を表現する方法……465
宗教とスピリチュアリティ……467
認知症患者のためのスピリチュアルケア……468
スピリチュアルケアを提供するためのツール……469

訳：武井宣之

CHAPTER 19　スピリチュアルケア

はじめに

　深刻な病はどんなものであれ，患者だけでなくその愛する人にとっても人生を変えてしまうような経験となる．認知症はパーソナリティ全般に大きく影響し，多くの懸念が深刻なものとなる．認知症に罹患することで関係性は大きくかつ永続的に変化し，それまで十分に自立能力のあった人を依存的にしてしまう．介護者や関係者にとって，心をかき乱すような，困難で大きな問題として現れる．人生において自分自身は何かと考えるとき，このような病気であることを自覚できないとしたら，何をもって人間的であると考えることができるだろうか？　愛する人が共に過ごした時間を忘れてしまったとき，また自分が愛してきた人をもはやその人と認識できなくなってしまったとき，人はまだ自分が人間的であるということを感じることができるだろうか？　これまで他の人たちに多くのものを与えてきたかもしれないのに，このように人生を終わろうとしている人に対してもわれわれは平気でいられるだろうか？　私たちは何に人生の希望を見出したらよいのだろうか？　人の変わらないアイデンティティーは過去にあるのだろうか，または断片化したあらゆるものの中にあるのだろうか？　我々が人生を理解するために必要な多くの人間性をはぎ取られてしまって，どのように人生を経験するのだろうか？

　認知症の患者は，多くの時間，当惑し，恐れ，脅し，攻撃し，深い孤独やひどい抑うつになり，また全く無力となる．しかし同時に，認知症の人と介護者たちは，シンプルな生活や大切なものとの関係に気付き，失ったり忘れてしまうことによる心配があったとしても一緒に幸せを感じることのできる時があり，それがこれからも続いていくということにも気付くことができる．これらの両極端はスピリチュアルな領域であり，定義することは難しいが認識することは簡単である．けれども，内的にも外的にも言語を失った人とこのスピリチュアルについて表現し話し合うことは，難しい．この章ではこのことについて考え

たい．このことはまた，それぞれの信念や考え方や文化的アイデンティティーに対する視点が必要となり，それらの視点が日々のケアとどのように関連するか議論となるだろう．

これから議論する上で，記憶を失うことはまだらに起こったり，ある認知症においては進行した後期に生じることを覚えておくことは必要不可欠である．そのため，認知症患者と介護者は先入観をもたずに，自分の記憶能力の程度を確認し自覚するように試みるべきである．その人が何を認識しているかを理解することと同様に，他に損なわれていることは何か，保たれていることは何かを知る必要がある．

認知症の人はまた，他の進行性の病気にかかっていることも多い．そのため，認知症は比較的初期でも，他の病気が終末期に近いことがあるかもしれない．スピリチュアルなケアではなによりも，その人を個人と捉え，その人の今ある状態に敏感である必要がある．

スピリチュアルな存在を表現する方法

- 行動や人間関係などはほかの誰かが観察して理解できるものもあるが，自分の体験として感じたり，選択や行動の支えとなるような第三者からはうかがうことのできない内面的な側面もある．そして，その側面は継続性や一貫性を支える人生を通した細い糸のようなものである．人の人生はこの細い糸によって，断片的なものにならずにすんでいる．
- 我々の内的な自己は，両親から教わったことや，文化や学習や知識，生活上の体験，出会った人々，経験した逆境や喜びから吸収したものによってかたち作られている．
- この内的な自己は，体験したことに意味を持たせ，何をどのように行うかの選択を助けてくれる．我々の好き嫌いを方向付けし，人生を見通す心の眼となり，また，人生の進むべき道と目的があることを教えてくれる．

CHAPTER 19 スピリチュアルケア

- この内的な自己は,これまで考えられなかったような困難な状況や同じくらい重要な喜びの瞬間に直面したときに試され,様変わりする.
- しかしながら2人の人間が実際に人生について同じ体験や信条を共有したとしても,それぞれの内的な人生は文化や知識に大きく影響されるため,それぞれ異なり,いつも個別的なもので,新しい見方に出会わない限り変わることはない.

この内的な人生は,その人の魂の人生ということができる.我々はスピリチュアルな人生を様々な方法で表現する.

- 習慣を通じて表現する.このときに使われる言葉はとても表面的なものである.
- 宗教や祈りを通じて表現する.
- 創造性を通じて.芸術や文学,音楽の活動での創造や反応を通じて表現する.
- 愛する人々との愛情行動を通じて表現する.
- 孤独を通じて表現する.

スピリチュアルな人生は内的なものであり,言語を超えた様々な形で,象徴的に,つまり慣習や祈りなどで表現される.それを述べたり分析するために,言葉は用いられる.言葉が話せなければ表現することはできないという誤った考えを導くことがある.そのような誤った考えは進行した認知症患者をスピリチュアルな領域から事実上排除してしまう.我々の社会は"ハイパー認知"と呼ばれるようになった.知識や理解が他の何よりも称賛され,時々,それが我々を人間であると区別する唯一の領域であるようにも思わせる.認知症はこの概念に対し,人間らしい新たな理解を提供してくれる.認知症の人の生活は即時的であり,今・ここで起こっている状況に反応するものであり,それは認知的というより情緒的で相互的なものである.

宗教とスピリチュアリティ

これまで述べてきたように，スピリチュアリティは宗教やその他の手段を通じて，存在し表現しうる．宗教を信じなくともスピリチュアルな人生をおくることは可能であるが，スピリチュアルなしに宗教的な人生をおくることは不可能である．

- 西洋では特定の信仰をもつ人が非常に少ない国がある．しかし，これまでのところ高齢の世代のほうが若い世代よりも信心深いようである．
- 宗教が怒りやからかいの対象となり，宗教による思考のコントロールや対立が非難されている国がある．宗教的信念が源であり，表現の手段であり，スピリチュアルな人生の目的となる宗教もある．簡単ではないが，自分自身の見方ではなく，その人たち自身の世界の見え方を通じてその人を助けることが重要である．それがその人が人生で経験したものの産物であるからである．
- 西欧諸国の大多数は信心深くないため，スピリチュアリティの言語が大きな問題となる．スピリチュアリティは宗教や宗教的儀式，宗教的用語を通じて数百年以上かけて育まれ表現されてきた．介護スタッフはスピリチュアリティを引き出したり話したりするための言語を持ち合わせていないかもしれない．西欧諸国の多くの人たちにとって，世界は単に一日一日の事柄でしかない．このことはスピリチュアルな心配に気付き，反応し，そのことについてケアのチームで話し合う能力に影響するかもしれない．
- 最大の敬意をもって，認知症の人や介護者のスピリチュアルな信条を取り扱うことが必要不可欠である．それはお気に入りのサッカーチームのような好みの問題ではない．人生観である．この人生観は，彼らが生きてきた出来事や，彼らが人生から何を学んだかを読み解く鍵となり，人生観に敬意を払わないことは，その人の生きてきた過去や現在に敬意を払わないことでもある．
- 宗教は時々，習慣や行事などとして表現され，そのことに忠実である限り，その人の宗教的信念を尊重しているようにみえる．このこ

とは要点を捉え損ねてしまう危険性がある．慣習はこの世界観を反映するかもしれないが，宗教は世界観や考え方が目的であって，慣習が目的ではない．これらの意味を考えずに行われる慣習は，無益で誤ったものとなる．宗教的であると言われる多くの慣習は，実際には地域の伝統的な習慣であり，同じ信条を持つ別の地域の人々は全く異なった慣習に従っているかもしれない．

- どんなに正統な信条の持ち主でも，全く同じやり方で宗教を慣習にすることはない．認知症の人や介護者に決めつけることなく，彼らにとって実際に重要な慣習は何かを訊ねることは常に必要不可欠である．
- ある宗教の立場に立つと，別の宗教のことを誤って判断しがちである．例えば，多くのキリスト教の活動における神父や牧師の重要性は，イスラム教徒やユダヤ教徒にとってのイラームやラビのそれとは全く異なる．クエーカー教のように，牧師がいないものもある．キリスト教徒にとって牧師の参加は大変重要なことかもしれないが，イラームやラビの役割はそれほどまで重要ではないかもしれない．

認知症患者のためのスピリチュアルケア

認知症の人のスピリチュアルケアでは，以下の特定の問題に取り組む必要がある．

- 特に認知機能の低下により引きおこされる認知症の初期における戸惑いや混乱．
- 初期の認知機能低下の自覚と，将来の悲惨な経過の予想．このことは恐怖と失望となりうる．
- 特に洞察が保たれている間の，未来や，将来の依存，尊厳の喪失に対する恐れ．
- 介護者や愛する人への影響に対する罪悪感．
- 軽度から中等度の認知症患者における，良くも悪くも遠い記憶．

- 末期の認知症患者における，即時的な苦痛，見当識障害，混乱．
- 過去の追体験．例えば（母親がいないことを心配している認知症患者のように），突然の現実的な過去の追体験．例えば戦時中に捕虜として強制収容所にいた人たちのフラッシュバックのような，過去の外傷的状況の追体験．
- 末期の，認知症患者の理解力の低下がひきおこす，介護者に対する疑念や，脅威にさらされているという強い感覚．
- かなり進行した認知症患者の場合の，言語的コミュニケーションが困難なことや簡単な事柄を理解できなくなること．

スピリチュアルケアを提供するためのツール

進行した認知症患者のためのスピリチュアルケアには，以下のようなものがある．

- 過去や未来についてのスピリチュアリティではなく，今そこのスピリチュアリティである必要がある．過去が追体験されている場合であっても，その人が対峙しているのは正しく今のことであり，とても現実的な体験であって，記憶ではない．
- 象徴や儀式，感覚の入力，シンプルに人との接触を利用すること．これらは，理解力や認知に代わってその時の雰囲気，感覚，人とのかかわりなど遠く強い過去の記憶を蘇らせてくれる．進行した認知症では，認知的能力は障害されているが，情緒的愛着能力は保たれている（CHAPTER 4）．

象徴と儀式

象徴，儀式は，認知症の人の過去の経験を呼びおこし，言葉を超越して，深い味わいをもたらすことができる．ちょうど匂いが我々の記憶を鮮明に思い起こさせるように，言葉がなくても，力強い感覚で象徴を通じて過去を思い出すことができる．

CHAPTER 19 スピリチュアルケア

- 特に象徴がその人の過去に染みついているならば、象徴の力は、言葉の雄弁さを超えて存在し続ける.
- 認知症において、多くのことが奇妙に感じられ、大切な人のことがよくわからなくなる状況では、儀式は心地よさと安心感の強力な資源となりうる.
- その人たち自身にとって大きな意味を持つような象徴を、認知症患者やその家族と共に探す. それらは個人的なものや宗教的なものかもしれない（キリスト教の十字架やユダヤ教の燭台，ヒンズー教の神の像，宗教的な芸術作品，神聖な写真，など）. それらをその人の身近に置いたり、ある活動や交流で利用することは、スピリチュアルな活動を助ける一つの手段となりうる.
- しかし、認知症の人は具体的でないと理解が難しいため、口頭のみでの象徴的な言葉は、特に初期以降の認知症では彼らを混乱させてしまうかもしれないことを覚えておきたい. 一方で、過去に頻繁に参加していた儀式の象徴的な言語は、彼らを動揺させたりはしないだろう.
- 過去における儀式は、過去を想起する大きな力を持っている. そのような意味では、それが象徴的な意味を持つ前にかかわった儀式であるなら、儀式は単に儀式でしかなくなる.
- 多くのキリスト教徒にとって、サクラメント（ローマカトリック，東方正教会や様々なプロテスタントの伝統において、様々な理解をされている）に参加すること、特に聖体拝領に参加することは大切な経験である.

同様に、重要な宗教的祭事のような記念式典は、日々の生活ではめったにないのでこれに参加したりかかわることは過去の感覚をよびおこすきっかけとなるかもしれない. 例えば、キリスト教徒にとってのイースターやクリスマス、イスラム教徒にとってのイード・アルアドハー、ユダヤ教徒にとっての過越の祭りやヨーム・キップール、ヒンズー教徒にとってのディーワーリー、などである. 認知症患者のケアのための施設では、関係のあるときはいつも、入居者のためにそのような重要な日のお祝いをするよう努力するべきである. さらに言うと、そのような祭事を伝統的な方法で

祝えるように場所を与え促すべきであり，そのことは認知症の人にとって，馴染みのないお祝いよりもはるかに強く調和をもたらす．

音楽は多くの宗教において，祈りまたは崇拝の一部として用いられる．馴染みの讃美歌や宗教音楽は認知症患者のスピリチュアルケアにおけるもう1つの有効な手段となる．音楽は同様に，宗教とは関係のない人のスピリチュアリティにおいても有用である．音楽は，興奮して取り乱した認知症の人を落ち着かせ，うっとり聴き入ってしまうことを，多くの介護者が経験している．音楽を聴くことと音楽を作ることのどちらでも，特に歌うことはこの効果を持つ（CHAPTER 23）．

彼に精神があると思いますか？ とあるときシスターたちに訊ねたことがある．彼女たちは激怒したが，私の意図を理解して，「チャペルにいるジミーをごらんなさい．そして，自分で判断なさい」と言った．

私はチャペルにいる彼を見て感動した．なぜなら，そこでは今までみたことのない，予想もしていなかった強く安定した集中力をもつ彼を目にしたからである．ひざまずき聖餐を受けている彼は，十分かつ完全なコミュニオンであることは疑いようがなく，ミサの精神と彼のスピリットは完全に一致していた．そこには記憶障害も，コルサコフ症候群もなく，不完全で当てにならない病気に翻弄されることもなく，それどころか，動作に没頭し，そして調和のとれた人の動作であり，それは感覚や意味を有機的に連続させ統一感をもたらしており，どのような中断もありえない継ぎ目のない連続性や統一性であった．

From: Sacks O (1985) The man who mistook his wife for a hat, p. 36. Picador, London.

過去の経験

- 特に初期から中等度の認知症患者では，介護者やグループで行う

CHAPTER 19 スピリチュアルケア

回想法は大変効果的である.
- 過去の写真や記念の品は記憶を蘇らせる. それらは集まったときに使うこともできるし, 身近に置くことで認知症患者が移動したときも注意を引きつけることができる.
- たいていの認知症患者のための部屋はどれも同じように作られており, 人間味がなく, 病院のように殺風景で, 興味をそそらない. 部屋のスタイルではなく, 家具や布地の室内装飾品, 写真, 大切な思い出についての品など, その人の過去を呼び起こさせる部屋づくりは, 意識していようがいまいが, あらゆる回想の機会を提供し, その人の人生における瞬間や感覚を蘇らせる.
- 入居者の世代にとって意味のある素材を使って, 彼らの過去の家の伝統的な雰囲気の一部を再生することは重要である.
- 認知症患者にとって, 失見当識を減らすために環境もまた適切に整えられなければならないし, コミュニケーション技術も適切に使用されなければならない (📖CHAPTER 11, 16).
- グループワークは有効であるが, 最初から最後までファシリテーターがグループをリードする必要がある. たまたま見た人にとっては, それぞれの参加者が何度も自分たちの好きなようにしているために, グループは混乱していてまとまりがなく見えるかもしれない. それでも, グループに参加するという社会的な体験が意味をもつことや, 認知症の人にとって残された能力の多くを必要とすることは疑いようがない. よい結果に至るために, 参加する機会がすべての人に必要であり, グループのスピードは参加者のスピードに合わせる必要があり, グループのそれぞれの人が (始まりと終わりに握手するなどの) 身体的接触や与えられた名前を呼ぶことによって個人として認識される必要がある.

感覚的入力

- 今, ここでの感覚的入力があれば, つまりその人の心に響くような, とりわけ人との触れ合い, またそれだけではなく香り (アロマセラピー, 庭園) や色, 手触り, 音などの方法で, 近寄りがたい認

知症の人とも心を通わせることができる.
- 創造的な芸術はスピリチュアルに触れることを可能にするため大きな役割を担う. 絵を描くこと, 作曲, 粘土細工は時間を忘れさせてくれて, とても触覚的な表現の手段を提供してくれる. 参加者の興味をひく活動でかつ集中が途切れたら簡単にやめられるようにしておくとよい.

人との触れ合い, 交流, そして楽しみ

- シンプルにただ人と触れ合うことは, 世界を寂しくて混乱させる場所だと思っている認知症の人にとって大変意味のあるものである.
- 人との触れ合いには, 単に一緒に行う活動も含まれる. ほとんど言葉もなく, 静かに参加して共にいるだけでも, しかしお互いの存在を強く意識していることによって, 言葉の流暢さが障害された末期であっても認知症患者に近づくことができる.
- 介護者は認知症患者に与えることと同様に受け入れることについてもオープンである必要がある. 人をオープンに受け入れることは, 苦痛を伴うプロセスかもしれない. しかし, 単にケアの受け手の状態から人間的な交流を分かち合う状態にその人を戻してくれる. 多くの介護者は最終的に認知症患者との交流を支えている何かに気づく.

祈りと読み聞かせ

- 宗教的なバックグラウンドがある人々にとって, 祈りは大変重要な意味を持つ.
- 人に聖書を読み聞かせることは, 大変意義があると同時に落ち着きと安心をもたらすことができる. 読み聞かせは短く簡潔でなければならない. しかし, 聖書の力の源はいつも完全に文脈を理解することにあるわけではない. 意味を正確に理解できなくても, 過去に聖書を読んだ経験がある人にとっては依然としてとても感情に

CHAPTER 19　スピリチュアルケア

訴えることかもしれない.
- 馴染みの方法で認知症の人と共に祈ることは彼らにとって大いに助けになる. それは意識の深いレベルで交わっている感覚を与えてくれる. 彼ら自身が言葉の流暢さを失いつつある中で言葉によるコミュニケーションは特に苦痛となりうる.
- 多くの宗教には簡単で繰り返すだけの一般的な祈り方, 時には祈りのために数珠が用いられる. 仏教におけるマントラ, カトリックにおけるロザリオ, キリスト教正教徒にとってのイエスの祈りなどは, 多くの信仰のある認知症患者に依然としてかかわることができるかもしれない, 簡潔で繰り返す祈りの例である. イスラム教徒は, 99回アラーの名前を暗唱するためにミスバーハ (イスラム教の祈りのための数珠) を使用するが, その他の人にとっては不快に見えるため, 行ってもよいかを常に確認しなければならない.
- 祈りがその特定の人にとって意味を持つことを確かめることは常に重要であることは明らかである. また, 望まない, 少なくとも不快な祈りを強制することはどのようなものでもその人に対する暴力行為同様となる. しかしながら, 彼らや家族と話したり, 相手の反応に敏感になり, たずねさえすれば回避できることである. 祈りはすでに人生を制限されている認知症の人において, 重要な側面を提供してくれる. この小道を進むには細心の注意が必要だが進むことをためらってはいけない.
- 祈りに十分な時間をとること. 認知症の人との祈りで我々が少ししか時間をかけないなら, 本当に祈りと一体となるための時間が持てないかもしれない. 急いではいけない.

終末期の実践

- 終末期の実践がそれぞれの信仰にはあり, いつものように, 可能な場合はいつでも確認する (**表19.1**).

その晩，彼女は亡くなった．Margaret は 1 日中無反応で，何も食べず，何も言わず，ただ静かにベッドに横たわっていた．彼女の家族と友人は周りに集まりロザリオの祈りを行った．祈りが終わりに近づいたころ Margaret は腕を上げ，十字を切った．それは臨終の夜，彼女が最後に見せた意識のサインだった．

さらに学ぶ方へ

Neuberger J (2004) *Caring for people of different faiths*, 3rd edn. Radcliffe Medical Press, Oxford.

CHAPTER 19　スピリチュアルケア

表 19.1　信仰と信仰の資源についての摘要ガイド

信仰（と信仰資源）	食事制限	宗教行事	洗浄
仏教： 宗教上の指導者： 僧侶，チベット仏教における一般の教師またはラマ 詳しい情報： http://www.buddhanet.net/	多くの場合，菜食主義 5月はアルコールまたは向精神薬を避ける	仏教徒の新年は1, 2月または4月であり，国や地域による． プジャ（太陰周期に関連した祭り/祈りの日）ウェーサーク（釈迦の日）5月	特に必要なし
キリスト教： 宗教上の指導者： 司祭，司教代理，長老 詳しい情報： http://geneva.rutgers.edu/scr/christianity/	特に必要なし．四旬節に好みの食べ物を控える人もいる．金曜日に肉を控えたり，コミュニオン前に断食することがある．	聖日は日曜日（セブンスデー・アドベンティスト信者では土曜日）キリストの再臨（12月1〜24日）クリスマス（12月25日）四旬節（イースターまでの40日間）イースター（3月または4月．太陰周期により計算される）聖霊降臨祭または五旬節（イースターの後の50日間）	特に必要なし（文化的好みを確認）
ヒンズー教： 宗教上の指導者： バラモン司祭または賢者 詳しい情報： http://www.hinduism.co.za/	多くは菜食主義 牛肉の禁止 断食は日常的	ディーワリー（光の祭り）10月または11月．太陰周期により計算される．太陽の祭りである12のサンクラーンティ．春の祭りであるヴァサンタ・パンチャミー．ナヴラートリ（9つの夜），ダシェラ（地母神），ホーリー（3月）．その他の多くはヒンズーの神を祝う．	毎日流水で洗う．手と口を食前・食後に洗う．清拭では完全にプライバシーを守る．排泄の後に流水で陰部を洗う．

スピリチュアルケアを提供するためのツール

控えること	終末期のケア	死後のケア
必要性は変化しやすい．アジア人は医師や看護師は同性を好むかもしれない	明晰で意識がしっかりした死を重要視する．鎮痛薬や鎮静薬を拒むかもしれない．終末期であることを知ることを好む．その他の大勢が訪れるのではなく仏教の僧侶が来てくれることを望むかもしれない．	8〜12時間は意識が身体に残ると信じている．すぐに体に触れることを望まないかもしれない．アビダンマ（小乗仏教）や死に関するチベットの本（チベット人）の唱え．儀式や慣行により異なる．一家族と相談すること．火葬が一般的．
特に必要なし	病人または「臨終の秘跡」のサクラメントはローマ・カトリック教徒や英国教会の信者にとっては重要かもしれない．祈りの言葉とコミュニオンは歓迎されるかもしれない．そのほかの慣行は多様なので，患者や家族，信奉者に確認する．	遺体は敬意と尊厳をもって扱われる．必要に応じて聖職者の援助を得る．祈ることを望むかもしれない．検死について形式上の問題はない．通常，教会の告別式は墓所や火葬場で行われる．カトリックでは死者のためのミサを行う．
女性はほとんど女性の医師や看護師を希望する．男性は陰部の処置などは男性看護師を希望するかもしれない．	自宅での死を望む．贖罪の儀式がバラモン司祭によって自宅で行われ，神へ祈り，腕の周りに礼拝の糸を巻く（これらの糸は外さないように）．家族や親戚は患者が貧困者に配れるように贈り物を持ってくる．神聖な葉やガンジスの水が死の直前に口に入れられるかもしれない．（母なる地球に近づくため）床での死を望むかもしれない．	遺体は包まれる．遺体に触れる前に家族に相談する．家族は通常，神聖な水で患者を清め，最期の儀式を行う．検死は法律上の要請時のみ行う．すべての臓器を元に戻す．24時間以内の葬儀が好まれる．通常火葬で，長男が喪主になる．女性は自宅で待機する．

続く

CHAPTER 19 スピリチュアルケア

表19.1 続き

信仰(と信仰資源)	食事制限	宗教行事	洗浄
イスラム教: 宗教上の指導者: イマームまたはマウラナ 詳しい情報: http://www.islam.com/	豚肉とアルコールは禁止. イスラム教の戒律に従って加工された肉以外は禁止. 多くは菜食主義. ラマダンの1か月間は日の出から日没までは断食(高齢者や病人は一部/完全に免除)	イスラム教徒の聖日は金曜日. ジュマ・トゥール=ムバラク(金曜日の祈り). ラマダンが1か月続く(太陰周期により計算され変わる) イド・アル=フィトリ:ラマダンの終わり. イド・アル=アドハー(4月) ムハラム, イド・ミラード=ナビ, シャビ=ミラージ, ライラトゥル=カドル	毎日流水で洗う. 祈りの前に洗う. 女性は月経の後に全身を洗う. 排泄の後に流水で陰部を洗う.
ユダヤ教: 宗教上の指導者: ラビ 詳しい情報: http://www.torah.org/	"コーシャー"による食事制限. 豚肉と甲殻類は食べない. コーシャーによる肉を食べる. 肉と牛乳を混ぜない(調理においてさえも)	金曜日の日没から土曜日の日没までの安息日. 4月のペサハ(過越), 6月のシャブオット(ペサハの49日後), 9月または10月のハッシャーナー(ユダヤ教の新年), ヨム・キプル(贖罪)	特に必要なし
シーク教: 宗教上の指導者: シーク教徒コミュニティ 詳しい情報: http://www.sikhs.org/topics.htm	多くは菜食主義 イスラム教の戒律に従って加工した肉とアルコールの禁止 牛肉と(または)豚肉は避けられるかもしれない	バイサーキー(4月) グールプラブ(年に10回, カールサー・パンスの10人のグルを祝う) プラカシ・ウツァヴ(光の祭り), ホーラ・モハラ(色と幸福の祭り)	毎日流水で洗う. 手と口を食前・食後に洗う. 排泄の後に流水で陰部を洗う.

http://www.gp-palliativecare.uk/?c=clinical&a=guide_faiths. から再編成.

スピリチュアルケアを提供するためのツール

控えること	終末期のケア	死後のケア
男性と女性にとって極めて重要である．女性は昼夜を問わず頭から足まで覆う．女性には女性の医師と看護師が必要．	メッカに向くことを望むかもしれない（英国では南東）．家族はコーランを読む．家族はほとんど患者といることを望み，イマームがいることを望む．子どもたちは多くの場合，死や死後の儀式から積極的に排除される．	遺体を洗ったり，爪や髪を切らない．イスラム教徒以外は遺体に触れるべきではない．触ることが不可欠なら手袋をする．モスクまたは家族が遺体の洗浄の儀式を行い，祈る．検死は法律上の要請時のみ行う．臓器は遺体と共に埋められる．埋葬（決して火葬しない）は24時間以内に男性のみによって行われる．
多くの場合，特に必要なし．超正統派のユダヤ教徒は髪と手足を覆うことを望むかもしれない．男性は女性のスタッフの身体的接触を下品とみなすかもしれない．	死にゆく患者を一人にしない．家族は大抵最後を見届けることを望む．親戚によって祈りが暗唱されるラビを必要とするかもしれない（家族に訊ねる）．	遺体に触れる前に時間を与え，遺体に触れるのを最小限にする．掌を開き，腕は両横に伸ばす．遺体は洗わない．浄化の儀式は神聖な集会で行われる．検死は法律上の要請時のみ行う．埋葬は24時間以内に安息日から離して行う．火葬は禁じられている．
可能なら女性には女性の医師や看護師を割り当てる．カッチャ（下着）は神聖な衣類である．もし脱ぐ必要がある場合，患者と密に相談する．	家族は歌ったり祈りを捧げることを望むかもしれない．5Kは神聖でパーソナルな物であるため，取り除かない：ケーシュ（刈らない頭髪），カンガー（木製の髪を整える櫛），カラー（鉄製の右腕に付ける腕輪），カッチャ（下着），キルパーン（短刀）	遺体は床の上に置かれる．引き続き5Kには特別な配慮をする．家族は遺体を洗うことを望むかもしれない．遺体との対面が重要である．検死について形式上の問題はない．いつもなるべく早く（24時間以内）火葬される．

©Dr Eileen Palmer 2004 使用許可を得た

CHAPTER 20
適切なケアの提供

高度認知症の人のケアの場……482

在宅でのケア……483

ケアホームでのケア……498

病院でのケア……503

ホスピスでのケア……506

地域における総合診療医の役割……507

訳:谷向 仁

高度認知症の人のケアの場

認知症が進行すると，自宅，ケアホーム，病院でケアを受けることになる．この章では様々なケアの場において，どのように緩和ケアが提供され，必要とされるケアが調整され，リスクマネジメントが行われるかを学ぶ．CHAPTER 5 では，様々なケアの場での緩和ケアの概説を含んでいたが，ここでは認知症に焦点をあてて解説する．

ケアの場の移行

ケアの場を移動する際に問題が生じやすい．状態が落ち着いている入所中の認知症の本人を施設の都合で移動させることと，その 6 ヵ月以内の死亡率が 30％にも達することには関係がある．新たな環境変化に伴い見慣れない他の居住者や，慣れないケアスタッフとのかかわりが必要になることと大きく関係している．したがって，本人と共にケアスタッフも一緒に移動することができれば，完全になくすことは難しいがこのリスクを大幅に減らすことはできるかもしれない．ケアホーム間のコミュニケーションを増やして情報共有をしっかり行うことができれば，同様にリスクを減らすことができるだろう．

ケアの場が変わり，移動先のスタッフが本人の行動について正しく判断して介入できなければ，患者を安心させることは難しい上に，患者の混乱，見当識障害，徘徊，焦燥感のリスクもとても高くなる．

認知症を持つ人々はどこでケアされているのか？

イギリスでは，認知症を持つ人の 63.5％が自宅で生活しており，残りのほとんどがケアホームで過ごしている．亡くなるまでの間，自宅で特別のサポートを受ける人はほとんどおらず，病気の進行に伴って施設に入所する人が多い．施設に入所してケアを受ける人の割合は以下の要素によって増えていく．

- 年齢（表 20.1）
- 認知症の重症度
- プライベートな介護者の不在
- BPSD（CHAPTER 10）

表 20.1 各年齢による認知症の人のケアの場所（推定）

年齢（歳）	施設によるケア（％）
65〜74	26.6
75〜84	27.8
85〜89	40.9
90〜	60.8

(Knapp M, Prince M(2007)Dementia UK：a report into the prevalence and cost of dementia prepared by the Personal Social Service. Reserch Unit (PSSRU) at the London School of Economics and Institute of Psychiatry at King's Collage, for the Alzheimer's Society：the Full Report. Alzheimer's Society, London.)

文献

Williams J, Netten A (2003) *PSSRU Personal Social Services Research Unit. guidelines for the closure of care homes for older people: prevalence and content of local government protocols.* Available at: http://www.pssru.ac.uk/pdf/dp1861_2.pdf

在宅でのケア

- 認知症の人の大半は，自宅でケアを受けている．彼らは，認知症が進行するにしたがって，プライベートな介護者（家族・女性の場合が多い）によって介護されており，その介護者は通常は家族，しばしば女性である．
- 認知症の人の介護者は，ほとんどの場合が配偶者である．したがって，介護者も高齢者であり，配偶者自身の体調もあまりよくないことが多い．女性は長生きで，伝統的に介護の役割を担っており，そのため大きな介護の負担が降りかかる．娘は，配偶者の次に最も一

CHAPTER 20 適切なケアの提供

- 般的な身内の介護者となる（CHAPTER 22）．
- 人口動態の変化，核家族化，地域の流動性，雇用や社会の期待の変化によって，今後の身内の介護力だけでやっていけるかについて懸念がある．
- 進行した認知症の人に対する在宅介護の割合を改善するには，在宅介護をすることによる利点と欠点について理解することと，在宅ではどのような介護と管理が可能か，また施設への入所が必要となる増悪因子について理解することが必要である．

在宅ケアの利点

以下のようなことが挙げられる．

- 認知症となった家族を愛しく思い，介護してくれる身内の介護者の存在．身内の介護者が介護することによって家族の関係性が維持される．さらには，身内の介護者は，認知症の家族が快適と感じられるような最大限の努力をするため，身内ならではの，踏み込んだケアが提供される．
- なじんだ環境での日常生活は，混乱や転倒，見当識障害や徘徊のリスクを減少させる．
- 認知症の人が過去の体験を思い起こせるような記念品や思い出の品が自宅にはあり，これらはしばしば，介護者と過ごした体験を共有する．
- 自宅の介護は経済的には安価である（認知症の最終ステージでは老人ホームのほうが安価ではある）．
- 認知症の人の苦痛・苦悩は，自宅での家族によるケアのほうがより認識されやすく，それゆえ処置もより適切となる．

在宅ケアのリスク

- 専門性の高いケアが受けられず，結果として標準以下のケアになる．
- 介護者が疲弊し，介護者の心身の健康が損なわれる可能性がある．これにより虐待につながることもある．

- 認知症の人のケアに適した環境にはなっていない．したがって，身体面に危険を及ぼすものが存在する．
- 1人で過ごす時間のある患者は特に脆弱となる．

多くの調査から，ほとんどの人々は愛する家族と一緒に過ごせる自宅で最期を迎えたいと希望している．地域の緩和ケアチームは，終末期にある多くの人々のこの希望を満たすことができる．しかしながら，高度認知症の人はこのような機会は，ほとんど得られない．その理由を CHAPTER 5 に挙げる．しかし，緩和ケアチームも地域の精神保健チームもこのようなサービスは認知症にも提供が可能であるということを示している．

事例

Grace は 70 代で多発梗塞性認知症を発症した．

焦燥感が強くみられ，老人ホームに入居した．しかし，入居2週間とたたないうちに体重減少，多発する打撲によるあざに加え，強い悲嘆が認められ認知症病棟に転棟となった．彼女の苦痛を軽減することは難しかったが，抗精神病薬や抗うつ薬，ベンゾジアゼピン系薬剤の使用により症状はやや軽減した．症状に落ち着きがみられたことから，認知症専門の老人ホームに移ることとなった．しかし，体重減少と苦しそうな様子が続き，見るに見かねた夫が家に連れて帰りたいと訴えた．看護師と専門チームは反対したが，話し合いの結果，帰宅することになった．結局，Grace はその後 8 年間自宅で過ごし，体重も増え，夫と loyal group の介護者たちによる献身的なケアにより幸せに過ごした．

食事を含めた全般的な介護が必要な女性にとっては，自宅で過ごしショッピングセンターに出かけたり，大好きであったゴルフクラブを眺めたりして生活することは非常に重要な意味をもつ．Grace の認知症は落ち着き，進行することはなかった．

CHAPTER 20 適切なケアの提供

在宅ケアに必要なことは何か？

在宅ケアは，以下に挙げる条件を満たせば良好に働く．

- 患者のニーズが十分に満たされる（CHAPTER 7〜11, 13, 14, 16, 17, 19）．
- 介護者のニーズが十分に満たされる（CHAPTER 22）．
- 患者の状態の変化，介護者の状況の変化（介護者が病気になるなど）や緊急時に備えた計画が立てられている．
- 全人的で多方面からの評価やアプローチ（症状の進行に合わせた評価，適切な看護，適切な装備・器具，社会的ケア，家族への介入，レスパイトケア，適切な情報管理）を基盤としている．統括するセンターでは定期的な振り返りを専門看護師が行い，必要であれば専門的な医療機関に紹介する．
- 患者や家族とのオープンで率直な情報共有と教育がなされている．
- 対応が難しい行動（CHAPTER 10）は，介護者の負担，介護の費用を増大させるため，施設入居となりかねない．

認知症ケアへの緩和医療モデルの適応

認知症のケアは，これまで緩和医療が対象としてきた，急性期のケアとは基本的に異なることを知っておく必要がある．

- 病状の進行は非常に緩徐であり，ほとんど変化がみられないこともある．
- 重度の障害を伴った期間が長く続くことがある．
- 終末期が明確ではない．
- 認知症の人は，自分に何が起きており，何をしたらよいのか理解していないことが多い．
- 介護者の負担が大きく，長期間続く．
- 身体的ケアと社会的ケアの必要性のバランスが変化する．通常，急性の身体的問題はまれであるが，社会的ケアのニーズはとても大きい．
- 中期には，薬でコントロールできない行動の問題が大きな比重を

- 占めるようになり，終末期には身体症状の問題の比重が大きくなる．
- 言語的コミュニケーションがとれない患者では，症状を把握し，問題点を抽出することが難しく，一筋縄ではいかないことがある．
- 適切なケアを行うために必要な技術が他の疾患とは異なる．
- 精神的問題と身体的問題の両面があるため，一方のみに秀でたスタッフでは対応が難しい．

認知症ケアのモデルは，長期にわたって多くの人々にケアが提供できるものでなくてはならない．ケアの質を向上させ，可能であれば，すでに介護中のケアスタッフや家族の介護者の技術も向上させるようなモデルであることが望ましい．

ロンドン南部における 2 つのモデル
クロイドン・モデル

クロイドンのセントクリストファーホスピスにおいて，2006〜2010 年に認知症患者の緩和ケアを行うプロジェクトが行われた．4 年間で 200 人以上の患者がこのプロジェクトに参加し，そのうち 3 分の 2 が介護施設，3 分の 1 が自宅で生活していた．プロジェクトでは精神疾患，プライマリ・ケア，訪問看護に詳しく，かつ緩和ケアのトレーニングを受けた専門の専任看護師が活動した．彼女は，GSF クライテリアあるいは Surprise Question（CHAPTER 4）によって，緩和ケアの対象とされた患者の評価を行った．また，病状の評価と対応のアドバイス，様々な専門職間のケアの調整，介護している家族のケア，専門的な介護者の人材育成や正式な教育を行った．また，より専門的なケアが必要な患者は専門家に紹介した．緩和ケアサポートのコンサルテーションも受けた．家族間のコミュニケーションの改善に重点がおかれ，必要であれば他施設に紹介した．この介入により，患者のケアおよび家族とケア担当者間のコミュニケーションは著明に改善した．スタッフはこの介入によって，問題点がより明確になり対処しやすくなった．また，

問題が生じた時に，いつ，誰を呼ぶのが適切であるのかも明確になった．このプロジェクトのもとでは，90％の患者が病院へ搬送されず，それまで自分がケアを受けていた場所で最期を迎えることができた．

在宅への期待

Greenwich Advanced Dementia Serviceは，100人以上の患者を介護している．亡くなるまで在宅で，家族と暮らす高度認知症の人を対象としている．このサービスは，基金規模は小さいが介護者と他の専門家から高い評価を受けている．3年間で患者の75％が自宅で亡くなり．残りは，予期せぬ急性の変化により短期間の入院となった．しかし大多数の場合，苦痛を強いられる入院搬送をされず，適切なケアを提供することができた．このことは，医療費と社会福祉に関する費用の削減にもつながる．また，ほとんどの患者には精神科医によるケアが継続され，終末期にはオピオイドや鎮痛薬が必要なこともあった．

このモデルを達成するには，緩和ケアおよび身体的ケアにすぐれた技術をもつ医療スタッフと連携した精神科医のアウトリーチ（定期的な訪問診療など）が重要となる．

適切な医療ケアと評価を行うためには

以下に挙げることについて包括的に評価し，取り組むことが重要である．

- 医学的診断と治療
- 身体的，精神的な既往歴の把握
- 個人の背景，家族，住居，経済的，福祉的な状況の把握
- 機能的障害の有無とそのサポートの必要性
- 機器や補助具の必要性
- 本人が過去に述べていた介護に対する希望
- 精神的，身体的な全般的診察・検査
- 介護者自身および介護者のニーズと長所の評価
- 介護計画

- 介護の提供方法の同意
- 介護支援のアレンジメントと定期的な評価

快適な在宅ケアに必要なもの
家族への情報提供

- 適切な病状の評価や予後，今後起こりうること，急性変化に対する援助体制などの情報がなければ，家族は自宅での介護に不安を抱く（CHAPTERS 16, 21, 22）．
- 情報は，専門家あるいはキーパーソンとなる人から直接伝えられるべきである．介護者にとっては十分とはいえないかもしれないが，書面やオンラインでの情報も利用できる．個々の状況に応じた個別の情報提供が，家族に安心感をもたらす．
- 食事介助など具体的なケアについては，家族との話し合いが重要であり，介助する家族は特別なトレーニングを受ける必要がある．

専門家の間で共有すべき情報：QOF と GSF

- 認知症のケアにかかわる専門家は，書類，電話，e-mail による連絡，定期的なミーティングなどを行い，その都度必要な情報を共有する必要がある．
- 情報は，ケアにかかわりをもつ者，全員に開示されるべきである．Data Protection Act（1998）は介護者が知る必要のない情報の共有を禁止したが，必要な情報が不足すれば危険でもある．情報を開示された専門家は，倫理的にも法的にも守秘義務があり，必要な場合のみの情報共有に限られる．
- 2010 年，イギリスでは，90％の施設が Quality and Outcome Framework（QOF）に基づいて，認知症や終末期の患者登録を行っている．この情報は常に更新される必要があり，この領域のプライマリ・ケアの基礎が形成されている．2010 年には，QOF 20 点を満たすと認知症患者として登録され，QOF 6 点を満たすと緩和ケアを必要とする患者として登録され，評価を行うこととなった．

CHAPTER 20　適切なケアの提供

- Gold Standards Framework（GSF）は，終末期患者に最適なケアを施すために総合診療医がすべきことを以下に挙げている（📖 CHAPTER 4）．
  - 終末期患者を認識できる診断基準を作成する．
  - 終末期患者の登録を継続する．
  - 患者とその家族との良好なコミュニケーションを促進する．
  - 個別の患者ごとに専門家による定期的な話し合いをもつ．
  - 先を見越した投薬準備など，アドバンス・ケア・プランニングの枠組みを作っておく（📖 CHAPTER 20）．
  - 当番医師に患者情報と必要な処置についての情報を伝え，また時間外の対応についても考えておく．
- GSFに登録している各地域や診療所にはそれぞれコーディネーターがいる．
- GSFは，イギリス保健省による全国終末期ケア計画，NICE，王立家庭医学会，王立看護協会により奨励されている．

在宅で過ごすために必要な設備

- 家庭で設備を整えらえるかどうかで在宅ケアが行えるか，介護施設に入所する必要があるかが決まる．
- 作業療法士が家の評価を行い，必要なものを準備（階段や壁の手すりなど）する．
- 必要であれば部屋の割り当てを変更する．もし2階にトイレがなかったり，患者が徘徊して階段を滑り落ちる危険があるときなどは，ベッドを1階に移動する．このことにより，患者は家族の輪に加わることもできる．しかし同時に，介護者の犠牲を伴うこともある．
- 必要な設備として，排尿介助，室内便器，補助付きの簡易トイレ，シャワーバス用の補助器具，入浴用のいす，歩行器，杖，車いす，病院ベッド，除圧マットレス，リクライニングチェア，リフトなどがある．
- 必要なものの評価は通常は作業療法士により行われる．教育された理学療法士や看護師が評価を行ってもよいが，その（評価）範囲

- は限られている.
- 必要な設備は，通常地域の緩和ケアチームあるいはソーシャルサービスから供給される．予後が限られている緩和ケア患者には迅速な対応を要する．

地区看護師, 地域看護師長, 介護士, 総合診療医の訪問について

- 定期的な処置（着替え，シリンジポンプを交換するなど）の必要性の有無，特別な処置（創傷処置，糖尿病コントロール）の有無や胃瘻チューブの有無により地区看護師の訪問回数は調整する必要がある．
- 介護士は，ベッドからの寝起き，トイレ介助，食事介助，掃除，買い物，料理などで，1日に数回は訪問する（CHAPTER 24）．
- 例えば，2〜4週ごとの総合診療医あるいは専門看護師の訪問は，介護士に安心感を与える．総合診療医と地区看護師が一緒に訪問することにより，問題の早期発見，早期介入を行うことができる．
- 総合診療医は死亡診断書を書くにあたり，死亡の2週間以内に診察を行っている必要がある．最終診察から2週間以上経過している場合は，検死が必要となる．したがって，死が迫っている患者にはタイムリーな訪問が必要である．

他の専門家や代理人の関与

　ケアの質を向上させるのであれば，他の専門家や代理人に紹介することは重要である．しかし，それぞれの職種が，全体的にどのように統合され，そのことによって良いケアにつながるかといった包括的なプランがないままに，次から次へと専門家や代理人に紹介が行われるのは好ましくない．役割が明確になっていない多くの人がかかわりすぎることになり，結局他人任せとなり逆効果となる．そして，患者，家族の混乱を招く．さらに，専門家が多すぎると介護者も意見を聞くことに時間がかかってしまい，結局本末転倒となる．

CHAPTER 20　適切なケアの提供

- キーパーソンとなるコーディネーターをもつことが，家族や専門家にとって非常に有用である．地区看護師か総合診療医あるいは認知症専門看護師（Admiral Nurse）などがこのコーディネーターを務め，多職種の専門家をつなぐことにより，結果として家族による高度期認知症のケアが可能となる．
- 認知症を総合的にケアするためには，他の認知症専門看護師，地域の精神科看護師などの参加も必須だろう．

オンコール体制

- 緊急事態は 24 時間いつでも起こりうる．また，不安な出来事は勤務時間外，特に夜間によく起きる．
- 時間外に家族や介護者がアドバイスをもらったり，訪問したりできるサービスをもつことは重要である．これらのサービスとは，患者の基本情報や現在の状況を共有しておくことが必要である．家族は，連絡方法と施設で行ってもらえる処置をしっかり理解しておく必要がある．また，1 つ目の施設に連絡がとれない場合の代替施設も用意しておいたほうがよい．
- 家族は，それぞれの状況に応じて連絡できる専門施設（診療時間や手続き方法などが異なるなど）がいくつもあると，予定を組む連絡だけで時間をとられてしまうことがある．いくつもの専門施設に連絡することは混乱を招くため，連絡すべき施設は 1 つとし，必要であればその施設から他の施設を紹介してもらうようにする．
- 緊急時に，自宅で使用できる薬をあらかじめ処方してもらうと，オンコールサービスで迅速に対処でき，実用的でもある．
- 当番医のサービスやオンコール地区看護サービスはどこでも利用できるが，地区看護サービスが 24 時間ではないところもある．
- 地域によっては老年精神科医，緩和ケア施設による 24 時間相談体制がある．
- これまで診察している患者だけでなく，新しい患者の相談も含めて，相談可能な施設もある．

シンプルさを維持するために

- シンプルで，しっかりしたシステムが成功の鍵である．
- 定期的な服薬チェックを行い，不必要な内服薬は中止する（📖CHAPTER 14）．
- 内服薬は液体にしてもよい．また，食事と混ぜることも１つの方法であるが，それが適切かどうか薬局に確認する必要がある．また，患者に知られずに薬を服用させる必要がある場合，倫理面の配慮が必要である．そのような場合には地域で定めた対応手順書に従う（📖CHAPTER 18）．

アドバンス・ケア・プランニング（ACP）

- アドバンス・ケア・プランニングによって，危機の予防，信頼の構築，介護者の負担軽減が可能となり，重大な局面に直面しても冷静に対応できる．また，患者の意思に沿って対応できる．
- アドバンス・ケア・プランニングの具体的な内容を挙げる．
  - 起こりうる問題について実際に診察し，自分の目で評価する．
  - 患者と家族の希望を確認する．
  - 緊急時に備えた薬剤を用意しておく．
  - オンコール体制を整える．
  - 必要な設備を準備する（📖CHAPTER 11）．
  - 蘇生と転院の必要性について決定する．

患者と家族の意思の確認

- 患者がコミュニケーションを取れる状態であれば，将来も含めたケアに対する希望をできるだけ聞いておく．
- 患者がコミュニケーションを取れない状態であれば，誰かに LPA（永続代理権）（📖CHAPTER 18）の委託者を確認する．もし委託していなければ，イギリスでは法的に医師が家族と話し合い，患者の意向に沿うような処置をとる．

- 家族からは，家族の意見と見解を聞くとともに，患者の意向の手がかりとなるものも聞くことができる．家族の意見は尊重するが，そのことにより患者の意向を変更してはならない．良好なコミュニケーションがとれていれば，専門家と家族の間で同意が得られることが多い（CHAPTER 16）．
- 複雑な問題に対しては，コンセンサスが得られるまで何度も話し合いの場を設け，得られた結果を書面に残し，全員で共有することにより明確化する．

緊急時の薬の処方と準備

- 起こりうることを予測して事前に処方をしておくことは，在宅介護を支える上で大切である．
- 投薬時には，身体状況，合併疾患への影響，機能低下のリスク（転倒など），他の緊急薬との薬物相互作用，代謝の状態（肝機能，腎機能のチェック）に注意する．
- 認知症が進行すると，抗精神病薬，鎮痛薬，制吐薬，分泌物抑制に用いるような抗コリン薬，鎮静薬，場合によっては抗けいれん薬がしばしば必要となるが，症例ごとにその必要性を吟味する．これらの薬剤は，注射による投与も必要となることがある（CHAPTER 14）．抵抗力の低い患者には経口抗生剤も準備しておく．
- これらの処方は定期的（月ごとなど）に見直すことが重要であり，必要性が変化したり代謝機能に変化があった場合には，その状況に応じて処方も変更する．
- 処方歴と投与歴は，後で振り返ることができるように記録しておく．
- 薬は必要になった時に慌てなくてすむように，事前に1つの箱に入れておくなどして，すぐに使える状態にしておく（例えば，シリンジドライバーとその電池，注射器，針，チューブなども1つの箱に入れておく）．過去には真夜中に薬探しのせいで，患者との最期の大切な数時間を過ごすことができなくなってしまった家族もいた．

- 時間外の緊急時に薬を処方してくれる先を確保しておくことも必要である．院内薬局から処方してもらうのか，地域の薬局あるいは町の薬局から処方してもらうのか，Deputizing Doctor's Service（医療サービス代行）から処方してもらうのかなど．
- 処方された薬の管理責任は患者側にある．たとえオピオイドであっても，鍵のかけられる場所に保管する法的義務はない．しかし，子どもや薬物乱用の既往のある家族がいる家庭では，安全な場所への保管が望まれる．
- 患者が死亡あるいは薬物が不要になった際には，残薬は適切に廃棄されるべきである．通常は薬剤師に送り返され廃棄される．

蘇生と病院への搬送

- 患者が心停止となった場合，救命医療では，蘇生不要の意思が提示されていない限り，蘇生を行う義務がある．しかしこの状況は家族にとっては非常に苦痛となりうる．
- 蘇生に対する意思の決定は個々に委ねられる．進行した認知症患者の蘇生は通常難しく，また QOL が非常に低い患者の蘇生を行うことは倫理的に問題がある．イギリス医師会，イギリス蘇生協議会とイギリス看護学会は，心肺蘇生のガイドラインを作成している[1]．
- 患者や家族と話し合うべきこととして以下のことが挙げられる．
  - 患者の予後と QOL の評価．
  - 心肺蘇生が成功する現実的な可能性．
  - 障害を残す可能性（認知症患者にとっては，さらなる脳障害が残るかなど）．
  - 「心肺蘇生を行わない」という決定は治療を行わない（例えば抗生剤の投与）ということを意味するわけではないことの説明と確認．
  - 過去に心肺蘇生に対する意思表示があったかどうかの確認．

---

[1] British Medical Association (2007) *Decisions relating to cardiopulmonary resuscitation. A joint statement from the British Medical Association, the Resuscitation Council (UK) and the Royal College of Nursing* (http://www.resus.org.uk/pages/dnar.htm).

CHAPTER 20　適切なケアの提供

- 心肺蘇生の意思表示は必ず書面に残す必要がある．そうしなければ，意思に反して救急隊により心肺蘇生が開始されることがある．地域の救急隊ごとに独自の書面形式があるために，臨床医は地域ごとの処置や書面に慣れておく必要がある．
- 書面のコピーは，患者の自宅，救急サービス，総合診療医，その他，かかわりをもつ団体によっても保管されるべきである．

ボトルプログラムの中のメッセージ

望まれない蘇生を防止するために，シンプルかつ有効な方法がロータリークラブ，ライオンズクラブが発起人となり作成された．

書式には病名，必要な薬，アレルギー情報，家族の連絡先，心肺蘇生に対する意思表示，緊急時の病院への搬送の要否を記載する．この書面は特別なプラスチックのボトルに入れ，冷蔵庫のドアの内側に置くことになっている（冷蔵庫は皆が持っているために，緊急時に見つけやすい）．救急隊にわかるように，ミドリ十字マークのシールを冷蔵庫のドアと内側に貼っておく．電話機のそばには，緊急時の連絡先を記載したシール（地域の専門家や緩和ケアチーム）を貼っておく．これにより，家族や救急隊はさらなる情報を得ることができる．

このボトルは薬局や地域団体（緩和ケア専門チーム）で無料配布されている（http://www.lions.org.uk/health/miab/index.php.）．

介護者のニーズ

- 在宅で良好なサポートを提供するためには，1日4回の介護士の訪問や夜間の介護士の訪問（費用が高く，めったに利用できないことも多い）があると有効である．進行した認知症患者の移動には2人必要なので，主介護者（プライベートの介護者）1名と介護士1名の2人，あるいは介護士が2人同時に訪問する必要がある．

- 新聞の求人欄などを通して介護士を雇用する家族もいる．この場合には，その介護士の能力や信頼性を雇用前に確認する．
- 認知症患者の介護は体力を要するため，介護者の休憩は必要不可欠である．
- Crossroads Care 団体によってサポートされているデイケアとシッター・サービスを利用した定期的な休日を設けることにより，主介護者は，外出したり，買い物にいったり，友人にあったり，好きなことをする時間をもつことができる．
- ケアホームへのレスパイト（ショートステイなど）の入居，特に定期的な入居は有益である．レスパイトの入居が，患者にみられる問題点を評価したり，働きかけを行う機会にもなる．この期間に主介護者は休日に外出できたり，家族を訪問したり休息することができる．主介護者の中には，ケアホームへの入居が長くなるとその分，在宅への再適応にも時間がかかるので，例えば週末だけにするなど短期間で頻回のレスパイトを求める人もいる．
- 主介護者の休暇を確保するために，2週間まではフルタイムの介護士を雇用するのもよい．
- しかしながら近年のシステマティックレビューでは，休息が主介護者の助けになるという点においては弱いエビデンスしか得られていない．また，RCT（ランダム化比較試験）や試験的介入によっても，主介護者の休息が負担を軽減するわけではないことがわかった．この領域に関しては，将来的にさらに検討していく必要がある．
- 介護者の身体的および精神的健康は，患者と同様に保障されるべきである．介護者は忙しすぎたり，不安であったり，あるいは過去のいやな経験などがあると他人に適切な介護をお願いできると信じられなくなり，サポートシステムを利用しないこともある．
- グリーンウイッチ"在宅ケア"研究（ロンドン）による調査では，14人の主介護者全員が，介護できることに喜びを感じており，11人は認知症を持つ愛する家族を介護するためであれば，自己の健康は犠牲にしてもよいと答えていた．一方，健康を犠牲にすることができないと答えた3人のうち，2人は小さい子をもった親たちで

CHAPTER 20　適切なケアの提供

あった[2].
- 介護に問題が起きると，認知症患者はケアホームに最期まで入所することになりかねない．例えば，以下のような場合が挙げられる．
  - 休息を含めた介護者に対する最善のサポートがあったとしても，介護者が疲弊している．
  - 夜間の睡眠が大きく妨げられている．
  - 患者が攻撃的あるいは暴力的である．
  - 介護者の健康状態が不安定である．

ケアホームでのケア

統計データ

- 緩和ケアが行われる場所およびケアホームにおける緩和ケア総論については CHAPTER 5 を参照.
- 認知症患者の3分の1はケアホームで生活している．特に次に挙げるような場合にはケアホームでの生活となることが多い．
  - 高齢である．
  - 在宅で十分な介護を受けることができない（介護者がいない．あるいは介護者の体調が良くないなど）．
  - ADLを維持するには障害が大きい．
  - BPSDがある．
  - うつ状態にある．
  - 認知症の終末期である．
- 欧米では，老人ホームに入居している人の50〜75％に認知機能障害が認められる．イギリスでは認知症が一番の入居理由である．
- アメリカでは，認知症による死亡の67％が老人ホームで起きてい

---

2 Treloar A, Crugel M, Adamis D (2009) Palliative and end of life care of dementia at home is feasible and rewarding: results from the 'Hope for Home' study. *Dementia* **8**, 335–47.

- イギリスでは，老人ホームで亡くなるのは全死亡のうち16%であり，アメリカでは20〜24%である．しかしながら，死因がアルツハイマー病，認知症あるいは老衰と診断された人の59%はケアホームで亡くなっている．
- イギリスにおけるケアホームの数は，1980年代より徐々に増加し，1997年にピークを迎えたが，2004年以来，住居型ホームも老人ホームも14%にまで減少している．しかしながら2010年になると供給を増やす政策があり，その後数年間は入居者が増加したが経済的理由によりその増加が止まった．特に地域が主体となったケアホームは数年間で大幅に減少している．
- 統計学的には，施設によるケアを必要としている人は多い．2007年にMacdonaldは，現在の割合での自宅死と施設死が続くのであれば，2043年には今の倍以上のケアホームが必要であると推測している．しかしながら，この論文が書かれた10年前に，老人ホームの数は6分の1に減少している．
- 老人ホーム入居者の4分の3に認知機能障害を認められるにもかかわらず，30%の老人ホームしか認知症ケアの登録がなされていない．
- 最近のイタリアの研究では，伝統的な老人ホームに入居する人は，入院や拘束をされることが少なく，抗精神病薬も中止となった人が多いが，アルツハイマー病の患者のケアサービスに入居する人は，若年で機能障害は少ないけれども行動障害が多い傾向にあったと報告されている．一方，2004年のアメリカの研究では，施設が認知症専門かどうかで抗精神病薬の使用に差はなかったと報告している．しかし，この研究は認知症における抗精神病薬の使用のリスクが明らかになる以前のものであった．

CHAPTER 20　適切なケアの提供

ケアホームにおける認知症ケアの問題点

- イギリスでは，数年前にケアホームはヘルスケアサービスから切り離されることになった．このために，地区看護師はケアホームの患者を訪問することができなくなった．至急，NHSの許可を得て，ケアホームを広い意味でのヘルスケアに統合する必要がでている．
- ケアホームの入居者は総合診療医の診察を受けることになるが，総合診療医で，高齢者の健康やソーシャルケアのトレーニングを受けている医師は40％にも満たない．
- 総合診療医は，ケアホームでの医療行為で支払いを受けることができないケースが多い．このことにより総合診療医が患者を診察する機会は減少する．
- 患者自身が自分の希望する総合診療医にみてもらうのか，効率や治療の均一化，コミュニケーションのとりやすさを優先してケアホームごとに総合診療医を設置するのかは意見が分かれている．緩和ケアチームはこの点について異なる方針をもっている．
- 老人ホームで患者の具合が悪くなり総合診療医が診察をする場合，スタッフのトレーニングが行き届いていなければ，十分な情報を得られず，結果的に質のよい判断を行うことができなくなる．
- Royal College of Physicians in Englandによる最近の調査によると[3]，イギリスの老年科のうち，ケアホームへの診療の時間をとっている科が16％であった．これは，老年科医への相談のうちたったの1％しかケアホームへの診療時間が割り当てられていないことに相当する．また，他の5.6％は契約外の診療であるので，ボランティアの診察であった．緩和ケアチームは，ケアホーム入居中の患者の52％に老年科医の関与が必要であるとしているが，現実には18％しか満たされていなかった．
- プライベートのケアホームが好まれるようになり，老年科医が頻繁に訪問していた長期療養病棟が閉鎖されることになったこともケアホームへの診療時間が減った原因の1つとなっている．

3　Steves CJ, Schiff R, Martin FC (2009) Geriatricians and care homes: perspectives from geriatric medicine departments and primary care trusts. *Clin Med* **9**, 528-33.

- 老年科は，病院を基盤としたほかの専門医からコンサルトを受ける専門科へと変遷していった．しかし，もっと先を見越した予防的な対応を行う多職種チームによるアプローチが必要な時代である．専門のチームが定期的にケアホームを訪問し，助言を行ったり，必要であればプライマリ・ケアや専門医に紹介したりする必要がある．
- ケアホームの患者のほとんどは認知症という診断をなされていない．一般病棟ではなく認知症病棟へ移されるのが怖いために，たとえ認知症であっても紹介状に書かれないこともあるのかもしれない．
- イギリスにおける看護師のトレーニングは，一般トレーニングと精神科トレーニングに分けられており，お互い他方のトレーニングはほとんど受けることがない．このことが，精神科トレーニングを受けた看護師は身体的な問題による行動障害を見逃したり，一般トレーニングを受けた看護師が患者の精神的問題に適切に対処できなかったりすることにつながっている．認知症は全身的なケアが必要になるため，現在の看護師のトレーニング方法は適していないことがわかる．
- イギリスなどのケアホームスタッフは，低賃金でトレーニングもあまり受けていない．95％以上は女性であり，いくつかのケアホームでは1年間でスタッフの70～80％が交代しているが，平均は3年程度である．短期勤務のスタッフがほとんどである．
- アメリカでの調査によると，ケアホーム勤務者は賃金の増加，管理体制，評価，敬意を望んでいることが示された．
- ケアホームのスタッフは，自分の家族を介護するレベルで介護していない．この原因の1つとして，スタッフ数の問題や，居住者との心の交流がないためと考えられている．入居型ケアホームや老人ホームでは，進行した認知症患者が部屋やベッド，車いすに何時間も1人で放っておかれることがある．
- しかしながら，ケアホームのスタッフのほとんどは，限られた枠のなかで一生懸命介護している．介護スタッフのほとんどは，よりよい介護ができる方法を学びたいと思っている人が多いがその機会

- は少なく，教えることができる人も少ない．
- シーフィールドで行われたNAO研究によると，高齢者や認知症患者が亡くなるのはケアホームが最も多かった．病院で死亡する要介護老人や認知症患者の数を減少させるには，在宅あるいはケアホームは選択肢としてよいのではないかと言われている．

問題を解決するには

- 📖 CHAPTER 20 を参照．
- 2000年，イギリス老年医学会，王立内科医協会，王立看護協会は，老年科医を中心とした多くの専門領域にわたる多職種チームの評価後にケアホームへ入居することが推奨された．
- ケアホームを必要としている認知症患者の数は非常に多いために，スクリーニングが重要となる．
- ケアホームにおけるカルテの記載法をトレーニングし体系化する．また，会話のできない患者とのコミュニケーションをとる手段も準備しておく（📖 CHAPTER 7, 8）．
- シフト間での引き継ぎは臨床情報を中心に行う．
- 総合診療医への患者の引継ぎには，正確な情報を短期間で伝えられるような書式を用いる．
- 終末期の認知症患者を介護する場合，スタッフは起きうる症状や対処法（精神的および身体的），薬剤の代替となるもの，倫理的な問題，家族や親族や専門家とのコミュニケーションについて指導を受ける必要がある．この指導は公式の教育と結びつけていく必要がある．
- 教育を継続し，改善していくために，GSF（Gold Standards Framework）体制をケアホームに導入するのも有用な方法である．
- 老年科医あるいは老年精神科医を中心とした多分野の専門チームによる予防的なケアホームへの定期訪問が望まれる．

不必要な入院を避けるために

- シーフィールドでの NAO 研究によると，病院で死亡したケアホーム患者のうち半分は，実際はケアホームで最期を迎えることができ，そのことが適切であったということが示されていた．人は亡くなる時，慌しく手が行き届かない病院で亡くなるよりも，慣れ親しんだ場所と慣れ親しんだスタッフに囲まれて亡くなる方が望ましいだろう．
- このことを実現するためには介護計画が重要である（CHAPTER 20）．すべてのスタッフが介護計画を理解し，書面にサインすることが重要である．
- 入院を要するような急変が，夜間に責任看護師が 1 人しかいない時に起きると，看護師はパニックを起こしてしまう．そのため，介護計画があるにもかかわらず救急要請することになる．このようなことを予防するためには，必要なことはきちんと文書化し，利用できる薬剤を明確にし，関係するスタッフ全員で計画を共有することが重要である．これにより，病院での多くの死を予防することは可能である．クロイドン・プロジェクト（CHAPTER 20）では，3 年間で 150 人のうち，病院に入院したのは 12 人だけであった．全死亡のうち 90%は，それまで介護を受けている場所で看取られた．

病院でのケア

- 認知症は病院ではよくみられる疾患であるが，診断されていないことも多い．65 歳以上の 3 分の 1 は，人生最後の 1 年で認知機能障害になると言われているが，同時にこの 1 年間は入院して過ごすことも多くなる 1 年である．
- 認知症患者は，せん妄などの認知症に関連した症状で入院することもあるし，合併疾患（がんなど）あるいは併発疾患（肺炎など）で入院することもある．
- リンカンシャーでの NAO 研究によれば，認知症患者の入院のほぼ

CHAPTER 20 適切なケアの提供

> 半分は救急車での緊急入院によるものであった．認知症患者の5分の1は，認知症見当識障害あるいは意識消失での入院となっていた．

入院が認知症患者に及ぼす影響

- 急性期病棟におけるケアは，認知症のケアに求められるものとかけ離れている．
- 単純な介護でさえ，なかなかうまくいかない．急性期病棟のスタッフは，認知症患者の食事介助のトレーニングを受けておらず，そのための時間もとれない．栄養障害により病状は悪化し，合併症が増え，行動の問題も起きる．
- 患者の回転率が早く，処置が中心の忙しい病院の環境は，認知症患者にとって混乱や見当識障害をまねく．
- 認知症患者は，処置の目的を理解できないために，処置自体がストレスとなり，攻撃されていると誤解してしまうこともある．
- 外科処置のために入院となった患者は，①疼痛や感染が起きるとせん妄を起こしやすくなること，②処置を理解することが難しく，むしろ恐怖に感じること，③処置後の疼痛を治療されないことなどがあり，特に大変である．ある有名な論文では，股関節骨折の患者のうち，認知症患者は認知症のない患者の3分の1の量しか鎮痛薬が投与されなかったと報告されている．そして，認知症でない患者の半分は，それでも鎮痛薬は足りていなかったとされている．頓服の鎮痛薬についても，認知症患者では処方も投与もほとんどなかった．
- 妄想のある患者が入院で混乱を起こす．このような患者は，スタッフの好き嫌いが激しいため，ケアを提供することがより難しくなる．
- スタッフは認知症患者に慣れておらず，行動の意味が理解できなかったり，重要な症状を見逃したり，治療ができなかったりすることがある．
- 病院での治療は，地域における介護と比較にならないくらい高額

である．認知症患者ではさらに高額になる．NAO 研究の試算によると，認知症患者の股関節骨折の入院費は，精神科的問題を持たない人の治療費のほぼ 2 倍であった．そのような費用がかかるにもかかわらず，ケアが不足したり逆に有害となることもある．

- 入院費が高くなる理由は，認知症に伴い入院期間が延長することによる．急性期病棟に入院している認知症患者の 68％は，継続入院の必要がなかったと報告されている（Lincolnshire study）．NAO 研究は，認知症患者の股関節骨折の平均入院期間も計算しており，認知症患者では 43 日，精神疾患を持たない人は 23 日であった．また，早期退院を強行すると，早期再入院が増えたという報告もある．
- 病院でのケアは，罹病率の増加と機能低下に関係する．
- 不十分なケアの示標となるものは多くある．ロンドンで行われたある研究によると，認知症患者では，信仰についてのカルテへの記載や死ぬ前のスピリチュアルアセスメントが少なかった．また，血液ガスを測定される回数が多く，尿道カテーテルや NG チューブを入れられることも多かった．また，緩和ケアチームに紹介されたり，症状緩和のための投薬を受けることが少なかった．
- 認知症が進むと，入院は明らかに死亡率を増加させる要因となる．最近の研究では，認知症が進むと，入院により死亡率は 4 倍に増加した（Sampson in a major London teaching hospital）．クロイドン研究（📖 CHAPTER 20）では病院に入院となった 12 人のうち 10 人はその入院中に死亡していた．
- 認知症が進んだ状態で入院となった場合，精神科あるいは緩和ケアチームが介入すべきである．そして再入院の予防として，在宅ケアに移行した後のサポート体制や予想される危機介入の準備も含めた退院計画を慎重に立てるべきである．
- 認知症患者を可能な限り，入院しないですむように努力することが最も重要なのは明確である．これを実現するためには，急性期のケアを対象とした予算を，この認知症の領域を対象としたものに変更することが必要である．

CHAPTER 20　適切なケアの提供

ホスピスでのケア

- イギリスでは,主診断が認知症である場合,ホスピスは受け入れを断る傾向にある.しかし,保健システムやホスピスシステムが異なる国では,ホスピスプログラムに紹介されることもある.
- 2007年,イギリスで緩和ケアに新しく紹介された100,000人のうち主診断が認知症の人は400人であった.
- 現在進行中のプロジェクトの結果では,多くの認知症患者がホスピスに流れこむことは予防できそうであり,また,緩和ケアの専門家がいれば,介護の質はかなり向上できそうである.例えばクロイドン・プロジェクト(CHAPTER 20)によると,ホスピスへの入院が必要な認知症患者はおらず,ほとんどの患者が,これまで介護されていた場所で息をひきとっていた.2%の患者だけが,死亡1週間以内,特に死亡前の数日間,シリンジポンプの交換が困難であったり,勤務時間外の服薬が必要であったりしたために,ホスピスホームケアチームの助けが必要であった.適切な介護モデルを構築することが重要であり,通常の認知症と緩和ケアが必要となるような急性の状態を鑑別することが大切である.
- トレーニングの問題とは別にして,ホスピスの構造は,中等度あるいは高度認知症患者には不向きである.例えば,ホスピスには外出できるドアが多く,認知症患者が歩き回ってしまう.最近のホスピスは,認知症患者向きに作られているものもある.しかしほとんどの場合は,一部が改善されているのみである.静かな環境の提供と良好なパーソナルケアなどが有効な対応策になると考えられる.
- ホスピスのスタッフには,認知症患者を対応するためのトレーニングが必要である.たとえ主症状が認知症でなくても,ホスピスに入院している患者,あるいは在宅ケアの患者の多くは認知機能障害がある.ホスピスに入院してきた患者120人を調べた最近の研究によると,3分の1に認知機能障害が認められていた[4].認知症患者

---

4 Henderson M, Hotopf M (2007) Use of the clock-drawing test in a hospice population. *Palliat Med* **21**, 559–65.

のケアを学ぶことは，ホスピスのスタッフにとって特別なことではない．

さらに学ぶ方へ

Hossack Y on behalf of Residents Action Group for the Elderly (RAGE) (2006) *Care homes closures, the law, its practice and the implications*. Available at: http://www.ragenational.com/closure_facts.htm (accessed 27 March 2009).

National Audit Office (2007) *Improving services and support for people with dementia*, p. 72. National Audit Office, London.

Sampson EL et al. (2006) Differences in care received by patients with and without dementia who died during acute hospital admission: a retrospective case note study. *Age Ageing* **35**, 187–9.

Sampson EL et al. (2009) Dementia in the acute hospital: prospective cohort study of prevalence and mortality. *Br J Psychiat* **195**, 61–6.

Shaw C et al. (2009) Systematic review of respite care in the frail elderly. *Health Technol Assess* **13**, 1–224, iii.

Williams J, Netten A (2003) PSSRU Personal Social Services Research Unit. guidelines for the closure of care homes for older people: prevalence and content of local government protocols. Available at: http://www.pssru.ac.uk/pdf/dp1861_2.pdf

地域における総合診療医の役割

- 認知症患者の3分の2は地域で生活し，そこで亡くなっていく．
- ヘルスケアが必要な合併疾患（身体的，精神的，緩和ケア）のある高齢者が多く，総合診療医の対象に入る．
- イギリスでは，認知症専門看護師（Admiral Nurseとcommunity psychiatric nurse）の供給レベル（数）が同じではないため，地域ケアのほとんどは総合診療医と地区看護師によって行われる．
- 認知症の診断．
  - 認知症をもつ人のうち，正式に診断されているのは20〜40%だけである．
  - 33%しか専門家によるヘルスケアを受けていない．
  - 総合診療医1人あたりが毎年新たに受けもつ患者は2人である．
- 認知症診断の特徴を以下に挙げる．
  - 診断が遅い．
  - 危機に陥って初めて診断される．
  - 有効な介入をするには遅すぎる．
  - 障害を予防するには遅すぎる．
  - 有効性の低い介入がなされている．

CHAPTER 20 適切なケアの提供

- 総合診療医（忙しい外科医などの場合）の診察は，1人あたり10分程度となる．また，しばしば医療者，患者，介護者の3者間のコンサルテーションとなる（プライバシーは失われ，そして介護者のニーズが優勢である）．早期に認知症を診断すれば，将来的なケアや希望を患者自身に聞くことができるが，総合診療医は認知症によって出現する症状のみならず他の健康問題も診察しなければいけないために認知症だけに時間を割くことは難しい．
- 高度認知症では身体的な問題が増えるため，往診による診察も増える．1～3ヵ月ごとに総合診療医が訪問することによって，以下のような利点がある．
  - 患者と家族をサポートできる．
  - 早期に問題をみつけることができる（精神行動障害，嚥下障害，繰り返す転倒，体重減少，介護者の疲弊や虐待）．
  - 適切な治療を提供できる．
  - 他の専門家や必要な団体への紹介を適切な時期に行える．
  - 終末期に入ったことを認識でき，計画を立てることができる．
- GSF（Gold Standards Framework）に認知症患者を登録することができる．プライマリ・ケアチームと情報を共有でき，ケアを受けたい場所や最期を迎える場所の希望を聞いたり，治療や今後起こりうる問題について話し合ったり，不必要な入院を避けたりすることができる．
- 地域での終末期のケア：総合診療医による症状の評価を行い，必要であればシリンジポンプを用いる．初めてオピオイドを使用する患者であれば，緩和ケアチームに薬剤や投与量を相談する．地区看護師とMarie Curie Nurse，地域の病院の在宅チームで家族を昼夜にわたり支える．
- 施設での介護を避けることを優先する．認知症の早期の段階に，家で最期を迎えたいという強い希望を述べている場合には，介護している家族は施設に入居させていることを申し訳なく感じてしまう．主介護者が高齢の配偶者で，自身の健康問題も抱えていることもあるが，サポート体制が厚ければ，施設に入居することも少なくなる．

認知症患者を支援するための対策

認知症患者が体験していること

- 即時に考えたり応答したりできない.
- 質問の多い会話にはストレスを感じやすい.
- 音声が，ごちゃまぜとなって感じられたり，意味がわからなくなる.
- 物事への理解や反応が間欠的になったり，失われたりする.
- 適切な言葉を見つけることが難しい.
- コミュニケーションをとるために，多くの労力を費やし疲れる.

対処法

- 直面するすべてのできごとに対してゆっくり対応する.
- 周囲の音声や動きを最小限にする.
- あなたを認識してもらうために，手がかりや共有する思い出を用いる.
- 返答のための時間を長くもつ.
- 不安を汲み取り安心を与える.

老人ホームや居住型施設における総合診療医の役割

- ケアホームに入居している人の3分の2に認知機能障害が認められるが，大多数は正式な診断がなされていない．考慮される認知機能障害の原因を以下に挙げる.
  - うつ病
  - 甲状腺機能低下症
  - 施設入所の悪影響，あるいは刺激がないこと
  - 認知症
- 認知機能障害は「あって当然だろう」ととらえるのではなく，しっかり評価を行い，原因に応じた治療や対策をとることが望ましい.

CHAPTER 20 適切なケアの提供

総合診療医の訪問

- 都市部では，ケアホームに入居しても従来の総合診療医との契約を続けていることが多いために，1人の総合診療医の担当する患者が18もの施設に点在することもある．逆にケア施設側から考えると，60人もの総合診療医と連絡しなければならない状態となっていることもある．1つのケアホームに担当の総合診療医を置くように調整することによって，プロアクティブケアを行うことができ，入居者は標準化された医療を受けることができる．将来的に診療の量によって報酬を定める可能性はあるが，それには管理団体（イギリスではPCT）の同意が必要である（表20.2）．
- GSF（📖CHAPTER 4）は進行した認知症のケアホームでのケアを奨励している．総合診療医あるいは在宅介護マネージャーが主体となって，定期的な話し合いをもち，他の専門医療スタッフや勤務時間外のサービスを提供してくれる人と情報を共有する必要がある．

アドバンス・ケア・プランニング（ACP）

- アドバンス・ケア・プランニングは以下の点を考慮して作成する．
  - 認知症が進行したときに，本人と本人の親密な人にとって大事なものは何か．
  - 本人と本人の親密な人にとって，起きてほしいことは何か．
  - 本人と本人の親密な人にとって，起きてほしくないことは何か．
  - 介護の場所と最期を迎える場所はどこを希望するか．
  - 他に特別な要望はあるか．
- 個人の価値観，望むこと，信念や家族や友人の意見をもとに「もっともふさわしい」介護に関する決定を行う．
- 過去の価値観も重要である．直接本人から，あるいは近しい知人からの希望や価値観を聞くことによって，患者自身がコミュニケーションをとれなくなったときにどうするかの決定を導き出すことができる．直接的に，病状が進行したときの希望を尋ねるよりも，

地域における総合診療医の役割

表 20.2 総合診療医によるケア
（リアクティブケアとプロアクティブケア）

問題対応型の問題点	先を見越した予防的なケアの利点
急性の問題に対しリアクティブに対応する（要請があれば訪問）	プロアクティブケア（毎週の定期的な訪問）
必要なときに診察するために限られた患者情報しかない	長期的に患者をみている総合診療医による診察のために患者情報が多い
いつも同じスタッフとは限らない	専属のスタッフがつく
プライバシーや秘密の厳守が難しい	話し合いのためのプライベートルームがある
診療環境や衛生環境のレベルが低い	診察のための施設や手洗い設備が整っている
診療時間が昼食と重なることがある（患者は食事中であるし，スタッフは忙しい）	食事中の診察を避けることができる
診療時間が短い（外科手術の合間の診察など）	患者についての評価や話し合いをする時間が十分にある
短期的な健康問題を考える	短期的および長期的な健康問題を考える
将来的な計画の話し合いがない	終末期ケアを含めた長期的な介護計画を考える
スタッフのサポートやトレーニング体制がない	スタッフのサポートやトレーニングも行う
1人の患者に対して多数の医師が処方する	1人の患者に対して処方する医師が限局される

価値観を尋ねるほうが患者にとって答えやすい．法的な力はもたないがこれらは文書化しておくべきである[5]（CHAPTER 13）

- 事前指示書あるいは保健福祉の法的代理人とともに患者の確認をとる．
- 患者の意思確認には，第三者代弁人（IMCA）が必要である．
- 終末期の介護の計画を立てるにあたり，総合診療医やそのスタッ

---

5 Doukas DJ, McCullough LB (1991) The values history. The evaluation of the patient's values and advance directives. *J Fam Pract* **32**, 145–53.

フをサポートする必要がある.
- 文書はいつでも更新することができる.
- 家族内での議論の過程を確認するのもよい.

薬剤の検討

- 進行期の認知症における薬剤使用の目的は症状のコントロールである.
- 進行期の認知症において,薬剤の継続が心血管障害のリスクを低下させるというエビデンスはない.
- 行動障害や嚥下障害などを伴う進行期の認知症患者では,代替の剤型(液体や散剤)や投与経路(口腔内吸収,経皮投与)なども考慮する.

いくつかの薬剤の例

降圧薬	高度認知症に伴う体重減少,排尿後低血圧,腎機能の低下	減量あるいは中止を考慮
有毒性のある薬剤	ワーファリン(転倒のリスクが高い場合),アミオダロン,ジゴキシン	中止を考慮
鎮静薬と抗精神病薬	すでに高用量を内服中のことが多いが,短期使用を心がけ,毎月用量を再検討する	ケアホーム入居後には減量あるいは中止を考慮

終末期のケア

進行した認知症患者の終末期に良好なケアを供給することは,とても大変なことである.そのために,Palliative Care in Dementia Group in Peterborough, UK が結成された.このグループには,1次ケアおよび2次ケアを行っている様々な分野の専門家が参加し,問題の解決や介護の標準的レベルの向上,地域の教育などの活動に専念している.このグループの成果は,革新的な実践方法の例として,2008年の End of Life Care

Strategy に報告されている．住居型ホームあるいは老人ホームスタッフのニーズを満たすために作られた道具の作成方法を記載した文書がある．これらは，オンラインで入手することができる．

認知症患者の緩和ケアグループ
（2005年2月にピーターボロで設立）

- ●総合診療医
- ●内科コンサルテーション医，（高齢者専門）
- ●心理職，（高齢者専門）
- ●精神科コンサルテーション医，（高齢者専門）
- ●マクミラン・ナース
- ●専門看護師と居住型ホームマネージャー
- ●緩和ケア，Sue Ryder Thorpe Hall Hospice
- ●高齢専門家チーム（Older people's specialist team：OPST）（ケアホームの居住者の責任者）
  - ●高齢者専門の栄養士
  - ●地域看護師長
  - ●言語聴覚士（ST）
  - ●地域の精神専門看護師

終末期ケアの導入

進行した認知症患者の終末期の認識は難しい．このため，終末期介護への導入基準が設定された．医師とチームには，以下に挙げることを認識する必要がある．

- ●患者の病期と進行．
- ●患者にとって，他に行うことができる代替治療や方法がないこと．
- ●自然軽快すればいつでも終末期ケアを中止することができること．
- ●患者に関する事項として下記の6点をすべてを満たす場合，終末期ケアを導入するが，常に代替治療がないかどうかを考慮する必要

がある．また，鎮静による影響には注意が必要であり，その影響があれば採点から除外する．
- 衰弱している（ベッドやいすから動けない）（2点）
- 長期にわたり傾眠（2点）
- 薬剤の内服が非常に困難（1点）
- 食べ物と飲み物への興味の極端な低下（1点）
- 患者に改善がみられれば，終末期のケアから従来のケアにもどす．長期にわたり臥床し，常時介助を要する進行した認知症患者においては，食べ物や飲み物への興味の消失が，終末期を認識する上で最も重要な因子となることを理解しておく．

緊急を要する状況

- 急変時には総合診療医がリードして，スタッフを教育し，スタッフが今後の方針を決定できるようにする．また，定期的なミーティングをもち，問題が解決できるか検討する．入院を検討する際には，常に入院によって得られる利益と不利益について考える必要がある．急変時に入院となる理由の多くは，入院すれば時間外でもケアを受けることができるという点にある．しっかりしたアドバンス・ケア・プランニング，患者が緩和ケアを必要としているかどうかの定期的な評価，時間外サービスとの良好な関係を築くことができていれば，在宅を希望する患者でも，そのケアを続けることができる．
- 総合診療医は，認知症患者が入院となった後でも，MCA（意思決定能力法）の管理下で意思決定能力を欠くときには，治療の方針に責任をもつ．例えば，高度認知症患者が脳梗塞や急性の嚥下障害に陥ったときに，胃瘻を留置するのかどうかといった決定などは，総合診療医も参加して話し合うべきである．

将来的展望

総合診療医は今後，多くの認知症の人を地域やケアホームで診る必要がある．

目標

- 全人的ケアを提供できるように，患者，家族，ケアホーム，1次ケアや2次ケアを行う医療専門家と良好なパートナーシップを築く．
- 健康の回復・維持と認知症の進行を予防する．
- 認知症診断のスティグマを取り除く．
- 終末期に入り緩和ケアが主体となる時期には，高いレベルの介護が標準的に維持できるようにする．
- 患者と家族にとって，死が安らぎと尊厳に満ちたものであることを保障する．

CHAPTER 21
家族介護者の視点

はじめに―認知症の夫を看取るまで―……518

身体介護……519

身体介護を超えて―自己モデルについて―……529

死に逝くとき……530

Malcomの病を巡る身近な人たちの反応……532

喪失と悲嘆……534

訳　近藤伸介

CHAPTER 21　家族介護者の視点

はじめに―認知症の夫を看取るまで―

[編集注]認知症患者を最期まで介護するとはどういうことか，その個人的見解を Barbara Pointon に聞いた.

　私の夫，Malcom は仕事熱心な音楽講師であると同時に，素晴らしきピアニストであり，また良き夫であり良き父でした．彼が発する痛烈な冗談に私たちはお腹が痛くなるほど笑ったものでした．51 歳の時，Malcom はアルツハイマー病と診断され，以来病気の中盤に老人ホームに 2 年いた以外は，私が在宅で介護をしました．それは，この病気によって引き起こされた身体障害によって亡くなるまで 16 年間続きました．認知症と共に生き，そして死ぬということは，とてもつらく長い時間でした．緩和ケアがいつどの時点で始まったのか，定かではありません．Malcom の場合，亡くなる 8 年前，完全に動くことも喋ることもなくなって，以来 8 年間，全介護でした．ミオクローヌスによるけいれんは病気の初期からありましたが，嚥下の問題と強直間代発作は，亡くなる 4 年前に始まりました．体重は徐々に減っていき，亡くなる最後の年には急激な減少をしました．彼を老人ホームから自宅に連れ戻したとき，もう 6 ヵ月もたないだろうと考えられていましたが，実際にはそこから 7 年生きました．いつだって，Malcom は型にはまらない人なんです．しかし，このことは余命を予測するということ自体が問題であり，緩和ケアの視点を持ったケアは長い経過を通して必要であることを示しています．また，どうして緩和ケアを利用できる時期というのが人為的に決められているとうまくいかないのかもわかるでしょう．患者一人ひとり，介護者一人ひとり皆違うのです．

　正直なところ，Malcom の世話をすることは肉体的にも精神的にもたいへんなものでした．常時，私と住み込みの介護者 2 人で，介護にあたっているか番をしていました．私は，週 142 時間介護しました．在宅ケアを交代してもらうことで，週 26

時間の休息時間を得ることができましたが，後期にはさらに夜間のケアも必要になりました．のちに国営の介護保険（NHS continuing care）に移行しましたが，国の直接支給制度（direct payments）を使うと，老人ホームに入所するのとほぼ同じぐらいの出費で入院するよりは安かったです．親しい者から質の高いケアを受けることができて，Malcom は満足でしたし，私も穏やかな気持ちでいられました．介護用品，人員，サービス，財源などを得るために苦労することも多かったですが，とても大切な教訓も得られました．認知症の緩和ケアは，認知症ではない人の緩和ケアとは異なり，通常あるはずの心と体の境界線をまたぐような特別な技術と助言を必要とします．それは，時に医学と看護の処置を一般的なものから変えていく必要がありました．これから，Malcom の介護について述べていきますが，私や家族が経験したことやどんな時に私が助言や心理的なサポートを求めたかなど，私が学んだ教訓を特に取り上げてお話ししていきます．

身体介護

視覚認知の問題

多くのアルツハイマー病の患者は，視空間認知の問題を抱えており，見えているものを情報処理することに困難が生じます．Malcom は，周囲の状況や他の人の動作をしょっちゅう読み間違えて，自分がどこにいるのか全くわからなくなりました．このことは，彼を介護するにあたって，次の3つの領域に大きな影響を及ぼしました．

移動と介助

体を持ち上げて移動する際，ミオクローヌスによるけいれんと自分がどこにいるのかわからないということが相俟って，Malcom は非常に怖がりました．安全にそして確実に移動するためには，常に2人の人員が必要でした．ベッドにいる時も，Malcom は天井を見上げているのか，あるいはまた恐ろしい底

CHAPTER 21　家族介護者の視点

なしの穴を見下ろしているのかわからなくなっていました．

おむつパッドの交換

　Malcom が自分で移動できなくなってからというもの，ベッドで寝返りをさせておむつパッドを交換するのが常となりました．寝返りをさせられると落ちてしまうように感じたようで，必死になって仰向けに戻ろうとしたため，パッドを正しい位置にもどすのにとてつもなく長い時間がかかりました．別のやり方として，彼を中腰の状態で支えておくという方法もしましたが，これは大変に危ないものでした．そこで，アルツハイマー協会の訪問介護士が勧めてくれた起立補助具を使用することにしたのですが，これによりとても早く効率的に用が足せ，Malcom をはじめ皆にとって，けがの不安はなくなりました．この起立補助具は，私たちが使ったものの中で最も優れたものでしたが，福祉用品サービス（Joint Equipment Service）から，器具が届くのに 4 ヵ月もかかりました．器具が必要な時というのは，すぐに必要なのに．

介護アセスメント

　介護のアセスメントには，視力に関して次の 4 段階があります．

- 問題なし，眼鏡着用，視覚障害，盲目

　Malcom は読むことも喋ることもできなかったので，視力を評価することは不可能でした．そのため，記入欄は空白のままか，病前の視力に基づいて記入するかしかありませんでした．いずれにしても，Malcom は，見えているものを正確に理解することができなくなっていて，視力が良かろうが悪かろうがもはや関係なく，評価は全く的外れなものでした．彼にとって，身体的および心理的な影響というのは極めて大きかったのですが，こうした神経疾患の特性は，アルツハイマー病患者のアセスメントから特にその維持ケアの段階で見落とされていることが多いものです．

排便の管理

通常の便秘とは異なり,脳が腸からの信号を解読することができないために,筋肉を協調させて意識的に排便することができなくなります.Malcom に毎日下剤を与えても単に便失禁を起こすか皮膚が障害を起こすことになってしまいました.さらに病気が進むと,通常の坐薬や浣腸は効果がなくなってしまったので,排泄ケアの専門家に助言してもらって Malcom 専用の食餌法を考案しました.

できるだけ長い時間をかけ,1日1Lの水分摂取を心がけました.そして朝ごはんのお粥に黒糖の糖蜜を入れ,洋梨を中心としたすり潰した新鮮な果物をたくさん与えました.こうして腸がいっぱいになるようにして4日目,彼に5粒のすり潰したプルーンとジュースを朝食に与え,ビサコジルの坐薬を2つ朝食後に挿入し,効いてくるのを4時間待ちました.

それから,Malcom を馬蹄形のパッドがついていて座りやすいシャワーチェアに座らせ,お腹をマッサージして重力によって便が出やすくするのに十分な時間をかけました.私が彼の後ろに立って前にかがむように押すと,彼の方は後ろに押し返してきてこの動作によって便が出やすくなりました.最後の時期になると肛門を指で刺激しなければならなくなりました.「それは虐待になるから」と言ってやろうとしない看護師や介護士もいましたが,私は Malcom を便秘の不快のままにしておく方がもっと虐待になると感じていました.私の理解では,こうした対処法というのは,麻痺のある人に用いるものと非常によく似ています.どちらも神経の通り道に障害が起きているのですから,同じようなものだと言えるでしょう.

皮膚組織の状態

動けなくなると,ついそのままベッドに寝かせきりにしてしまいがちです.Malcom はベッドで横に移動することも全くできなくなったので,私たちは毎日6回の移乗を行いました.まずベッドからリクライニングのいす,そこから車いす,またそ

CHAPTER 21　家族介護者の視点

こから肘掛けいす．こうして，圧のかかる場所を替えていきました．

私たちは，早い段階から床擦れ対策をしてくれた地区看護師にはとても感謝しています．具体的には，ジェルマットレス（のちにエアーマットレスと交換），ジェルクッション，それから電動で頭位の高さや足の位置が変えられるベッドなど．このベッドは万能で，例えば食事の時などは簡単に位置を変えることができたので，彼をひっぱりまわさないですみました．

Malcomはシャワーの水を誰かが自分を叩いていると思っていました．浴室が2階にあったので，台所にシャワーチェアを置き，そこで7年間何の怪我もなく入浴ができました．十分スペースもあったし，起立補助具を使うと念入りに洗ったり乾かしたりすることができました．お風呂場やシャワーまで行けなくても，必ずしも在宅ケアの障壁とはなりません．

ある時，排尿カテーテルを入れるという提案がありました．しかし，恐らくそれが何のためであるか理解できないMalcomは，挿入したものを引っ張ってしまうかもしれないし，感染源になってしまう可能性がありました．おむつは，時々サイズや吸収性，フィット感などを見直して最後の最後まで使用しました．毎日山のように出る洗濯物は，介護者にとって我慢の限界をもたらすかもしれません．

私たちがMalcomの皮膚に使ったのはピュアアロエゼリーだけでした．失禁と動けない状態が7年間重複してあったにもかかわらず，彼は一度も褥瘡にはならず，まして感染を起こすこともありませんでした．肉体的には大変であったけれども，介護士と私は，自分たちの介護について誇りをもっていたし，これがMalcomの満足に大きく貢献していたと思います．

痛みの同定とコントロール

Malcomは，認知症専用に考案された評価はもちろん，痛みの評価自体を受けたことがありませんでした．彼の表情は能面のようになっていて，通常困った時に見せるようなしかめ面は

せず，その代わりほんのかすかに眉を動かしただけでもそれは大変な問題があることを意味しました．

彼は口がきけませんでしたし，うなずくことも首を振ることもできませんでした．視空間認知に問題があったので，痛みのあるところを指さしたり摘まんだりすることもできませんでした．彼特有の感染症の兆候は，左耳が真っ赤になることでした．それでも私たちは，いったいどこに問題があるかの見当もつかず，かかりつけ医に電話をしたものでした．

こういう状況では，彼がいつもと違うことを見逃さないために，住み込みの介護士が同じ人であるということが欠かせません．私たちは，みな鋭い観察眼に頼っていました．それは，小さい赤ちゃんの世話をするときに身につけているような第六感のようなものです．

Malcom は斜頸を呈するようになりましたが，これが痛いのかどうか私たちにはよくわかりませんでした．理学療法士は，彼を仰向けに寝かせるように言いました．これは別の看護スタッフが嚥下障害に関して言っていた体位とは，相反するものでした．時として専門の看護師はパズルの1ピースしか見ていませんでした．

めったにないことでしたが，時間外の家庭医に診てもらった時，「こういった身体症状はみなアルツハイマー病によるものなのに，どうしてそんなに騒いでいるの？」と言われました．これに対して，かかりつけ医は間違いなくいつも私たちの力になってくれました．

服薬

アルツハイマー協会を通して，認知症の重症度や体重減少に合わせて，処方薬は減らす必要があるということを学びました．老人ホームで Malcom の体は硬直してしまいました．このため体を曲げることもできずに，1日中ベッドに横たわるという悲惨な状態で日々を過ごしていました．専門医は，バルプロ酸ナトリウムを減量するように言いましたが，看護師が Mal-

CHAPTER 21　家族介護者の視点

comが歩き回れない方が管理しやすいと感じていたせいで,老人ホームの担当医は減薬しませんでした.話し合いの機会をもつように依頼し,薬が徐々に減らされていったところ,恐る恐るではありましたが,ほどなくしてMalcomはまた歩けるようになりました.このことは,私が彼をもう一度自宅に連れ戻そうと決意するきっかけになりました.

成人量の薬剤というのは,機能障害がある脳にとっては過剰な効果をもっていました.例えば,成人量の抗生物質は強い眠気を起こし,そのために彼は飲み物を飲むことができなくなってしまいました.こうして最後の7年間,Malcomのあらゆる薬剤は小児用量で処方されました.終末期のシリンジポンプから投与する鎮静薬でさえも通常の半量しか投与されませんでした(編者注:薬剤への反応は非常に個人差が大きく,多くの場合は反応に合わせて薬剤量を調節する.また抗生物質に関しては減薬をするのが適切でない場合もある.必要に応じて,細菌学的な助言を受ける必要がある).

夜間のけいれん発作のために処方されていた少量のクロナゼパムが,呼吸を著しく抑制し,チェーンストークス呼吸を繰り返し起こすようになってしまいました.かかりつけ医と話し合った上,4分の1量にゆっくりと減らしていき,Malcomの呼吸は元に戻りました.このように,薬の微妙なさじ加減がしばしば必要でした.

嚥下障害が始まったとき,バルプロ酸ナトリウムは液剤で処方されましたが,その強い味とにおいが長い咳を引き起こしました.そこで私たちは,少量のヨーグルトに混ぜて,食前に投与する方が食後よりもうまくいくということを発見しました.この方法は,頬のところに貯めておいて後で垂れ流すということを防ぐことができました.しかし,ある看護師が「ヨーグルトに混ぜて投与するというのは,本人に内緒で投与しているということで,これは拘束に等しいよ」と言ってきました.こんな時,私たちは激しく傷つきました.拘束とは,その行為の背後にある意図によって定義されるものではないでしょうか.

食事・水分と嚥下障害

言語聴覚士と栄養士，そして地域の歯科医から受けたサポートは，素晴らしいものでした．

食事・水分の摂取方法

小さな茶碗1杯の手製の流動食と350 mLの濃縮果汁を摂らせるのにだいたい1時間かかりました．温かい飲み物より冷たくして出した方が口の中で扱いやすいようでした．

口を開けて食べさせてもらうというのは，この世の中で最も信頼を必要とすることです．そのためには，スタッフの継続と忍耐が欠かせません．Malcomは新しい介護士からの食事介助を何日も拒みました．いろいろな場面で，これがひどい誤解の元になっていました．

私が食事介助する時も，少し休憩をするためにその場から離れて戻ってくると，Malcomは，食べるのを拒否しました．これは私にとって，本当に気持ちが萎えることで，まるで，彼が私という人間を拒絶しているように思えました．そんな時，私は中断するということに罪悪感を感じつつも，部屋に走って行って泣き崩れました．これは介護者というのがどれほどギリギリのところにいるのかということをよく示しています．

人工栄養と逆流

胃瘻による栄養補給は，吐き戻して窒息するリスクが変わらないので，認知症では通常推奨されません．Malcomは，体温が急に上がった時など嘔吐することがありましたが，もはや前かがみになって口を開けて吐くということが理解できず，小さな赤ん坊のように嘔吐物は鼻から流れ出ました．私たちはむりやり口をこじ開けて，ベッドから急いで起こして窒息を防がなければなりませんでした．この時期の認知症ケアでは，細心の注意と非常に素早い行動が必要となります．

口腔衛生

喋ったり物をかんだりすることで，自然に口の中をきれいにするということがなくなってから，それまでとは違う口腔ケアを行うことが重要になりました．そして，地域の歯科医が定期

CHAPTER 21　家族介護者の視点

的に在宅診療してくれました．彼の話では，歯が損傷しても神経が後退するので，必ずしも痛いとは限らないのだそうです．Malcomは，口をゆすぐということがもはや理解できなくなっていたので，私たちは歯磨き粉のラベルをよく見て，それが飲み込んでも安全なものであるかどうか確認しなければなりませんでした．中には安全でないものもありましたが，私たちはピュアアロエ歯磨き粉がただ安全であるばかりでなく，歯肉炎や潰瘍，口腔カンジタ症の発生を防ぐ作用があることも発見しました．

体重減少

　最後の4年間，食事量は変わらなかったのに，Malcomは悲惨なほどに体重が減り，そしてついに亡くなりました．私にとっては，この病気の最も悲惨な側面でした．

　毎日の食事と水分の摂取量と，排泄量を記録し続けていたので，Malcomがどれだけ食べ，栄養強化飲料や粉末を使っても何も変わらなかったということを知っていますが，老人ホームを訪ねた親戚がネグレクトをしているのではないかと職員を誤って訴えたりすることも大いにあり得ると思います．避けられない体重減少というのは，もっと理解される必要があり，家族にも慎重に説明する必要があるでしょう．

強直間代発作：発話できないことによる問題

　強直間代発作は，Malcomが亡くなる4年前から始まりました．他の人と同じように明らかにいつも同じ前兆がありましたが，彼は伝えることもできなかったし，安全な場所に身を置くという行動をとることもできませんでした．時に発作は介助や食事の最中や車いすに乗っている最中にも起きました．発作が起きるときにはまず頭が下がり，そのままでは体を反って背中を痛めてしまうことになるので急いで水平な位置に移さなければなりませんでした．

酸素療法の重要性

　発作が長引き，救急隊を呼ばなければならないことが何度かありました．発作中に酸素濃度が急激に低下すると，救急隊は酸素を投与し，やがてそのうちの1人が自宅に酸素ボンベを設置した方がいいと助言してくれました．かかりつけ医が代わりに申請をしてくれましたが，指示に従うことができないMalcomが，病院で呼吸検査を受けてからでないと酸素ボンベを処方してもらえないという知らせが届き，私たちは驚愕しました．やっと届いた酸素は，魔法のようによく効き，発作の時間も重症度も改善しました（編者注：これは非常に興味深いことである．おそらく脳の低酸素によって説明はできるが，今のところ，このように酸素を使うことについてのエビデンスはない）．

　口腔内の分泌物が多くなって厄介な時は，分泌を必要とする他の部分にも影響が出てしまうので乾燥させる薬物療法を用いるのではなく，数分間酸素を投与することによって口をきれいにすることができました．

肺感染症

治療の是非

　当初，私は重症の肺炎は静かに息をひきとらせてくれる有難いものだと考えていて，実際，私の親の世代は肺炎を「老人の友」と呼んでいました．しかし，現実はまったく違うものでした．

　Malcomは，最後の3年間で肺炎を数回起こしました．そのうちの何回かは，かかりつけ医がもうあと数日か数時間しかもたないでしょうと告げることもありました．実際，終末期ケアのツールであるGSF（Gold Standards Framework）を見ると看取りの時期にあたり，長い間その底辺を浮き沈みしながら時を過ごしていました．しかし，大変興味深いことが起きました．あらゆる理性がなくなった後，生存本能のようなものがMalcomを支配したのです．彼は依然として戦い生きる欲求を見せ

CHAPTER 21　家族介護者の視点

たので，私も協力しなければなりませんでした．

そして，かかりつけ医と私は Malcom に小児用量の抗生物質を処方すべきだという点で合意しました．効果がないかもしれないということは十分承知の上で，それでも症状を緩和させることはできるだろうし，それによって私も彼を支えていると感じることができました．

非薬物療法的戦略

起立補助具を使って Malcom のおむつパッドを交換することにより，思わぬ副産物がありました．前にもたれかかって立っていると大変いい咳が出たので感染した粘液を排出できたのです．また，夜はアロマポットにユーカリ，ラベンダー，ティーツリー，時にマヌカのオイルを数滴垂らしておくと，気道がよく通るようになりました．それにより，彼だけでなく私もリラックスすることができました．

体温調整

Malcom の場合，体温調節の機能を失っていたので，感染症の診断は非常に難しかったです．特に理由もなく非常に高い発熱を引き起こしました．そんな時は，ぬるいスポンジで体を拭き，うちわで仰ぎ，タオルにくるんだアイスパックを使うなど，いろいろ試してみて最良と思える手法を用いました．ある晩，体温が全く下がらないので彼は入院となりました．私は，看護師やスタッフに対して，アルツハイマー病ではよくあることで，彼が必要なのは大量のアイスパックだと伝えました．しかし，Malcom は点滴で抗生物質が投与され，血液検査をされ，病棟に入院となり，結局，何の感染症も見つかりませんでした．スタッフは重症の認知症患者は，ある種の脳腫瘍でみられるのと同じように体温調整の機能を失うということに驚いていました．私は彼らがあらゆる手を尽くして調べてくれたことに喜びはしましたが，その一方介護者の知識が無視されていたことも明記せねばなりません．

身体介護を超えて―自己モデルについて―

　人間の発達過程を考えてみると，私たちは自分自身が誰かもわからずただ自分のアイデンティティーの核になる部分だけで生まれてきます．赤ちゃんの時には五感を使って世界を探索し，それによって情動を経験し，心理学的な自己というものが形を持つようになります．これが，核の周りの第二層です．続いて，幼児になると第三層が出現して，歩く，話す，食べる，服を着る，目と手の協調運動，排泄といった基本的な身体機能のコントロールができるようになっていきます．その層の外にまた大きな一層が形作られ，のちに身につける抽象的概念，より進んだ運動および知的機能，より広い世界に関しての学習，ソーシャルスキルというような人間として洗練された技術を司る部分ができます．認知症はこうした自己のモデルを外側から侵し，外側の2つの層を時間をかけて剥がしてしまいます．これらの二層は他者から見えて最も尊重される層です．結果として中に残った2つの層がむき出しになるので，認知症が進むと内側の二層の方が重要になります．

　認知症の中期に攻撃的であった人が，口もきかず動くこともなくなると，ケアにあたるスタッフは，「ああ，これで問題はなくなった」と考え，介護保険の評価でも介護度を下げてしまうことが多いのですが，これ以上真実からかけ離れたものはありません．認知症患者に対してできる最大の贈り物は時間をかけてあげることで，重症の段階で，感覚，心理，情動，そして精神的なニーズに応えるためには，かかりきりで注意を向ける必要があります．これから，緩和ケアの段階でMalcomはどんなことに満足したのかをお話しします．

視覚について
　赤や黄色などの明るい色．笑顔．1日中同じ壁を見続けないようにすること．

味覚について
　味のはっきりしたもの．そして味のはっきりしないものは治

CHAPTER 21　家族介護者の視点

療上必要でない限りは、避けること.

嗅覚について

お気に入りのアフターシェイブ．花．アロマセラピー（大好きでした）．料理の匂い．

聴覚について

人の声というのは重要で、たとえ反応がなくても話し続けること．Malcomは、すべての情報伝達路が閉ざされてもなお、お気に入りのCDや生演奏（クリスマスの聖歌隊が来て「飼い葉の桶で」を歌ってくれました）や私たちが介護をしながら時折口ずさむ鼻歌などの音楽はわかりました．

触覚について

触れることは、あらゆるものの中で最も重要です．夜Malcomは恐怖に目を覚ました．私は、薬を取りに走るのではなく、彼の耳元で囁き抱きしめました．そうすると彼はため息をついて、私にもたれかかりリラックスしてまた眠りにつくのでした．雇われたスタッフでも、このようにMalcomの深い心理的な欲求に応えることができれば、彼は身体的にも快適さと安心感を取り戻すことができました．こういった場合は、一般化できる正しい言葉遣いや態度というものは必要ありません．

こうして、愛され慈しまれていると感じることが、彼の深い精神的な欲求には大切でした．

死に逝くとき

Malcomの最後の肺炎は、いつもとは全く異なっていると感じられました．小児用量の抗生物質を始めましたが、それでも元気がなくだるそうにしていました．数日して、彼は何も飲み込めなくなり、私は彼を病院に連れて行って点滴による抗生物質を始めるか、それとも自然に任せるかを決断しなければなりませんでした．

代理で決断するということ

診断を受けてからすぐの彼の日記にはこう書いてあります．
「やはりアルツハイマー病だった．最期の時が来たら，そっと逝かせてほしい．」

かかりつけ医と私は，早くから彼のカルテにある書面を入れておくように手配していました．それは，終末期には，「疼痛管理とけいれん予防の目的で使う鎮静薬の持続皮下注射以外，積極的な治療は行わない」というものでした．頭ではそれが正しいやり方だということはわかっていましたが，内心では何度も自分に言い聞かせなければなりませんでした．そして，その日，残された時間のほとんどを泣いて過ごしました．最後の決断をするというのは，非常に重いものでした．

最期を支えられ，支えるということ

十年前，Malcom の母親ががんで亡くなる前に看護していた時，緩和ケアチームの具体的なアドバイスや精神的なサポートをとても有難く感じました．今回もまたがりがりに痩せている人の体位についての助言など受けたかったので，彼らに電話で相談できないものかと頼んでみましたが，そのサービスはがんにだけ利用できるものでした．がん以外の理由で亡くなる患者に対しては，主たる介護者が不安を感じたり自分たちでは対応しきれないと感じれば患者に必要なくとも入院することはできましたが，自宅の静かで馴染みのある環境から移される Malcom にしてみればどんなにか恐ろしいことであろうと想像されました．私は病院の看護スタッフに対して，私たちは別に Malcom を自宅に留め置いて飢え死にさせようと思っているわけではなく，彼の唇を湿らせたとしても，もはや彼は飢えも渇きも感じることはないということを説明しなければなりませんでした．

彼は死の瀬戸際に行ってはまた戻りということを何度か繰り返し，1週間後に家族に囲まれて亡くなりました．私のヨガの先生が勧めてくれたように，亡くなる時に，私は片方の手で彼

CHAPTER 21　家族介護者の視点

のうなじを押さえ，もう一方の手で腰の下を支えました．他の家族も体を支えました．その中には2人の小さな孫もいましたが，別段怖がる様子もありませんでした．ヨガの先生が言うには，それはこの世に誕生したときに助産師に取り上げられた時と同じなのだそうです．それは，彼が前述の心象的な自己モデルの中核に戻っていくのを助けるものでした．

　私たちは，Malcom に「これからもずっと愛している」と伝え，安全であるということを伝えました．その間，お気に入りの優しい音楽が流れていました．それが偶然だったかどうか，Malcom の苦しそうな息はだんだんと静かになり，呼吸も少しずつ間遠になり最後は聞き取れなくなって，ついに途絶えました．

　外では雪が降っていました．数分した頃でしょうか，5歳の孫が高い声で，「パパ，雪だるま作ってもいい？」と聞きました．そして，彼らは雪だるまを作り，Malcom が宝物にしていた大学時代のスカーフをその首に巻き付けました．そのスカーフは生と死が交錯した素晴らしい形見となりました．

　死亡診断書には，以下のように書かれていました．
　　1．気管支肺炎
　　2．アルツハイマー病

　しかし，彼の嚥下と運動機能がアルツハイマー病によって侵されていなければ，彼は66歳という若さで肺炎で亡くなることは決してなかったでしょう．私は，死因がいくつかあった場合，その関連性も記録される日が来ることを切に願っています．

Malcom の病を巡る身近な人たちの反応

　Malcom が正常なコミュニケーションをしなくなり，私たちを見ても認識できなくなると，親戚や友人の多くは離れていきましたが，私は彼が私の声をまだ認識できていたと固く信じているし，声の聞こえる方にほんのわずかだけ頭を向けていたように思います．家族や古い友人に対しては，こうなっても訪ね

て来てくれることはやはり大切だと励みの言葉をかける必要がありました．そして，彼に話しかけ，彼の手を取り，たとえ彼がもはや誰だかわからなくなっていたとしても，また返事をしたり笑ったりすることがなくても，家族や友人の声を聴けば，それは懐かしくまた安心するのだと説明しました．そして，自分勝手かもしれませんが，私もまた彼らにいてほしいと願っていました．

定期的にやってきて Malcom に寄り添って座ってくれた訪問者たちに，私はとても感謝しています．お蔭で，その間私は家事をしたり，庭に出たり，時にはちょっとうたた寝をしたりもできました．彼らにとっては忍耐を要することもあったと思います．

絶え間なく見張り続け，睡眠は切れ切れになり，長期介護で心身ともに疲れ切った私は，喘息，関節痛，睡眠障害など自分の健康に後遺症を残しました．介護をするというのは本当に消耗することで，なけなしの補助金を得るためにお役所主義と何度となく終いにはいい加減にして欲しいと思う程戦わなければなりませんでした．

介護者支援の必要性

ソーシャルワーカーやかかりつけ医やアルツハイマー協会の訪問員が定期的に訪ねてきてくれたことは有難かったです．また 2〜3 ヵ月に 1 回，老年科医が診察に来てくれ，どんな状況か評価してかかりつけ医や地区看護師に報告してくれたことにも感謝していました．しかし，看護ケアに関していえば，心と体の両方にまたがる専門性を持った認知症専門看護師（Admiral Nurse）がもしいてくれたら，私の精神的サポートの源泉となりどんなにか役立っただろうにと思います．最後の 2 年間，Malcom の介護には直接の介護者を除いて 12 人の専門家が積極的にかかわってくれましたが，一人の認知症専門看護師がいれば，彼らの多くの役割を担えたし，全体像を見ることができたことと思います．

CHAPTER 21　家族介護者の視点

喪失と悲嘆

　16年もの間，Malcomの生活から何か1つ失われる毎に私は嘆いてきたので，最後の喪失は，度重なる喪失の最後に過ぎませんでした．彼を失ってまず私が感じたのは，私たち2人にとっての安堵と解放でした．そのため，私は適切に悲しむということができず，彼を思い出そうとしても，心と体がばらばらに壊された1人の男のイメージしか思い出せなくなっていました．3ヵ月後，彼を偲ぶコンサートが開かれ，そこで友人たちが演奏して歌ったり，Malcomと過ごした笑い話を聞かせてくれたりしたことが癒しや浄化となり，私の知っているMalcomが再生するきっかけとなりました．それからの私の生活は，本当に忙しくなりました．「MalcomとBarbara愛の別れ（Malcom & Barbara Love's Farewell）」[1]というMalcomの最後の数ヵ月を追ったテレビ番組がイギリスで2007年8月に放映され，そのあとは，人前で話したり会合に出たりといったことが活発に行われたりしたので，私は自分だけで過ごして考えたり，人生で初めてたった1人になるということに向き合ったりする時間がありませんでした．結果的に，Malcomが亡くなって18ヵ月後，忙しさが一段落した頃，心身ともに大槌で打たれたような悲嘆反応が遅れて私を襲いました．実際，それは長期介護をした者の場合にはよくあることで，遅発性または遷延性の悲嘆に関してカウンセリングが必要なほどでした．

　Malcomが残してくれた真の遺産というのは，私たちが認知症を通して経験したことが，のちに続く人たちのために役に立つことだと思います．Malcomが経験したたくさんの喪失に加えて私が経験した夫，親友，魂の友の喪失という出来事は，この章を通して，きっと意味のある出来事に代わっていくでしょう．

---

[1] This was a follow-up to the film, *Malcolm and Barbara—A Love Story*, portraying the couple facing the earlier stages of Malcolm's AD, which was broadcast on television in 1999.

さらに学ぶ方へ

Miesen BML, Jones GMM (2006) *Care-giving in dementia – research and applications*, Vol. 4, Chs 1 and 2. Routledge, London.

CHAPTER 22
介護者の支援

介護者とは？……538
介護者の負担……542
介護者のアセスメント……544
介護者支援……546

訳：上田淳子

CHAPTER 22 介護者の支援

介護者とは？

　介護者といっても様々な人がいる．年齢も違えば介護している障害も様々である．イギリスには，数百万の介護者がいる．認知症患者の急増に伴い，認知症患者を介護する介護者も増加している．認知症介護は長期にわたるため介護者は長い紆余曲折のある旅を経験することになる．

　在宅における認知症介護には，自宅を訪問する専門的支援あるいは有償支援による介護もあるが，多くの場合は，家族や知人・友人など近親者が無償で介護を行っている．介護者となるのは，要介護者と密接な関係にある家族，多くの場合は配偶者や子であることが一般的である．ごくまれに，家族以外の親戚，場合によっては近所づきあいがある人や友人・知人が主たる介護者となることもある．介護者と認知症患者との同居の有無によって，どのくらいの頻度で患者に会う必要があるか，また介護者がどのような介護を負担しなければならないかということが異なってくる．

- 配偶者の場合には，比較的高齢であることが多く，介護者自身が身体・精神的な介護を必要とする場合もあるため，提供できる介護が限られる．
- 妻は身の回りの世話など夫の介護を引き受けようとするのに対して，夫は主に家計のことを心配したり，有償介護者を雇うなど，管理的な役割を果たそうとするという研究報告もあるが，最近の研究では，この結果を裏付ける報告はない．
- ホワイトウエスタンなどの地域では，娘や嫁が介護を担うべきだとする文化的規範が存在しており，成人した娘が介護者として果たす役割を重視することが知られている．この地域では，女性は介護をすることが期待されており，子が年配者の面倒をみるという伝統が存在している．
- Spillman ら[1]は，"サンドウィッチ世代"という概念を提唱している．"サンドウィッチ世代"とは，就労の付加応力がありながらも

扶養家族の両親と子どもの世話をしなくてはならない中年女性のことを指すことが多い．この状況は離婚や再婚によってさらに複雑化し，多くの女性は，最終的には複数の高齢者の介護をすることになる．
- 一方で，最近のエビデンスでは，介護の役割分担における性差は小さくなっており，男女役割に関する前提が以前に比べて通用しなくなりつつあることが示されている．実際，米国アルツハイマー病協会の報告によれば，1996年に男性介護者の割合が19%だったのに対して2008年には約40%にまで増加している．病気に罹る前に介護者と要介護者が築いた関係性が保れる．"介護者"は，夫や息子といった罹患前からの関係性や役割に，新たなアイデンティティーが加わることになるが，アイデンティティー自体が全く別のものに変わるのではない．実際，配偶者が介護者であると自覚していなくても，妻あるいは夫というより重要なアイデンティティーの役割として介護を担うことができる．
- 介護という新たな要素が加わった関係性を受け入れることは難しいことであるが，きわめて重要な局面である．認知症患者との関係が変化するということは，両者の依存性が高まることもあるが，身体的にも情緒的にも適応していくことが求められ，その過程の中では様々な感情が生じることもある．
  - 罪悪感
  - 抑うつ
  - 恨み
  - 怒り
  - 孤立
  - 苦悩
- 認知症患者を介護している介護者のニーズを考慮する際には，このような感情を丁寧に扱う必要がある．
- 介護負担から生じる苦悩は，様々なかたちで現れる．
  - 自尊心の喪失
  - 集中力の低下
  - 極度の疲労感

CHAPTER 22　介護者の支援

- ●焦燥感
- ●要介護者に対する攻撃性と敵意
- ●睡眠の問題
- ●介護者の理解と情緒的サポートの提供.

    介護者自身がどのような状況に置かれていると認識しているかを尋ねたり，自分の状況について話す機会を提供することは，介護者自身の心配事やストレスの捌け口となり，そのこと自体がカタルシスにつながる．この一連の過程において，介護者は新たに生じた慣れない役割がどのようなものであるかをしっかり考えられるようになる．さらに，認知症患者とのこれまでの関係性を維持していく上でも重要な過程である．

- ●介護者という役割のために介護者自身が精神的な問題を抱えている場合がある．ロンドンで実施された150組の介護家族を対象とした調査によると，23%以上が臨床的に問題となるレベルの不安を抱えており，10%以上が抑うつ状態にあることが報告されている．特に，高齢の介護者の場合には，介護者自身が軽度の認知症に罹患している割合が高いことが報告されている．

- ●"介護者支援（carer support）"は介護者の負担感の軽減やストレス・マネジメント支援に役立つ．あわせて，介護に関連して生じた身体的・精神的問題を総合診療医に紹介したり，介護役割を支援するための専門的サービス（例えば，地域の保健・社会ケアサービスやアルツハイマー協会，認知症ケアに特化した専門看護師［Admiral Nurseing］等）へ問い合わせることを検討することも必要である．認知症専門看護師によるサービス（Admiral Nurses Service）は，認知症のあらゆる病期に生じうる介護者の役割や関係性の問題に対処するために必要な介入の提供を専門としている．

若年性認知症　（📖 CHAPTER 3）

- ●若年性認知症（YOD）は，若年者ほど身体的に健康で力も強く，対応に難渋する様々な行動上の問題が生じやすいという特有の課題がある．

- それとは別に介護者は心理面と実生活面で問題を抱える．家族が若年性認知症に罹患したという事実は，若い配偶者・友人・子にも衝撃を与え，それは，思いがけず早くに訪れた死別と同じような経験と言われている．40〜50代の配偶者・パートナーが介護者の場合には，70〜80代の介護者と比べ，より強い疎外感を感じ，この先どうなっていくのかわからない不確実な状況に置かれ耐え難い苦痛を経験する．10代後半の子はそのような若さで，両親の介護にかかわるために大きな課題に直面する．就労，教育，試験，きょうだいの世話，家計（例：抵当権）に関する問題に悩むことが多い．介護者である配偶者も，自身の雇用に影響が及ぶことがある．経済面，心理面，社会的側面への影響の現れ方は，介護者のタイプによって異なる．
- 10歳前後の幼い子がいる場合にはまた別の問題が生じる．介護者は，障害・病気を抱える家族の介護という新しい役割の中でも子とはこれまで通りに，何があってもいつもと変わらない態度で接していかなければならないと感じ，その両立の難しさを抱えている．子は，認知症による行動上の問題（特に攻撃性）を目の当たりにすると怖がる．そうすると，これまで築いてきた大切な家族関係が失われることになりかねず，健康な親である介護者だけでなく，子にも深く影響を及ぼす．子が直接言葉にして表現することもあれば，引きこもりや行動上の問題，学校成績の低下という形で表面化することもある．介護に没頭しすぎるあまりに，子の変化に気付かない介護者もいる．一方で，自分の時間と労力が求められているという葛藤のバランスを保たなければならないと大きなストレスを感じている介護者もいる．

文献

1 Spillman BC, Pezin LE (2000) Potential and active family caregivers: changing networks and the 'sandwich generation'. *Millbank Quarterly* **78**, 347-74.

CHAPTER 22 介護者の支援

介護者の負担

- 介護"負担（burden）"という用語は，1960年代初期から認知症介護がもたらす影響を表現する際に用いられている．そして，介護負担は介護者のいくつかの側面に影響を及ぼす．
  - 身体的側面
  - 心理的側面
  - スピリチュアル的側面
  - 社会的側面
  - 経済的側面
- 最近では，認知症介護のポジティブな側面を含めより広い視点を持つことが推奨されている．
  - 介護を通じた愛情表現
  - 介護者と要介護者が相互に関わりあう関係性
  - 介護がうまくいっているという満足感
  - 認知症患者がその人らしく過ごせるように尊厳を支えている
  - 何年も前に取り交わした献身的態度を最期まで貫き寄り添う
- 介護者が介護のポジティブな側面に気づけるよう支援していくための様々なアプローチが試みられている．重要なのは，介護者が認知症患者の"世界観"を理解できるように支援することである．
- 多くの介護者は，認知症患者とのコミュニケーションがうまくいかないのは自分のせいではないだろうか，自分のせいで病気になったのではないだろうか，問題行動を解決できないのは自分が悪いからではないだろうかなどと感じている．
- 認知症患者が介護施設に長く入所できて初めて介護者の負担やストレスを大幅に軽減できたと考えられがちである．しかし，実際はそうではなく，介護者は"あきらめた"ことに罪悪感を抱いていることもある．介護者は，愛する家族である認知症患者の希望に反することをしたのではないかと感じたり，介護を続けられなかったと挫折感を抱き続けていることがある（CHAPTER 15）．介護者はそのような介護に対する思いを介護に対する過剰な批判とい

うかたちで表現することがあり，負担やストレスが気付かれずサポートを受けられないまま危険なレベルになることがある．多くの介護者は，親族である認知症患者が介護施設に入所したとしても自分たちの介護役割が終わるとは考えていない．介護にかかる負担は変わっても，役割は変わらないものである．

- 介護負担を評価するための尺度がいくつも開発されている．もっとも広く使われているのは，介護負担調査票（Carers Burden Inventory[1]）である．このチェックリストは，介護負担やストレスに関する側面が評価できるようになっており，多くのチェック項目が該当する場合には，必要と考えられる介入やサポートを提案することになっている．

- メンタルヘルスに関する様々な評価尺度は，介護者に抑うつ・不安といった精神的問題が生じる可能性のある場合に有用である．

- 認知症患者の介護者は，身体的・精神的問題を抱えやすく介護役割を終えた後であっても，問題が続くことがよくある．介護をしている間，介護者は認知症患者の健康管理を優先し，自分自身の健康管理がおろそかになっていることがある．何年間も介護をしていると，友人や地域社会との交流が減少するため社会的に孤立しやすくなる．一度そうなってしまうと，介護に費やした日々を取り戻せないため，介護者も元の生活にもどることは難しいと感じることがある（CHAPTER 15）．

介護者の視点

Grace は，血管性認知症（VaD）を発症して9年後に穏やかな最期を迎えた．夫は亡くなる7年前に彼女を認知症ケアホームから自宅に引き取った．

"Grace の介護は，決して重労働なものではなかった．夫は雑木林を美しい庭に仕上げる人物だったようで，介護にも一生懸命取り組んでいた．彼はこれまでやってきたことの結末が分かった時でも，介護に費やした時間と労力が大変だったとは決して考えなかった．彼がやってきたことは十分に価値のあることだった．率直な感想として，私はとても素晴らしい仕事に携

CHAPTER 22 介護者の支援

われた経験を生かし,これからも同じことをしようと思う."

Jack

文献

1 Zarit S, Orr NK, Zarit JM (1985) *The hidden victims of Alzheimer's disease: families under stress.* New York University Press, New York.

介護者のアセスメント

イギリスでは,在宅患者の支援をしている 16 歳以上の介護者は,自分自身のニーズ・アセスメントを受ける権利を有している.

- 1995 年に,介護者法(承認とサポートサービス)[Carers (Recognition and Support Service) Act 1995] が制定され,要介護者本人がアセスメントを受ける場に介護者の要求に応じて,介護者のニーズ・アセスメントを実施することが法的に地方自治体に義務づけられた.
- 2000 年には,イングランド,ウェールズ,北アイルランドで介護者および障害児法(Carers and Disabled Children Act 2000)が制定され,要介護者本人がアセスメントを拒否したとしても,介護者は自分自身のニーズ・アセスメントを要求できるようになった.地方自治体には介護者にサービスを提供する権限と責務が付与された.介護者のアセスメント項目は次の通りである.
  - 介護者の精神的および総合的な健康状態
  - 認知症患者の介護に関する情報の知識とニーズのレベル
  - "ケアシステム" や支援体制にかかわる職種やサービスに関する知識と理解
  - 住居に関するニーズと経済的なニーズ
  - 介護を支援する助成と受給要件
  - 生活状況および介護による生活の変化(例えば,介護者は,余暇活動が制限されるという影響を受ける.若年の介護者では,勉学

に取り組めなくなるという弊害が生じる)
- 介護者の負担やストレスレベル
- コーピングスキルとセルフケアなど個人が有するサポート資源の活用

- スコットランドの事情は若干異なる．2002年に，コミュニティケアと健康法 [The Community Care and Health (Scotland) Act 2002] が制定され，65歳以上は無料で介護を受けることができるように定められた．イングランドやウェールズと同様，要介護者がアセスメントを拒否した場合でも，介護者は自分自身のニーズ・アセスメントを受けることができるようになった．

- 介護者が自分の役割の成果をより肯定的に捉えられるようになるために必要な要素がある．自信を持って問題解決ができること，問題を整理する能力があること，援助要請ができること，自責感が低いこと，これらはいずれも介護者のウェル・ビーイングを向上させることに関連している．したがって，これらの要素を促進する方法を提供することが必要となる．

- 特別な教育ニーズを持つ子向けに開発された長所（強み）に基づいたアセスメントアプローチ（strength-based assessment approach）は，認知症介護にも転用することができる．このアセスメントアプローチは，感情調節スキルや行動上のスキル，認知症患者とその介護者が有する能力に重きを置いており，達成感とレジリエンスを高め，よりよい関係性を構築することに活用される．

介護者アセスメントの実際

介護者のアセスメントは介護者自らが望むこともあれば，総合診療医や地区ナースなど地域の専門家あるいは，相談員やソーシャルワーカーのような病院内の専門家が要求することもある．アセスメントは，通常，社会福祉の領域，中でもケアマネージャーが実施し，必要に応じて他の専門家と連携している．可能であれば，アセスメントは対象者の自宅で実施されることが望ましい．そうすることで，現状をより明確に認識することができる．ソーシャル・ニーズやヘルスケア・ニーズを把

CHAPTER 22 介護者の支援

握する際には，単一評価プロセス（Single Assessment Process）を使用する．

　上記のようにアセスメントとは，直接顔を合わせ会話しながらニーズを把握し，介護者が必要だと感じている支援や希望するサービス内容を引き出すことである．その上で，アセスメントに従いニーズをリストアップし，これらのニーズを満たすためのサービス内容を誰がいつどのように提供していくかを検討しケアプランが立案される．ケアパッケージには，福祉器具や設備，家屋の改装，警報装置，資格を持った訪問介護士による訪問，配食サービス，レスパイトケア，デイケアが含まれる．

　要介護者の経済的アセスメントは，ケアパッケージ内のソーシャルケアを組み立てるために活用した資源の種類や内容によって判定される．利用料は法律上の規定があり，支払えない場合には，サービス利用料は無料となる．アセスメントに不服があれば再調査を社会的サービス部門に申し出ることができる．

　通常，ケアニーズの再調査は，ニーズレベルに変化があるかどうかを評価するために実施される．再調査は，介護者が要求することもあれば，新たな状況が生じていると判断した専門家が要求することもある．

　介護者は，希望通りに介護を行うために必要な経費を直接請求する権限も有している．

介護者支援

情報提供

- 認知症のあらゆる時期において，介護者は疾患に関連した実質的な問題や身体的問題に対処することが求められる．不可解な行動への対応や身体的ケアの提供，経済的問題，法的問題への対処など多岐にわたる．介護役割に困難なく適応する介護者もいれば，一方で多くの支援を必要とする介護者もいる．一般的な介護者支援のアプローチには，介護者の知識や理解，問題解決スキルが含まれ

る.
- 継続的な専門的支援〔例えば, 認知症ケアに特化した看護師による支援（Admiral Nursing）〕による情報提供と助言は, 介護家族を支え不安を軽減するのに有効である.
- 包括的な情報提供プログラムは, 介護者を対象としており, 地域の精神保健サービス, アルツハイマー協会支部, 認知症ケアに特化し専門看護師（Admiral Nurse）チームなど多種多様な組織が6〜8週間にわたり提供している. その中では, 以下に示すいくつかの重要なテーマが扱われている.
  - あなた自身のケア：時間の上手な使い方, ストレスとの上手なつきあい方, 怒りとの上手なつきあい方, 健康増進, 介護に対する思い, 死別と悲嘆, 予期悲嘆, ソーシャルサポートネットワーク〔例えば, アルツハイマーカフェ, 介護者サポートグループ, 男性介護者のサポートグループ（男性は男性のみのサポートグループに参加しやすいため）など〕
  - 認知症の理解：認知症の種類, 兆候, 症状, 経過, 予後, 行動上の問題, 問題解決, 治療, 心理社会的治療・介入

経済・法的な問題

- 住宅手当, 地方税優遇, 介護者の収入など社会福祉に関する給付金や金銭的援助には, 受給要件と手続き方法が規定されている.
- 永続的委任状（LAP）と他の法的問題
- 意思決定能力法（MCA）
- 介護者の権利と介護者のアセスメント

喪失と死別への対処

📖 CHAPTER 15 を参照.

事例

Frances の夫 Jonathan は, 53歳の時にアルツハイマー型認知症（AD）と診断された. 彼は, 地域の介護福祉士として働い

ていたが,訪問を忘れてしまうことがあったり,道に迷い道を尋ねるために事務所に何度も電話を入れるということで初めて問題が明らかになった.そのうち,Frances は Jonathan の介護も 10 代の 2 人の子どもの世話もできなくなり,さらには仕事を続けることもできなくなるという事態に陥った.そのため Jonathan は地域の社会事業ケアホーム附属の認知症施設に入所した.その後,彼の症状は急速に悪化し,間もなくして Frances や子どもたちのことがわからなくなり,目を閉じ,困惑した表情のまま話すこともほとんどなくなった.Frances は,夫の介護を続けられなかったことに強い罪悪感を抱き,夫の行動は妻である自分が"見捨てた"ことが原因ではないかと考えた.彼女は夫を見舞っていても不安で恐ろしく,彼はもはや"Jonathan"ではないと感じるようになった.しかし,それよりもつらかったのは,夫の急な衰弱が自分のせいだと感じることや夫は"まだ生きている"ことであった.彼女は総合診療医によってうつ病の診断を受けた.

さらに学ぶ方へ

Horowitz A (1985) Sons and daughters as caregivers to older parents: differences in role performances and consequences. *Gerontologist* **25**, 612–17.

Max W, Webber P, Fox P (1995) Alzheimer's disease: the unpaid burden of caring. *J Ageing Health* **7**, 179–99.

OPCS (2001) *Health, disability and provision of care. National statistics: carers.* OPCS, London. http://www.statistics.gov.uk/census2001/profiles/commentaries/health.asp

Rashid T, Ostermann RF (2009) Strength-based assessment in clinical practice. *J Clin Psychol* **65**, 488–98.

CHAPTER 23
その他の治療

補完医療……550

音楽療法……556

訳：近藤伸介

CHAPTER 23 その他の治療

補完医療

- 補完医療を用いることは，近年ますます増えてきている．特に緩和ケアの領域においては，ホスピスや緩和ケアユニットの70％で補完医療が提供されているという研究もある．以下のものが，補完医療に含まれる．
  - アロマセラピー
  - マッサージ
  - リフレクソロジー
  - レイキ
  - 催眠療法
  - 鍼
  - ホメオパシー
- アロマセラピー，マッサージ，リフレクソロジーは，最もよく用いられる治療法で，この章の中でもマッサージとアロマセラピーを認知症ケアに用いることについて検討する．
- 補完医療は，一般的な医療に並行して行ったり組み合わせて行ったりする．補完医療は，次の点で通常の医療を補完している．
  - 全人的ケア
  - 通常の診療によっては満たされない要望をかなえること
  - 医学の枠組みを多様化すること[1]
- 補完医療を用いる患者の多くは，通常の治療と合わせて用いることで満足感を得たり，生活の質を高めたりしている．これらの治療は，静脈からの薬物投与を繰り返し行うといったような侵襲的な治療と対比される．
- がん患者や緩和ケアの領域での補完医療についての質的および量的研究というのは非常に少ない．
- しかしながら，需要があること，補完医療を受けた患者の満足度が高いこと，幸福感が得られるという短期的な効果があることを示

---

1 Berman BM (2006) Cochrane complementary medicine field. About the Cochrane Collaboration (fields). Issue 1, Art. No. CE000052.

唆するエビデンスはある.
- したがって,補完医療を認知症の緩和ケアに取り入れる場合,これらを考慮すべきである.有効なエビデンスがあるということを踏まえつつ,患者が補完医療を経験するということと,支持療法の構造化された枠組み内での補完医療の役割というものを認め理解する必要があるだろう.

マッサージとは何か

　マッサージとは,治療のために体の軟部組織を手で触れることである.効果によって加える圧力が異なり,様々な手技があり,体の多くの部位に用いることができる.それぞれのマッサージの種類は,その技術がどこで生まれたか,またどういうときに用いられるかによって変わってくる.例えば筋肉のけいれんをほぐすには,深部組織のマッサージが用いられる.

- 緩和ケアにおけるマッサージの技術は,身体的または心理的なニーズに合わせられる.圧力は通常のマッサージよりずっと軽く,治療時間も短く,衣服の上から行ってもよい.認知症患者に行う場合も同様である.

アロマセラピーとは何か

　アロマセラピーは,植物,薬草,樹木,花から得たエッセンシャルオイルを全身に用いる.エッセンシャルオイルとは香りのあるエッセンスで,皮膚を通して吸収されるか吸引によってその分子が体に入るものである.

- アロマセラピーは,マッサージと併用されることが多い.エッセンシャルオイルは,キャリアオイル(スイートアーモンドオイルなど)と呼ばれるオイルに加えてマッサージの際に皮膚に用いられる.

CHAPTER 23 その他の治療

認知症ケアにおける補完医療

その特性や原理上,緩和ケアは認知症患者のエンド・オブ・ライフケアを発展させる雛形と考えられてきた.補完医療もこういった考え方の一部として組み込むことができ,非薬物療法的治療として用いられる.認知症のデイケアにおけるアロマセラピーやマッサージに関する研究[2]では,アロマセラピーは会話や記憶を促進することが示されている[3].

マッサージやアロマセラピーは,どのように有効なのか

- マッサージは,様々な形態で何百年にもわたり多くの文化で用いられてきた.一番重要な要素は触れることであり,触れることで生理的,心理的な効果が現れる.
- 触れることは,人間の基本的欲求であり,コミュニケーションの方法でもある.認知症の最も難しい側面の一つに,認知機能やコミュニケーションの能力が変容したり衰えたりすることがある.認知症の患者は自らの世界に閉じ込められているように見え,それによって,介護者や医療職は閉め出されているように感じる.そこで,マッサージを優しくリズミカルに行うと非常に心安らぐ体験を提供することになり,課題達成型ではないケアを行うことができる.
- 適切に行うことで,言葉を必要としない触覚によるコミュニケーションの手段を築くことができ,患者と施術者との関係を取り戻すことができる.
- エッセンシャルオイルを併用してマッサージを行うと,アロマが同時に吸引されたり皮膚から吸収されたりする.
- 患者が好きな香りは,楽しい記憶を呼び覚ますかもしれないので,花や柑橘系のオイルのようなよく知られていてなじみ深いエッセ

---

[2] Kilstoff K, Chenoweth L (1998) New approaches to health and well-being for dementia day-care staff. *Int J Nurs Pract* **4**, 70–83.
[3] Henry J (1993) Dementia. *Int J Aromatherapy* **5**, 27–29.

ンシャルオイルを選ぶとよいだろう.
- エッセンシャルオイルは,その化学構造によって特性や効果が違う.例えば,ラベンダー(Lavandula augustifola)のようにリラックスさせたり鎮静作用を持ったオイルもあれば,ゼラニウム(Pelargonium graveolens)や蜜柑(Citrus nobilis)のように刺激があって気分を高揚させるオイルもある.

利点

- リラクセーションになること.
- 治療的なタッチング.
- 皮膚と皮膚の接触であること.
- 介護者が参加できること.
- 非薬物療法的介入であること.

注意

- エッセンシャルオイルを初めて患者に用いる時は,24時間のパッチテストを行って皮膚にアレルギー反応が出ないことを確認すること.
- いかなるマッサージを行う場合もその前後に手洗いを行うこと.
- 患者によっては,マッサージを行うことで興奮したり不安になったりする場合もある.

治療の適応

アロマセラピーとマッサージを適切に用いて患者の安全を守ることは非常に重要である.以下のように適用するのが推奨される.

- 試しにオイルを用いず衣服の上から優しくマッサージをすること.こうすれば過去にマッサージを受けたことがない患者にタッチングを導入しやすい.患者が受け入れて,よい反応を示すようであれ

CHAPTER 23 その他の治療

- ば，皮膚と皮膚との直接の接触に進めていくのがよい．
- 全身のマッサージは適切ではなく，手と足に限ること．
- マッサージの圧は，軽くすること．
- エッセンシャルオイルは，キャリアオイルに対して0.5〜1％ほどの低い濃度で用いること．
- 1回のセッションの長さを短くすること．5〜10分の長さで十分である．
- 患者に熱がある場合，急性または新しい痛みがある場合，皮膚が損傷していたり炎症がある場合は，行わないこと．
- アロマセラピーあるいはマッサージを用いた効果について定期的に他職種チームによる評価を行うこと．

　治療を行う場合は，一般的な方法を用いることが重要である．また患者個人のニーズに合ったものでなければならない．一般的なマッサージの技法が合わない場合，Jane Buckle博士が考案した"M"テクニック®と呼ばれる特別なマッサージ法を用いてみるとよいだろう．これは一定の強さと間隔で行う一連のマッサージで，一般的なマッサージとは異なるが通常のマッサージが向かない場合にうまくいくことがある．各動作には覚えやすい名前がついており各々3回行う（URL　http://www.mtechnique.co.uk/　参照）．

介護者のニーズ

　認知症患者の家族や介護者は，介護に参加することができなくなってきた時点で疎外感や無力感を感じることがある．こうしたことは認知症が進行したり看取りの時期に入ったりすると増えてくる．単に徒手的マッサージの技術を教え示すだけでも，自分の役割を見出し介護にかかわり続けることができるようになり，介護者にとって，患者との親近感やつながりを再構築する励みとなる．マッサージは，患者と共に時間を過ごしたり，患者のために何かをしたりする，これまでとは違う方法を示してくれる．

スタッフのサポート

　認知症ケアの場で仕事をするというのは，精神的にも身体的にもきつい．ストレスを抱える気持ちのバランスを図り，患者の要求に応え続けられるようにするためには，こうしたスタッフをサポートする必要がある．補完医療を提供している団体は，スタッフに対してもセッションを行う場合が多い．スタッフが補完医療を受けるという体験は，緊張や疲労を和らげられると同時に，患者がどういうふうに感じているかを実際に体験する機会となる．マッサージが患者にとってどういう役目を持っているかがよくわからないスタッフにとって，大変有益な手引きとなるだろう．

新しい治療法を導入する場合

　マッサージやアロマセラピーを開始するにあたり，考慮すべき要因として次のようなものがある．

利用方法―誰が治療を提供するのか

　補完医療の資格者の場合もあれば，看護師やその他の医療従事者でマッサージやアロマセラピーの資格を持つ者．

資源について

　セラピーを行う場所（専用の部屋，ベッドサイド）．

　保管場所（タオル，ローション，エッセンシャルオイル）．

　施術者が専属か，あるいは外部の専門家かによって，トレーニングや専門家キャリア形成が違ってくる．

　必要物品の費用負担．

法的なこと

　補完医療の資格を持つ者は専門家としての損害賠償責任と保険加入が求められる．また関連する専門家団体に所属していなければならない．

使用指針と手順

　アロマセラピーとマッサージを行うに際して，有害物質管理規則（COSHH）の基準を満たしたオイルの保管，認知症の患者に対しての同意能力の問題，治療導入の基準，適応など，指針

CHAPTER 23　その他の治療

および手順を定めなければならない．

さらに学ぶ方へ

Royal College of Nursing (2003). Complementary therapies in nursing, midwifery and health visiting practice. RCN guidance on integrating complementary therapies into clinical care. Royal College of Nursing, London. Available at: http://www.rcn.org.uk/__data/assets/pdf_file/0008/78596/002204.pdf

Wilkinson S, Barnes K, Storey L (2008) Massage for symptom relief in patients with cancer: systemic review. *J Adv Nursing* **63**, 430–9.

音楽療法

> 要するに，人と人とのコミュニケーションにおいて，感情を表現すること以上に大切なものはなく，また自己と他者についての作業モデルを繰り返し構築していくときに，お互いがどう感じているかということ以上に重要な情報はないのである．
>
> John Bowlby

　医療福祉従事者は，高齢者のケアの方法についてもっと創意工夫し，支援的な心のケアの重要性について考えなければならない．認知症患者がますます増える中で，病気の背後にあるその人をよく見て，個別のニーズに焦点を当てる必要がある．

音楽療法とは何か

- 音楽療法とは，その人の病気，障害，外傷の程度によらず，誰もが音楽には反応できるということに基づくものである．
- 患者とセラピストの間の関係を築く基盤として即興音楽を用い，身体的，精神的，社会的，情緒的，霊的に健康を支え促進するものである．
- 音楽療法士は，修士レベルのトレーニングが必要で Health Profes-

- sions Councils に登録される.
- 音楽療法は,医療および福祉の分野で50年以上も前から用いられている.
- 音楽療法士は,個別でその人らしさに合わせた治療を提供することができるという点で他の職種と異なる.
- こうした音楽療法による介入は,たとえ進行した認知症にあっても患者のその人らしさを保つことに役立つ.
- 患者に音楽を経験してもらうことは他の人にもできるが,音楽療法士は即興音楽を通して生まれてくる音楽的な関係に着目する.

どんな人が音楽療法に合っているか

- 言語表出ができない患者.
- 言語障害のある患者.
- 行動障害によって孤立したり抑うつ状態にある患者.
- 不安や攻撃的な行動を示す患者.
- 食事の時に落ち着かなかったり,入浴や夕暮れ時に落ち着かない患者.
- 計画を立てて行動を始めるという能力を失った患者.
- 認知機能や社会機能が低下した患者.
- 徘徊患者.

音楽療法はどのように作用するか

- 音楽療法は,進行した認知症患者にみられる身体,行動,情緒的な問題を軽減することができる.
- こうした効果は,テンポ,強弱,メロディー,構成などの音楽特有の要素を通して発揮される.
- 音楽療法では主に即興音楽を用いる.

　NordoffとRobbinsは,"創造的音楽療法"という概念を発展させた.彼らは,積極的に参加することとその場で自然に出て

CHAPTER 23　その他の治療

くる音楽を用いることが最も重要であると強調し，音楽を即興で作ることが関係を作り出す強力な手段になることを見出した[4]．認知症後期の高齢者と共に取り組んだNockoldsは，「人の核にあるものは変わらずそこにあり，その人間性の中核というものは，プラスの方向に創造することができると私は信じている」と語っている[5]．

実践的なアドバイス

- 歌を歌うことは，気分を高揚させ，その身体刺激によって深呼吸を促し酸素濃度が上昇する．筋肉は，緊張とリラックスを繰り返す．
- 心的な負荷がかかる活動の前後に，歌うことを予定に組み込んでおくとストレス症状を緩和する．
- 認知症後期に歌を歌うことは，覚醒水準を引き上げる刺激となる．音のする方に頭を向けたり，瞬きをしたり，瞼の下で目を動かしたり，手足を動かし声を出すということも起き得る．
- 入浴の時間に音楽を流すことで，攻撃的な行動を抑制することができる．
- 食事の時間に，1分間に50～70拍のテンポで演奏される軽いクラシック音楽は入所者をリラックスさせることができる．
- 音楽療法は，運動を促進する．
- 音楽療法は，神経回路を活性化する聴覚的手がかりとなるので，移動することが難しい患者の支援に用いることができる．
- リラクセーションになる．
- 認知症の人が，孤独に陥ることを防ぐことができる．音楽療法は独特の方法で，人と人とをつなぐ．
- 音楽療法は，一体感や相互交流，相手に耳を傾けること，自分に耳を傾けてもらうことなどを可能にし，連続性の感覚や支援されているという感覚をもたらす．

---

4 Nordoff P, Robbins C (1971) *Therapy in music for handicapped children*. Gollancz, London.
5 Nockolds J (1999) *Olive and Jim. Music therapy – intimate notes*. Jessica Kingsley Publishers, London.

- 音楽における普遍性とは,どんな文化や宗教であっても受け入れられ認められるということである.
- 歌うことは覚醒水準を高め,気づき,親近感,安楽,仲間意識といったものを促す.
- 言語機能が衰えて会話が難しい場合でも,音楽の能力は保たれているので,意味のある即興が生まれる可能性がある.

事例

George は,自分の殻に閉じこもり抑うつ気味だったので,音楽療法を紹介された.彼は人と一緒にいると攻撃的になってしまい,対人関係で孤立するようになっていて,もはや誰とも話さず一人でいたが,情緒的な内界は持っていた.音楽療法士は,キーボードやギターを使って即興で演奏をしたり,歌いかけたりして過ごした.彼女は,音楽で彼に返答し,彼が感じているであろうことを歌にした.George は,すぐに反応した.音楽を奏でることはコミュニケーションの基盤を築くこととなり,彼にとって自分の気持ちを表現する場となった.ドアの向こう側でスタッフがそれを聞いていて,George のことを今までとは違うように考えるようになった.時間がたつにつれて,彼は以前よりも柔軟で多様な発声ができるようになっていった.使える音色や音域の範囲も広くなり,いくぶん落ち着いて,薬も減量できた.表情も穏やかになり豊かになった.施設の入居者やスタッフともより多くの時間を過ごせるようになっていて,音楽療法士は以前との大きな違いを感じている.

事例

Elsa は,いつもうめき声をあげていた.音楽療法士は,どうしたものかと思いながら彼女の声色をまねて歌い返した.時がたつにつれ,音楽療法士は,Elsa がどの音程で発声するか自分で選んでいるということに気づいた.彼女の音程はしばしば,音楽療法士が直前に歌った音程から始まっていた.音楽療法士が新しいメロディーを彼女に紹介すると,Elsa はそれを返せる

ようになった．こうして，彼女のうめき声に反応することによって音楽療法士は独特の方法で彼女と交流できるようになった．音楽療法士はElsaの声の世界に住むことで共有できる場所を見出したのだった．

どのように音楽療法を行うか

- 音楽療法は，在宅，老人ホーム，ケアホーム，病院，ホスピスなどで行うことができる．
- 音楽療法は，ラウンジやベッドサイドばかりでなく廊下を行ったり来たりしながらでもできる（これは強みである）．
- 音楽療法を受けるにあたって，患者は過去に音楽の訓練を受けた経験がなくてもよい．
- 音楽療法を開始するに先立って，可能ならば患者から同意を得るということが必要であり，それが難しければ近親者から許可を得なければならない．
- 1対1で行うセッションもグループワークも可能である．
- 短期的，長期的にかかわらず，いずれも治療は有益である．

音楽における関係性に言葉は不要である．音楽の世界では，あらゆることが経験でき，音楽療法士は，身振り，動作，発声のいずれも，応答し関係を築くための音楽的要素とみなす．HartleyとPayneによると，音楽療法は，患者が反応したり社会に戻ったりするための土台となりうる．進行した認知症の成人が，記憶や論理の感覚を失ったとしても，反応する自己という変わらない部分は残り，情緒的な世界は続いているということである．音楽療法は，そういう自己に他者が耳を傾ける場を提供する．

どのように音楽療法士を見つけるか

音楽療法士協会〔The Association of Professional Music Therapists〕24-27 White Lion Street, London N1 9PD, UK (http://www.apmt.org/)〕がイギリスにある.

さらに学ぶ方へ

Bonanomi C, Gerosa MC (2002) Observation of the Alzheimer patient and music therapy. *Music Therapy Today* (online), August. Available at: http://musictherapyworld.net

Dehm-Gauwerky B (2002) When the present becomes a mere stage for the past – music therapy in the case of a patient with extreme dementia. *Music Therapy Today* (online) August. Available at: http://musictherapyworld.net

Hartley N, Payne M (2009) *The creative arts in palliative care*. Jessica Kingsley Publishers, London.

Lesta B, Petocz P (2006) Familiar group singing: addressing mood and social behaviour of residents with dementia displaying sundowning. *Aust J Music Ther* **17**, 2–17.

CHAPTER 24
経済的問題

ヘルスケアとソーシャルケア……564

その他の給付金……568

訳：上田淳子

CHAPTER 24　経済的問題

ヘルスケアとソーシャルケア

　認知症介護の費用は個人資産，公的資金あるいは慈善団体資金で支払われる．先進国の多くは，国民が資産を有していなくてもケアが受けられるシステムを構築している．多くの国では，ナーシングホームにおける看護ケアは国が国民保健サービスとして直接給付したり補助金を拠出するため入所中の個人は無料で受けることができる．しかし，養護施設などにおけるソーシャルケアにかかる費用を全額拠出している国はほとんどない．

　すべての国の財政的支援および医療資源を完全に網羅して議論することは不可能であるが，この章ではイギリスの社会保険制度による給付金制度やその実際を紹介する．我々は，イギリスのものが必ずしも完璧であるとは考えていないが，広く関係のある先進国における財政的援助やサービス体制に役立つことを期待している．

- イギリスでは，ヘルスケアとソーシャルケアは区別されている．法律上の区分では，ヘルスケアには国民の自己負担がかからないようになっているが，ソーシャルケアは支払能力があればケアを受けた国民が一部もしくは全額の自己負担を負うという点に違いがある．ソーシャルケアは，個人の所得・資産審査（means-tested）に基づいて提供される．現在のスコットランドでは，高齢者のソーシャルケアは政府助成によって賄われ，利用者の自己負担がかからないようになっている．
- イングランドやウェールズでは，慢性期の患者を対象とした医療助成によるヘルスケアは，継続ヘルスケア（continuing health care）もしくは継続的なケア（continuing care）と呼ばれる．
- 政府は，介護費用を全て負担するように法律上義務付けられているため，受給適格者は個人資産を併用してケアのレベルを上げることはできない．
- 1999年に，イングランド貴族院上訴委員会（控訴院）は画期的な

コグラン訴訟において，複数の重要事項を決定した．
- 健康状態を理由にケアホームに入所している時に受ける看護ケアは，ヘルスケアであり，ソーシャルケアではない
- ソーシャルケアと判断される場合は，二次的な理由で施設に入所しているという数少ない場合のみである．この判断には，提供されている看護ケアの質や量のアセスメントが必要である．

- この判定を受け，アセスメント基準が設定された．
  - 必要なケアの特徴（ニーズの種類，ニーズが個人に与える影響，ニーズへ対応するのに必要なケア）
  - 継続ケアが必要であることを前提としたニーズの規模と重要度
  - ニーズの複雑性（ニーズへ対応するのに必要な専門的知識）
  - ニーズの予測不可能性（期待されるニーズが急増して複雑化することがあり，そのために適宜にかなったケアが不足し個人の健康状態が脅かされる）
- これらの基準のうちいずれか1つないしは複数の組み合わせが存在した場合に，優先すべきヘルスニーズと判定され，NHS助成による無料のケアを受ける権利が与えられる．
- しかし，2006年のイングランド最高裁判所のブローガン訴訟では，既存のニーズに応じた保険金額帯別料率区分システムはコグラン判例で提示された権利にはるかに劣っているという不服が支持された．実際，全額を公費で充当されたヘルスケアを受ける権利を有しているのは，非常に高度なレベルのニーズを持っている住民だけであった．
- イングランドとウェールズで適用されている審査基準には大きなばらつきがあり，地域格差が生じていた［ポストコードロッタリー（postcode lottery）と呼ばれる］．審査基準を統一化し先述した裁判所の判定を適合することを目的に，NHSの継続ヘルスケアとNHS助成の看護ケアに関する国家的枠組み（The National Framework for NHS Continuing Healthcare and NHS- Funded Nursing Care）が2007年に発足し，2009年には改訂された．
- ニーズのアセスメントは，ケアマネジャーやソーシャルワーカーが実施する．その際，保健省が開発した決定支援ツール（decision

CHAPTER 24　経済的問題

support tool：DST）が用いられる（図 24.1）
- アセスメント後は，適切なケアを介護者に紹介しなければならない．
- DSTは，コグランの判例によって設定された審査基準に沿って多面的に評価する．
  - 認知面
  - 行動面
  - 心理的・情緒的ニーズ
  - コミュニケーション
  - 移動能力
  - 栄養状態（摂食）
  - 排泄
  - 皮膚の状態
  - 呼吸
  - 薬物療法とその他の治療
  - 意識状態
  - その他のケアニーズ
- 各項目は，"ニーズがない（no need）"から"最優先のニーズ（priority needs）"の6段階のニーズレベルにランクづけられる．"最優先のニーズ"を1つでも満たした場合，もしくは"重大なニーズ"を2つ以上満たした場合，または"中等度のニーズ"以上を多く満たす場合には，NHS助成の継続ケアの条件を満たすと判断される．
- そして，PCT委員会が開かれ，NHS助成による無料のケア，所得・資産審査に基づくソーシャルケア，あるいは併用の中から受給が決定される．ケアが決定して最初の評価の見直しは3ヵ月後に行われ，その後は長くても年に1回はニーズレベルと受給要件に変更がないか調査がある．
- 介護者（もしくは患者自身）は，アセスメントや決定事項に不備がないか確認することを申し出る権利を有している．
- また，介護者は，自分自身のニーズのアセスメントを受ける権利も有している（CHAPTER 22）
- このツールでは，ニーズが十分に満たされているという理由で

ヘルスケアとソーシャルケア

行動	認知	心理的・情緒的ニーズ	コミュニケーション	移動能力	栄養状態	排泄	皮膚の状態	呼吸	薬物療法とその他の治療	意識状態	その他のケアニーズ
P									P	P	
S	S		S	S	S		S	S	S		S
H	H	H	H	H	H	H	H	H	H	H	H
M	M	M	M	M	M	M	M	M	M	M	M
L	L	L	L	L	L		L	L	L	L	L
N	N	N	N	N	N	N	N	N	N	N	N

強度 →
予測不可能性 ←

複雑性 ←→
強度 ←→

図 24.1 ニーズのレベル（P：最優先のニーズ priority, S：重大なニーズ sever, H：高度なニーズ high M：中等度のニーズ moderate, L：低度のニーズ low, N：ニーズなし no need）によって、どのようなケアを受けられるかが異なる。判定には、"最優先のニーズ" を 1 つでも満たした場合、もしくは "重大なニーズ" を 2 つ以上満たした場合、または "高度なニーズ" や "中等度のニーズ" の多く満たす場合には、NHS 助成の継続ケアの適性に見合うとされる。2009 年 7 月に許可を得て NHS 継続的ヘルスケアのための決定支援ツール（Decision Support Tool for NHS Continuing Healthcare）を改訂した。

CHAPTER 24　経済的問題

ニーズアセスメントを中止したりはしないことが明記されている．すなわち，このツールは継続的ケアを受けるための要件を除外するために活用されるものではない．
- 予後予測が週単位の場合には，迅速アセスメント（fast-track assessment）が適用される．もしも予測より長く生存している場合には，通常のアセスメントが適用される．
- 継続ケアは，ケアホームでかかる費用でも在宅でかかる費用でもどちらでも給付金で支払われる．
- 社会福祉制度は，非常に複雑なシステムであり非専門家が対応しきれるものではないが，そのなかで住民が適切な助言と支援を受けられることが必要不可欠である．不透明な給付金はケアに対して支払われる国債を増大させる可能性がある．例えば，イギリスでは，認知症患者は，地方税が減額されるほか，テレビ受信料が無料になる資格を有している．
- イギリスのアルツハイマー協会は，現行のシステムは非常に複雑な場合を除き認知症患者のニーズはソーシャルケアニーズと見なされており，所得・資産審査に基づくケアが提供されることになるため認知症患者は不利な立場に置かれていると主張している．
- どこの国においても社会福祉制度は公正であるべきであり，公正を確保した状態で運用されるべきである．

その他の給付金

- ほとんどの給付金は労働・年金省（Department of Work and Pensions）により管轄されているが，一部に地方自治体により管轄されるものがある．
- イギリス国内であっても，地方自治体によって支払われる給付金が異なる（詳細は，参考文献に掲載してある各地方のオンラインガイダンスを参照のこと）．なお，出版時点ではイギリスにおける給付金制度は見直し中である．

介助手当（Attendance Allowance：AA）と障害者生活手当（Disability Living Allowance：DLA）

- これらの給付金は，身体的あるいは精神的，もしくはその両者に関するニーズを持っている（自己管理に他者からの援助を必要としているか，自分の安全を守るために他者からの管理を必要としている）場合に支払われる．
- これらの給付金は，資産・財産調査に基づいて支払われるものではなく，利用者の収入に関係なく支払われる．国民保険（NI）料の支払いとも無関係であり，非課税の給付金である．
- 給付金の受給要件は，DLA の場合には 3 ヵ月間以上，AA の場合には 6 ヵ月以上，ニーズが持続していること，さらに，生命予後が 6 ヵ月以上見込めることが条件となる．生命予後が 6 ヵ月未満の終末期には，特例が適用される．
- DLA は，65 歳以下の住民が対象となる．このサービスは，移動要素（mobility component）と日常生活のケア要素（personal care component）の 2 つの種類に区分されており，利用者は，どちらかのみを受給している場合もあれば，両方を受給している場合もある．移動要素と日常のケア要素は，評価されるニーズレベルに応じて給付額が異なる．なお，65 歳以上は日常のケア給付金のみが支給される．
- 疾患の経過に伴いニーズが変わっていくため受給要件にも変更が生じる場合がある．重要なのは，継続的に評価していくことである．
- 料理ができないなどの日常生活の活動に何かしらのケアを必要としている認知症患者は，DLA の日常生活ケア要素の低給付額の受給要件に該当する（ただし，65 歳以上で新たに資格を得た場合には利用できない）．
- 日中あるいは夜間に頻繁に援助や見守りを必要としている場合には，DLA の日常生活ケア要素の中給付額の受給要件に該当すると同時に，AA の低給付額の受給要件にも該当する．
- 昼夜を通し援助や見守りを必要としている場合には，DLA と AA の

CHAPTER 24 経済的問題

両方の給付金で高給付額の受給要件に該当する.
- 65歳以下で, 身体障害により重度の歩行障害がある場合にはDLAの移動要素の高給付額の受給要件に該当し, 外出する際に他者の見守りや援助を必要とする (迷子を含めリスクがない) 場合には低給付額の受給要件に該当する.

雇用生活支援手当 (Employment and Support Allowance: ESA)

- 年金受給年齢以下にある者で障害や病気のために就労できない場合や法定疾病給付金を受給できなくなった場合に, ESAの申請をすることができる. この手当は, 2008年から就労不能手当 (Incapacity Benefit: IB) にかわって支払われるようになった. 以前より就労不能給付金を受給していたものは受給要件に見合う限りそれを継続する.
- ESAは2つの給付額に区分される. 医学的評価を実施し, 就労能力は限定的であるが支援があれば就労できると判断されると, 就労関連活動グループ (work related-activity group) の対象となる. 就労関連活動能力が障害されていると判断されると, 支援グループ (support group) の対象となり, 高い給付額が支給される.
- 受給要件は, 国民保険料の支払いや収入と関連しており厳格に審査される.

介護者手当 (Carer's Allowance: CA) とその他の介護者給付

- 介護者は要介護者とは独立してニーズのアセスメントを受ける資格を有している (CHAPTER 22)
- CA対象者は, 16歳以上の少なくとも週に35時間以上をAA, DLAあるいはその他の類似した手当を受給中の要介護者の介護に費やしている介護者である. 週に21時間以上就学している学生, 週あたりの収入が一定の控除後100ポンドを超える人は対象外である.

- また，他の手当や給付金があると全額を払われないことがある．
- CAは，国民保険料の支払いとは関係なく，年金受給権を有している場合には国民保険料を受給できるが，課税対象のため給付金に対して税金を払う必要がある．
- 他の収入がない場合あるいはパートナーや子とは経済的に独立している場合，もしくはその両者の場合には，他の給付金と併用して同時に申し出ることができる．
- 介護のために財産を手放すような場合には，地方税の控除を受けることができる．要介護者と自宅を共有している介護者は，要介護者の配偶者・パートナーでなくとも課税されない．
- 食配サービス，シッティングサービス，ホームヘルパー派遣は利用料が発生し自治体はその料金を介護者に請求する．ただし，書類作成，訪問作業療法，デイケアセンターへの移動は無料で利用できる．その際，利用料は，資産・財産評価に基づいて決定される．
- 就労している介護者の場合には，同一の雇用者に少なくとも1年間雇用されていれば，緊急時（介護の崩壊など）には休暇を取得する制度を利用することができる．
- 地方自治体は，介護サービスを購入できるように介護者に直接払いをすることがある．ただし，要介護者のニーズを満たす目的以外には使うことができない．

その他の手当

- 認知症患者とその介護者は，所得補助，年金給付金，住宅手当，地方税優遇などその他の控除を受けることができる．また，子がいるかどうか，あるいは年金受給年齢に達しているかどうかにより，他の手当も受給できる可能性がある．
- 家屋改装補助は，障害・病気の要介護者を介護するのに適した住宅環境・設備を整備するために地方自治体が補助している．補助金額は，財産・資産評価に基づき決定され，申請者が費用を負担することもしばしばある．
- 労働・年金省は，いくつもの社会基金を管轄する．

- 寒冷手当（cold weather payment）：低所得者を対象に，気温が氷点下の日が7日以上続いた場合に支給される補助
- 冬期燃料手当（winter fuel payment）：女性の年金受給年齢（2020年までに60から65歳にあがる）以上を対象に，ひと冬にかかる燃料に対する補助
- 地域ケア手当（community care grants）：低所得者を対象に，生活に必須の家具の購入や修繕など自宅に住むことに関して支払われる補助
- 資金貸付（budgeting loans）：低所得者を対象に，生活必需品に対して無利子で金銭を借りることができる
- 葬儀手当（funeral payment）：低所得者を対象に，近親者が亡くなった場合に支払われる補助
- 危機貸付（crisis loans）：火事や破産のような危機的状況に置かれた時に生活必需品のためにお金を借りることができる．所得・資産調査が行われる．
- 移動に障害がある住民は，ブルーバッジを所有していれば，無料で駐車場を利用できたり，ロンドンの中心部のいくつかのエリアを除き駐車禁止を表す黄色い線であっても一定時間車を駐車できたりする（スコットランドでは時間制限がない）．ロンドンでは，ブルーバッジ所有者は，交通料が免除される．事前に申請していれば，ほとんどの通行料金も免除される．
- 女性の年金受給年齢以上の住民は，ほとんどの地域内の移動を無料の移動パスを使うことができる．歩行障害のある住民が利用する無料の移動パスは地方税によって賄われている．

NHSによる助成

- 60歳以上の国民および認定を受けた医学的状態（例：薬物治療が必要ながん，糖尿病）にある患者，低所得者，戦傷病年金受給者は無料で薬の処方を受けることができる．
- 低所得者は，無料で薬の処方を受けられるほか，歯科治療や歯科矯正，眼科検診，眼鏡の購入，病院への通院が無料となる．

ケアホーム入所や病院入院中に受けられる手当

- 病院への入院やケアホームの入所が長くなると，受給できる手当があったとしても所得に影響が及ぶ．DLA や AA は，病院への入院やケアホーム，ナーシングホームへの入所の最初の 28 日間しか支払われない．ケアホームに入所中の人々の中には，ケアにかかる費用に対して一部しか保障給付金が支払われないことがある．
- 受給の是非に関しては厳密な審査基準が設定されている（http://direct.gov.uk/en/CaringForSomeone/CareHomes/DG_10031411 を参照）

援助要請

　手当や給付金保障制度は非常に複雑な手続きを採用しており，制度改革が繰り返されている．本章では，最低限の概要しか紹介しておらず，今後さらに変更される内容もあるであろう．ソーシャルケアについて概要を以下にまとめる．本当に必要な援助を受け損なうことがないよう専門家による最新の援助が必要不可欠である．

- 介護者は給付金・手当と書類作成の補助を無料で受けることができる権利を有している．
- 政府公共事業のワンストップウェブサイトに有用な情報が掲載されている（http://www.direct.gov.uk/index.htm）．
- 地方自治体はソーシャルサービス部門を通して情報を提供する．すなわち，地方 PCT は有益な情報のゲートウェイになるであろう．
- アルツハイマー協会は，給付金・手当取得に関する受給要件や他の経済・法的問題に関する適切な概況報告書を作成している（詳細は，http://alzheimers.org.uk/site/scripts/documents.php?categoryID=200137 を参照）
- Age UK, the Citizens Advice Bureau, Counsel and Care などのチャ

CHAPTER 24 経済的問題

リティ団体も介護サービスの改善に取り組んでいる

さらに学ぶ方へ

Alzheimer's Society (2009) *When does the NHS pay for care? Guidance on eligibility for NHS continuing healthcare funding in England and how to appeal if it is not awarded.* Alzheimer's Society, London.

Department of Health (2009) *The national framework for NHS continuing healthcare and NHS-funded nursing care.* Department of Health, London. Available online at: http://www.dh.gov.uk/dr_consum_dh/groups/dh_digitalassets/documents/digitalasset/dh_103161.pdf

Department of Health (2009) *Decision Support Tool for NHS continuing healthcare.* Department of Health, London. Available online at: http://www.dh.gov.uk/dr_consum_dh/groups/dh_digitalassets/documents/digitalasset/dh_103329.pdf

Citizens' Advice Bureau information on benefits: http://www.adviceguide.org.uk/your_money/benefits.htm. Separate tabs on this page lead to information specific to England, Scotland, Wales and Northern Ireland.

Appendix

巻末付録

1　略語など……576
2　薬剤相互作用……584
3　重要な神経化学的症候群……588
4　皮膚分節……590
5　オピオイド換算表……592

訳：小川朝生，篠崎和弘，松本禎久

巻末付録 1・略語など

📖	cross reference in this book	本書の参照部位
AA	Attendance Allowance	介助手当
ABC chart	antecedents, behavior, consequences chart	（介護者用の認知症問題行動への対応チャート）
Ach	acetylcholine	アセチルコリン
AchEI	acetylcholinesterase inhibitor	アセチルコリンエステラーゼ阻害薬
AD	Alzheimer's disease	アルツハイマー病
ADC	AIDS dementia complex	エイズ脳症
ADH	antidiuretic hormone	抗利尿ホルモン（バゾプレッシン）
ADL	activities of daily living	日常生活動作
ADRT	advance decision to refuse treatment	治療拒否事前決定制度
AIDS	acquired immunodeficiency syndrome	エイズ，後天性免疫不全症候群
ApOε_4	apolipoprotein ε_4	アポリポプロテイン ε_4
APP	amyloid precursor protein	アミロイド前駆体蛋白質
BBB	blood-bran barrier	血液脳関門
b.d.	twice a day	1日2回服用
BEHAVE-AD	Behavioral Pathology in Alzheimer's Disease Scale	（アルツハイマー病の行動症状評価尺度）
BMA	British Medical Association	英国医師会
BMI	body mass index	ボディ・マス指標（肥満度の指標）
b.p.	blood pressure	血圧
b.p.m	beats per minute	脈拍（分）
BPSD	Behavioral and Psychological Symptoms of Dementia	認知症の行動・心理障害（周辺症状）
BSE	bovine spongiform encephalopathy	牛海綿状脳症
CA	Carers' Allowance	介護者手当

CADASIL	cerebral autosomal dominant arteriopathy with subcortical infarcts and leukoencephalopathy	皮質下梗塞および白質脳症を伴う常染色体優性脳動脈症
CBD	Cortico-basilar degeneration	大脳皮質基底核変性症
CDR	Clinical Dementia Rating	CDR（観察式の認知症の重症度評価法）
CJD	Creutzfeld-Jakob disease	クロイツフェルト・ヤコブ病
CK	creatine kinase	クレアチンキナーゼ
CMAI	Cohen-Mansfield Agitation Inventory	コーエン・マンスフィールド agitation 評価票
CNS	central nervous system	中枢神経系
COPD	chronic obstructive pulmonary disease	慢性閉塞性肺疾患
COSHH	control of substances hazardous to health	有害化学物質衛生管理（規則）
COX	cyclooxygenase	シクロオキシゲナーゼ
CPAP	continuous positive airways pressure	持続陽圧呼吸療法
CPR	cardiopulmonary resuscitation	心肺蘇生法
CSF	cerebrospinal fluid	脳脊髄液
CT	computed tomography	コンピューター断層撮影
CTZ	chemoreceptor trigger zone	化学受容器引き金帯
CYP450	cytochrome P450	シトクロム P450
DASNI	Dementia Advocacy and Support Network International	国際認知症擁護支援ネットワーク
DFG	Disabled Facilities Grant	障害者施設補助金（イギリス）
DisDAT	Disability Distress Assessment Tool	障害ストレス評価ツール
DLA	Disability Living Allowance	障害者生活手当
DLB	dementia with Lewy bodies	レビー小体型認知症
DN	district nurse	地区看護師
DOLS	deprivation of liberty safeguards	自由保障措置の剥奪
DRG	dorsal root ganglion	後根神経節

巻末付録 1・略語など

DS-DAT	Discomfort Scale- Dementia of Alzheimer's Type	（アルツハイマー病患者の'不快さ'評価尺度）
DSM-IV TR	Diagnostic and Statistical Manual of the American Psychiatric Association, 4th edition, text revision	アメリカ精神医学会による精神障害の診断と統計マニュアル, 4版, テキスト改訂版（訳者注；2013年に5版が発表）
DST	decision support tool	決定支援ツール
DT	delirium tremens	振戦せん妄
DVLA	Driver and Vehicle Licensing Agency	自動車運転免許庁（イギリス）
EAS	external anal sphincter	外肛門括約筋
ECG	electrocardiogram	心電図
ECOG	Eastern Cooperative Oncology Group	イギリス多施設共同臨床研究グループ
EEG	electroencephalogram	脳波
EMEA	European Medicines Agency	欧州医薬品庁
EPA	enduring power of attorney	持続的代行委任状
ESA	Employment and Support Allowance	雇用および生活補助手当
FAST	Functional Assessment Staging [Scale]	FAST（観察式の認知症の重症度評価法）
FBC	full blood count	全血球計算値
FDA	Food and Drug Administration	アメリカ食品医薬品局
fMRI	functional MRI	機能的 MRI
FPTC	2β-carbomethoxy-3β-(4-chlorophenyl)-8-(-3-fluoropropyl) nortropane	ノルトロパン（[18F] FECNT：ドパミントランスポーターシンチグラフィ製剤）
FTLD	frontotemporal lobar degeneration	前頭側頭葉変性症
GABA	Gamma-amino butyric acid	γ-アミノ酪酸
GAD	generalized anxiety disorder	全般性不安障害
GCS	Glasgow Coma Scale	グラスゴー・コーマ（昏睡）・スケール
GDP	gross domestic product	国内総生産
GDS	Global Deterioration Scale	GDS（ADLの評価尺度）
GI	gastrointestinal	胃腸

GMC	General Medical Council	英国王立医師協会
GP	general practitioner	総合診療医
GSF	Gold Standards Framework	終末期ケア総合的サポート・フレームワーク（イギリス）
HAART	highly active antiretroviral therapy	高活性抗レトロウィルス療法
HCA	health care assistant	医療アシスタント
HIV	human immunodeficiency virus	ヒト免疫不全ウィルス，エイズ・ウィルス
HM3G	hydromorphone-3-glucuronide	ヒドロモルフォン-3-グルクロニド（ヒドロモルフォンの代謝物）
99mTc-HMPAO	Tc-hexamethylpropyleneamine oxime	99mTc-ヘキサメチルプロピレンアミンオキシム
HONC	hyperosmolar non-ketotic coma	高浸透圧性非ケトン性昏睡
5-HT3	type 3 serotonin	セロトニン 5-HT$_3$ 受容体
IADLs	instrumental activities of daily living	手段的日常生活動作
IAS	internal anal sphincter	内肛門括約筋
IASP	International Association for the Study of Pain	国際疼痛学会
IB	Incapacity Benefit	就業不能給付
i.m.	intramuscular	筋肉内（投与）
IMCA	independent mental capacity advocate	独立した意思能力擁護者
INR	international normalized ratio	国際標準化比
IR	immediate release	速放製剤
i.v.	intravenous	静脈内（投与）
KPS	Karnofsky Performance Status [scale]	カルノフスキー・パフォーマンス・スケール
LANSS	Leeds Assessment for Neuropathic Symptoms and Signs	LANSS 疼痛スケール
LCP	Liverpool Care Pathway	リバプール・ケア・パスウェイ（看取りのパス）

巻末付録1・略語など

LPA	lasting power of attorney	永続代理権
LRTI	lower respiratory tract infection	下気道感染症
M3G	morphine-3-glucuronide	モルヒネ-3-グルクロニド
M6G	morphine-6-glucuronide	モルヒネ-6-グルクロニド
MAOI	monoamine oxidase inhibitor	モノアミン酸化酵素阻害薬
MCA	Mental Capacity Act	意思決定能力法（イギリスの法律）
mcg	microgram	マイクログラム
MCMD	minor cognitive motor disorder	微小な認知運動機能障害
MCPCIL	Marie Curie Palliative Care Institute Liverpool	マリ・キュリー緩和ケア協会
mg	milligram	ミリグラム
MHA	Mental Health Act	精神保健法
MMSE	Mini Mental State Examination	ミニメンタルステート検査
MND	motor neuron disease	運動ニューロン疾患
MR	modified release	放出調整製剤
MRI	magnetic resonance imaging	核磁気共鳴映像法
MSA	multisystem atrophy	多系統萎縮症
NAA	National Assistance Act (1947, 1951)	生活保護法
NAO	National Audit Office	監査局（イギリス）
NaSSA	noradrenergic and specific serotonergic antidepressant	ノルアドレナリン作動性・セロトニン選択的作動薬
NCPC	National Council for Palliative Care	全国緩和ケア協議会
NGT	nasogastric tube	経鼻胃管
NHS	(UK) National Health Service	国民健康保険（イギリス）
NI	National Insurance	国民保険
NICE	National Institute for Health and Clinical Excellence	イギリス国立臨床研究所

巻末付録1・略語など

NMDA	N-methyl d-aspartate	N-メチル-D-アスパラギン酸
NMS	neuroleptic malignant syndrome	悪性症候群
NNH	number needed to harm	害必要例数
NNT	number needed to treat	治療必要例数
NPI	Neuropsychiatric Inventory	認知症の行動障害評価尺度の一つ
NREM	non-rapid eye movement [sleep]	ノンレム睡眠
OBRA	Omnibus Budget Reconciliation Act of 1987 (USA)	包括的予算調整法
OSA	obstructive sleep apnoea	閉塞性睡眠時無呼吸
PACSLAC	Pain Assessment Checklist for Seniors with Limited Ability to Communicate	認知症の疼痛を客観的に評価する尺度の一つ
PAINAD	Pain Assessment in Advanced Dementia	認知症の疼痛を客観的に評価する尺度の一つ
PCT	primary care trust	プライマリ・ケア・トラスト（地域医療従事者の代表によって運営される企業体. GP, NHS, 病院からサービスを購入し, 地域保健サービスを提供する体制を整える. 人口15万人単位で整備される）
PD	Parkinson's disease	パーキンソン病
PE	pulmonary embolism	肺塞栓
PEG	percutaneous endoscopic gastrostomy	経皮的内視鏡下胃瘻造設術
PENS	percutaneous electrical nerve stimulation	経皮的電気神経刺激
p.o.	by mouth	経口（投与）
POS	Palliative Care Outcome Scale	緩和ケアのアウトカム評価尺度の一つ
PPC	preferred priorities of care	ケアの優先順位
PPI	proton pump inhibitor	プロトンポンプ阻害薬
p.r.	per rectum	経直腸的（投与）
p.r.n.	as needed	必要時

巻末付録 1・略語など

PSP	progressive supranuclear palsy	進行性核上性麻痺
PTH	parathyroid hormone	副甲状腺ホルモン
q.d.s.	four times daily	1 日 4 回分割投与
QOF	Quality and Outcomes Framework	品質と結果のフレームワーク
RAID	Rating Anxiety in Dementia Scale	認知症における不安症状評価尺度
RBD	REM-sleep behaviour disorder	レム睡眠行動障害
RCN	Royal College of Nursing	イギリス看護協会
RCT	randomized controlled trial	無作為化比較試験
REM	rapid eye movement [sleep]	急速眼球運動（レム睡眠）
RIG	radiologically inserted gastrostomy	透視下での経皮的胃瘻造設術
SARI	serotonin antagonist/reuptake inhibitor	セロトニン受容体拮抗薬/再取り込み阻害薬
s.c.	subcutaneous	皮下（投与）
SCIE	Social Care Institute for Excellence	社会的支援に関する臨床評価機構（イギリス）
SD	syringe driver	シリンジポンプ
s.l.	sublingual	舌下（投与）
SLE	systemic lupus erythematosus	全身性エリテマトーデス
SM-EOLD	Symptom Management at End-of-Life in Dementia [scale]	認知症終末期の症状マネジメント評価（尺度）
SNRI	selective serotonin/norepinephrine reuptake inhibitor	セロトニンノルエピネフリン選択的再取り込み阻害薬
SPCT	specialist palliative care team	専門的緩和ケアチーム
SPECT	single photon emission computed tomography	単光子放出コンピューター断層撮影
SSRI	selective serotonin reuptake inhibitor	選択的セロトニン再取り込み阻害薬
s.c.	subcutaneous	皮下（投与）
SWS	slow wave sleep	徐波睡眠

TCA	tricyclic antidepressant	三環系抗うつ薬
TD	transdermal	経皮的
t.d.s.	three times a day	1日3回分割投与
TENS	transcutaneous electrical nerve stimulation	経皮的末梢神経電気刺激法
TIA	transient ischaemic attack	一過性虚血発作
UTI	urinary tract infection	尿路感染症
VaD	vascular dementia	血管性認知症
VAS	visual analogue scale	視覚的アナログ尺度.疼痛のような特定の感覚や感情の強度を評価する際に用いられる手法.
VPG	vomiting pattern generator	嘔吐中枢
WHO	World Health Organization	世界保健機関
YOD	young-onset dementia	若年性認知症

巻末付録 2：薬剤相互作用

ここでは高度の認知症に対して一般的に用いられる薬剤に関連する薬剤相互作用をリストで挙げる．相互作用は機序ごとにまとめた．複雑な機序のものをとり挙げている．

CYP1A2

影響を受ける薬物	阻害薬	誘導薬
抗うつ薬：アミトリプチリン，クロミプラミン，デシプラミン，デュロキセチン，イミプラミン，ミルタザピン 抗不安薬：ジアゼパム 抗精神病薬：ハロペリドール，オランザピン その他：ナブメトン，プロプラノロール，ロピニロール，テオフィリン，チザニジン，ベラパミル，R-ワーファリン	アミオダロン，シメチジン，シプロフロキサシン，フルボキサミン，ケトコナゾール	バルビツレート，オメプラゾール，モダフィニル，たばこ

CYP2C9

影響を受ける薬物	阻害薬	誘導薬
抗うつ薬：アミトリプチリン，フルオキセチン その他：セレコキシブ，ジクロフェナク，フルルビプロフェン，グリベンクラミド，グリメピリド，glipizide，イブプロフェン，インドメサシン，ロサルタン，メロキシカム，ナプロキセン，ピロキシカム，フェニトイン，トルブタミド，S-ワーファリン	アミオダロン，クロピドグレル，エファビレンツ，フルコナゾール，フルバスタチン，フロボキサミン，ミコナゾール，セルトラリン，サルファメソキサゾール，バルプロ酸，ボリコナゾール	バルビツレート，カルバマゼピン，フェニトイン，リファンピシン

CYP2C19

影響を受ける薬物	阻害薬	誘導薬
抗うつ薬：アミトリプチリン, citalopram, クロミプラミン, デシプラミン, エスシタロプラム, フロキセチン, イミプラミン, セルトラリン 抗精神病薬：アリピプラゾール, オランザピン 抗不安薬：ジアゼパム その他：クロピドグレル, ランソプラゾール, オメプラゾール, pantoprazole, フェノバルビタール, フェニトイン	シメチジン, エソメプラゾール, フルコナゾール, フロキセチリン, フルボキサミン, ケトコナゾール, ランソプラゾール, モダフィニル, オメプラゾール, oxcarbamazepine	カルバマゼピン, プレドニゾン, リファンピシン, 西洋オトギリソウ

CYP2D6

影響を受ける薬物	阻害薬	誘導薬
抗うつ薬：アミトリプチリン, クロミプラミン, デシプラミン, ドセピン, デュロキセチン, フロキセチン, イミプラミン, マプロチリン, ノルトリプチリン, パロキセチン, ベンラファキシン 抗精神病薬：アルプラゾラム, アリピプラゾール, クロルプロマジン, ハロペリドール, リスペリドン, その他：カルベジロール, カルバマゼピン, コデイン, ジヒドロコデイン, メトクロピラミド, メトプロロール, プロプラノロール, チモロール, トラマドール, トラゾドン	アミオダロン, ブプロピオン, セレコキシブ, シメチジン, シタロプラム, クロルフェニルアミン, クロミプラミン, ドネペジル, ドセピン, デュロキセチン, フロキセチン, ハロペリドール, メサゾン, メトクロピラミド, オキシコドン, パロキセチン, プロメサゾン, キニジン, ベンラファキシン	デキサメサゾン, リファンピシン

巻末付録2:薬剤相互作用

CYP3A4, 5, 7

影響を受ける薬物	阻害薬	誘導薬
抗うつ薬:トラゾドン 抗精神病薬:アリピプラゾール,ハロペリドール 抗不安薬:alfuzosin,アルプラゾラム,ジアゼパム,ミダゾラム その他:alfentanil,アムロジピン,アトルバスタチン,クロルフェニラミン,クラリスロマイシン,デキサメサゾン,ジルチアゼム,ドンペリドン,エルゴタミン,エリスロマイシン,フェンタニル,インディナビル,メサゾン,ニフェジピン,キニジン,リトナビル,サキナビル,シンバスタチン,ベラパミル	アミオダロン,シメチジン,シプロフロキサシン,クラリスロマイシン,ジルチアゼム,エリスロマイシン,フルコナゾール,フロキセチン,グレープフルーツジュース,インディナビル,イトラコナゾール,ケトコナゾール,ミコナゾール,ノルフロキサシン,リトナビル,サキナビル,ベラパミル,ボリコナゾール	カルバマゼピン,エファビレンツ,グルココルチコイド,モダフィニル,ネビラピン,oxcarbazepine,フェノバルビタール,フェニトイン,pioglitazone,リファンピシン,西洋オトギリソウ

p-グリコプロテイン(P-gp)に伴う相互作用

影響を受ける薬物	阻害薬	誘導薬
ジゴキシン,モルヒネ,ノルトリプチリン,リスペリドン	アミオダロン,クラリスロマイシン,エリスロマイシン,ケトコナゾール,キニジン,リトナビル,サキナビル,ベラパミル	カルバマゼピン,リファンピシン,西洋オトギリソウ

　P-gpは細胞膜にある輸送システムであり,小腸や尿,胆道,BBB(Blood Brain Barrier)に薬物を排出する役割を担う.P-gp阻害薬は血清や脳内の薬物濃度を上昇させ,P-gp誘導薬は濃度を下げる.

QT延長作用と関連する薬物

タイプ	薬物
向精神薬	アミトリプチリン，アンフェタミン，クロルプロマジン，シタロプラム，クロミプラミン，クロザピン，デシプラミン，ドセピン，ドロペリドール，エスシタロプラム，フロキセチン，ガランタミン，ハロペリドール，イミプラミン，リチウム，ノルトリプチリン，パロキセチン，ピモジド，クエチアピン，リスペリドン，チオリダジン
抗生物質	アジスロマイシン，シプロフロキサシン，クラリスロマイシン，エリスロマイシン，フルコナゾール，イトラコナゾール，ケトコナゾール，レボフロキサシン
心循環	アミオダロン，クロルプロマジン，ジソピラミド，プロカインアミド，キニジン，ソタロール
その他	アルフゾシン，ジフェンヒドラミン，ドンペリドン，メサゾン，オクトレオシド，オンダンセトロン，テルフェナジン

さらに学ぶ方へ

Flockhart DA. Drug Interactions: cytochrome P450 drug interaction table. Indiana University School of Medicine. http://medicine.iupui.edu/clinpharm/ddis/table.asp. Contains a detailed list of cytochrome drug interactions.

Hansten PD, Horn JR. Current topics in drug interactions. *Hansten and Horn drug interactions* http://www.hanstenandhorn.com/news.htm. A series of articles available online taking a detailed look at various interaction mechanisms.

付録3：重要な神経化学的症候群

高齢者では神経伝達物質の過剰や欠乏によって重篤な症候群

神経伝達物質の過剰あるいは欠乏に由来する症候群

神経伝達物質	欠乏による症状	過剰による症状
アセチルコリン	抗コリン作用：口渇，発汗低下，便秘，霧視（輻輳障害），尿閉，傾眠，頻脈，錯乱，集中力低下，偶発性けいれん，昏睡，死亡 原因：定型抗精神病薬，三環系抗うつ薬，分泌抑制効果としての抗コリン薬（グリコピロニウム，ヒヨスシン塩酸塩）など	発汗，唾液分泌過多，嘔気と嘔吐，気管支分泌過多，縮瞳，腹部疝痛，下痢，頻尿，心室性不整脈，徐脈，心臓ブロックの可能性，呼吸抑制，筋力低下，けいれん 原因：コリンエステラーゼ阻害薬の毒性など
セロトニン	うつ，不安，精神運動速度低下，疲労感，睡眠障害，頭痛 原因：レセルピン，isotretinoin（訳者注：本邦未承認），フェノバルビタール	セロトニン症候群：発汗，頻脈，散瞳，嘔気，下痢，疝痛，発熱，血圧上昇/低下，震え，興奮，錯乱，幻覚，けいれん，昏睡，死亡 原因：MAO阻害薬，SSRIあるいはSNRIの単独使用時あるいはMAO阻害薬併用時あるいは後者の中止直後，トラマドール，5-HT$_3$受容体阻害薬
ドパミン	運動緩徐，振戦．他の神経伝達物質薬剤と併用すると静坐不能症（アカシジア）を来す（CHAPTER 10） 原因：錐体外路症状（パーキンソン症状）を出しやすい定型抗精神病薬	食欲不振，嘔気，唾液分泌過多，血圧低下，不整脈，見当識障害，不安，運動失調，頭痛，明白な夢，睡眠障害，幻視・幻聴，舞踏病様あるいはジストニックな不随意運動，眼瞼下垂，眼球の上方回転発作，眠気． 原因：レボドパ毒性など

付録3：重要な神経化学的症候群

が起こるので，知識が必要である．疾患や薬剤の副作用などが原因となる．発見が遅れると後遺症や死につながる．認知症の方や高齢者で可能性のあるものを紹介する．

つづき

神経伝達物質	欠乏による症状	過剰による症状
ノルエピネフリン	縮瞳，発汗低下，嘔吐，起立性低血圧，徐脈，不整脈，心停止 原因：アミロイドーシス，糖尿病，ビタミンB_{12}不足，肺尖部腫瘍によるホルネル症候群	交感神経刺激：頻脈，不整脈，血圧上昇，皮膚の蒼白，血管収縮，興奮，不安，せん妄，けいれん，脳卒中，死亡 原因：認知症の患者では起こらない．多くは，コカイン，アンフェタミン中毒かカテコールアミン分泌腫瘍
μオピオイド	オピオイド離脱症状：痛覚過敏，不安，めまい，発汗，鼻汁，クシャミ，落涙，欠伸，立毛（鳥肌），足と腹部のけいれん（こむら返り），下痢，不整脈，けいれん 原因：稀にナロキソン（訳者注；オピオイド依存治療の拮抗薬）などの過剰投与で誘発される． 注意：オピオイド拮抗薬は重篤な呼吸抑制の副作用時に限って専門家が使用する	オピオイド中毒：傾眠，嘔気と嘔吐，縮瞳，起立性低血圧，そう痒，せん妄，稀に痛覚過敏，ミオクローヌス，幻覚．ペチジン，トラマドール服用者であればけいれん，呼吸抑制，死亡 原因：オピオイドの不慣れな使用，腎障害があると排泄が遅れ血中濃度が高くなる，遺伝的に特定のオピオイドに耐性が低いとき
GABA	不安，易怒的，睡眠障害，振戦，運動失調，精神病症状，けいれん 原因：アルコール離脱（📖CHAPTER 10），ベンゾジアゼピン離脱	鎮静，呼吸抑制，心収縮や血管運動緊張の低下による心不全． 原因：ベンゾジアゼピン中毒，バルビタール中毒

神経遮断性悪性症候群は，📖CHAPTER 10 を参照

付録4：皮膚分節

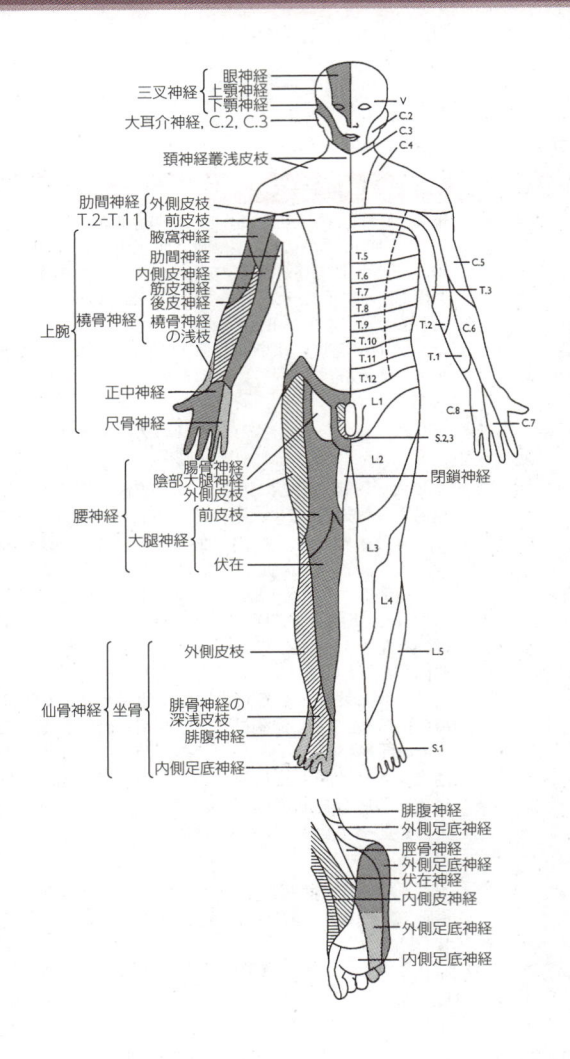

三叉神経 ─ 眼神経
　　　　　 上顎神経
　　　　　 下顎神経
大耳介神経, C.2, C.3
頸神経叢浅皮枝

肋間神経 ─ 外側皮枝
T.2-T.11 前皮枝
腋窩神経
肋間神経
内側皮神経
筋皮神経
上腕 ─ 橈骨神経 ─ 後皮枝
　　　　　　　　 橈骨神経の浅枝
正中神経
尺骨神経

腸骨神経
陰部大腿神経
外側皮枝
腰神経 ─ 前皮枝
　　　　 大腿神経
　　　　 伏在

仙骨神経 ─ 坐骨 ─ 外側皮枝
　　　　　　　　 腓骨神経の深浅皮枝
　　　　　　　　 腓腹神経
　　　　　　　　 内側足底神経

V
C.2
C.3
C.4
T.5
T.6
T.7
T.8
T.9
T.10
T.11
T.12
C.5
T.3
C.6
T.2
T.1
L.1
C.8
S.2,3
L.2 閉鎖神経
L.3
L.4
L.5
S.1
C.7

腓腹神経
外側足底神経
脛骨神経
外側足底神経
伏在神経
内側皮神経
外側足底神経
内側足底神経

付録4：皮膚分節

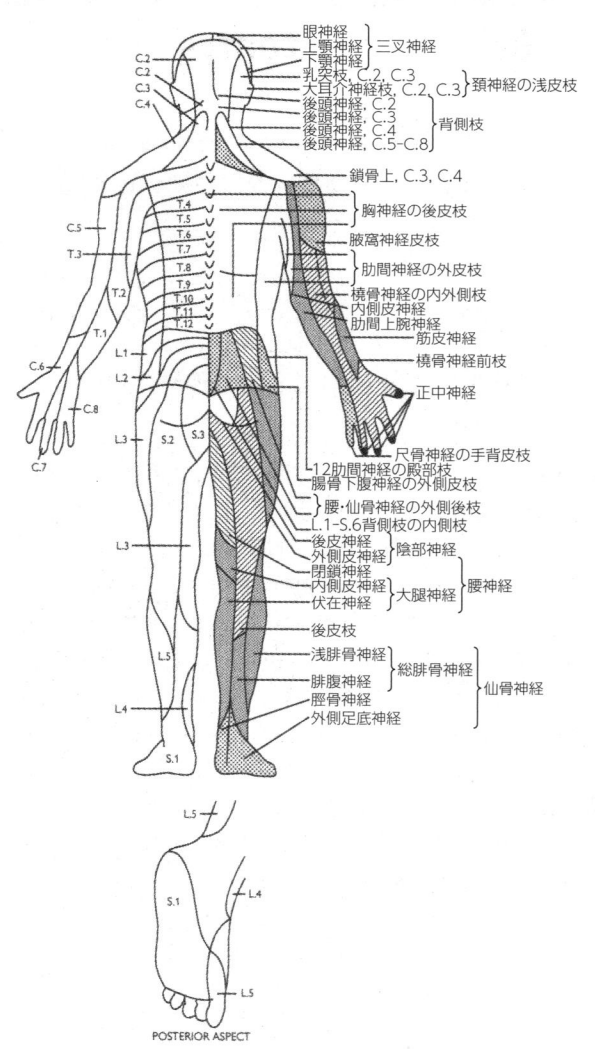

眼神経
上顎神経 ─ 三叉神経
下顎神経
乳突枝, C.2, C.3
大耳介神経枝, C.2, C.3 ─ 頸神経の浅皮枝
後頭神経, C.2
後頭神経, C.3
後頭神経, C.4 ─ 背側枝
後頭神経, C.5-C.8

鎖骨上, C.3, C.4
胸神経の後皮枝
腋窩神経皮枝
肋間神経の外皮枝
橈骨神経の内外側枝
内側皮神経
肋間上腕神経
筋皮神経
橈骨神経前枝
正中神経
尺骨神経の手背皮枝
12肋間神経の殿部枝
腸骨下腹神経の外側皮枝
腰・仙骨神経の外側後枝
L.1-S.6背側枝の内側枝
後皮神経 ─ 陰部神経
外側皮神経
閉鎖神経
内側皮神経 ─ 大腿神経 ─ 腰神経
伏在神経
後皮枝
浅腓骨神経
腓腹神経 ─ 総腓骨神経
脛骨神経 ─ 仙骨神経
外側足底神経

POSTERIOR ASPECT

Reproduced with permission from Longmore et al. (2010). *Oxford Handbook of Clinical Medicine 8e*, Oxford University Press.

付録5：オピオイド換算表

オピオイドを変更する場合，個体差が大きいことやオピオイ

成人に対してオピオイドを使用する際の等力価量の目安

投与経路	経口	静脈内・皮下	直腸内
コデイン ジヒドロコデイン	180〜300 mg		
トラマドール	150 mg	150 mg	
モルヒネ	30 mg	10〜15 mg	20 mg
オキシコドン	20 mg	15 mg	
フェンタニル		0.3 mg	

訳者注1：オピオイド換算表に関しては，原著と本邦における使用状況とが合致しない記載もあったため，本邦で使用されている薬剤に限定し，訳者で表を作成した．

訳者注2：メサドンは，体内動態の個体差が非常に大きく，オピオイド間の不完全な交叉耐性も存在することから，特に注意が必要である．変更に際しては，緩和ケアまたはペインクリニックの専門家に相談することが望ましい．本邦における添付文書上では，経口モルヒネ 60〜160 mg/日＝経口メサドン 15 mg/日とされている．

訳者注3：経口腔粘膜吸収型フェンタニルの使用に際しては，換算表は使用しない．定時投与のオピオイド量と経口腔粘膜吸収型フェンタニルの投与量とは相関がないため，あらためてタイトレーションが必要である．重篤な有害事象を避けるために，使用法を守り，十分に注意して使用する必要がある．

ド間の不完全な交叉耐性，吸収条件の違いなどによって，実際の必要量と換算表に基づいて計算した量が異なる場合があるため，変更後は痛みの増強や副作用の出現・悪化に十分注意する．

モルヒネと経皮吸収型オピオイドとの換算表

経口モルヒネ 24時間投与量	経皮吸収型フェンタニル 放出速度	経皮吸収型ブプレ ノルフィン放出速度
30 mg	12.5 μg/時 （1日量として0.3 mg）	17.5 μg/時
60 mg	25 μg/時 （1日量として0.6 mg）	35 μg/時

訳者注1：本邦では，経皮吸収型ブプレノルフィンとして，ノルスパン®テープが発売されている．5 mg，10 mg，20 mgの規格があるが，それぞれの放出速度は5 μg/時，10 μg/時，20 μg/時とされている．

訳者注2：変更に際して，判断に迷う場合は，緩和ケアまたはペインクリニックの専門家に相談をすることが望ましい．

あとがき

　この5年ほどで，認知症をめぐる話題は大きく変わりました．超高齢化社会という題目と一緒に，新聞でも毎日のように取り上げられています．

　認知症は医療だけではなく生活や社会のあり方にまでも影響を及ぼしています．「地域包括ケア」が盛んに議論され，その中心的な話題は認知症の人への支援です．国もオレンジプランを作り認知症の人が安心して過ごせる社会づくりを進めています．遅ればせながら国家的な戦略も計画されるに至りました．しかし，認知症をめぐる議論をうかがいつつも，支援がお互いにどのような関連になっているのか，その全体像をつかむことが難しく，もどかしさを感じていました．また，熱心な議論が行われつつも，なにか忘れられていないか，ひっかかりを感じてもいました．

　具体的には，
① 認知症の人の当事者の苦痛について議論する機会が少ないこと
② その苦痛を少しでも緩和をするための支援についての議論がなされにくいこと
です．

　わが国において，認知症をめぐる議論は大きく医学的な視点からと介護の視点から検討が行われています．どちらも認知症の人とその家族を支援する上で欠かせない視点です．医学的な視点からは，認知症の診断とBPSDの薬物療法が語られます．一方，介護の視点からは，徘徊への対応や介護負担の軽減が語られます．どちらも必要不可欠な議論です．介護者の負担も医療者の苦労も対応すべき課題ですが，一方認知症の人がどのようなことを思い，どのような願いを持っているのか，支援をする者は何を実現すべきなのか，考える機会がすくないのではないでしょうか．

　認知症の初期に診断がなされる機会が少ないためでしょう

か，認知症の方の思いを尋ねるといいつつ，なぜか支援者は介護者に尋ねがちです．

　認知症になっても安心して暮らせる街づくりとして，徘徊しても大丈夫な街づくりが掲げられます．大事な施策です．しかし，認知症の人がどうして徘徊せざるを得ないのでしょうか．もしも痛みや苦痛を感じていて，そこから逃れたいために徘徊せざるを得ないのでしたら，まずその苦痛を取り除くことを考えるのが支える我々の仕事ではないでしょうか．認知症の方の希望を支えるために，全体を見回す視点が今一度求められているように感じます．

　すでに優れた認知症治療・ケアに関する書籍が幾多も出ています．本書を紹介するにあたり，そこに屋上屋を架すものかとも思いました．しかし，本書は認知症の人の希望を中心に，一貫して支援する，早期から終末期まで見渡す緩和ケア的アプローチをわかりやすく示していると思います．

　認知症の人の身体的・精神心理的苦痛に目を配った医療・介護を少しでも考えたい，特に重症化する前に本人の希望を尋ね，少しでも希望をくみ取れるような支援を考えたい，その思いで本書は作成されました．

　お忙しい中，翻訳を引き受けてくださいました訳者の先生方，企画の実現にさまざまなお力添えをいただきました篠崎和弘先生，武田雅俊先生，無理なお願いを支えてくださいました新興医学出版社の林峰子様にこの場を借りまして篤く御礼申し上げます．諸先生方の温かい励ましがなければ，本書は実現し得ませんでした．

2015 年 2 月
独立行政法人国立がん研究センター東病院
臨床開発センター　精神腫瘍学開発分野
小川朝生

索引

数字・欧文

2次的な喪失 ………… 398
14-3-3蛋白 ………… 73
15秒ルール ………… 305

A

α-シヌクレイン ………… 44
ABCチャート ………… 245
AD ………… 65
ADL ………… 296
Aδ線維 ………… 142

B

βアミロイド ………… 38
BEHAVE-AD ………… 276
BPSD
 …… 28, 33, 85, 112, 247

C

CADASIL（cerebral autosomal dominant arteriopathy with subcortical infarcts and leukoencephalopathy）… 42
CDR ………… 88
Cicely Saunders（シシリー・ソンダース）………… 98
CJD ………… 72
C・M Parkes（C・M・パークス）………… 392
COPD ………… 330
Cornell Scale for Depression Dementia ………… 258
Croydon Project ………… 506
C線維 ………… 142

D

Disability Distress Assessment Tool（DisDAT）
 ………… 133
DLB（レビー小体型認知症）
 ………… 44
Doloplus-2 ………… 133

E

Elisabeth Kulbler-Ross（キューブラー・ロス）
 ………… 391

F

FAST ………… 90

G

GDS ………… 88, 91
Gold Standards Framework（GSF）…… 490, 508, 527

H

HIV関連認知症 …… 47, 73

索 引

K

Karnofsky スコア（KPS）
.... 93

M

Marie Curie Nurse 508
McGill 疼痛質問表 122
MMSE 87
MRC 呼吸困難スコア ... 228

N

National Health Service（NHS） 18
Neuropsychiatric Inventory（NPI） 258, 276
NMDA 拮抗作用 173
NMDA 受容体拮抗薬 ... 184
NRS 122
NSAIDs 162

P

Pain Assessment Checklist for Seniors with Limited Ability to Communicate（PACSLAC）............... 133, 154
Pain Assessment in Advanced Dementia（PAINAD）
.... 132
Palliative Care Outcome Scale（POS） 136

PSP（進行性核上性麻痺）
.... 47

Q

Quality and Outcome Framework（QOF） 489

S

SNRIs 181
SSRIs 181

V

VaD（血管性認知症）...... 41
Visual Analog Scale 122

W

WHO 除痛ラダー 159
Willam Worden（ウィリアム・ウォーデン） 393

和文

あ

愛着理論 395
アイデンティティー ... 529
アカシジア 272
悪液質 202
悪性症候群 270
アセチルコリン 39

索引

あ

アセチルコリンエステラーゼ阻害薬 …… 39, 40, 46
アセトアミノフェン … 160
アドバンス・ケア・プランニング（ACP）
…439, 490, 493, 510, 514
アドバンス・ステートメント …… 441
アポリポ蛋白E4（ApOε4）遺伝子 …… 28
アミロイド前駆体蛋白質 …… 65
アラーム …… 313
アルコール関連認知症 … 52
アロマセラピー …… 550, 551
アンヘドニア（失感情）… 52

い

胃圧迫症候群 …… 216
息切れ …… 227
意識レベル …… 368
意思決定能力の測定 … 446
意思決定能力法（Mental Capacity Act：MCA）
…… 443, 444, 445
痛み …… 322, 522
痛みの定義 …… 140
移動要素（mobility component） …… 569
胃排出遅延 …… 215
意味記憶 …… 82
意味性認知症 …… 70
胃瘻 …… 211, 352, 525
飲食拒否 …… 325
咽頭期（嚥下第二期）… 204

う

迂遠 …… 31
うつ …… 256
うつ病 …… 34, 51

え

エイズ認知症複合 …… 73
永続的委任状（lasting power of attorney：LPA）…… 76
永続的代理権（LPA）… 450
栄養サポートチーム … 213
栄養不良 …… 351
疫学 …… 15
エピソード記憶 …… 82
嚥下障害 …… 204, 208, 212, 524
嚥下の口腔期（嚥下第一期） …… 203
援助要請 …… 572
エンド・オブ・ライフケア …… 77

お

嘔気／嘔吐 …… 214
オキシコドン …… 169
オキシモルフォン …… 169

オピオイドによる呼吸抑制 …………………… 178
音楽療法 ………… 556
オンコール体制 ……… 492

か

外肛門括約筋（EAS）… 225
介護施設 ……………… 108
介護者 ………… 538, 539
介護者および障害児法（Carers and Disabled Children Act 2000）…………… 544
介護者支援（carer support） ……………… 533, 540
介護者手当（Carer's Allowance：CA） ………… 570
介護者における死別 … 401
介護者のアセスメント ……………………… 544
介護者のレジリエンス ……………………… 423
介護負担調査票 ……… 543
介護放棄（ネグレクト） ……………………… 290
概日リズム障害 ……… 284
外傷 ……………… 329
介助手当 ……………… 569
咳嗽 ……………… 231
害必要数（NNH）……… 181
回復 ……………… 396
化学受容器引き金帯（CTZs） ……………………… 214

過活動型せん妄 ………… 49
下気道感染症 ………… 355
学習障害 ……………… 124
家族のレジリエンス … 422
家族面談 ……………… 420
価値歴（values history） ……………………… 337
カルシウムチャンネル $\alpha 2\text{-}\delta$ リガンド …… 183
カルマン・ハイン報告書 ……………………… 106
緩下剤 ………… 220, 221
監査局（National Audit Office：NAO）… 106
感情鈍麻 ……………… 35
乾性咳嗽 ……………… 229
関節拘縮 ……………… 319
緩和ケア ………… 22, 98

き

記憶 ……………… 81
吃逆 ……………… 218
企図振戦 ……………… 236
機能障害（impairment） ……………… 28, 296
希望の事前確認（preferred priorities of care：PPC） ……………………… 443
基本的な緩和ケア …… 101
急性期病棟 …………… 504
急性痛 ………………… 146
急性腹症 ……………… 324

索 引

強オピオイド … 159, 165
強直間代発作 ………… 526
局在性（局在性発作）… 239
起立性低血圧 ………… 269
緊急時の薬の処方 …… 494

く

グルタミン酸遮断薬 …… 40
車いす ………………… 310
クロイドン・モデル … 487

け

ケア …………………… 482
ケアの場 ……………… 482
ケアへの抵抗 ………… 289
ケアホーム
……………… 498, 499, 500
経済的負担 …………… 17
経腸栄養 ……………… 210
経皮吸収型フェンタニル
………………………… 171
経皮的電気神経刺激 TENS
………………………… 189
決疑論 ………………… 344
決定支援ツール（decision support tool：DST）… 565
下痢 …………………… 222
幻覚（hallucinations） … 33
言語障害（dysphasia）
…………………… 31, 304
幻視 …………………… 45
原則主義 ……………… 343

見当識 ………………… 30
健忘症候群 …………… 51

こ

構音障害（dysarthria）
………………………… 304
抗菌薬関連下痢症 …… 224
口腔咽頭鵞口瘡（カンジダ症） ………………… 201
口腔衛生 ……………… 525
口腔乾燥 ……………… 195
口腔期（嚥下第一期）… 204
口腔ケア ……………… 379
口腔症状 ……………… 194
構成失行 ……………… 301
抗精神病薬 …………… 114
拘束 …………………… 459
行動・心理症状 ……… 28
行動変容 ……………… 35
高度認知症 …………… 80
口内痛 ………………… 198
興奮 …………………… 278
抗レトロウイルス治療 … 74
誤嚥 …………………… 204
誤嚥性肺炎 …………… 208
コーエン・マンスフィールド agitation 評価票（CMAI）
………………………… 278
ゴールド・スタンダード・フレームワーク（GSF）… 93
国民扶助法（National Assistance Act：NAA）…… 456

鼓索神経 ………… 205
孤束核 ………… 214
国家戦略（National End of Life Care Strategy）… 105
骨折 ………… 357
骨折治療 ………… 358
コデイン ………… 161
コミュニケーション技術 ………… 410
コミュニティケアと健康法［The Community Care and Health (Scotland) Act 2002］………… 545
雇用生活支援手当（Employment and Support Allowance：ESA）………… 570
コルサコフ症候群 ……… 52
混合型認知症 ………… 43

さ

罪業感 ………… 257
在宅介護 ………… 484
在宅緩和ケアチーム … 102
在宅ケア ………… 486
作為と不作為 ………… 347
作話 ………… 30
錯覚（illusions）………… 33
作動記憶 ………… 82
サポートグループ …… 383
三点杖 ………… 309
サンドウィッチ世代 … 538

し

シェアリングレター … 427
視覚認知の問題 ……… 519
死が近いことを示す徴候 ………… 365
時間外対応 ………… 104
死期の判別 ………… 365
視空間機能 ………… 83
視空間障害 ………… 301
シクロオキシゲナーゼ（COX）………… 160, 162
自己決定 ………… 438
死後の対応 ………… 383
自殺リスク ………… 263
ジストニア ………… 237, 272, 273
事前決定（advance decision to refuse treatment：ADRT）………… 442
事前指示（advance directive）………… 441
死前喘鳴 ………… 375
失禁 ………… 232
失語 ………… 31
失行 ………… 32
実行機能 ………… 84
湿性咳嗽 ………… 231
実存的苦痛 ………… 113
失調性呼吸 ………… 370
失認 ………… 32
死の備え ………… 364

索引

ジヒドロコデイン 161
自閉症 124
死亡原因 20
弱オピオイド 159
若年性認知症（YOD）
...... 16, 540
自由剝奪に対する保証措置
（DOLS）...... 452
終末期医療 102
終末期ケア 512, 513
終末期不穏 366, 378
障害者施設補助金 316
障害者生活手当 569
症状評価 118
情緒的サポート 540
情動的行動 85
小脳性振戦 236
情報提供 546
食習慣の変化 35
褥瘡 186, 320
食欲低下 202
徐波睡眠 283
シリンジポンプ 384
心因性疼痛 147
侵害受容 141, 152
侵害受容性疼痛 147
人格変化 28
神経原線維変化 26, 38
神経障害性疼痛
...... 147, 148, 182
神経ブロック 189
人工栄養 352, 525
進行性非流暢性失語 70
振戦 236
迅速アセスメント 568
親族と介助者の意見 337
身体合併症 321
浸透圧性下痢 223
心不全 332

す

衰弱 328
随伴痛 178, 179
睡眠衛生 285
睡眠覚醒リズムの障害 35
睡眠障害 282
筋攣縮 185
ステージ分類 87
スピリチュアルケア 468

せ

精神症状・行動異常（Behavioral Psychological Symptom of Dementia：BPSD）
...... 112
精神的，心理的な苦痛
...... 244
精神病症状 265
精神保健法（Mental Health Act：MHA）...... 447
精神保健法（MHA）...... 454
生理的振戦 236
脊髄視床路 145
舌下神経 205

摂食困難	351
舌神経	205
セルフネグレクト	202
全人的苦痛	114
疝痛	185
前庭神経核	215
前頭側頭型認知症（fronto-temporal dementia, ピック病）	47, 69
全般性不安障害（GAD）	275
せん妄	48, 251
専門的緩和ケア	22, 101, 110
専門的緩和ケアチーム（SPCT）	106

そ

総合診療医（GP）	60, 104, 509, 510
想定外の質問	93
ソーシャルケア	564
蘇生	495

た

体重減少	202, 526
対象失認	32
大腸性下痢	223
大脳皮質基底核変性症（CBD）	48
代理	531
ダウン症	28, 36
多幸症	34
多職種チーム	102
脱抑制	35
多病巣性認知症	37

ち

地域ケア手当（community care grants）	572
チェーン・ストークス呼吸	369
地区看護師（DN）	57, 104
中枢性感作	146
治療拒否の事前決定（ADRT）	448
治療必要数（NNT）	181
陳述記憶	81
鎮静	175
鎮痛補助薬	181

つ

椎体形成術	190
杖	309

て

低活動型せん妄	49
定義	14
デイケア	104, 497
定型抗精神病薬	266, 268
手続き記憶	82
テネスムス	177

索引

てんかん重積 … 239, 241
てんかん性発作 ……… 239
天井効果（celling effect）
　………………………… 165
伝達性海綿状脳症（プリオン病）…………………… 47
転倒 …………… 86, 327

と

頭蓋内圧亢進 ………… 216
糖尿病 ………………… 331
突出痛 ………… 178, 179
トラマドール ………… 162

な

内肛門括約筋（IAS）… 225
内臓痛 ………………… 143

に

二重結果原理 ………… 345
日常生活のケア要素（personal care component）
　………………………… 569
入浴設備 ……………… 311
尿貯留 ………………… 234
尿閉 …………………… 324
尿漏れ ………………… 232
尿路感染症（UTI）…… 356
認知機能 ……………… 29
認知症ケアマッピング
　………………………… 435
認知症終末期の症状管理
（Symptom Management at End of Life in Dementia：SM-EOLD）尺度 …… 126
認知症状 ……………… 28
認知症専門看護師（Admiral Nurse）… 492, 507, 533
認知症に伴う行動・心理症状（BPSD）………… 33, 85
認知症の人における死別
　………………………… 397
認知的課題難度（cognitive challenge）……………… 29
認知リハビリテーション
　………………………… 298

ね

眠気 …………………… 326

の

能力障害（disabilty）… 296
ノンレム睡眠期（NREM）
　………………………… 283

は

パーキンソン症状
　………………… 271, 272
パークス，ウォーデン
　………………………… 391
パーソン・センタード・ケア ………… 100, 430

604

索　引

パーソンフッド（personhood） …… 432
徘徊 …… 288
排尿障害 …… 379
排便 …… 521
履物 …… 307
バッドニュース …… 411
鍼治療 …… 190
バルサルバ効果 …… 219
反響言語 …… 84
半側空間無視 …… 301, 302
ハンチントン病 …… 74

ひ

悲哀感 …… 257
皮下点滴 …… 216, 354
皮質下型認知症 …… 37
皮質型認知症 …… 37
非定型抗精神病薬 …… 266, 269
皮膚のケア …… 319
秘密情報 …… 427
病院での介護 …… 503
病院への搬送 …… 495
表在体性痛 …… 142, 143
病状認識 …… 362
ビンスワンガー病 …… 42

ふ

不安 …… 34, 274
フェイススケール …… 122
フェンタニル …… 170
複雑性死別反応 …… 394
複雑部分発作 …… 239
服薬 …… 523
負担（burden） …… 542
舞踏運動 …… 75
舞踏病 …… 237
ブプレノルフィン …… 174
部分発作 …… 239
ブラキシズム …… 241
ブラキネジア …… 272
プラセボ反応 …… 157
プリオン病 …… 72
フレイル（脆弱） …… 14
プレセニリン1 …… 65
プレセニリン2 …… 66
プロアクティブケア …… 510
プロドラッグ …… 161
分泌性下痢 …… 223

へ

閉塞型睡眠時無呼吸（OSA） …… 286
ベッド …… 312
ヘルスケア …… 564
便失禁 …… 225
便秘 …… 219, 323

ほ

包括的病期分類（global staging system：GDS） …… 87
膀胱攣縮 …… 177
訪問 …… 491

605

索 引

補完医療 ·················· 550
歩行器 ····················· 309
ホスピス ········· 107, 506
ボトルプログラム ······ 496
本態性振戦 ··············· 236

ま

マッサージ ······ 550, 551
マトリックスパッチ ··· 187
慢性痛 ······················ 146

み

ミオクローヌス ········· 238

む

むずむず脚症候群 ······ 284

め

メサドン ··················· 173
メマンチン ················· 41

も

妄想 ··························· 33
モルヒネ ··················· 165
モルヒネ-6-グルクルニド
（M6G） ················· 166

や

薬物相互作用 ············ 160

ゆ

夕暮れ症候群 ··· 282, 291

輸液 ·········· 353
ユビキチン ················ 44

よ

予後予測 ···················· 90

り

理学療法 ··················· 188
リザーバーパッチ ······ 187
離脱症状 ··················· 172
リバプール・ケア・パスウェ
イ ························ 381
リフト ······················ 312
リフレクソロジー ······ 550
流涎 ························· 197
療養場所 ···················· 19
臨死期 ······················ 367
臨床認知症評価法日本版
（CDR-J） ················· 89
倫理的思考法 ············ 342

れ

レジリエンス ··· 396, 397
レスパイト ················ 497
レスパイト入院 ········· 102
レム睡眠期（REM）····· 283
レム睡眠行動障害（RBD）
··················· 284, 286

ろ

老人斑 ················ 26, 38

© 2015

第1版第2刷発行　2016年6月1日
第1版発行　2015年4月28日

認知症の緩和ケア
診断時から始まる患者と家族の支援

（定価はカバーに表示してあります）

監　修	武田　雅俊
編　集	小川　朝生 篠崎　和弘
発行者	林　　峰子
発行所	株式会社 新興医学出版社

〒113-0033　東京都文京区本郷6丁目26番8号
電話　03(3816)2853　　FAX　03(3816)2895

検印省略

印刷　三報社印刷株式会社　ISBN978-4-88002-186-7　郵便振替 00120-8-191625

- 本書の複製権・翻訳権・上映権・譲渡権・公衆送信権（送信可能化権を含む）は株式会社新興医学出版社が保有します。
- 本書を無断で複製する行為，（コピー，スキャン，デジタルデータ化など）は，著作権法上での限られた例外（「私的使用のための複製」など）を除き禁じられています．研究活動，診療を含み業務上使用する目的で上記の行為を行うことは大学，病院，企業などにおける内部的な利用であっても，私的使用には該当せず，違法です．また，私的使用のためであっても，代行業者等の第三者に依頼して上記の行為を行うことは違法となります．
- JCOPY 〈(社)出版者著作権管理機構　委託出版物〉
本書の無断複写は著作権法上での例外を除き禁じられています．複写される場合は，そのつど事前に，(社)出版者著作権管理機構(電話03-3513-6969，FAX03-3513-6979，e-mail：info@jcopy.or.jp)の許諾を得てください．